KB241178

중국, 한국, 일본, 미국 등 세계 각국에 한방학 연구의 지침서

김오곤 원장이 알기 쉽게 풀어 쓴

증상과 질병으로 분류한
약초약재

본초강목
대백과

올컬러
약초약재 사진
709가지
수록!

이시진 저   김오곤 편저

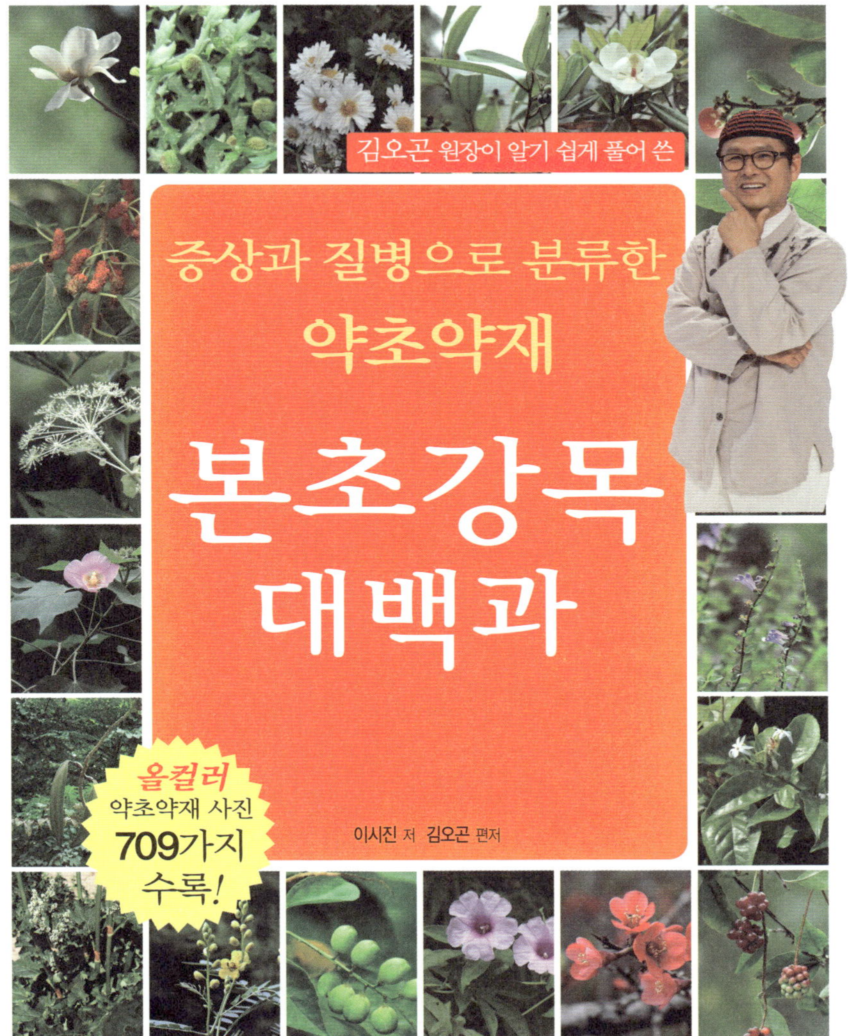

꿈이있는집플러스

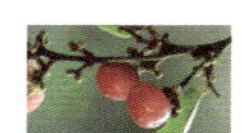

증상과 질병으로 분류한 약초약재
본초강목 대백과

초판 1쇄 인쇄 – 2019년 03월 15일
지은이 / 이시진
편 저 / 김오곤
발행처 – 꿈이있는집플러스
발행인 – 이영달
출판등록 – 제2018-14호
서울시 도봉구 해등로 12길 44 (205-1214)
마켓팅부 – 경기도 파주시 탄현면 금산리 345-10(고려물류)
전화 – 02) 902-2073
Fax – 02) 902-2074

ISBN 979-11-963780-7-3 (03510)

중국, 한국, 일본, 미국 등 세계 각국에 한방학 연구의 지침서

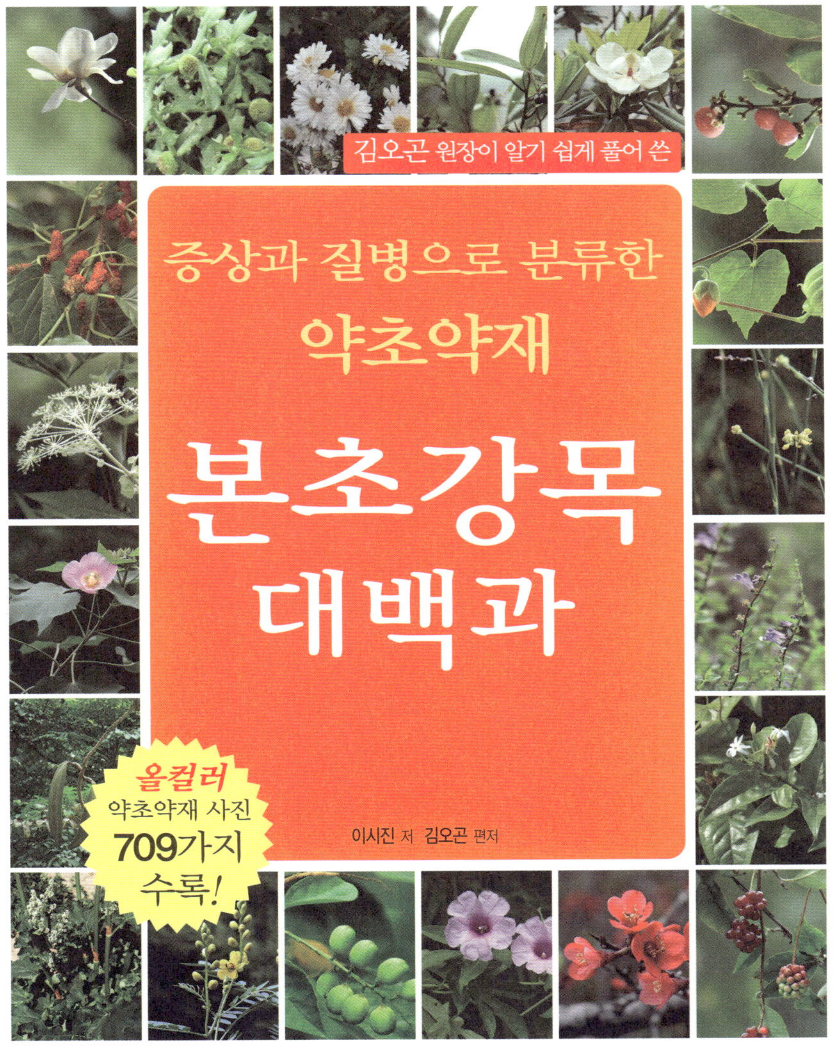

김오곤 원장이 알기 쉽게 풀어 쓴

증상과 질병으로 분류한

약초약재

본초강목
대백과

올컬러
약초약재 사진
709가지
수록!

이시진 저 김오곤 편저

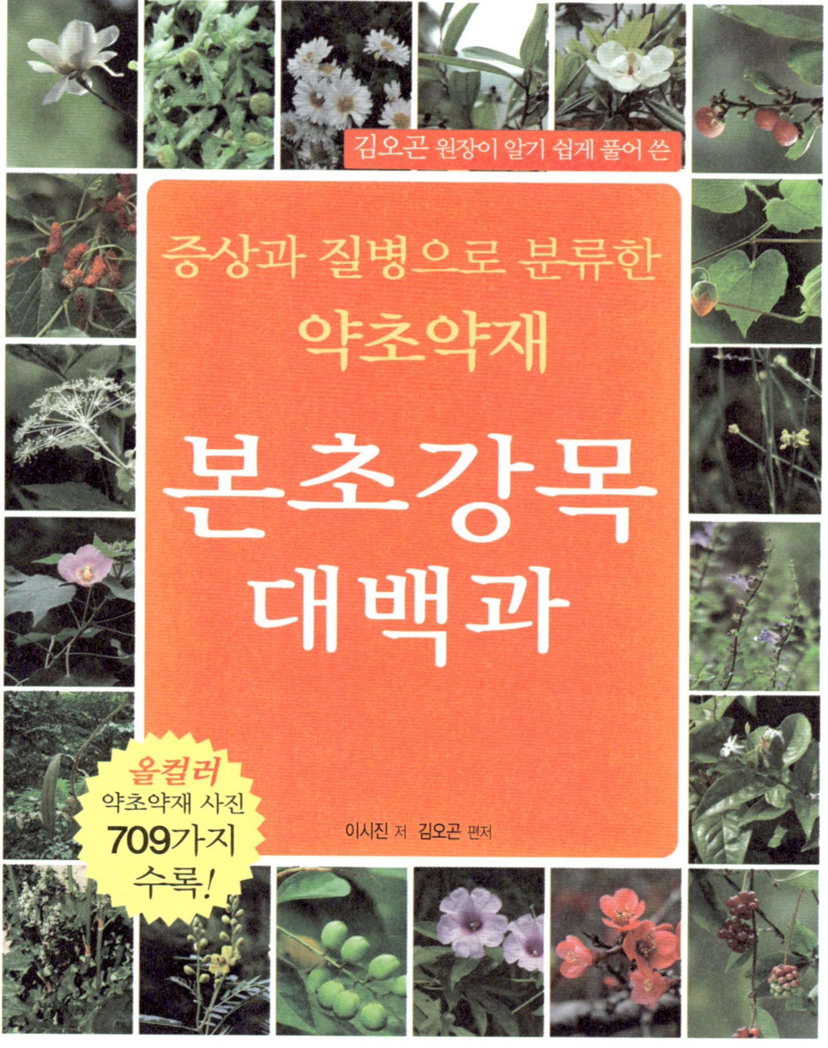

중국, 한국, 일본, 미국 등 세계 각국에 한방학 연구의 지침서

김오곤 원장이 알기 쉽게 풀어 쓴

증상과 질병으로 분류한
약초약재

본초강목
대백과

올컬러
약초약재 사진
709가지
수록!

이시진 저 김오곤 편저

머리말

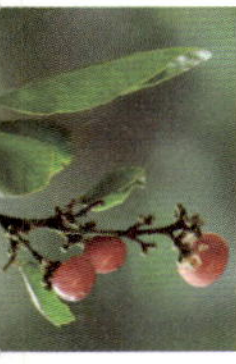

세계기록유산으로 등재된 이 책은 이시진의 의서 『본초강목』으로 총 1,892종의 한약재가 기록되어 있다. 이와 함께 1,160가지의 그림이 그려져 있고 처방이 11,096수, 글자 수는 190만 자이며, 모두 16부 60류로 분류되어 있다.

내용은 해석, 집해, 정제, 냄새, 처방, 주치, 발명, 옳고 그름 등으로 분류되어 있다. 다시 말해 16세기 이전의 중의약학체계에 대한 총정리로 일명 '동방약물거전' 으로 통하고 있다. 한마디로 이 책은 근대과학과 의학 등에 막대한 영향을 끼쳤다.

이 책에 기록된 약재의 종류는 1,900여종이지만, 이 가운데 해석과 집해에서 약의 특징과 그림이 빠져 있는 것도 많다. 1,200여 가지의 그림들은 모두 선으로만 그려져 있고 약재에 대한 세부적인 표현도 부정확하다. 더구나 몇 백 년 전에 쓴 책이기 때문에 현대 약재와 이름이 같아도 동일한 것인지 아닌지를 알 수가 없다. 그래서 확실하게 입증된 한약재만을 선택하는 것이 무엇보다 중요하다.

따라서 이 책에 기재된 약재는 유행어나 유산용 『본초강목』의 중의학 약재에 대한 특징과 묘사가 책 속에 그려진 그림과 동일한 것만 선택했다. 다시 말해 정확하게 입증되고 현대에서 자주 볼 수 있으며, 자주 사용할 수 있는 약재를 기본으로 『본초강목』에서 약초만 선택하여 수록하였다.

『본초강목』중 대부분의 약재는 매우 상세하게 설명이 되어 있다. 특히 약재의 명칭에 대한 유래나 전고 등의 내용까지 기록된 것도 있다. 이에 따라 실용성에 근거를 두고 원작에서 약재에 응용된 것들을 보기 편하고 이해하기 쉽도록 본래의 원문에서 벗어나지 않도록 간단하고 보기 쉽도록 편집해 놓았다. 왜냐하면 본초강목의 내용과 실용성을 독자에게 전달한다는 것이 목적이기 때문이다.

끝으로 필자의 지식으론 한계가 따르기 때문에 다소 누락된 부분이 있을 수도 있다. 또한 약재의 입증과 그림은 학자들 개개인이 가진 지식의 특성에 따라 다르게 풀이될 수 있기 때문에 독자제위께서 혹여 잘못된 내용을 발견하면 서슴없이 질타하고 고쳐주기를 감히 부탁드린다.

갈 데까지 가보자 촬영을 하면서 전국 각지의 산하를 다니며, 수많은 약초을 보면서 전 국민들이 우리나라에서 자생自生하는 약초을 이 책을 통해 익혀서, 아끼고 사랑하는 마음을 가졌으면 하고 바란다.

채널A '김오곤의 건강토정비결' 진행자

한의사 김오곤

본초강목 대백과

차 례

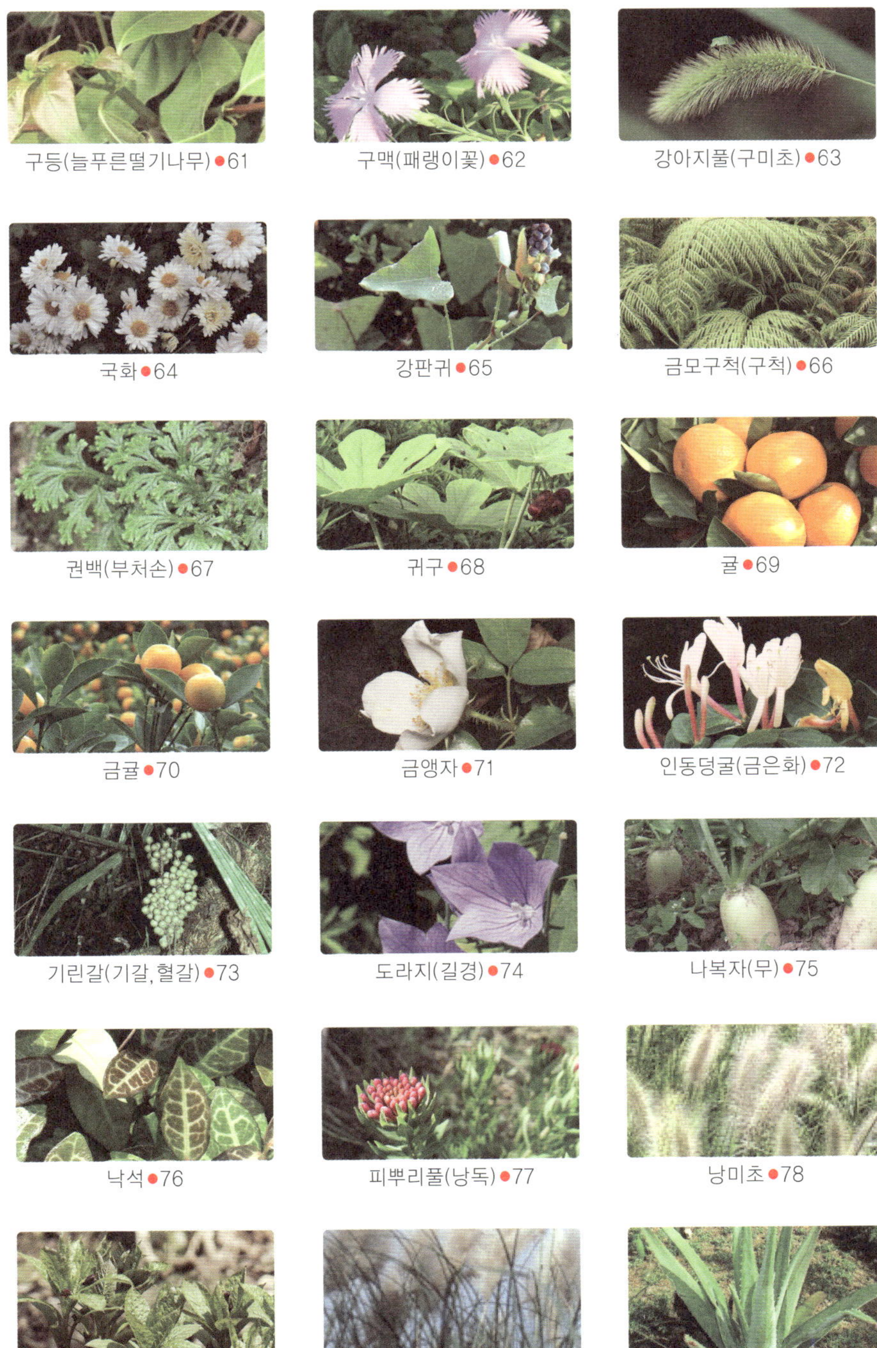

구등(늘푸른떨기나무) ●61

구맥(패랭이꽃) ●62

강아지풀(구미초) ●63

국화 ●64

강판귀 ●65

금모구척(구척) ●66

권백(부처손) ●67

귀구 ●68

귤 ●69

금귤 ●70

금앵자 ●71

인동덩굴(금은화) ●72

기린갈(기갈, 혈갈) ●73

도라지(길경) ●74

나복자(무) ●75

낙석 ●76

피뿌리풀(낭독) ●77

낭미초 ●78

미치광이풀(낭탕근) ●79

갈대(노근) ●80

알로에(노회) ●81

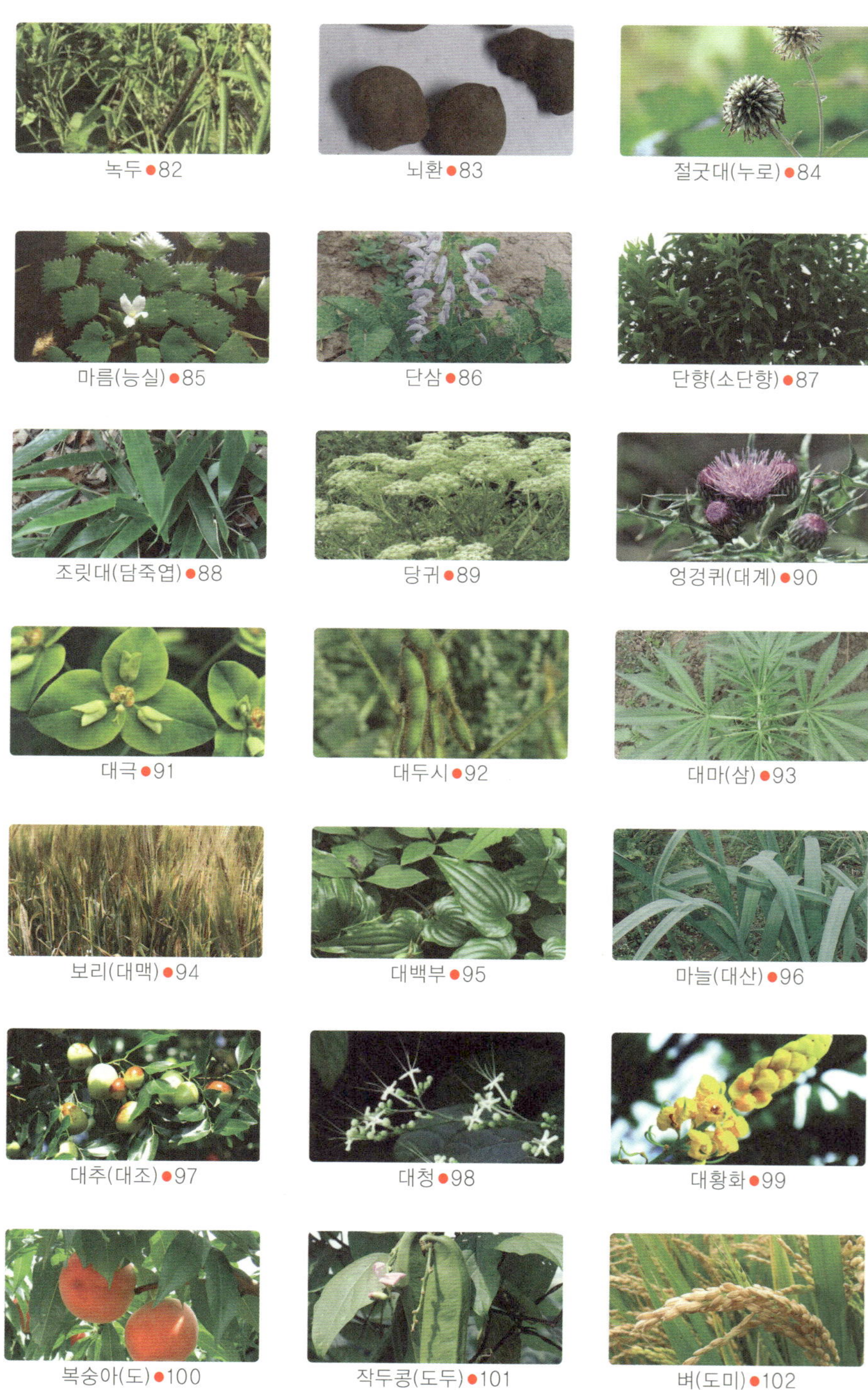

녹두●82	뇌환●83	절굿대(누로)●84
마름(능실)●85	단삼●86	단향(소단향)●87
조릿대(담죽엽)●88	당귀●89	엉겅퀴(대계)●90
대극●91	대두시●92	대마(삼)●93
보리(대맥)●94	대백부●95	마늘(대산)●96
대추(대조)●97	대청●98	대황화●99
복숭아(도)●100	작두콩(도두)●101	벼(도미)●102

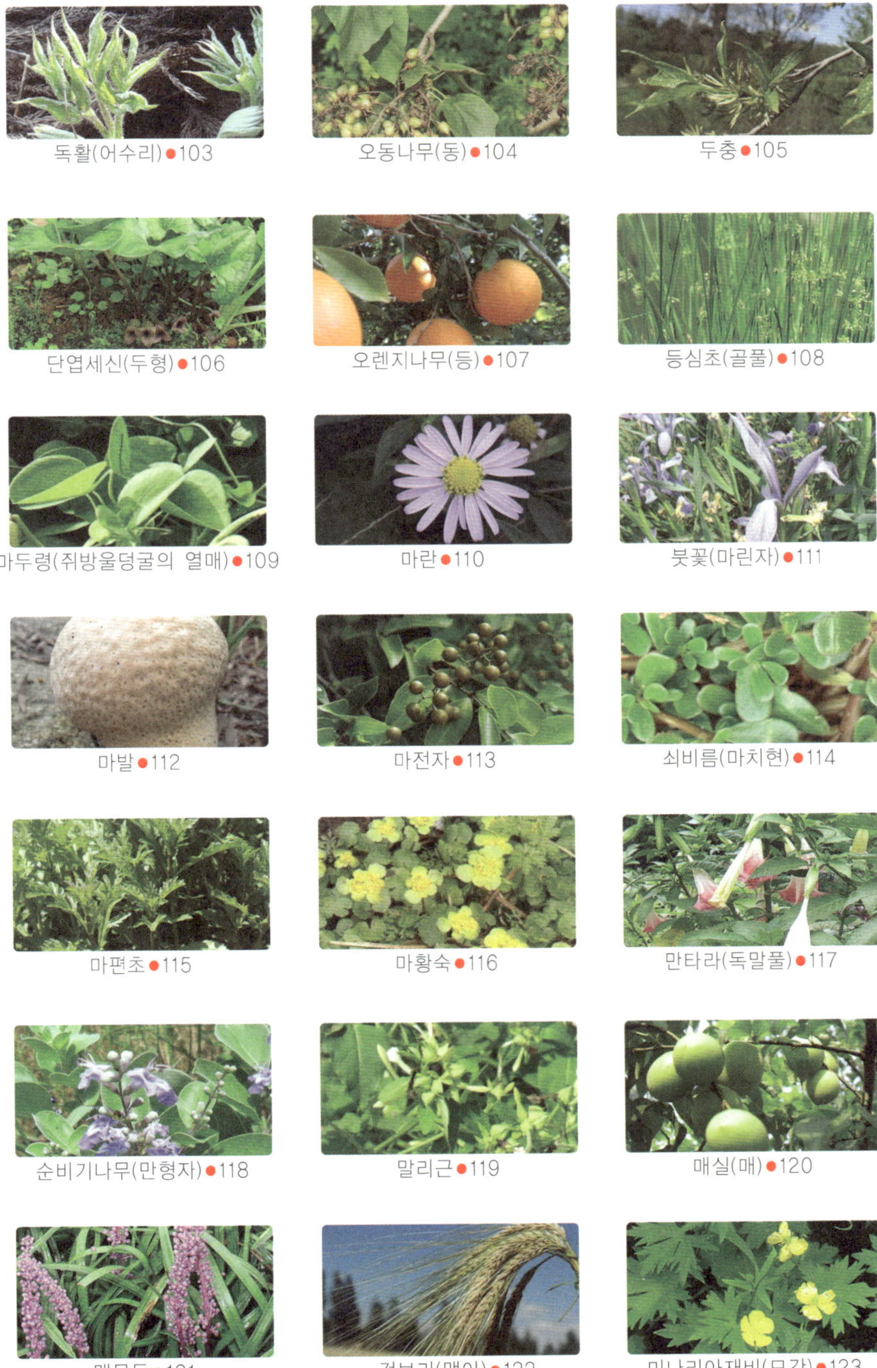

독활(어수리) ●103

오동나무(동) ●104

두충 ●105

단엽세신(두형) ●106

오렌지나무(등) ●107

등심초(골풀) ●108

마두령(쥐방울덩굴의 열매) ●109

마란 ●110

붓꽃(마린자) ●111

마발 ●112

마전자 ●113

쇠비름(마치현) ●114

마편초 ●115

마황숙 ●116

만타라(독말풀) ●117

순비기나무(만형자) ●118

말리근 ●119

매실(매) ●120

맥문동 ●121

겉보리(맥아) ●122

미나리아재비(모간) ●123

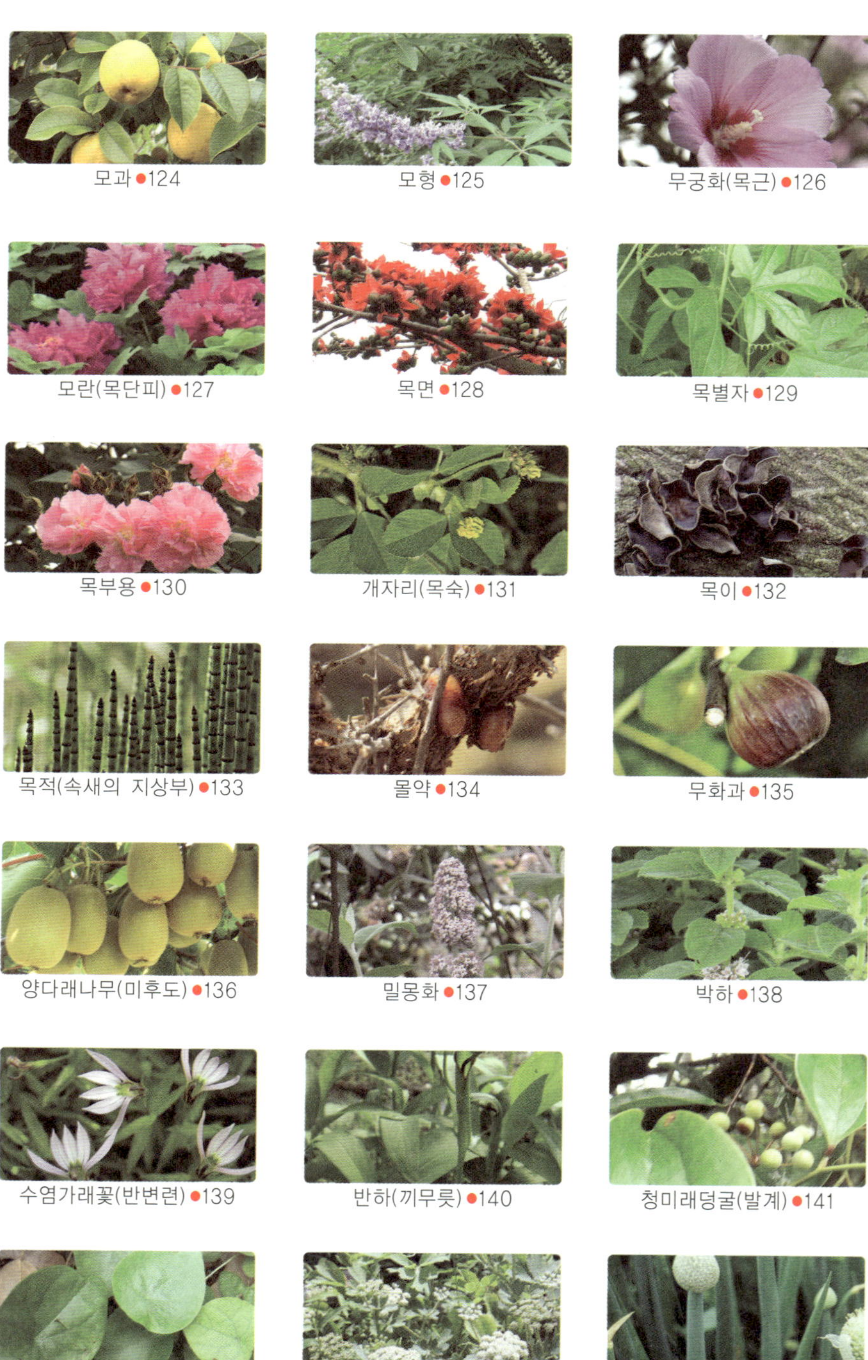

모과 ●124

모형 ●125

무궁화(목근) ●126

모란(목단피) ●127

목면 ●128

목별자 ●129

목부용 ●130

개자리(목숙) ●131

목이 ●132

목적(속새의 지상부) ●133

몰약 ●134

무화과 ●135

양다래나무(미후도) ●136

밀몽화 ●137

박하 ●138

수염가래꽃(반변련) ●139

반하(끼무릇) ●140

청미래덩굴(발계) ●141

방기 ●142

방풍 ●143

백(파) ●144

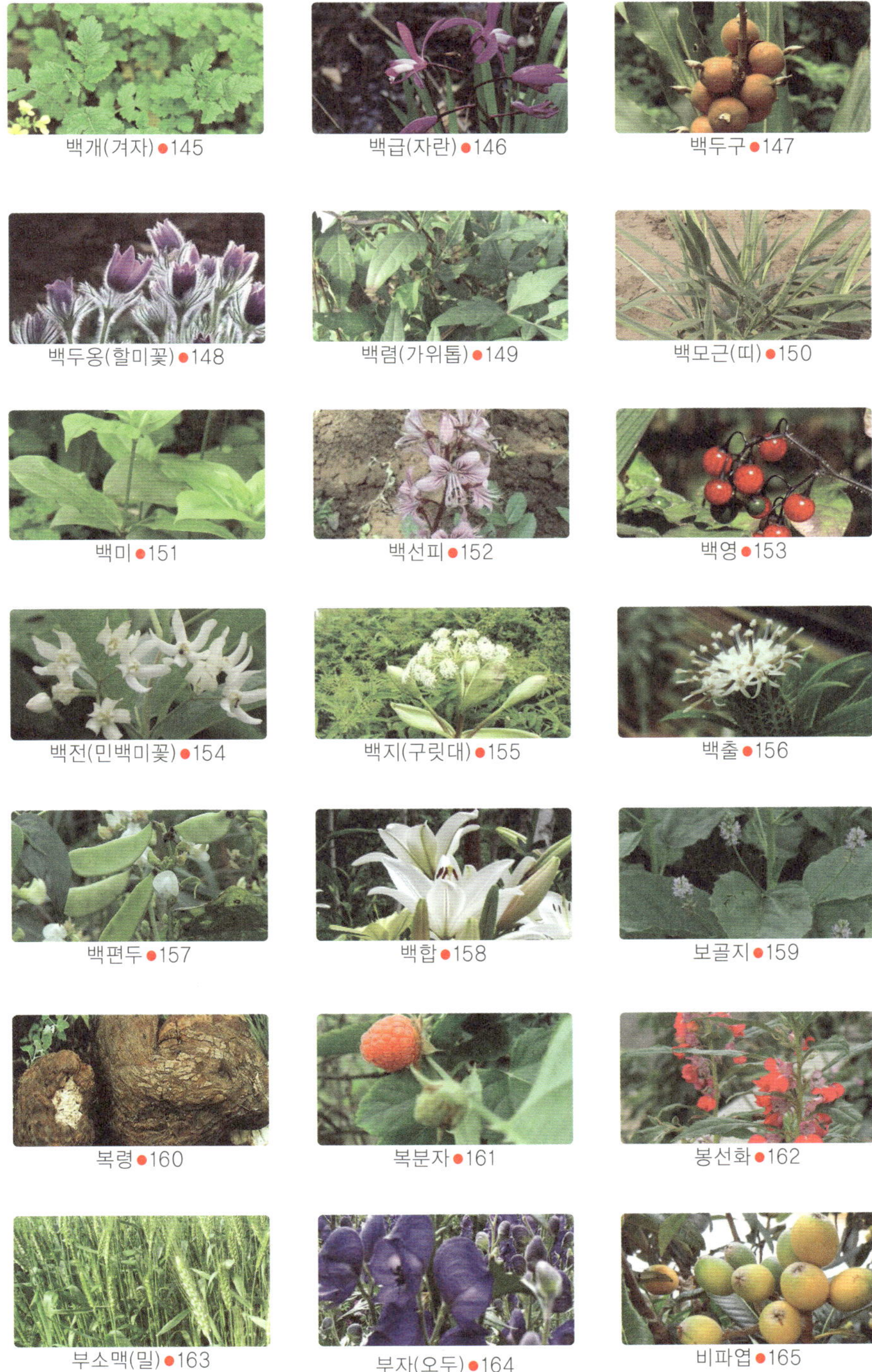

백개(겨자) ●145

백급(자란) ●146

백두구 ●147

백두옹(할미꽃) ●148

백렴(가위톱) ●149

백모근(띠) ●150

백미 ●151

백선피 ●152

백영 ●153

백전(민백미꽃) ●154

백지(구릿대) ●155

백출 ●156

백편두 ●157

백합 ●158

보골지 ●159

복령 ●160

복분자 ●161

봉선화 ●162

부소맥(밀) ●163

부자(오두) ●164

비파엽 ●165

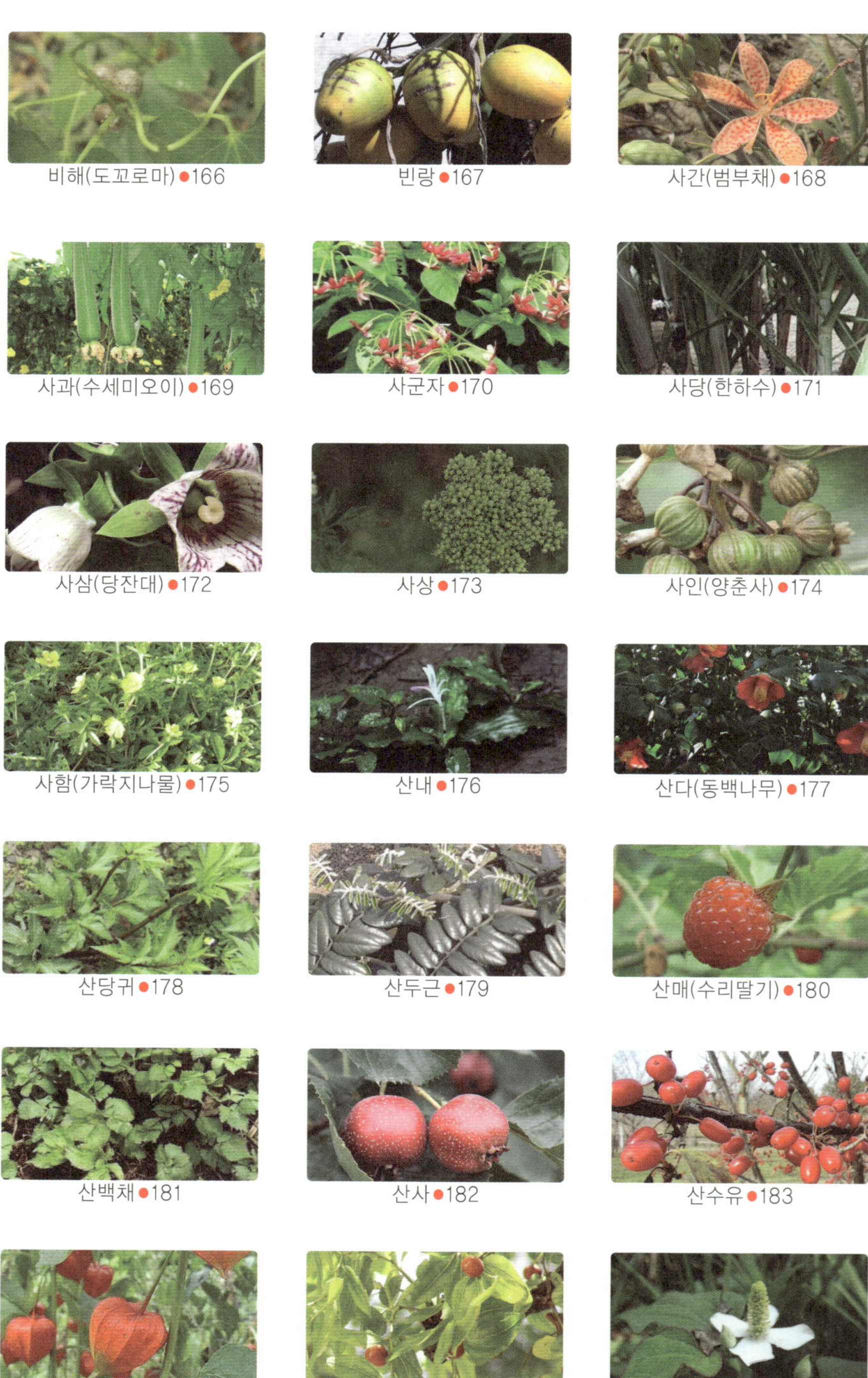

비해(도꼬로마) ●166	빈랑 ●167	사간(범부채) ●168
사과(수세미오이) ●169	사군자 ●170	사당(한하수) ●171
사삼(당잔대) ●172	사상 ●173	사인(양춘사) ●174
사함(가락지나물) ●175	산내 ●176	산다(동백나무) ●177
산당귀 ●178	산두근 ●179	산매(수리딸기) ●180
산백채 ●181	산사 ●182	산수유 ●183
산장(꽈리) ●184	산조인(멧대추나무) ●185	삼백초 ●186

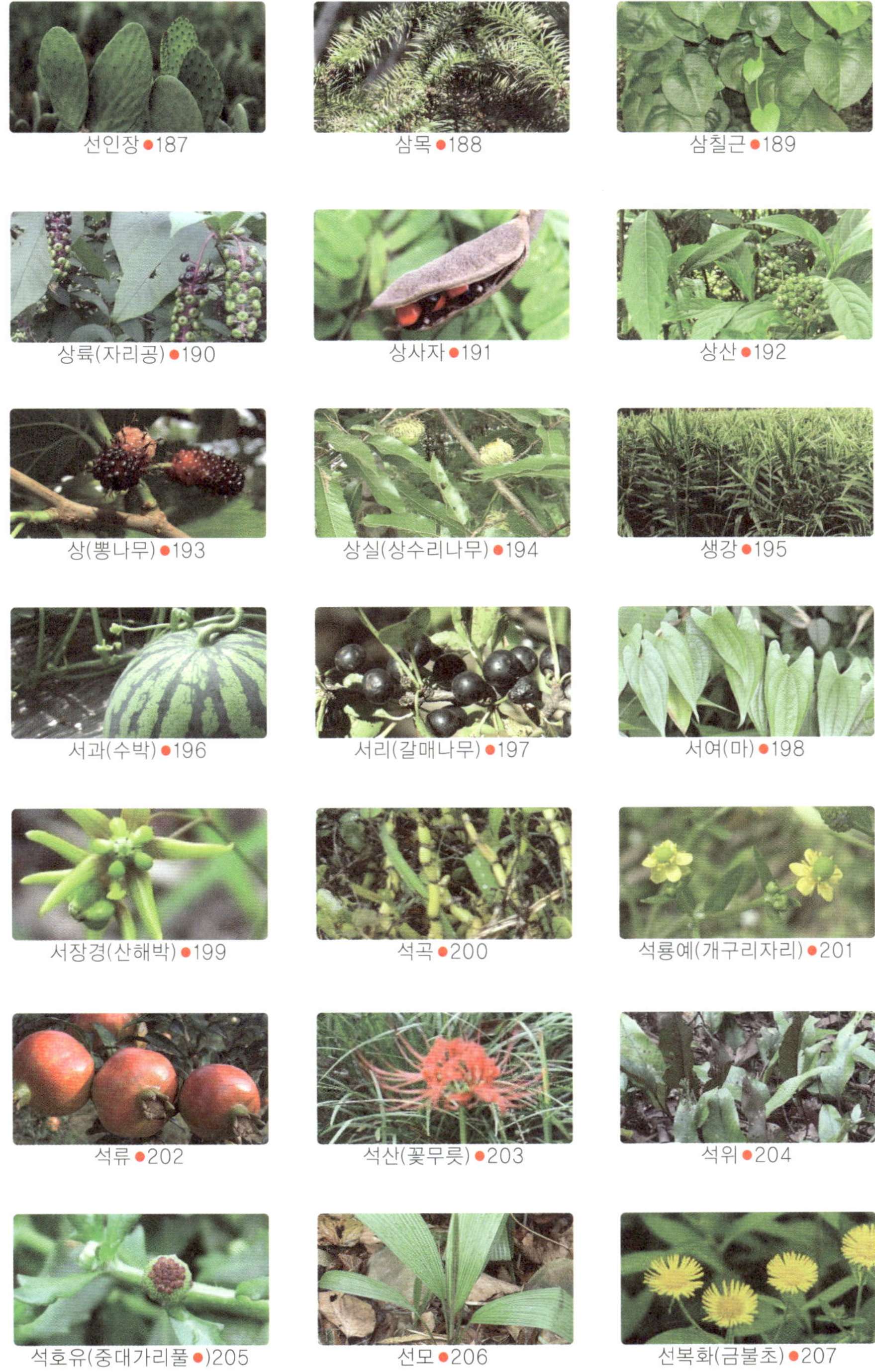

선인장 ●187

삼목 ●188

삼칠근 ●189

상륙(자리공) ●190

상사자 ●191

상산 ●192

상(뽕나무) ●193

상실(상수리나무) ●194

생강 ●195

서과(수박) ●196

서리(갈매나무) ●197

서여(마) ●198

서장경(산해박) ●199

석곡 ●200

석룡예(개구리자리) ●201

석류 ●202

석산(꽃무릇) ●203

석위 ●204

석호유(중대가리풀 ●)205

선모 ●206

선복화(금불초) ●207

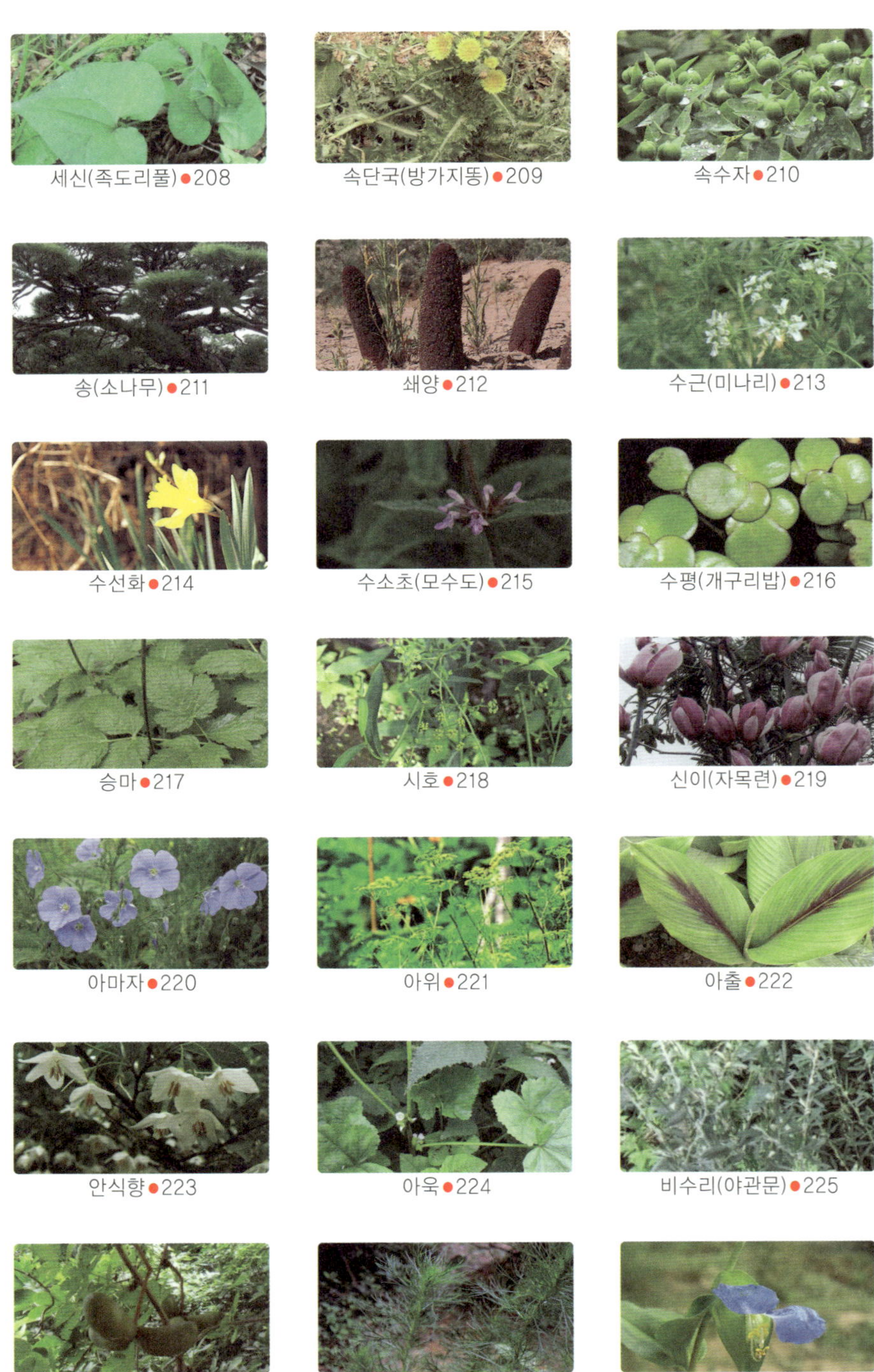

세신(족도리풀)●208
속단국(방가지똥)●209
속수자●210
송(소나무)●211
쇄양●212
수근(미나리)●213
수선화●214
수소초(모수도)●215
수평(개구리밥)●216
승마●217
시호●218
신이(자목련)●219
아마자●220
아위●221
아출●222
안식향●223
아욱●224
비수리(야관문)●225
으름넝쿨(목통)●226
인진쑥●227
압척초(닭의장풀)●228

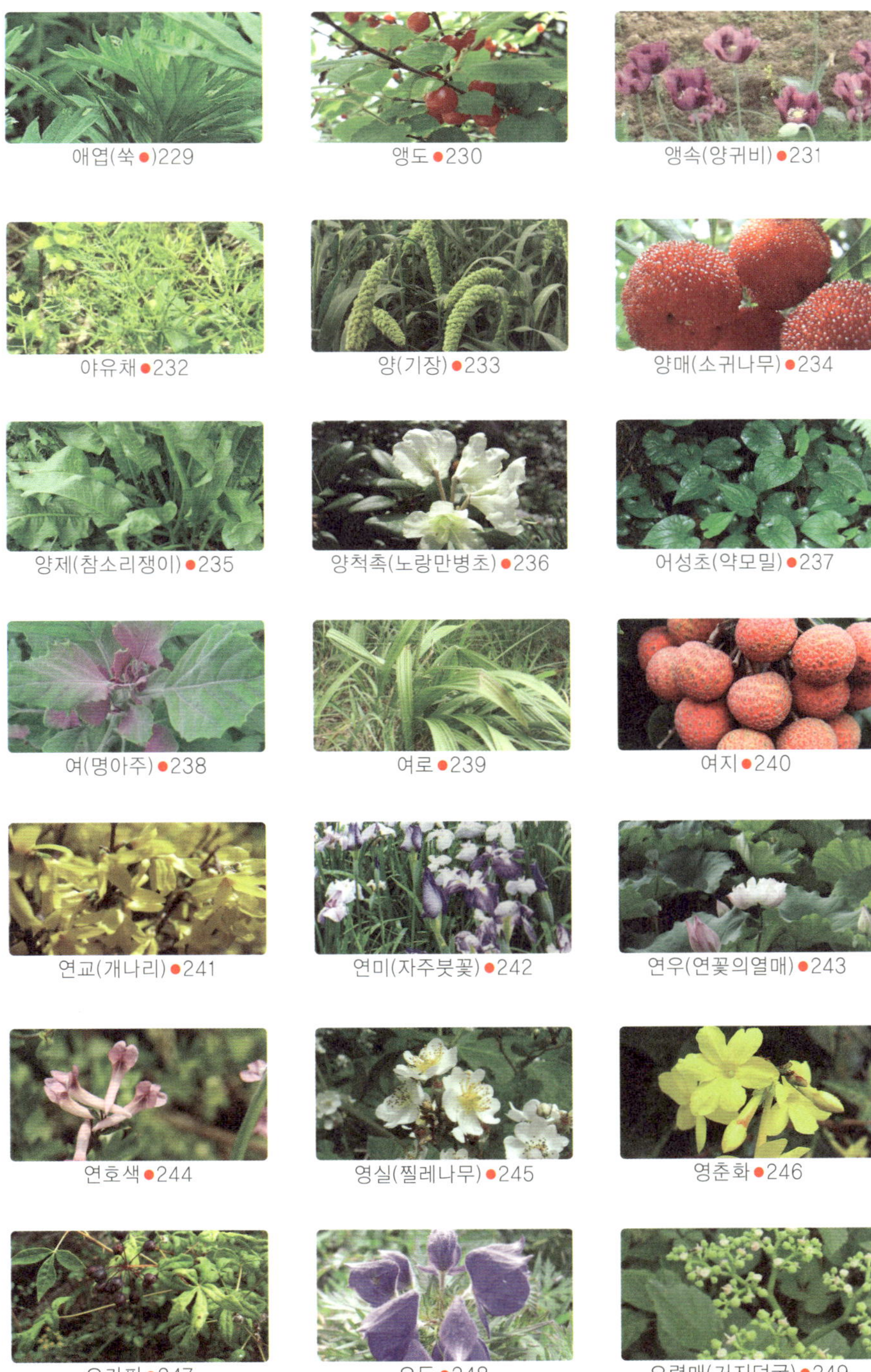

애엽(쑥 ●)229
앵도 ●230
앵속(양귀비) ●231
야유채 ●232
양(기장) ●233
양매(소귀나무) ●234
양제(참소리쟁이) ●235
양척촉(노랑만병초) ●236
어성초(약모밀) ●237
여(명아주) ●238
여로 ●239
여지 ●240
연교(개나리) ●241
연미(자주붓꽃) ●242
연우(연꽃의열매) ●243
연호색 ●244
영실(찔레나무) ●245
영춘화 ●246
오가피 ●247
오두 ●248
오렴매(거지덩굴) ●249

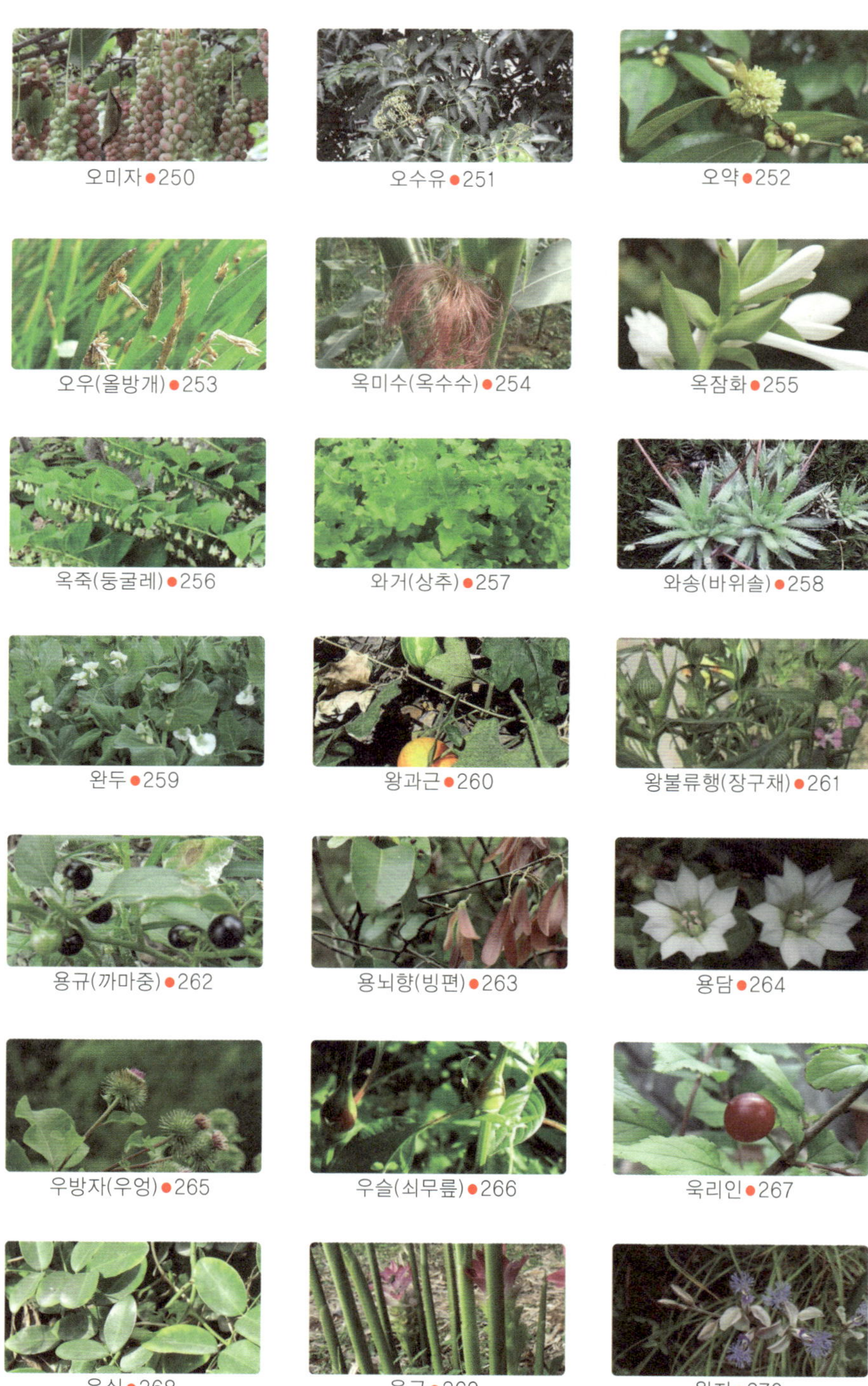

오미자●250
오수유●251
오약●252
오우(올방개)●253
옥미수(옥수수)●254
옥잠화●255
옥죽(둥굴레)●256
와거(상추)●257
와송(바위솔)●258
완두●259
왕과근●260
왕불류행(장구채)●261
용규(까마중)●262
용뇌향(빙편)●263
용담●264
우방자(우엉)●265
우슬(쇠무릎)●266
욱리인●267
운실●268
울금●269
원지●270

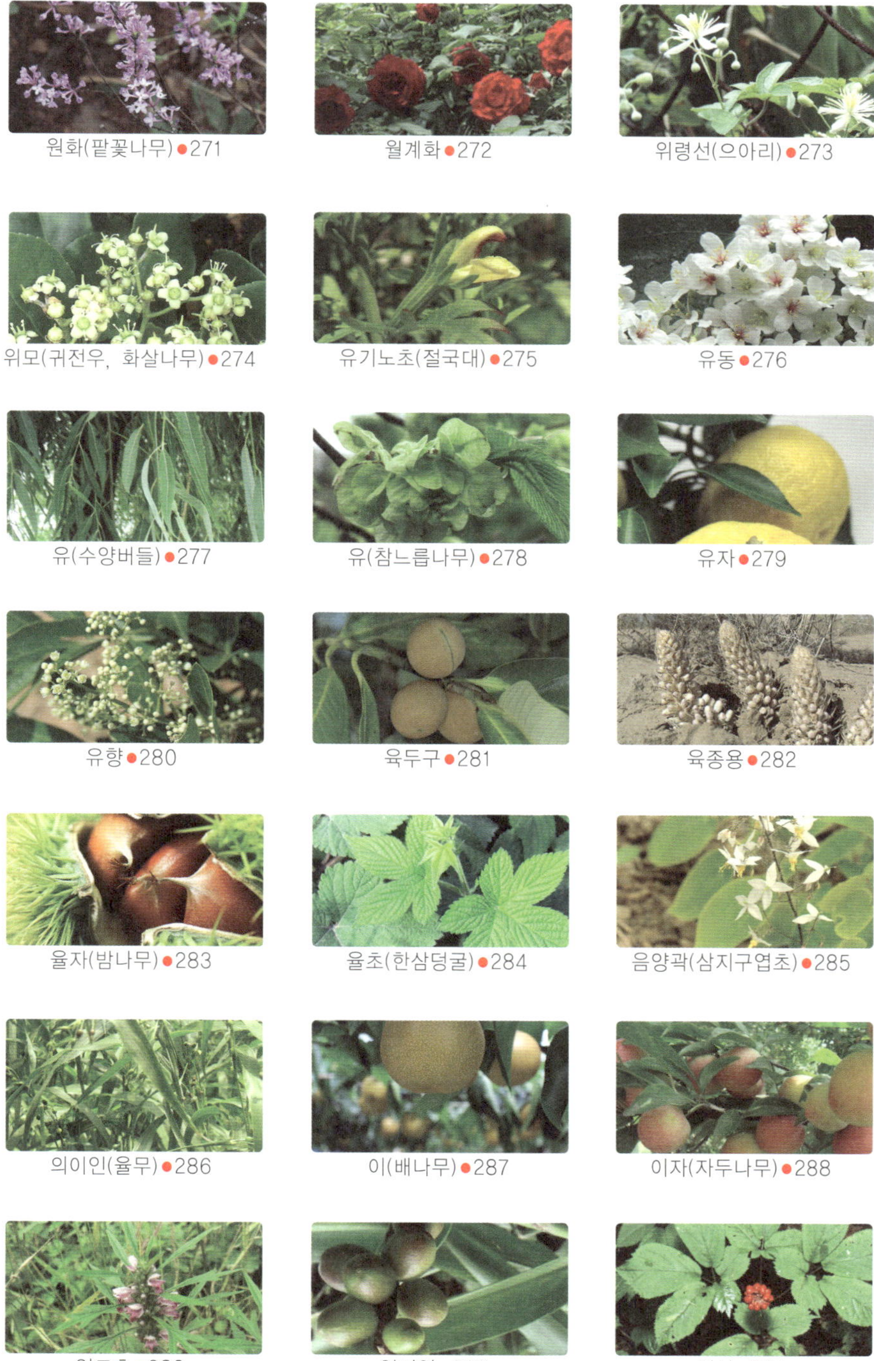

원화(팥꽃나무) ●271　　월계화 ●272　　위령선(으아리) ●273

위모(귀전우, 화살나무) ●274　　유기노초(절국대) ●275　　유동 ●276

유(수양버들) ●277　　유(참느릅나무) ●278　　유자 ●279

유향 ●280　　육두구 ●281　　육종용 ●282

율자(밤나무) ●283　　율초(한삼덩굴) ●284　　음양곽(삼지구엽초) ●285

의이인(율무) ●286　　이(배나무) ●287　　이자(자두나무) ●288

익모초 ●289　　익지인 ●290　　인삼 ●291

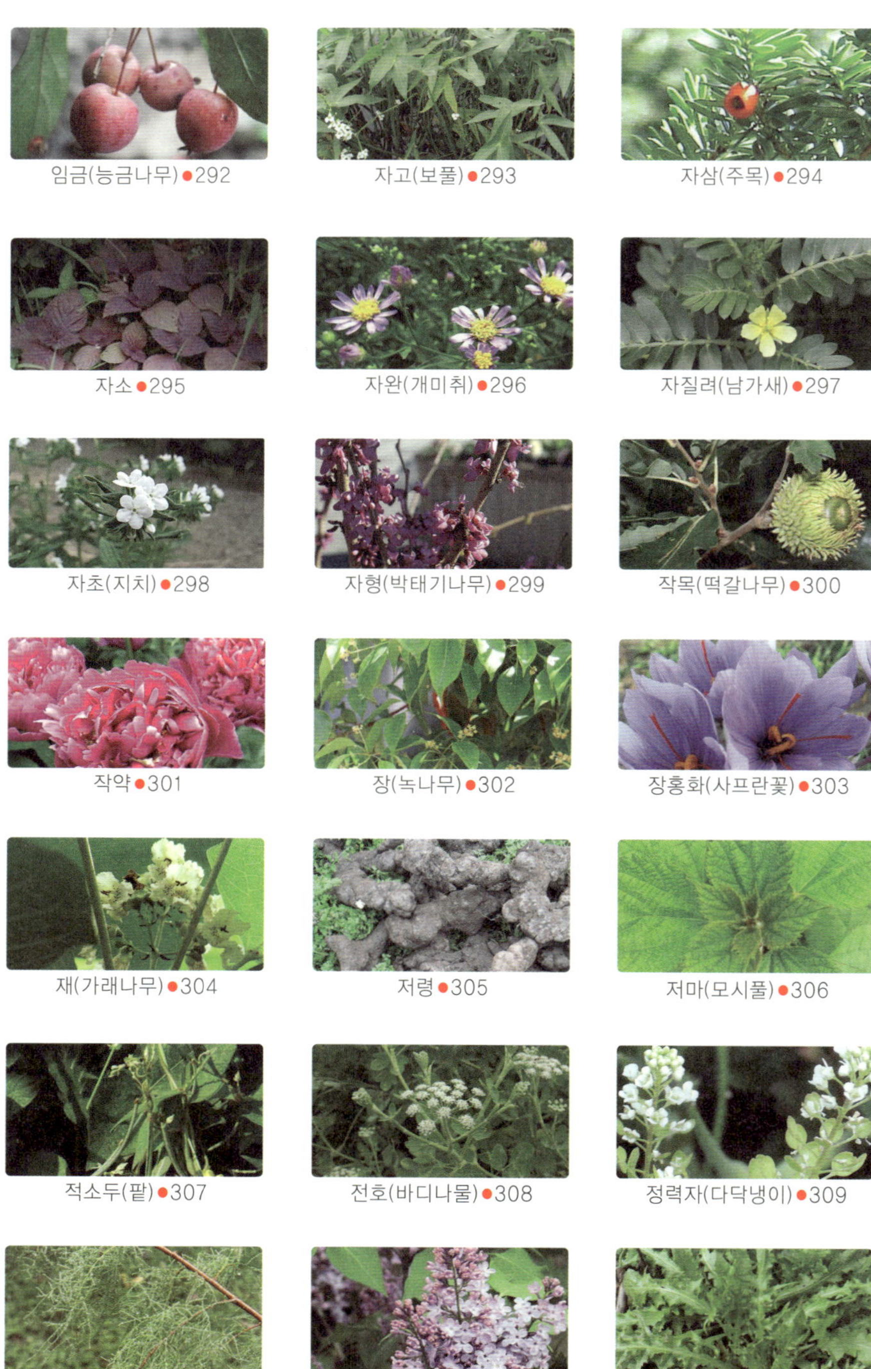

임금(능금나무) ●292

자고(보풀) ●293

자삼(주목) ●294

자소 ●295

자완(개미취) ●296

자질려(남가새) ●297

자초(지치) ●298

자형(박태기나무) ●299

작목(떡갈나무) ●300

작약 ●301

장(녹나무) ●302

장홍화(사프란꽃) ●303

재(가래나무) ●304

저령 ●305

저마(모시풀) ●306

적소두(팥) ●307

전호(바디나물) ●308

정력자(다닥냉이) ●309

정류 ●310

정향(정향나무) ●311

제채(냉이) ●312

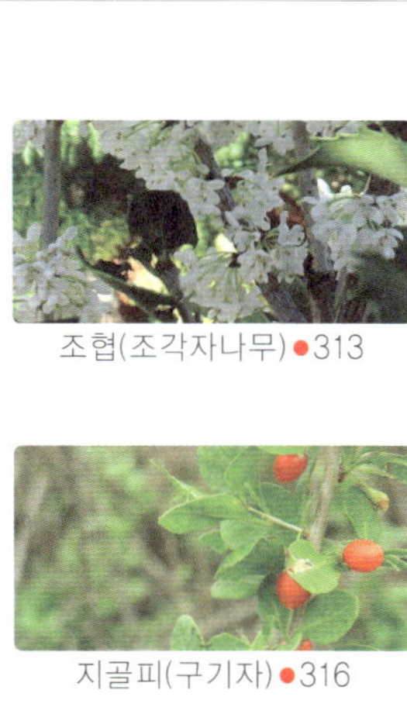

조협(조각자나무) ●313

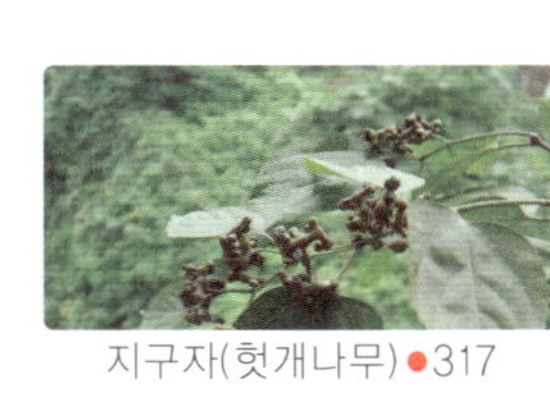

종려 ●314

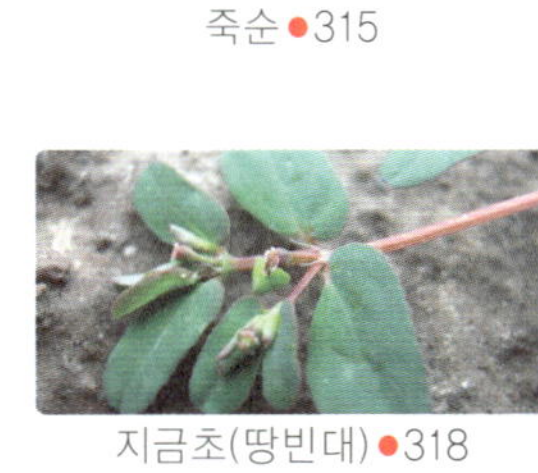

죽순 ●315

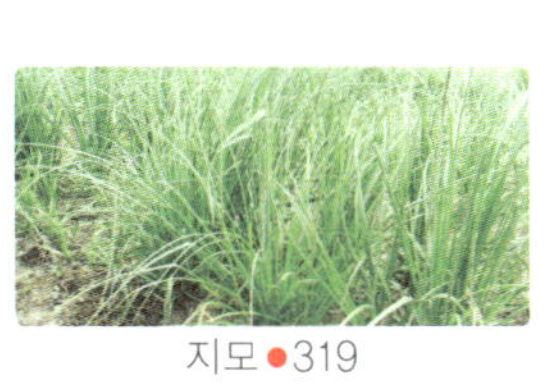

지골피(구기자) ●316

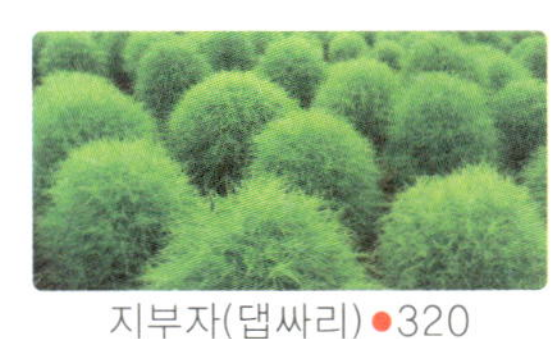

지구자(헛개나무) ●317

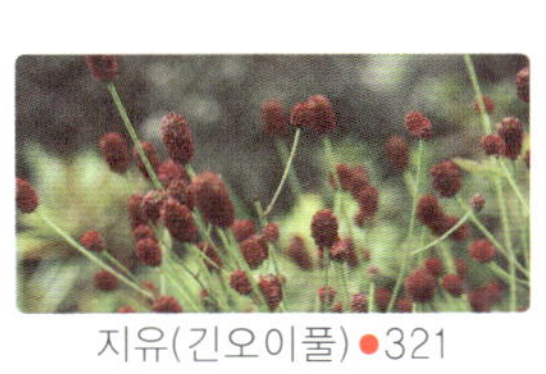

지금초(땅빈대) ●318

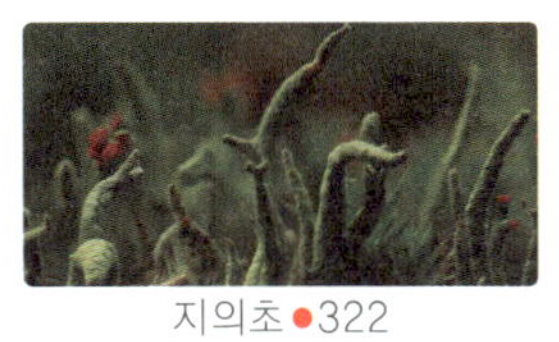

지모 ●319

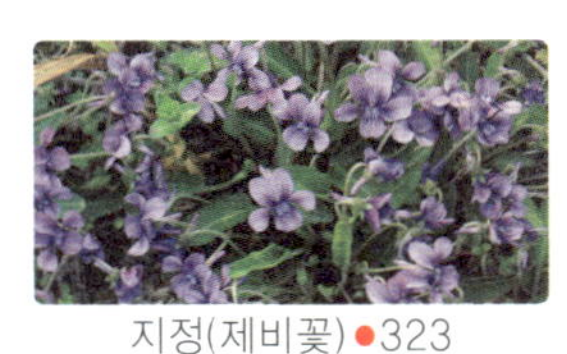

지부자(댑싸리) ●320

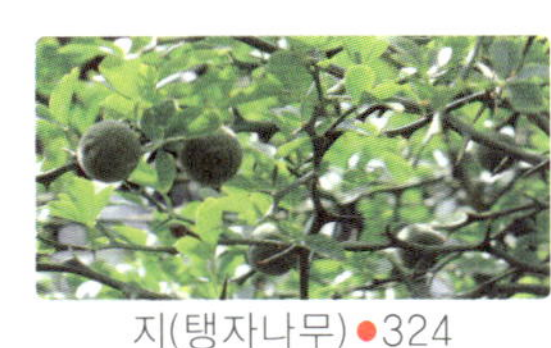

지유(긴오이풀) ●321

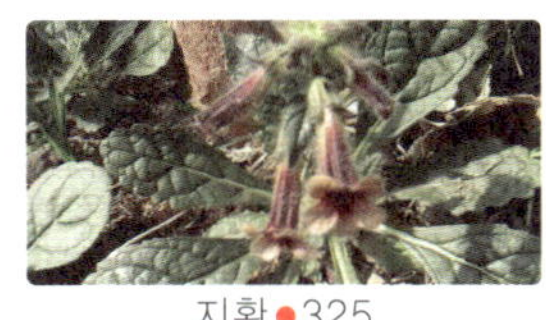

지의초 ●322

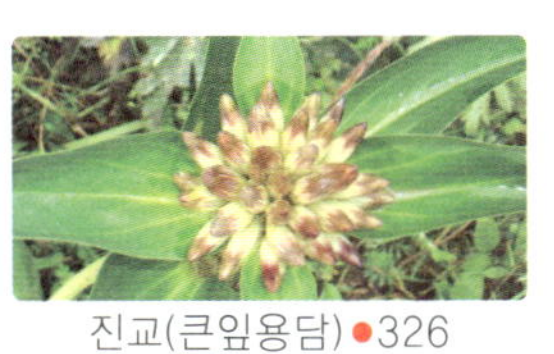

지정(제비꽃) ●323

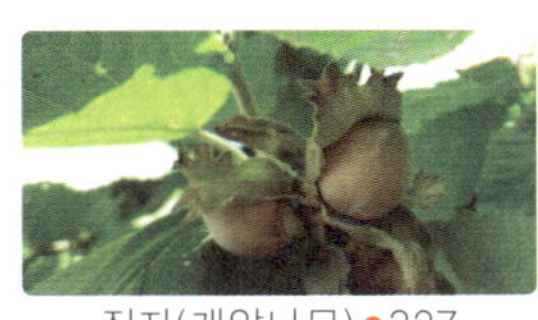

지(탱자나무) ●324

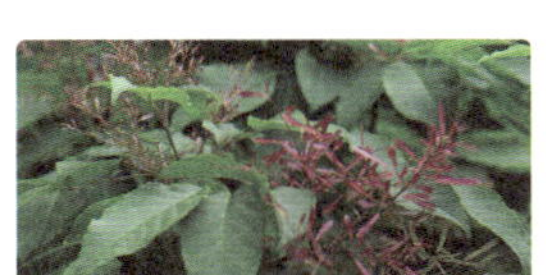

지황 ●325

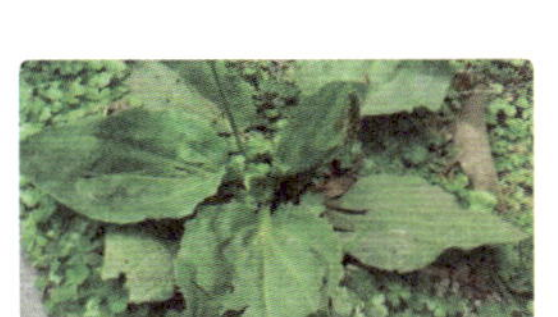

진교(큰잎용담) ●326

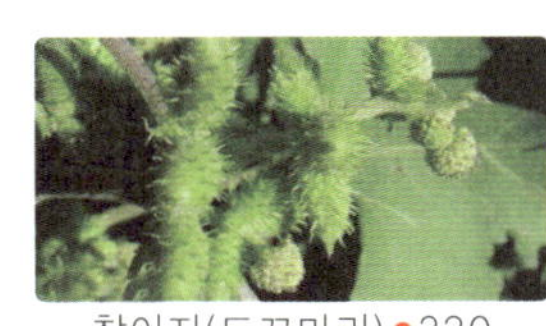

진자(개암나무) ●327

진피(물푸레나무) ●328

차전자(질경이) ●329

창이자(도꼬마리) ●330

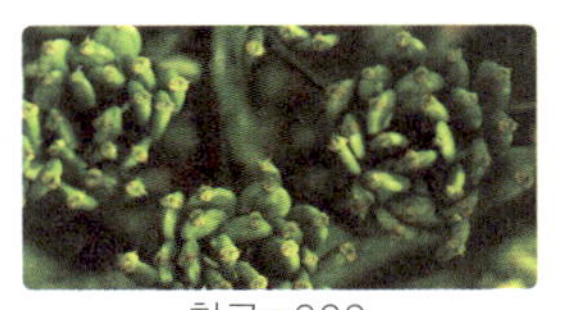

창포 ●331

천궁 ●332

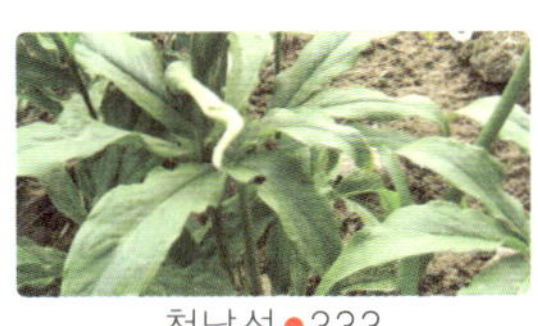

천남성 ●333

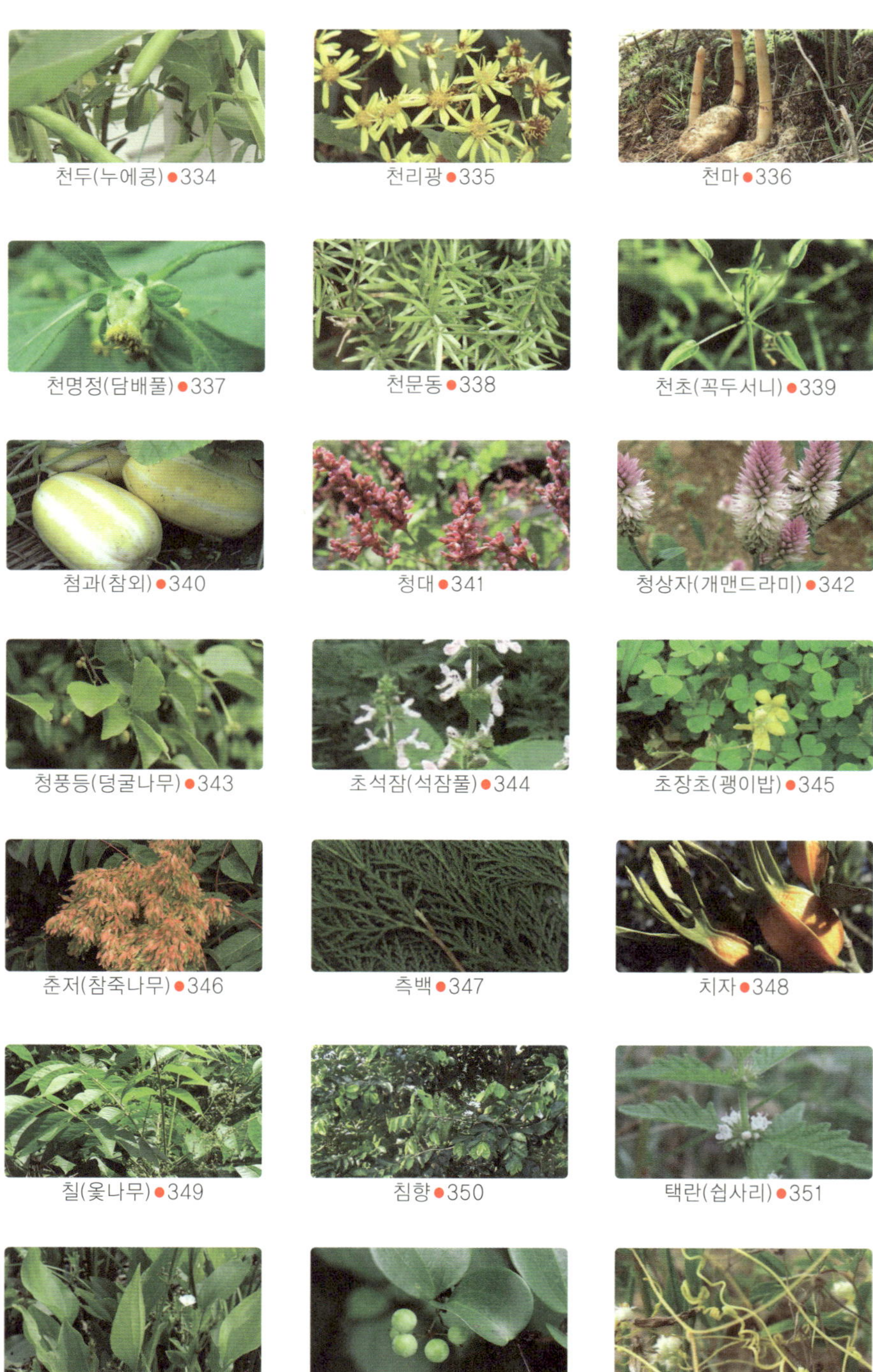

천두(누에콩) ●334	천리광 ●335	천마 ●336
천명정(담배풀) ●337	천문동 ●338	천초(꼭두서니) ●339
첨과(참외) ●340	청대 ●341	청상자(개맨드라미) ●342
청풍등(덩굴나무) ●343	초석잠(석잠풀) ●344	초장초(괭이밥) ●345
춘저(참죽나무) ●346	측백 ●347	치자 ●348
칠(옻나무) ●349	침향 ●350	택란(쉽사리) ●351
택사 ●352	토복령 ●353	토사자 ●354

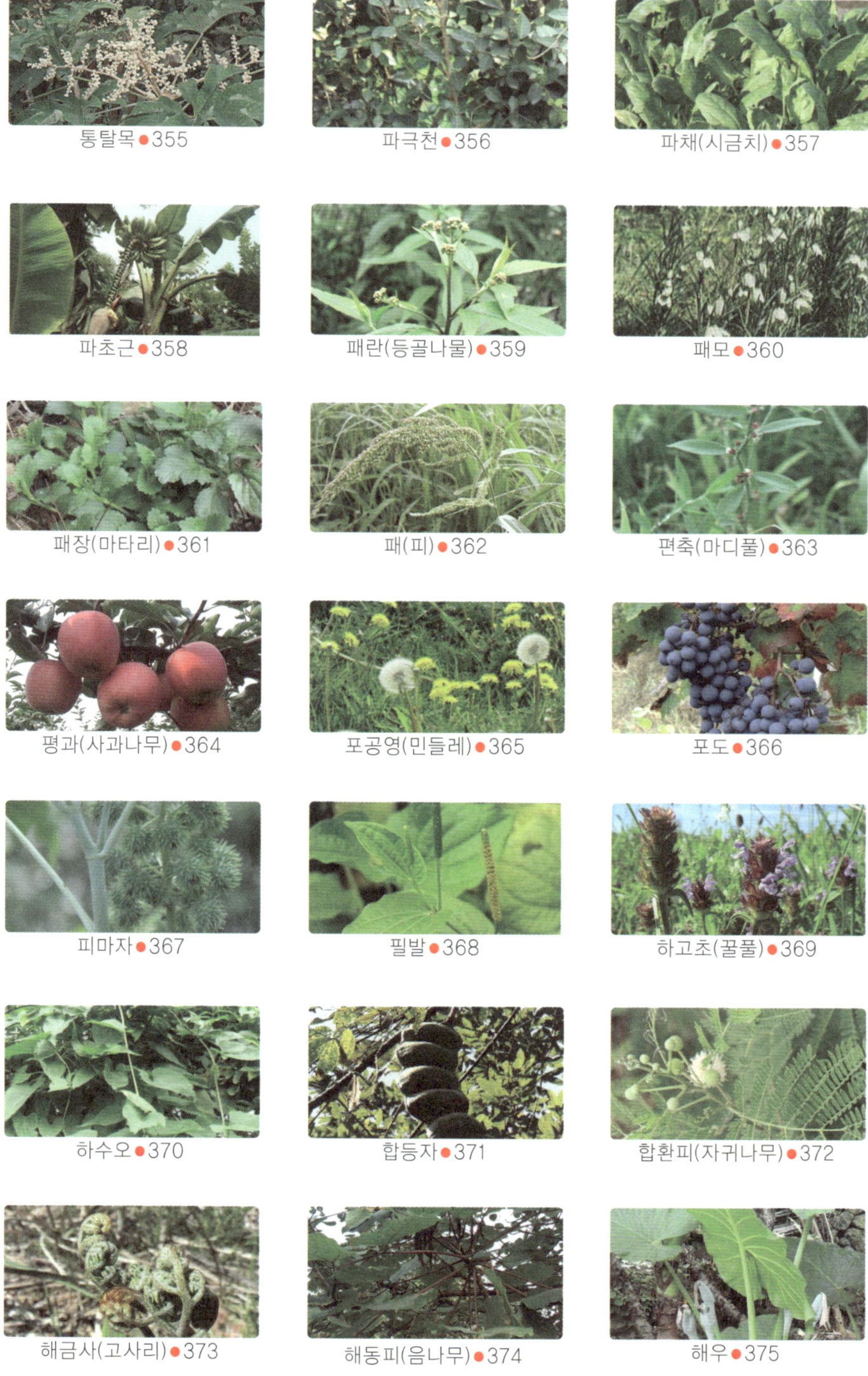

통탈목 ● 355

파극천 ● 356

파채(시금치) ● 357

파초근 ● 358

패란(등골나물) ● 359

패모 ● 360

패장(마타리) ● 361

패(피) ● 362

편축(마디풀) ● 363

평과(사과나무) ● 364

포공영(민들레) ● 365

포도 ● 366

피마자 ● 367

필발 ● 368

하고초(꿀풀) ● 369

하수오 ● 370

합등자 ● 371

합환피(자귀나무) ● 372

해금사(고사리) ● 373

해동피(음나무) ● 374

해우 ● 375

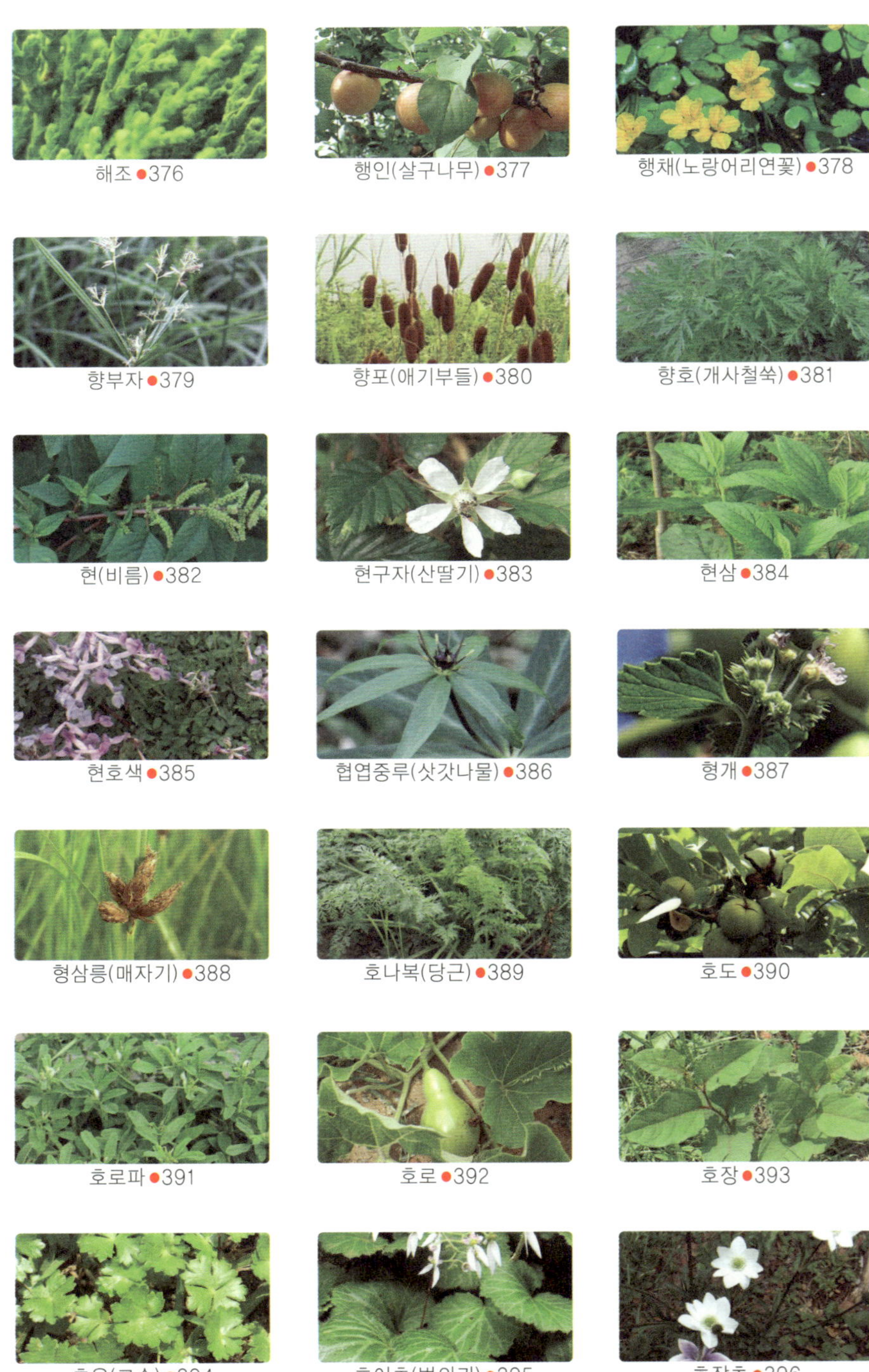

해조 ●376
행인(살구나무) ●377
행채(노랑어리연꽃) ●378
향부자 ●379
향포(애기부들) ●380
향호(개사철쑥) ●381
현(비름) ●382
현구자(산딸기) ●383
현삼 ●384
현호색 ●385
협엽중루(삿갓나물) ●386
형개 ●387
형삼릉(매자기) ●388
호나복(당근) ●389
호도 ●390
호로파 ●391
호로 ●392
호장 ●393
호유(고수) ●394
호이초(범의귀) ●395
호장초 ●396

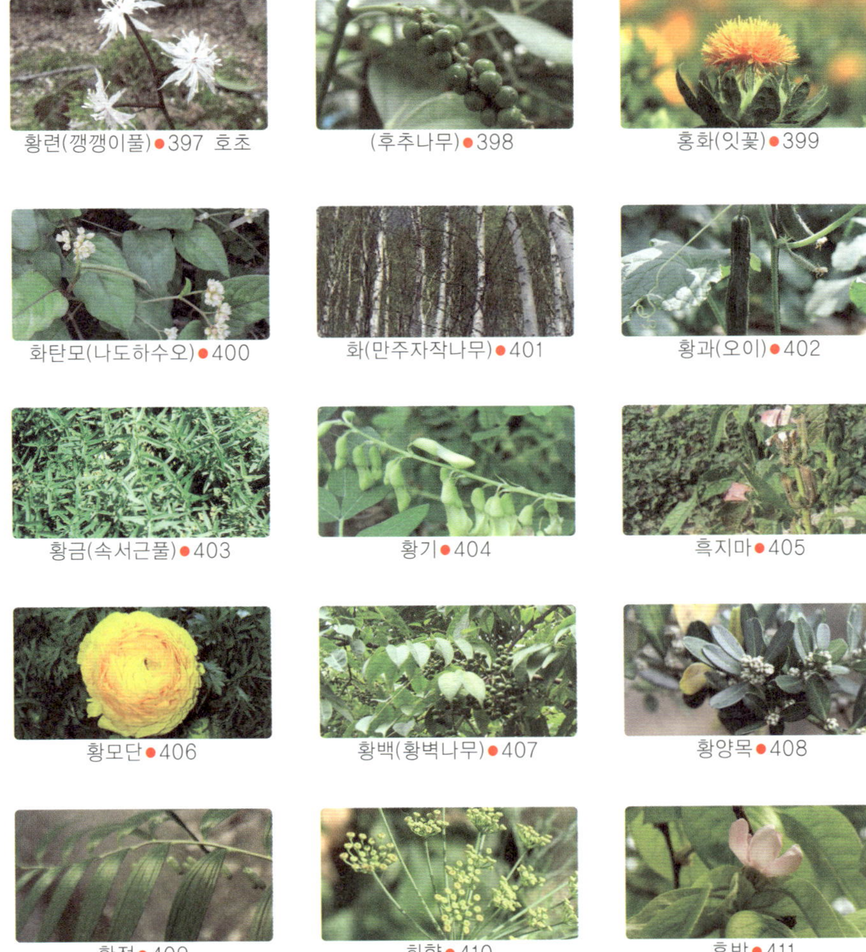

황련(깽깽이풀)●397 호초

(후추나무)●398

홍화(잇꽃)●399

화탄모(나도하수오)●400

화(만주자작나무)●401

황과(오이)●402

황금(속서근풀)●403

황기●404

흑지마●405

황모단●406

황백(황벽나무)●407

황양목●408

황정●409

회향●410

후박●411

흑대두●412

중국, 한국, 일본, 미국 등 세계 각국에 한방학 연구의 지침서

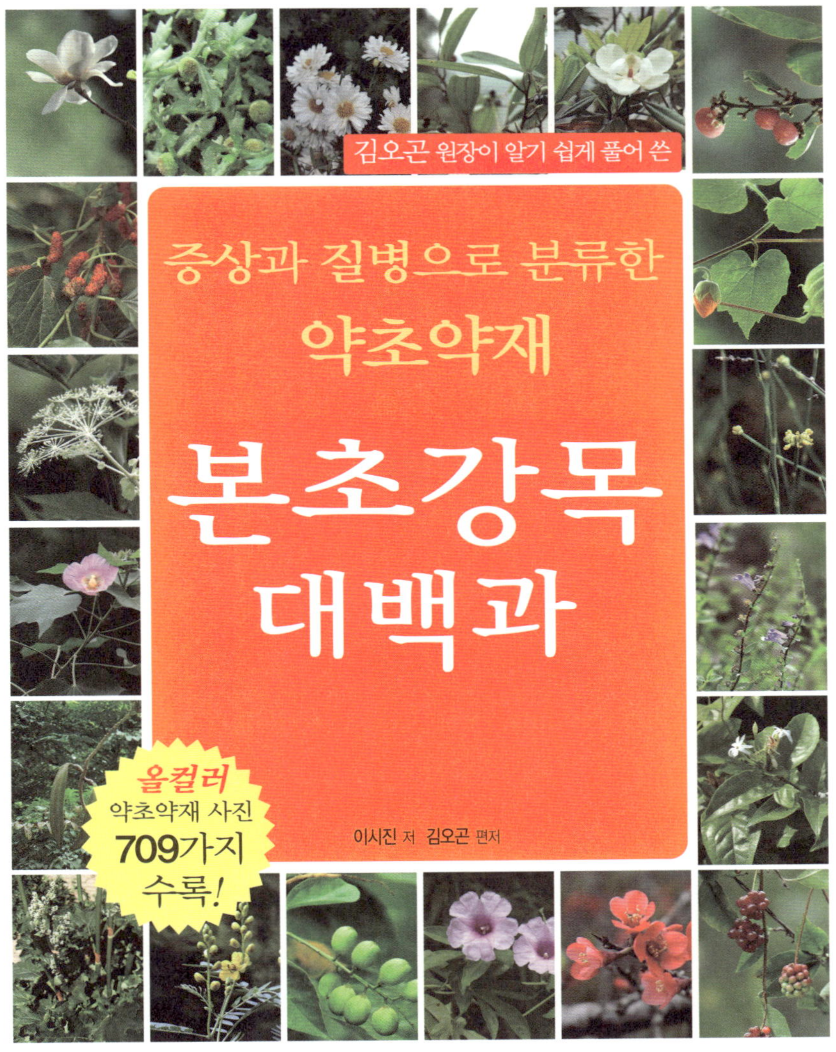
김오곤 원장이 알기 쉽게 풀어 쓴

증상과 질병으로 분류한
약초약재

본초강목
대백과

올컬러
약초약재 사진
709가지
수록!

이시진 저 김오곤 편저

당뇨에 효능이 있는
고과(여주)

호로과의 덩굴성 한해살이풀 여주의 열매, 뿌리, 덩굴 잎, 꽃 등이다.

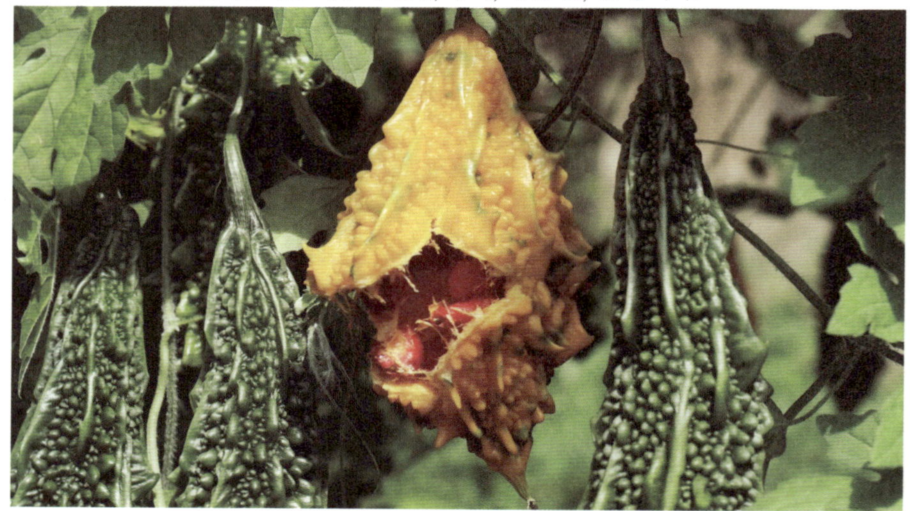

형태

줄기가 부드러운 털로 덮여 있고 덩굴손은 둘로 나뉘지 않는다. 잎은 어긋나고 5~7개로 깊이 갈라져 있다.

채취 및 제법

여름철에 채취해 손질해 깨끗이 씻어 햇볕에 말린다.

성분

열매는 hydroxytryptamine. 종자는 momordicin, trichosanic acid.

기미

맛이 쓰고 성질이 서늘하다.

효능

여름철 무더울 때 더위를 받아 생긴 발열, 이가 아픈 증세, 장염, 당뇨에 효능이 있다.

용량

60~90g. 외용 시에는 적량을 사용한다.

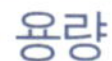

고량강

생강과의 여러해살이풀 고량강의 뿌리줄기이다.

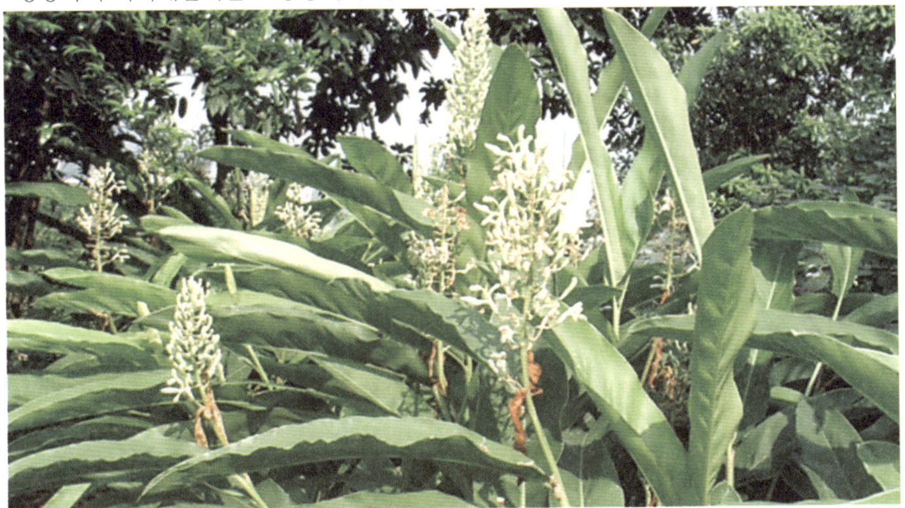

형태

줄기의 높이가 40~80㎝이고 종홍색 또는 자홍색의 뿌리줄기는 원기둥모양이며, 옆으로 뻗으며 자란다. 땅위 줄기는 한곳에서 모여서 나고 곧게 자란다.

채취 및 제법

여름가을에 4~6년생 뿌리줄기를 채취해 깨끗이 손질한 후 잘라서 햇볕에 말린다.

성분

volatile dils, 고량강 외 14종의 flavonoid의 화합물이다.

기미

맛이 매우며, 성질이 따뜻하다.

효능

위복냉통, 급성 위장염. 외용으로는 땀에 젖어서 생긴 반진에 효능이 있다.

용량

3~9g.

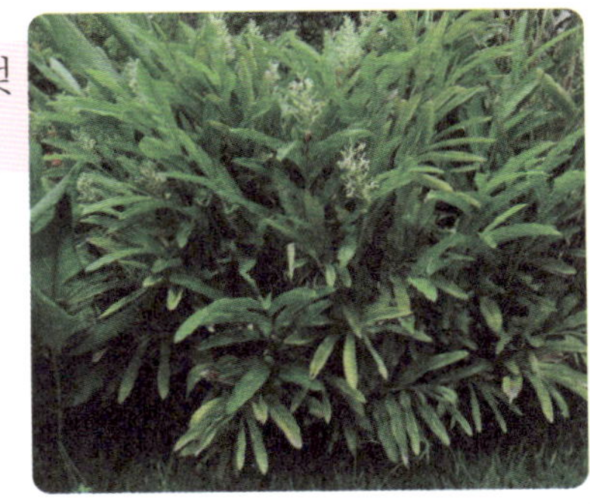

고본

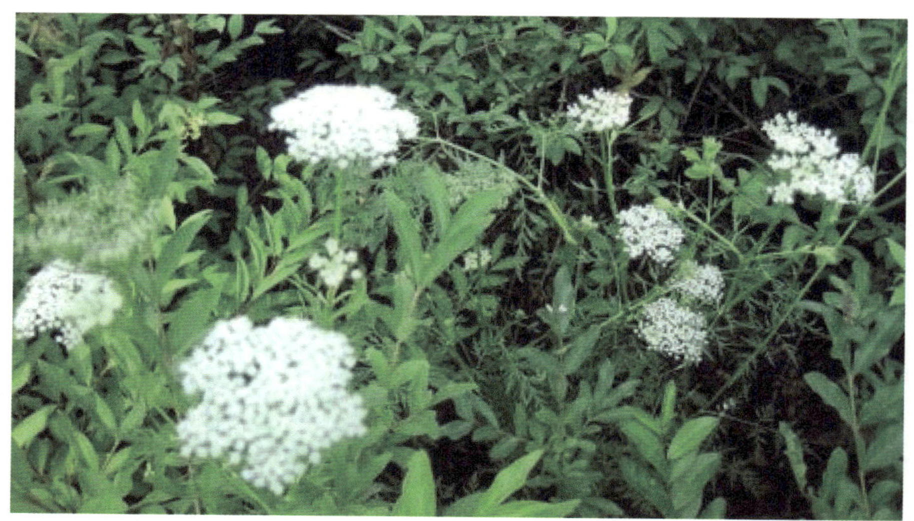

형태

깊은 산 산기슭에서 자란다. 높이 30~80cm이다. 풀 전체에 털이 없고 향기가 난다. 줄기는 곧게 서고 가지를 친다. 잎은 어긋나며 뿌리에 달린 잎은 긴 잎자루가 있고 줄기에 달린 잎에는 잎집이 있다.

채취시기

뿌리-가을

먹는방법

향기와 색소가 좋아 술이나 차로 이용한다.

효능

한방에서는 가을에 뿌리를 캐서 말린 것을 고본이라 하여 두통, 관절통, 치통, 복통, 설사, 습진 등에 처방한다.

주치

뿌리10g에 물700ml를 넣고 달인 액을 반을 나누어 아침저녁으로 복용하고 환부에는 달인 액으로 씻는다.

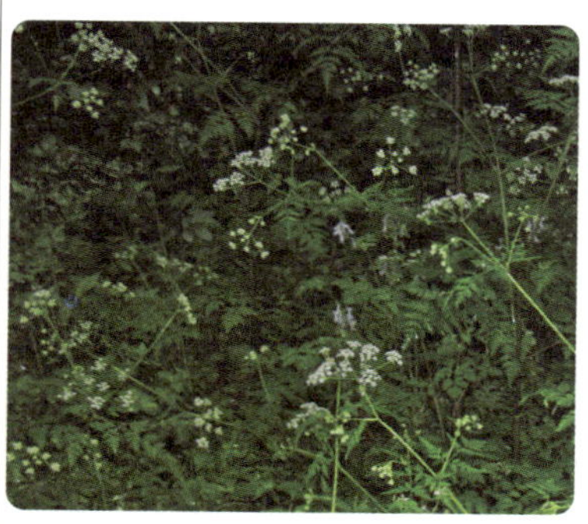

고삼(도둑놈의지팡이)

두과의 여러해살이풀 고삼(도둑놈의지팡이)의 뿌리이다.

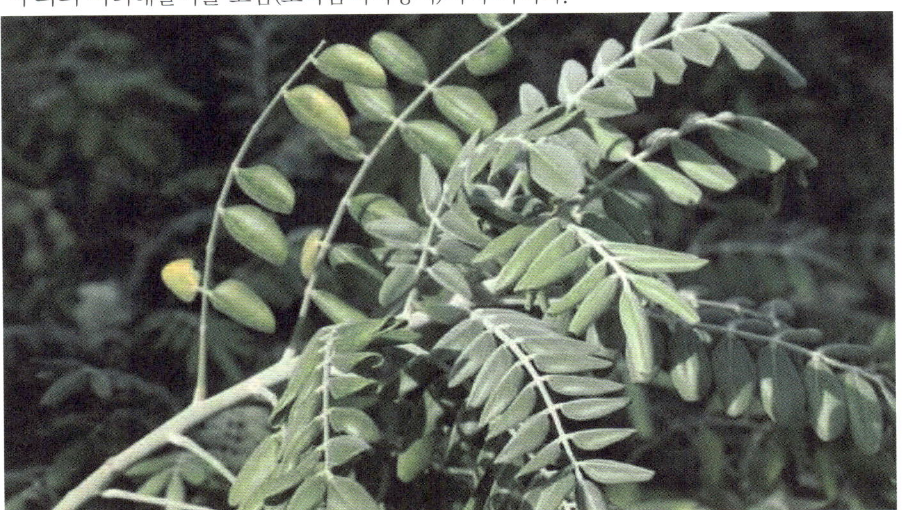

형태

높이가 50~100cmwhdeg 자라며, 어릴 때는 검은 빛을 띠다가 점점 녹색으로 바뀐다. 잎은 어긋나고 잎자루가 길며 기수우상복엽이다.

분포: 양지바른 비탈진 곳 또는 길가에서 자란다. 중국 대부분 지역에 분포되어 있다.

채취 및 제법

가을철에 채취해 흙과 모래, 수염뿌리를 제거하고 썰어서 햇볕에 말린다.

성분: matrine, matrine oxide, sophoranol.

기미: 맛이 쓰고 성질이 차갑다.

효능: 열을 없애는 것, 맛이 쓰고 성질이 조한 약으로 중초의 습사를 없애고 인체 내의 기생충을 제거한다.

주치: 피가 섞인 대변을 누거나 순 피만 누는 이질, 온 몸과 눈, 소변이 누렇게 되는 병, 풍, 습, 열 3가지 사기가 피부를 침습하여 발생하는 피부염 또는 염증, 옴벌레의 기생으로 생기는 전염성 피부병.

용량

5~10g.

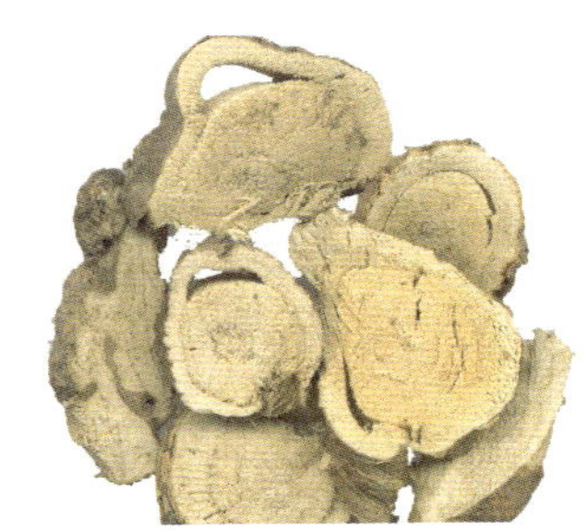

변에 피가 섞여 나오는 증상에

고채(씀바귀)

국화과의 한두해살이풀 씀바귀의 전초이다.

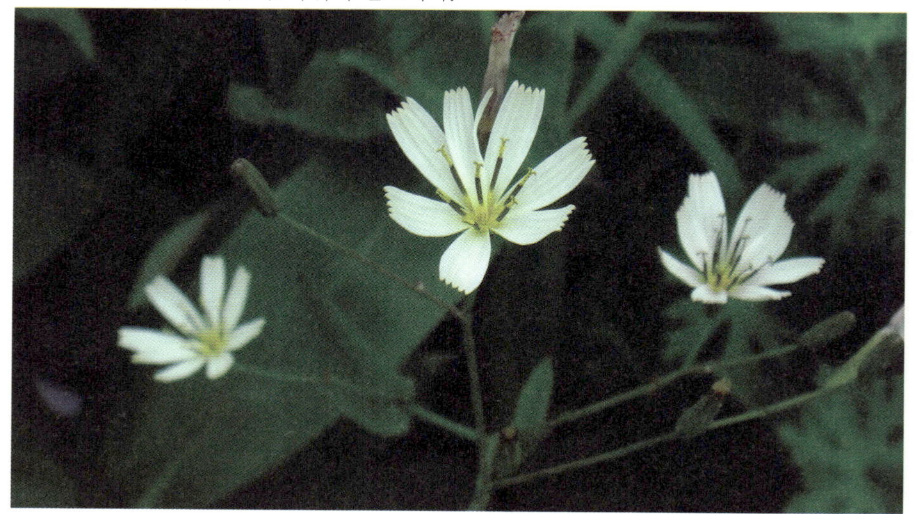

형태

키는 50~100㎝정도로 자란다. 줄기는 곧추서고 중앙이 비어 있다. 줄기를 꺾으면 백색의 유즙이 나온다. 줄기의 하부에는 털이 없고 중간과 위쪽에 가는 털이 있다.

분포: 모래질의 초원 및 산과 들의 모래질에서 자생한다.

채취 및 제법

여름과 가을에 채취해 잡질을 제거하고 응달이나 햇볕에서 말린다.

성분: 항종양 성분이 함유되어 있다.

기미: 맛이 쓰고 성질이 차갑다.

효능

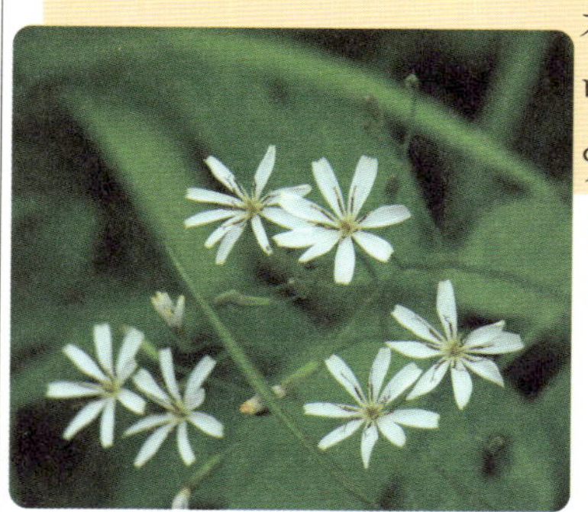

배가 아프고 속이 켕기면서 뒤가 무직하며 곱이나 피고름이 섞인 대변을 자주 누는 병, 온 몸과 눈, 소변이 누렇게 되는 병, 소변에 피가 섞여 나오는 증상에 효능이 있다.

용량

전탕 5g. 외용 시에는 짓찧어 환부에 붙인다.

곡정초

곡정초과의 한해살이풀 곡정초의 꽃줄기와 꽃이다.

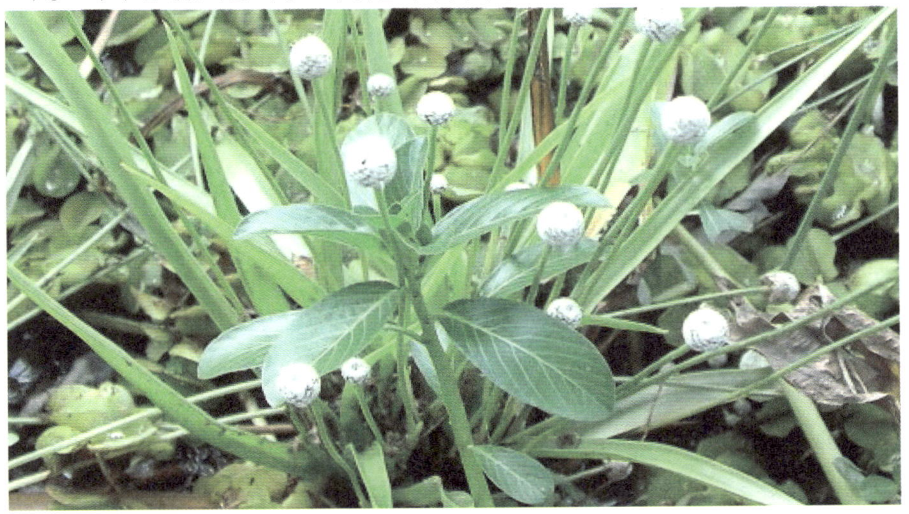

형태

줄기가 없다. 잎은 모여 나고 가늘고 바소꼴로 뚜렷한 가로줄이 있다. 꽃대는 뿌리줄기에서 올라오고 곧게 자라며 세로로 파여 있다.

분포

조습지와 논에서 자생한다.

채취 및 제법

가을에 꽃이 피고 열매를 맺을 때 전초를 뽑아 꽃대만 베어서 햇볕에 말린다.

기미

맛이 맵고 달며 성질이 평하다.

효능

풍열사를 풀어주고 흩어주는 치료하고 결막염, 야맹증에 효능이 있다.

용량

9~15g.

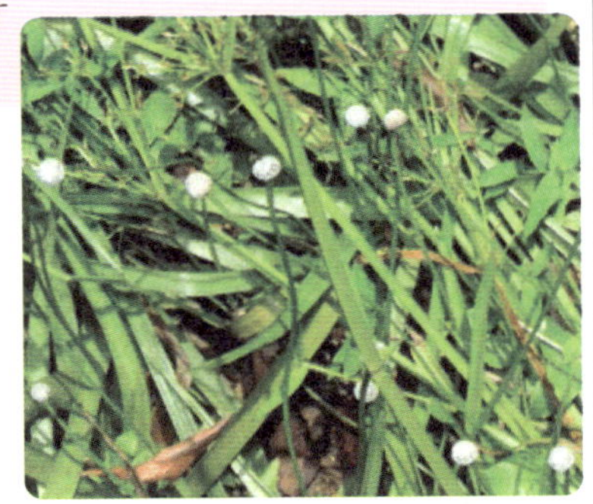

물혹의 증상에

곤포

다시마과 다시마의 잎이다.

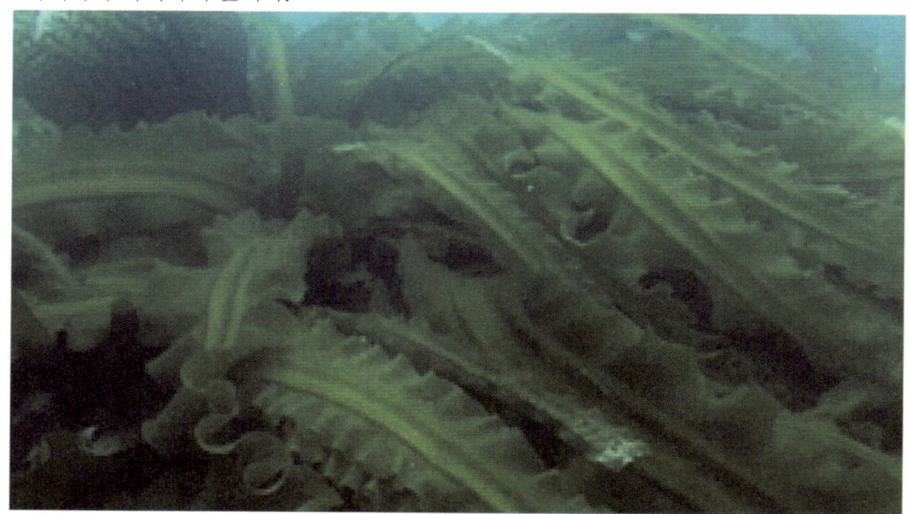

형태

높이는 2~4미터 정도로 자라고, 몸은 넓고 띠 모양이다. 잎은 황갈색이나 흑갈색을 띠며, 표면이 두껍고 미끄럽다.

분포

우리나라의 제주, 거제도 연안에 분포한다.

채취 및 제법

여름과 가을에 채취해 깨끗이 손질한 다음 햇볕에 말린다.

성분

단백질, 지방, 탄수화물, 무기염류, 알긴산과 라미나린 등의 다당류.

기미

맛이 짜고 성질이 차갑다.

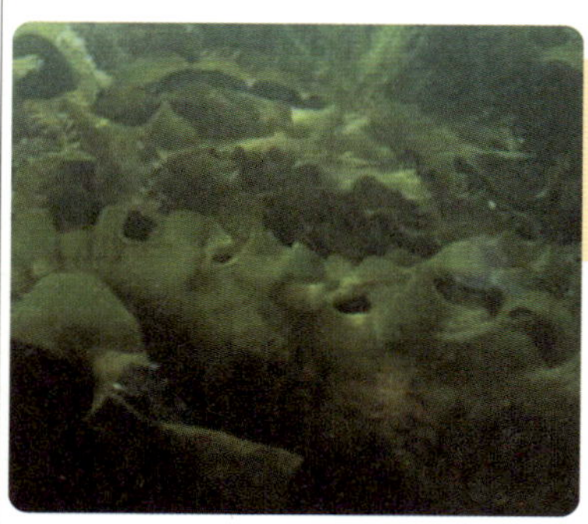

효능

목 뒤나 귀 뒤, 겨드랑이 사타구니 쪽에 크고 작은 멍울이 생긴 병, 물혹의 증상에 효능이 있다.

용량

5~15g.

신허로 인한 요통에

골쇄보

고란초과의 여러해살이풀 곡궐의 뿌리줄기이다.

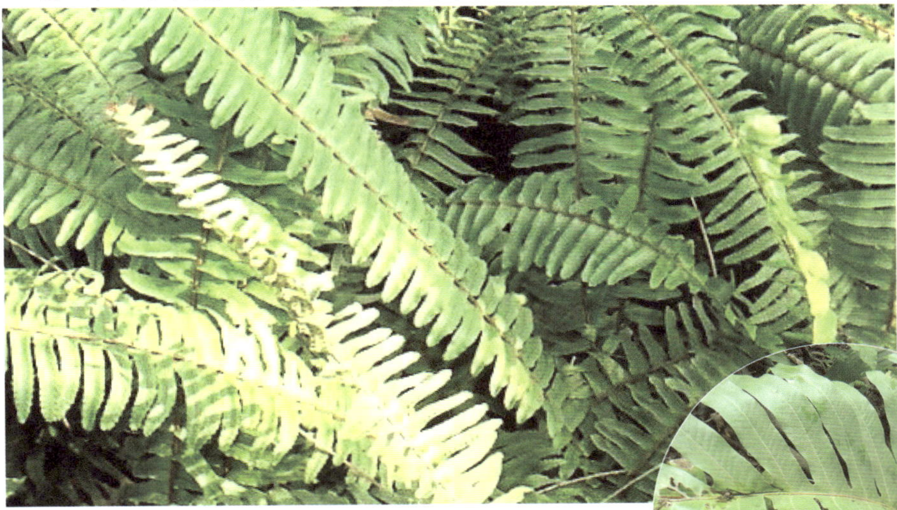

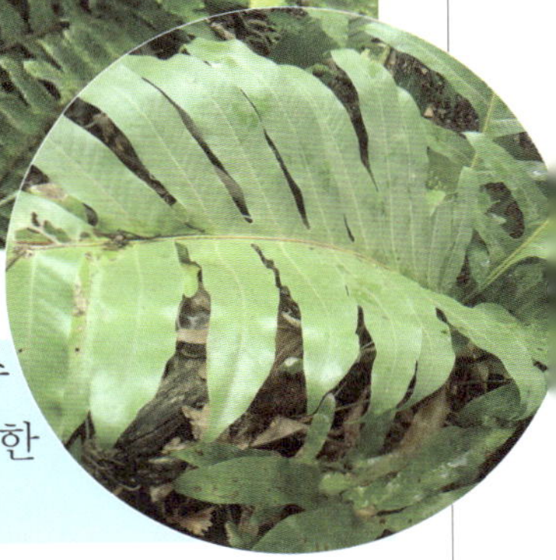

형태:

높이가 25~40㎝정도이다. 뿌리줄기는 육질이고 송곳모양의 바소꼴이며, 속 털이 있는 비늘조각이 밀생한다.

분포: 나무줄기나 돌 위에서 자생한다.

채취 및 제법

사시사철 채취가 가능한데, 채취 후 깨끗이 씻어 말린 다음 덩굴손을 태워서 제거한다.

성분: 뿌리 hesperidin, starch, 포도당.

기미

맛이 쓰고 성질이 따뜻하다.

효능

신허로 인한 요통, 귀울림과 소리를 듣지 못하는 증상, 치아와 수염에 병으로 몸을 떨면서 요동치는 증상에 효능이 있다.

용량

3~9g.

외용 시에는 적량을 사용한다.

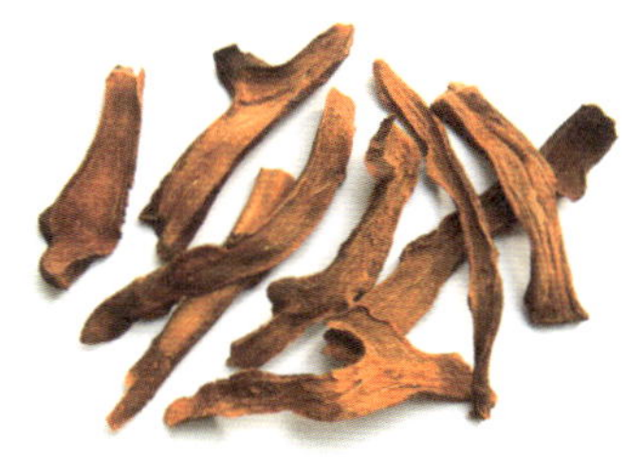

과루(하늘타리, 천화분)

박과의 여러해살이풀 하늘타리의 열매이다.

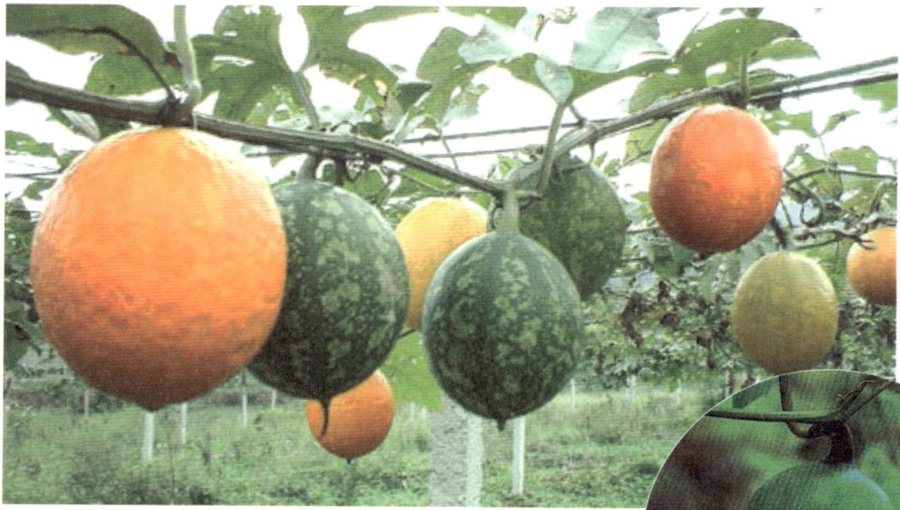

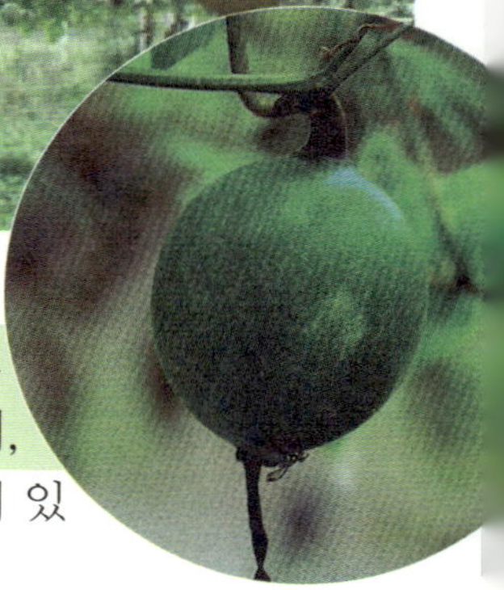

형태

덩굴손은 잎의 뿌리에서 나고 앞부분의 끝이 2개로 갈라져 있다. 잎은 어긋나고 둥근 모양에 가까우며, 3~7개로 잎가장자리가 갈라지거나 또는 약간 갈라져 있다.

분포

풀숲이나 숲 가장자리나 산 계곡 등에서 자생하는데, 재배하기도 한다.

채취 및 제법

가을과 겨울에 열매가 성숙했을 때 채취해 햇볕에 말린다.

기미

맛이 달고 쓰며, 성질이 차갑다.

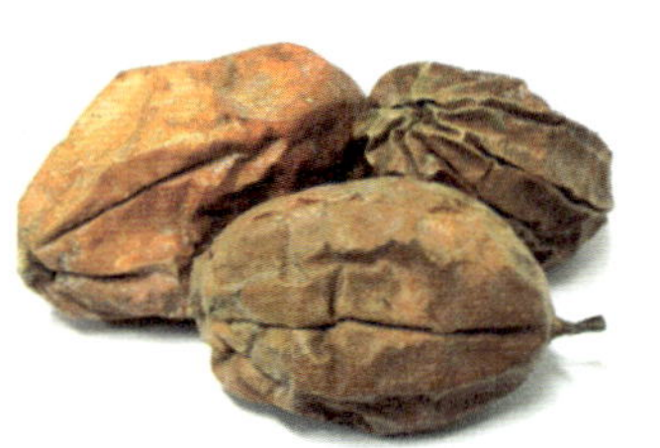

효능

담열병으로 인해 발생하는 기침, 목이 말라 물이 자꾸 먹히며 변비에 효능이 있다.

용량

10~12g.

곽향(배초향)

꿀풀과의 여러해살이풀 배초향의 지상부이다.

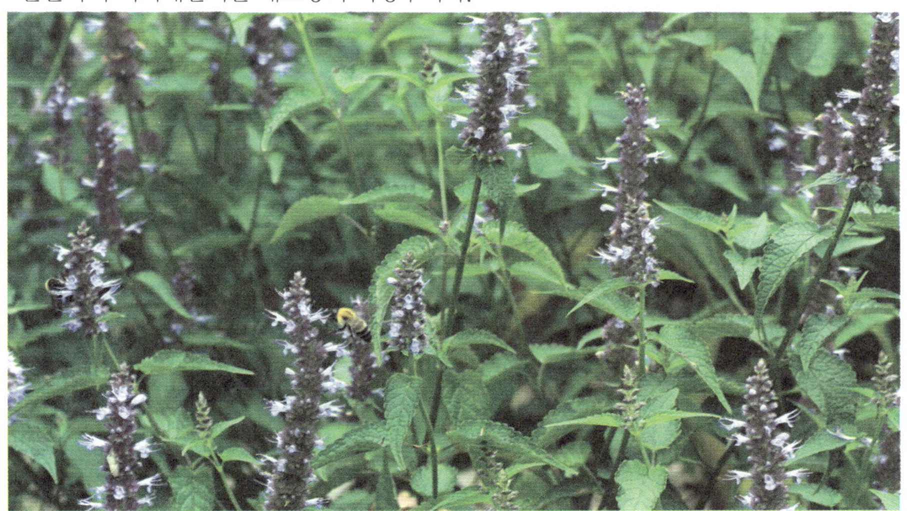

형태

키가 40~100cm에 이르고 줄기기 네모지며 윗부분이 갈라져있다. 잎은 마주나고 길이 5~10cm, 너비 3~7cm의 타원형으로 끝이 길고 뾰족하다.

분포: 지역에서 재배하고 있다.

채취 및 제법

여름에 채취해 햇볕에 말린다.

성분: anetole, anisaldehyde, aldehyde, methyl chavicol 등이 함유되어 있다.

기미

맛이 맵고 약간 따뜻하다.

효능

더위 먹은 것을 풀어주고 상초나 표에 있는 습을 없애주고 기를 돌게 하여 위기를 조화롭게 하는 효능이 있다.

용량

6~12g.

외용으로 사용할 때는 적량을 사용해야 한다.

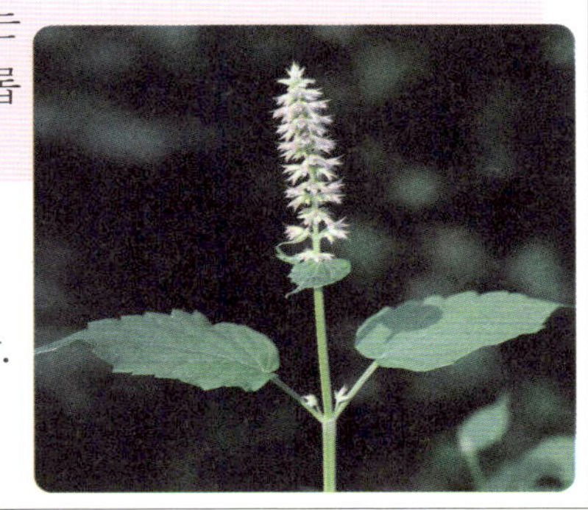

기침을 멈추고 담을 없애는데 좋은

관동화

국화과의 여러해살이풀 관동의 꽃이다.

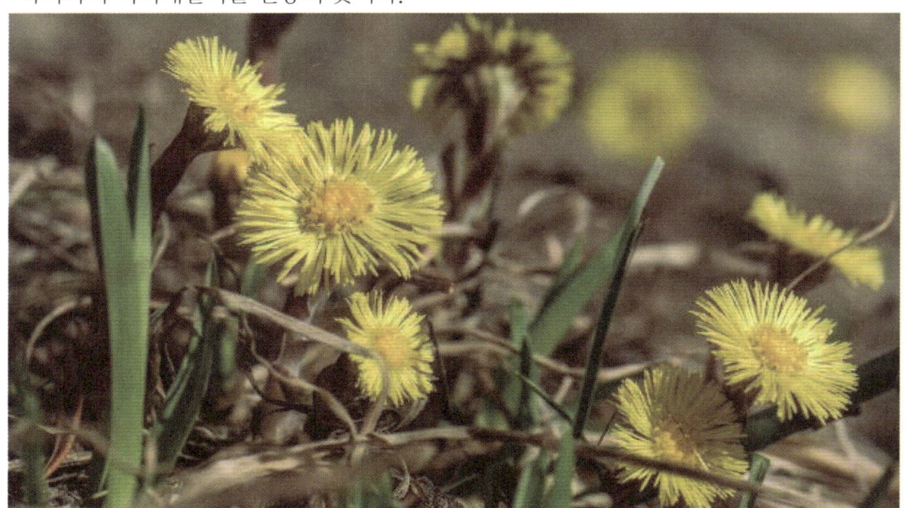

형태

잎은 꽃이 핀 다음에 뿌리에서 나는데, 긴 잎자루가 있고 넓은 심장형이다. 잎 가장자리에는 물결모양의 톱니가 있다.

채취 및 제법

12월경 땅이 얼기 직전 또는 꽃이 개화하지 않았을 때 채취해 응달에서 말린다.

성분

faradiol, aznidol, taraxanthin, volatile oils 등.

기미

맛이 맵고 약간 쓰며, 성질이 따뜻하다.

효능

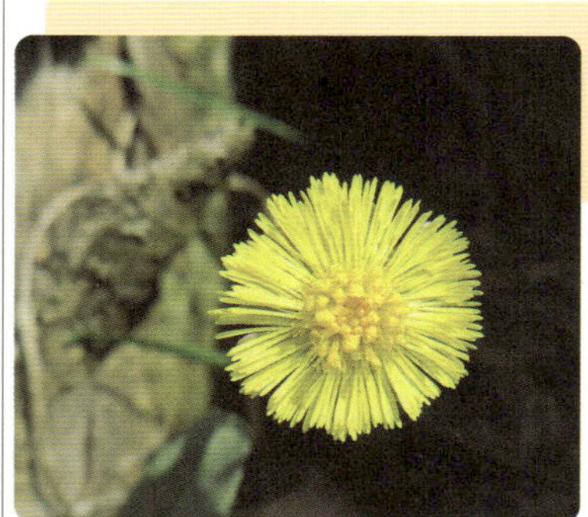

폐를 윤택하게 하고, 기운을 아래로 내리는 치료데 사용하고 기침을 멈추고 담을 없애는 효능이 있다.

용량

4.5~9g.

가래에 피가 섞여 나오는 병에

관중

면마과의 여러해살이풀 관중의 뿌리줄기이다.

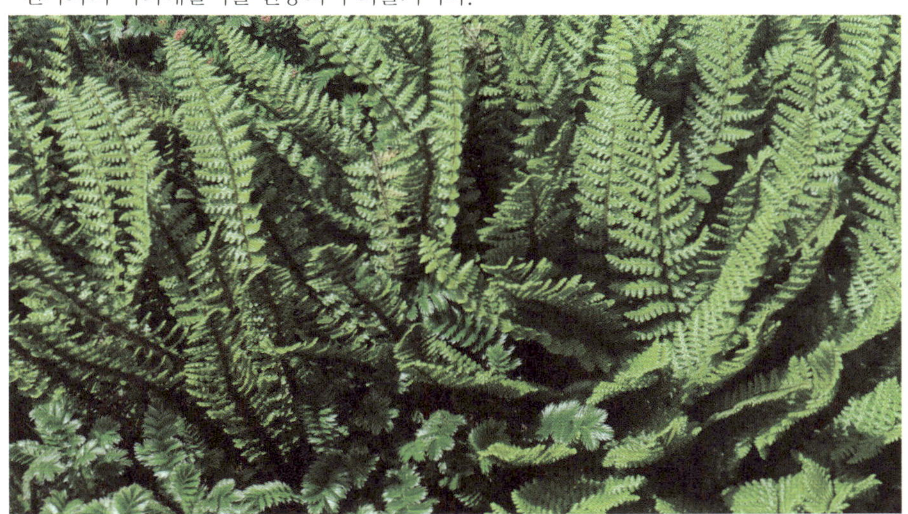

형태

잎은 뿌리줄기에서 나오고 길이 1m이고 지름이 25cm이다. 잎자루는 잎의 몸통보다 훨씬 짧고 비늘조각이 밀생한다. 비늘조각은 윤채가 있고 황갈색 또는 흑갈색이다.

분포: 산지의 그늘진 음습한 곳에서 자생하는데, 한국, 일본, 만주에 분포한다.

채취 및 제법: 봄, 가을에 뿌리째 채취해 엽병, 수염뿌리를 제거하고 흙을 털어 깨끗이 씻어 햇볕에 말린다.

성분: 주요성분은 filmarone이고, aspidin, albaspidin, aspidinol, flavoaspidic acid 등이 함유되어 있다.

기미: 맛이 쓰고 성질이 서늘하며, 약간 독이 있다.

효능: 풍열사를 받아서 생긴 감기, 열에 의한 사기로 생긴 흉터와 발진, 피를 토하는 병, 기침할 때 피가 나오거나 가래에 피가 섞여 나오는 병에 효능이 있다.

용량: 내복은 5~15g을 전탕 또는 환제, 산제로 복용한다.

금기: 음허내열, 비위허한인 사람과 임산부 등은 삼가야 한다.

괴화(회화나무)

콩과의 갈잎큰키나무 회화나무의 꽃봉오리이다.

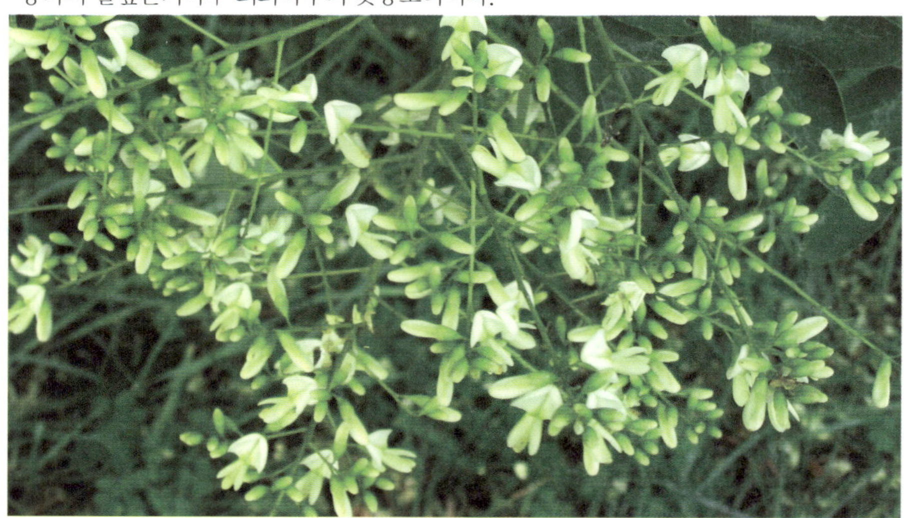

형태

높이가 10~25m정도로 자라고 수관은 원형이며, 나무껍질은 진한 회갈색이다. 잎은 매우 밀집되어 있는데, 타원형으로 어긋나 있다.

분포

산비탈이나 들판에서 자생한다.

채취 및 제법

여름철에 꽃봉오리를 채취해 깨끗이 씻어 햇볕에 말린다.

성분: rutin, sophoradiol, soporin.

기미

맛이 쓰고 약간 차갑다.

효능

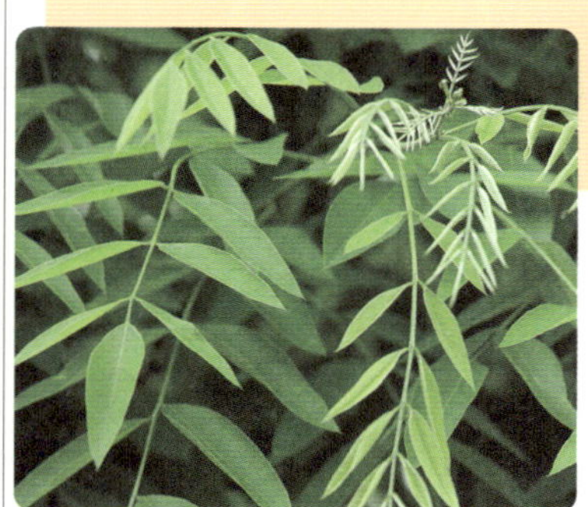

구토, 대변과 함께 피가 항문으로 나오는 병, 고혈압, 풍열에 눈이 붉어지는 병. 열매는 대변을 눌 때 피가 나오는 증상에 효능이 있다.

용량

9~15g.

교맥(메밀)

마디풀과의 한해살이풀 메밀의 성숙한 종자, 줄기, 잎이다.

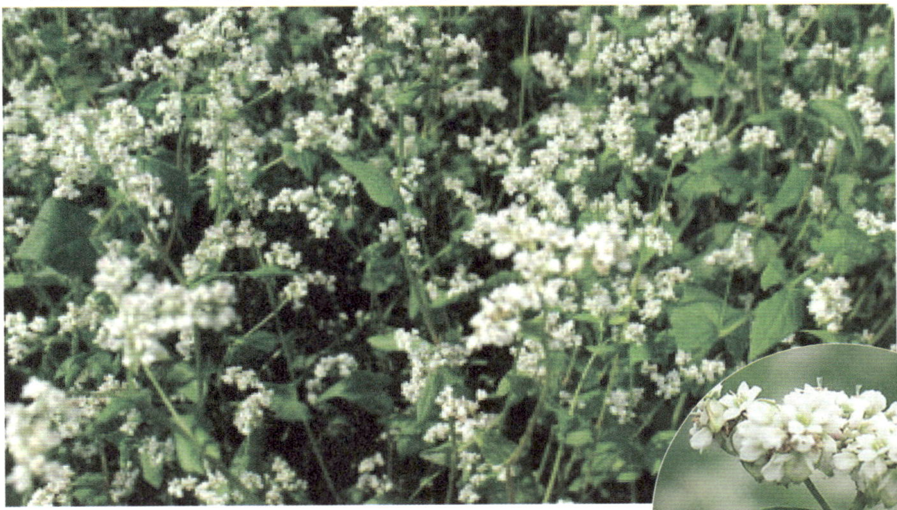

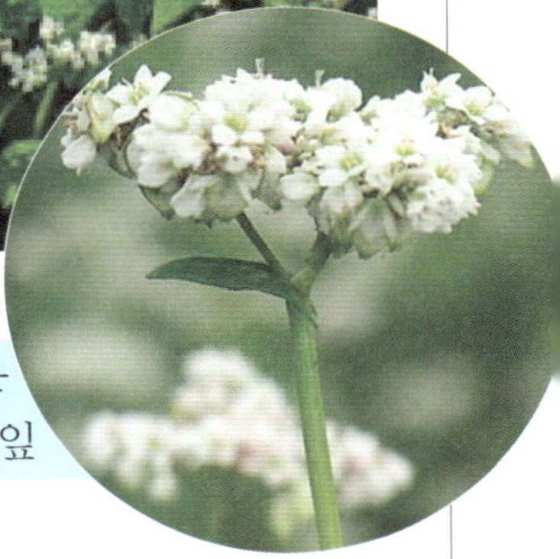

형태

줄기가 곧게 서고 가지를 뻗으며 윤기가 있다. 잎은 어긋나고 아래쪽 잎은 긴 잎자루가 달려 있고, 위쪽 잎은 잎자루가 없다.

분포: 황무지나 도로변에서 자생한다.

채취 및 제법:

가을에 채취해 깨끗이 손질한 다음 햇볕에 말려 사용한다.

성분: Salicylamine, N~salicy~lidene~salicylamine.

기미:

종자는 맛이 달고 성질이 서늘하다. 줄기와 잎은 맛이 시고 성질이 차갑다.

효능

종자는 위를 열어주고 장을 편하게 하는 효능, 기를 가라앉히고 가슴과 배가 답답한 것을 없애는 것. 국부적으로 일어나는 종창, 지혈, 썩은 살을 제거에 효능이 있다.

용량

종자 6g.

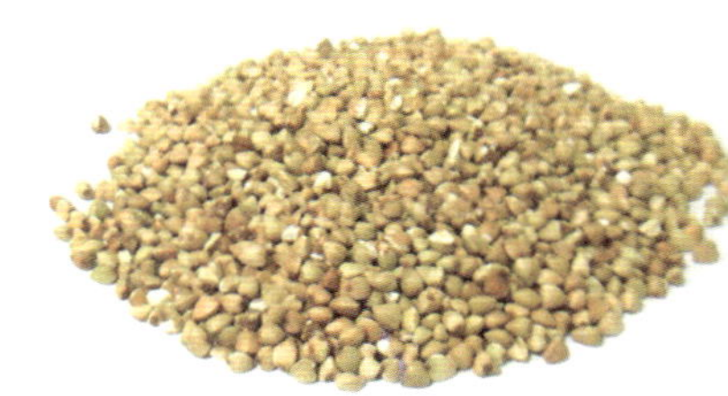

발기부전증에 좋은

부추(구)

백합과과의 여러해살이풀 부추의 종자이다. 뿌리를 구근, 잎을 구채라고 한다.

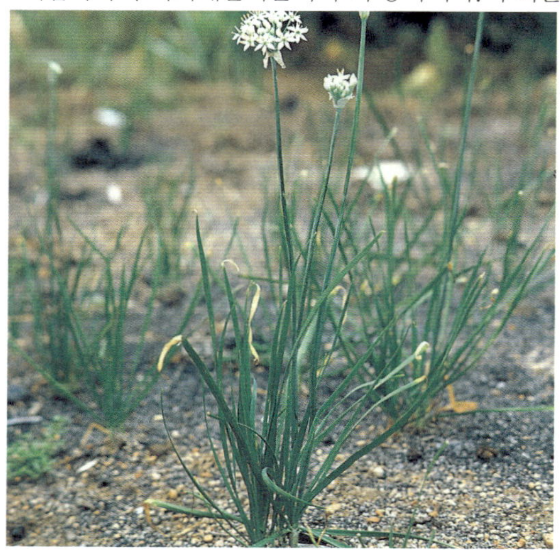

형태

땅 속에서 짧은 뿌리줄기가 있고 많은 비늘줄기에서 가늘고 긴 잎이 모여서 난다. 잎은 편평하고 등 쪽에 모서리가 있으며 길이가 20~30cm 정도로 자란다.

분포

우리나라 각지에서 재배한다.

채취 및 제법

9~10월에 성숙한 열매를 채취해 햇볕에 말린다.

성분: alkaloid saponin.

기미

맛이 맵고 달면서 성질이 따뜻하다.

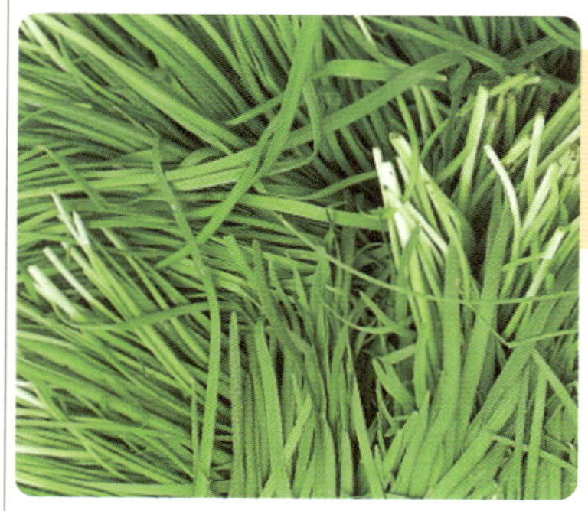

효능

발기부전증, 허리와 무릎이 시큰거리고 힘이 없어지며 냉감이 있음, 정액이 저절로 나오는 증상, 배뇨 횟수가 잦은 것에 효능이 있다.

용량

전탕 4.5~9g. 또는 환이나 산제로 만들어 복용한다.

구등(늘푸른떨기나무)

꼭두서니과의 늘푸른떨기나무의 잎자루 밑에 붙어 있는 가시이다.

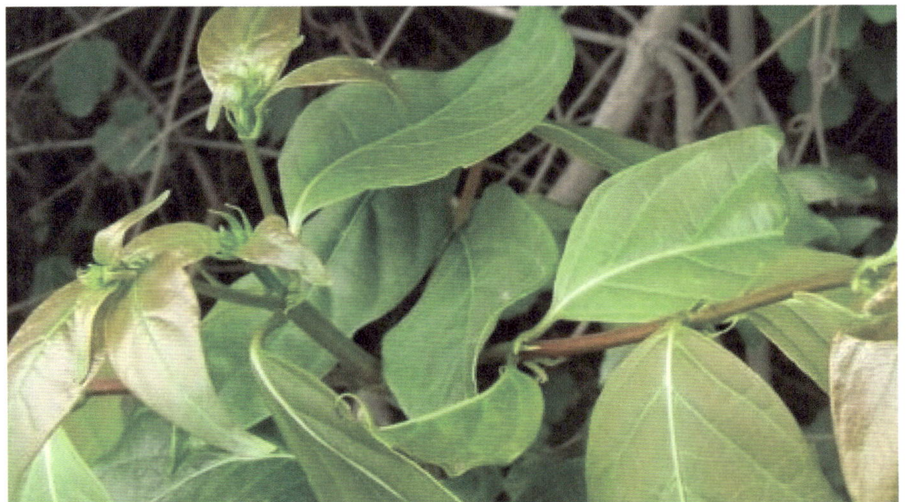

형태

어린가지에는 털이 없다. 잎은 타원형인데, 앞면에 털이 없고 뒷면은 분흑색이다.

분포

산지의 수풀속이나 관목 숲에서 자생한다.

채취 및 제법

가을과 겨울에 채취해 잎을 제거하고 적당하게 잘라 햇볕에 말린다.

성분

줄기, 가시, 잎에는 rhynchophylline, isorhynchophylline등.

기미

맛이 달고 성질이 서늘하다.

효능

두통과 어지러움, 감기에 경련 증후가 겹친 병, 임신 중에 온몸 경련이 일어나는 병, 고혈압, 감기 때문에 열이 나는 증상에 효능이 있다.

용량:

3~12g.

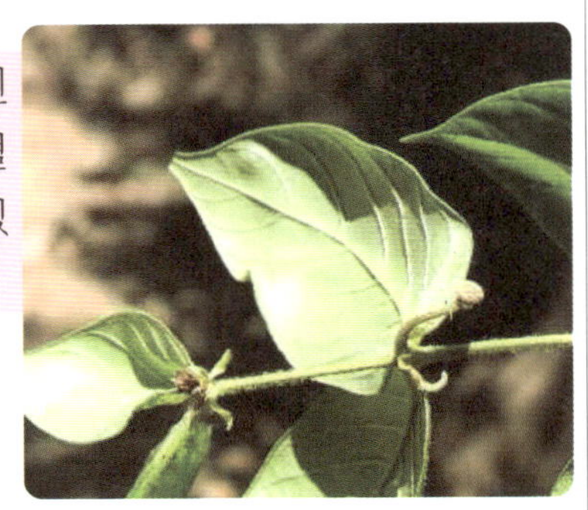

부인의 월경을 순조롭게 하게 하는

구맥(패랭이꽃)

석죽과의 여러해살이풀 술패랭이꽃, 패랭이꽃의 지상부이다.

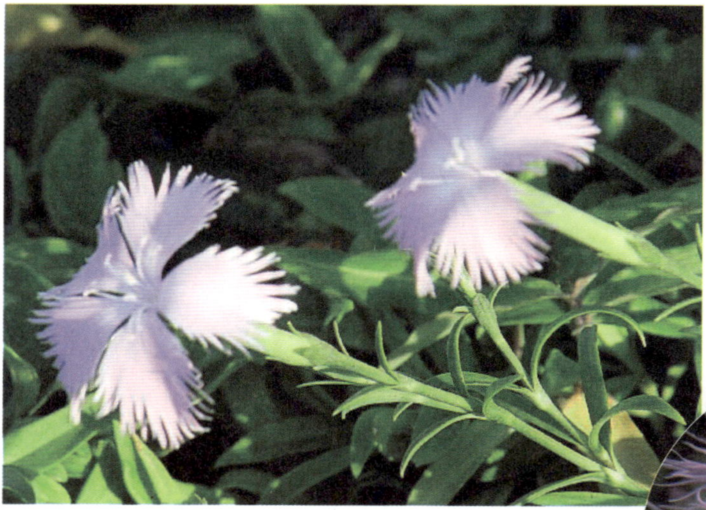

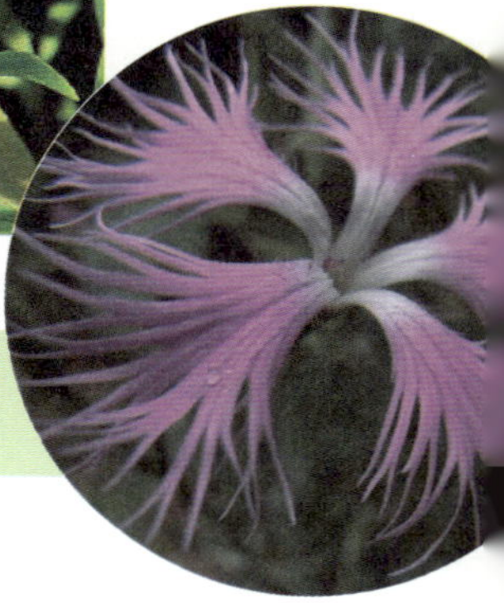

형태

줄기의 높이가 1m로 무더기로 붙어나고 상부에서 2갈래로 가지가 나며 마디가 뚜렷하다.

분포: 대부분의 지역에 분포한다.

채취 및 제법

여름과 가을에 꽃이 피기 전에 채취해 햇볕에 말린다.

성분

꽃은 eugenol. 전초는 vitamin A의 물질을 함유한다.

기미

맛이 쓰고 성질이 차갑다.

효능

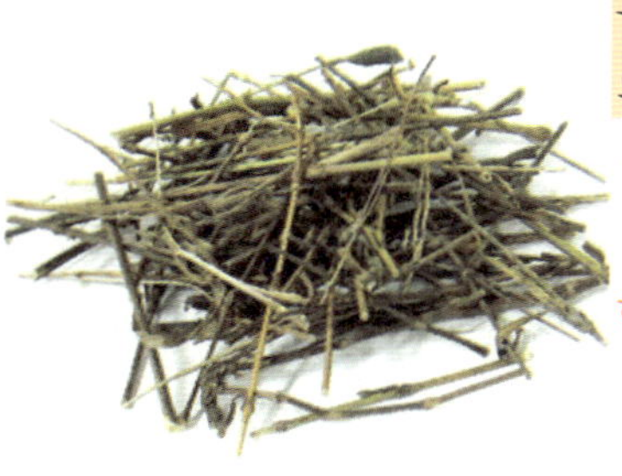

열기를 식히고 소변을 잘 나가게 하여 이를 통해 열기를 빼내는 효능, 어혈을 없애어 부인의 월경을 순조롭게 하게 하는 효능이 있다.

용도

5~10g. 외용으로 사용할 때는 적량을 지켜야 한다.

강아지풀(구미초)

벼과의 한해살이풀 강아지풀의 전초이다.

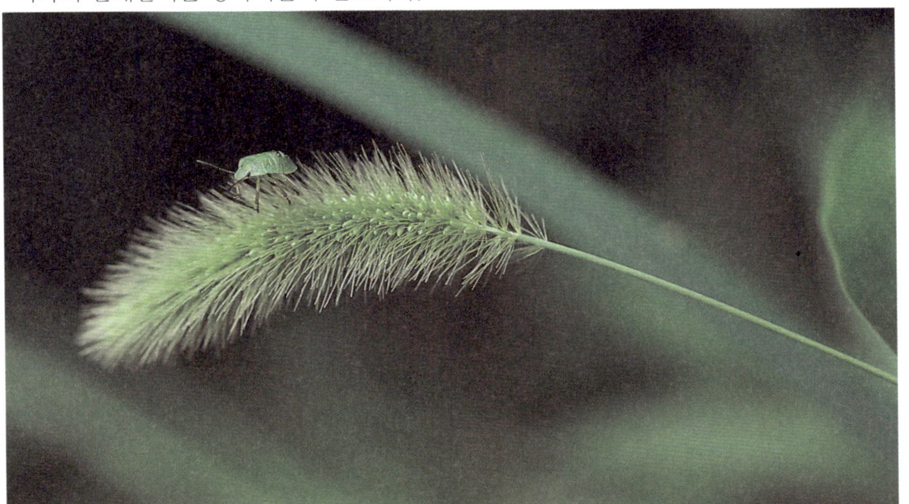

형태

높이가 30~40㎝ 정도이고 잎은 홑잎으로 어긋나며, 혀 잎에 보드라운 털이 있고 잎 조각은 선모양의 바소꼴이며, 길이가 5~30㎝이다.

분포

들이나 길가에 자생한다.

채취 및 제법

여름과 가을에 채취해 깨끗이 씻어 햇볕에 말린다.

기미

맛이 담담하고 성질이 서늘하다.

효능

열을 내려주고, 습사를 제거하고, 옹저나 상처가 부은 것을 삭아 없어지게 하는 효능이 있다.

용량

6~12g.

간기를 안정시키고, 눈을 맑게 해주는

국화

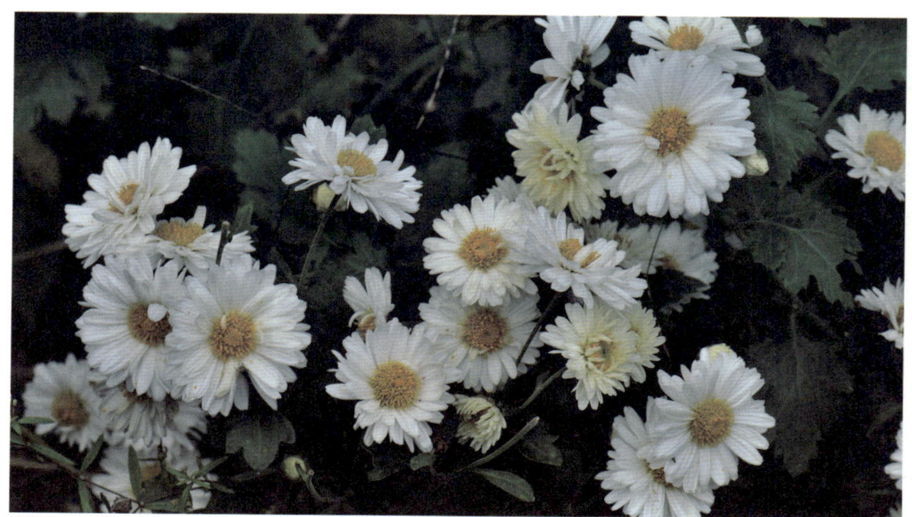

형태

다년생 초본 식물이며, 높이는 60~150cm이다. 줄기는 직립하고, 가지를 칠 수도 있고, 안 칠 수도 있으며, 털이 있다.

분포: 잎이 대생엽이다. 개화기는 9~11월이다.

채취 및 제법:

9~11월에 꽃이 피며 색깔이 노란색에서 흰 색으로 변하고, 꽃술이 약간 노란색일 때 맑은 날씨에 꽃에 있는 물기가 다 말린 후에 꽃을 따서 그늘에, 햇볕에, 혹은 기계로 말린다.

기미: 맛은 달고 쓰다. 약간 차가운 성질이 있다. 폐경과 간경에 속한다.

효능

해열하며, 간기를 안정시키고, 눈을 맑게 해준다. 주로 풍열감기, 두통, 어지럼증, 눈이 충혈 되고 붓고 아플 때, 눈이 침침한 증상 등을 치료한다.

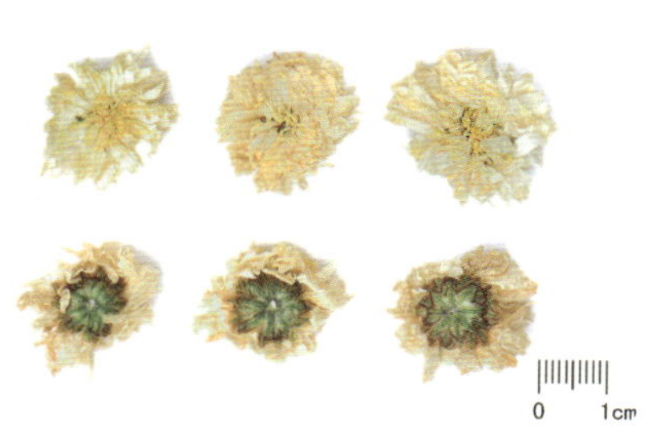

용도

말린 약제 5~10g에 물 800ml를 넣고 약한 불에서 반으로 줄 때까지 달여 하루 2~3회로 나누어 마신다.

강판귀

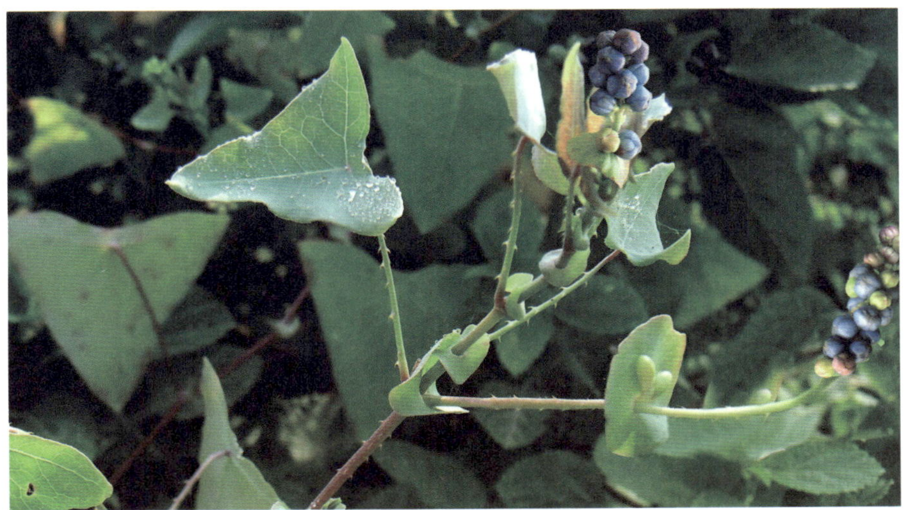

형태

다년생 만생 초본 식물이며 길이는 1~2m이다. 털이 없고, 줄기에 각이 있고, 가시가 있다. 잎은 대생엽이다.

분포: 전국에 분포한다..

채취 및 제법

여름부터 가을까지 채취한다. 땅 위의 부분을 캐서 신선하게 사용하거나 그늘에 말린다.

기미

맛은 시고 쓰다. 성질이 평하다. 폐경과 소장경에 속한다.

효능

열을 내려주고 해독작용을 한다. 어혈을 풀어주고 지혈작용을 한다. 주로 정창, 단독, 유행성 이하선염, 유선염, 중이염, 후아, 감기, 발열, 폐열, 기침, 백일해, 치질, 황달, 수종, 이질, 대하, 학질, 충혈된 눈, 외상 부기와 아픔, 토혈, 혈변, 뱀이나 벌레에 물림 등을 치료한다.

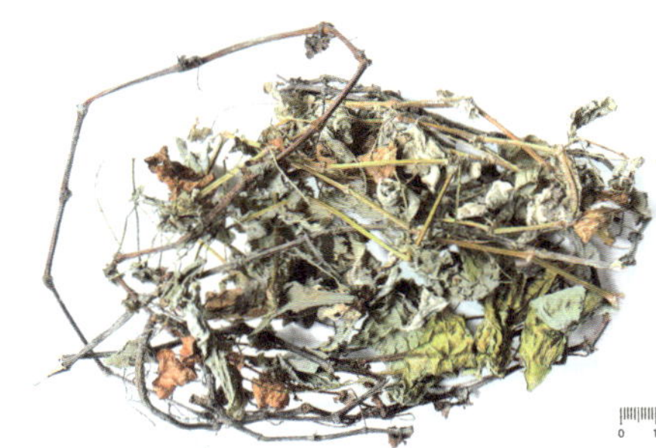

금모구척(구척)

방곡궐과의 여러해살이풀 금모구척의 뿌리줄기이다.

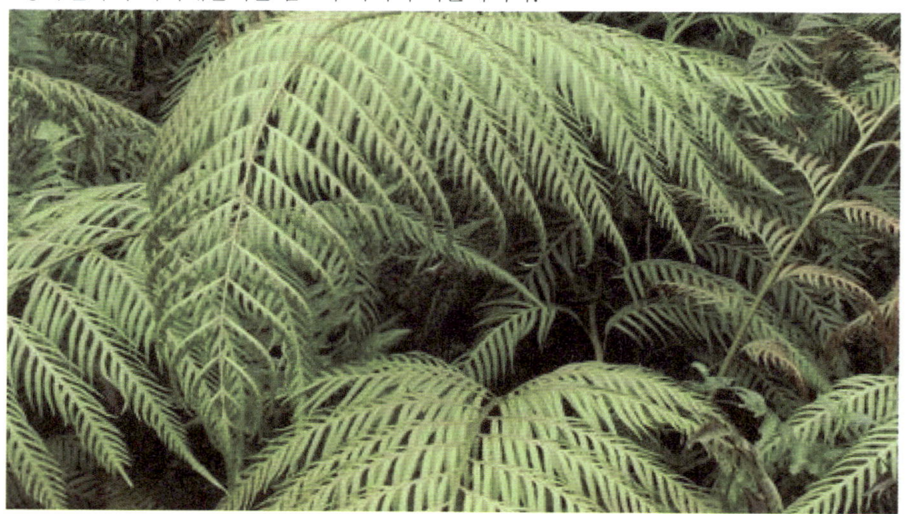

형태

불규칙한 장형의 덩어리로 줄기 높이가 10~30㎝, 지름이 2~6㎝정도이다. 짧으면서 굵고 단단해 꺾기가 쉽지 않다.

채취 및 제법: 연중 채취가 가능하다. 뿌리줄기를 햇볕에 말린다.

성분: 근경은 fillxic aldehyde와 starch가 30%를 차지하며 Methanol 추출물을 물에 녹여 kaempferol을 생산한다.

기미

맛이 쓰고 달며, 따뜻하다.

효능

근경은 내상 병증으로 허리와 피부가 늘 노곤한 병, 풍습으로 인한 관절부위의 통증, 반신불구, 소변이 저절로 나오는 병에 효능이 있다.

용량

및 용법: 12~30g.

외용 시에는 인편을 가루로 만들어 상처부위에 적량을 바른다.

권백(부처손)

부처손과의 여러해살이풀 부처손의 전초이다.

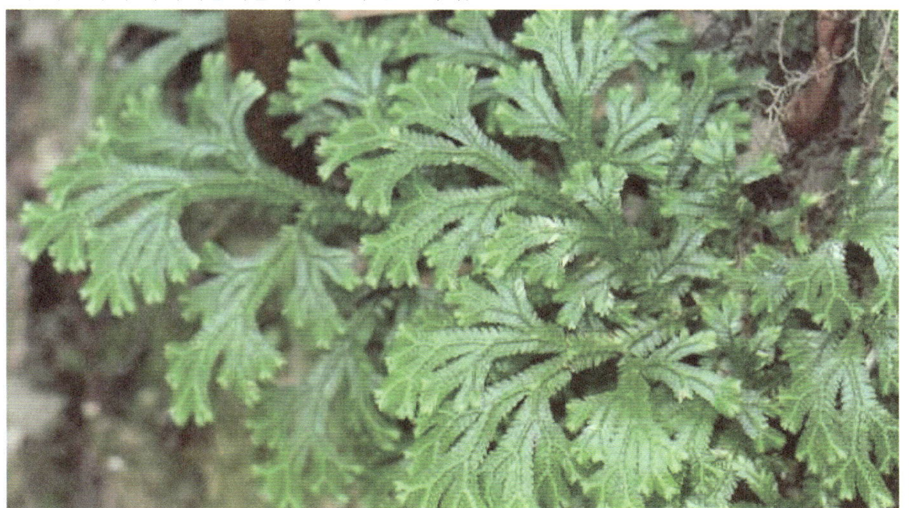

형태

높이가 5~15cm정도이고 식물전체가 연꽃모양이지만, 마르면 안으로 말려 공처럼 된다. 원줄기은 곧게 자라고 각각의 가지는 두개의 부채모양으로 퍼진다.

분포

양지바른 산비탈, 바위 위에서 자생한다.

채취 및 제법

사시사철 채취가 가능한데, 채취 후 깨끗이 씻어서 햇볕에 말린다.

성분

trehalrose, glucoside종류 및 flavone종유의 화합물을 함유한다.

기미

맛이 맵고 성질이 평하다.

효능

월경이 영구히 종지되는 것, 자궁출혈, 대변과 함께 피가 항문으로 나오는 병, 탈장에 효능이 있다.

용량

10~25g.

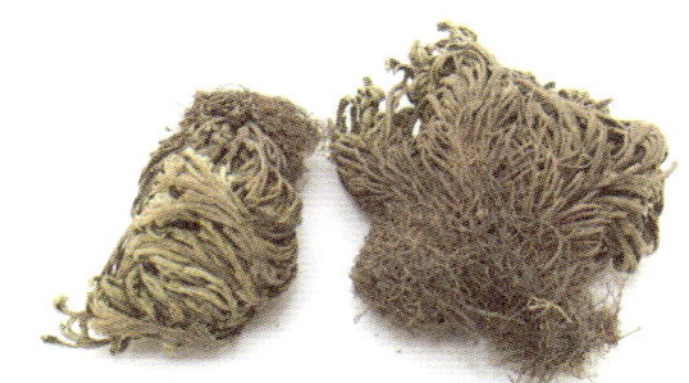

귀구

매자나무과의 여러해살이풀 귀구의 뿌리와 뿌리줄기이다.

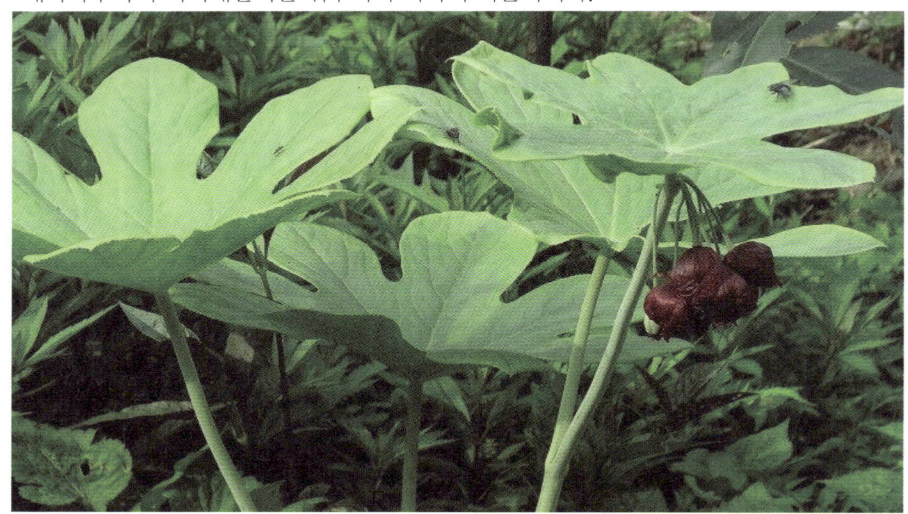

형태

줄기의 높이가 40~80㎝정도이다. 줄기는 녹색이고 육질이며 밑동은 막질이다. 잎은 2~3장이고 줄기 끝에서 자란다. 순형이고 직경이 약 25㎝이며 손바닥 모양이다.

분포: 숲속의 음습한 곳에서 자생한다.

채취 및 제법:

가을에 채취해 깨끗이 씻어 햇볕에 말린다.

성분: podophyllotoxin 등 목진소류木脂素類 성분.

기미

맛이 쓰고 매우며 성질이 약간 따뜻하다. 약간 독이 있다.

효능

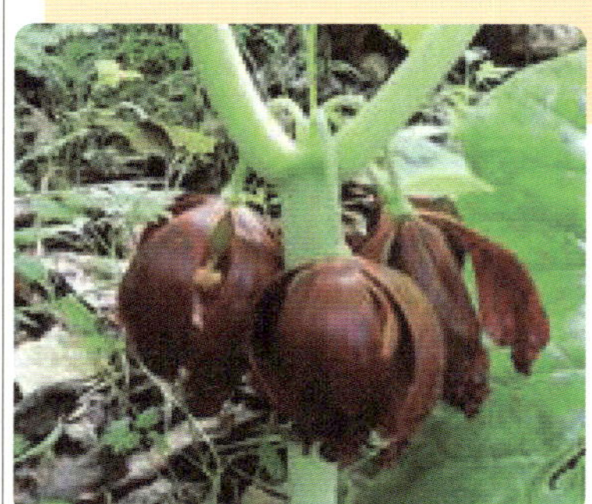

풍, 한, 습사를 감수함으로 인해 나타나는 통증, 외상으로 인한 온갖 병에 효능이 있다.

용량

3~6g.

외용 시에는 적량을 사용한다.

식욕부진, 가래가 많은 기침에

귤

운향과의 늘푸른큰키나무 귤나무의 과피이다. 열매는 감(귤)이다.

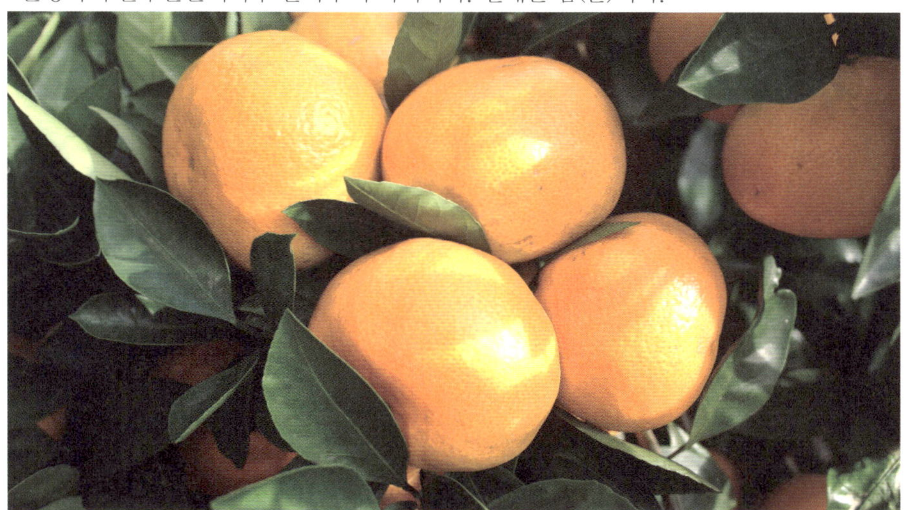

형태

높이가 3~4m정도로 잎은 단신 복엽으로 어긋나고 타원형이지만, 엽맥이 뚜렷하지 않다. 꽃은 가지 끝과 잎겨드랑이에서 붙어 나거나 여러 송이가 달리며, 흰색 또는 옅은 홍색을 띤다.

분포

구릉 또는 낮은 산지대, 평원 등에서 재배한다.

채취 및 제법

열매가 익은 후 채취해 껍질을 벗겨 햇볕에 말린다.

성분

과피는 volatile oils와 hesperidin을 함유한다.

기미

맛이 쓰고 매우며, 성질이 따뜻하다.

효능

가슴과 배 부위가 그득하고 불러오는 증상, 식욕부진, 가래가 많은 기침에 효능이 있다.

용량

3~9g.

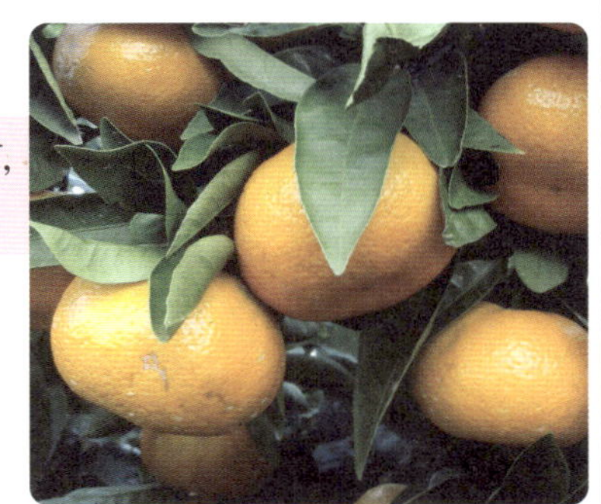

금귤

운향과의 늘푸른떨기나무 금감의 열매이다.

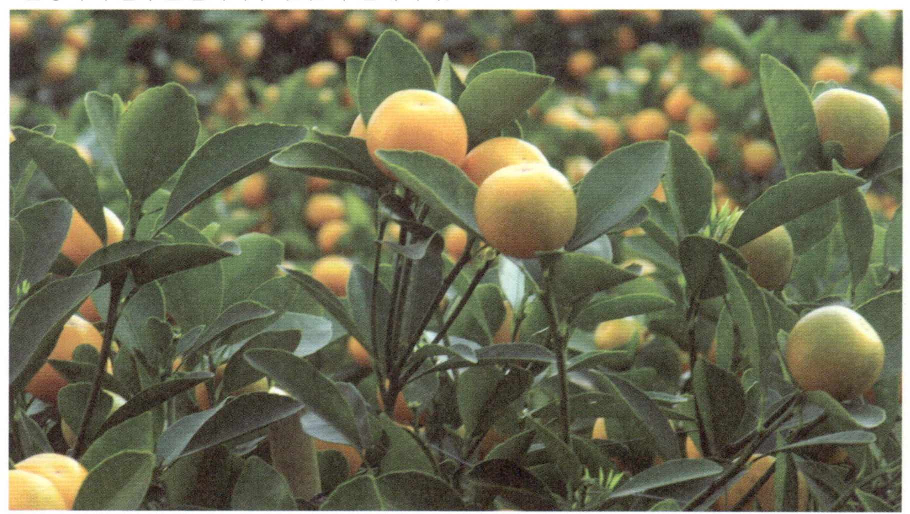

형태

높이가 3m까지 자라고 잎은 어긋나며, 가늘고 길면서 끝이 뾰족하다. 잎 끝은 꽃받침 조각이고 가장자리는 미미한 물결 꼴이다.

분포

비탈진 곳이나 마을주변에서 자라는데, 따뜻한 기후를 좋아한다.

채취 및 제법: 겨울철에 열매가 익었을 때 채취한다.

성분: fortunelline, vitamin C 등.

기미: 맛은 맵고 달며, 성질이 따뜻하다.

효능

기혈이 한 곳에 몰려서 풀리지 못하여 가슴이 답답한 증, 술을 과음하여 갈증이 남, 음식에 체해 위장이 상한 병에 효능이 있다.

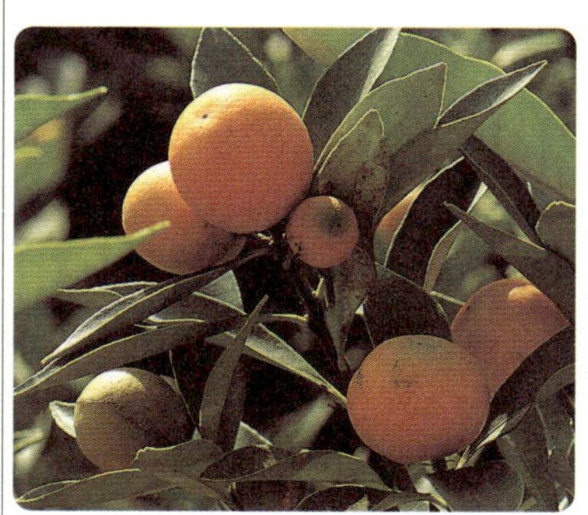

부주

뿌리는 기를 통하게 하고 울체되어 뭉친 것을 풀어준다. 잎은 간울, 간기능 등을 풀어주고 위의 기를 열어준다. 과핵은 눈을 밝게 하고, 옹저나 상처가 부은 것을 삭아 없어지게 하는 효능이 있다.

금앵자

장미과 금앵자의 열매와 뿌리이다.

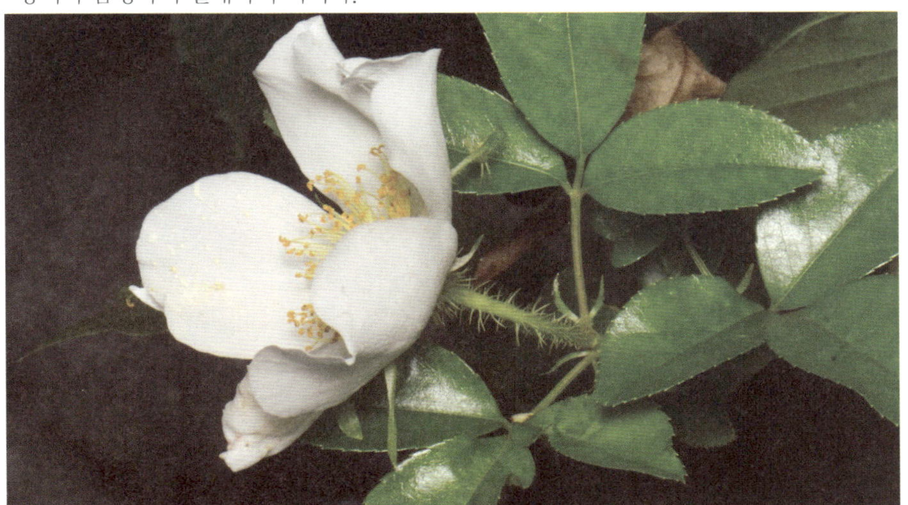

형태

줄기에 가시가 돋아 있다. 잎은 3개의 타원형 또는 난형의 깃꼴 겹잎이고 작은 잎은 3~5장이다. 잎 가장자리에는 톱니가 있다.

분포: 산비탈이나 관목 숲에서 자생한다.

채취 및 제법

겨울에 열매를 채취해 끓는 물에 담근 후 가시를 제거하고 열매를 자른다. 안쪽 핵과의 털을 제거하고 깨끗이 씻어 말린다. 뿌리는 사시사철 채취가 가능한데, 뿌리를 채취해 잡질을 제거하고 깨끗이 씻어 햇볕에 말린다.

성분: Saponin, 사과산, 당류, Tannin.

기미

맛이 시면서 달고 떫으며, 성질이 평하다.

효능

열매는 평소에도 정액이 저절로 흘러나오는 것. 뿌리는 여자의 자궁이 아래로 내려앉는 것에 효능이 있다.

용량

15~30g.

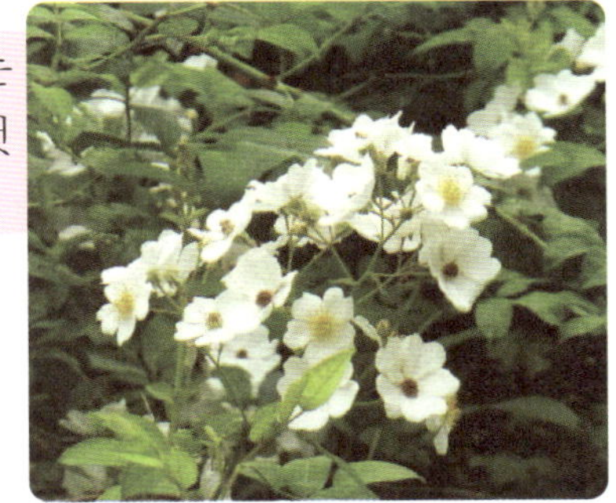

인동덩굴(금은화)

인동과의 덩굴성 갈잎떨기나무 인동덩굴의 꽃봉오리와 잎이 달린 줄기와 가지이다.

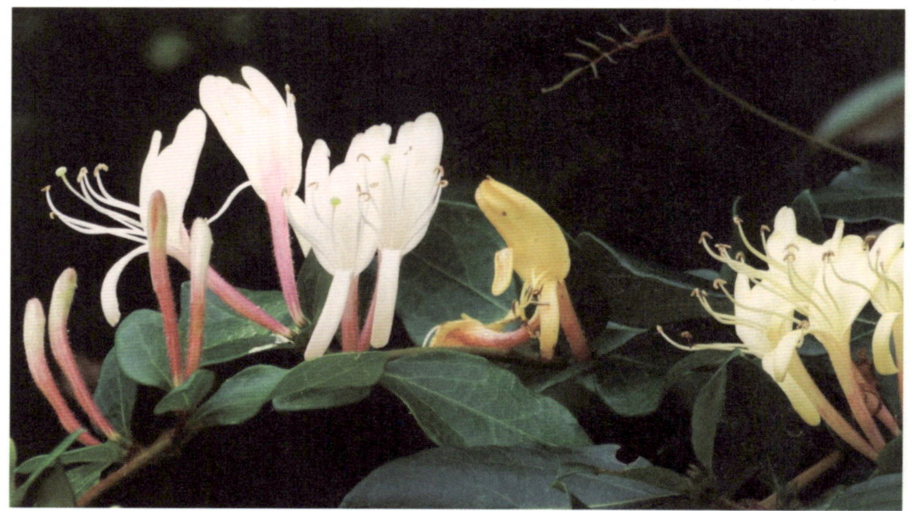

형태

줄기는 어릴 때 짧고 털이 밀생한다. 잎은 마주나고 난형 또는 장난형이며, 어린 잎에 털이 있다.

분포

구릉지, 계곡, 수풀가 등에서 자생하지만, 대개 재배한다.

채취 및 제법

봄과 여름사이에 꽃봉오리를 채취하고 여름과 가을에 줄기와 가지를 채취해 적당하게 잘라 햇볕에 말린다.

기미

맛이 달고 성질이 차갑다.

효능

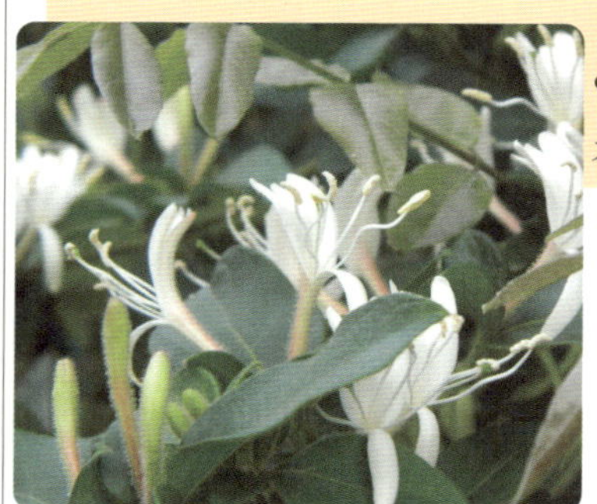

꽃봉오리, 줄기, 가지는 유행성 감모, 편도선염, 폐에 생기는 염증, 줄기와 가지는 풍습관절염에 효능이 있다.

용량

10~60g.

기린갈(기갈)

종려나무과의 늘푸른떨기나무 기린갈의 수지이다.

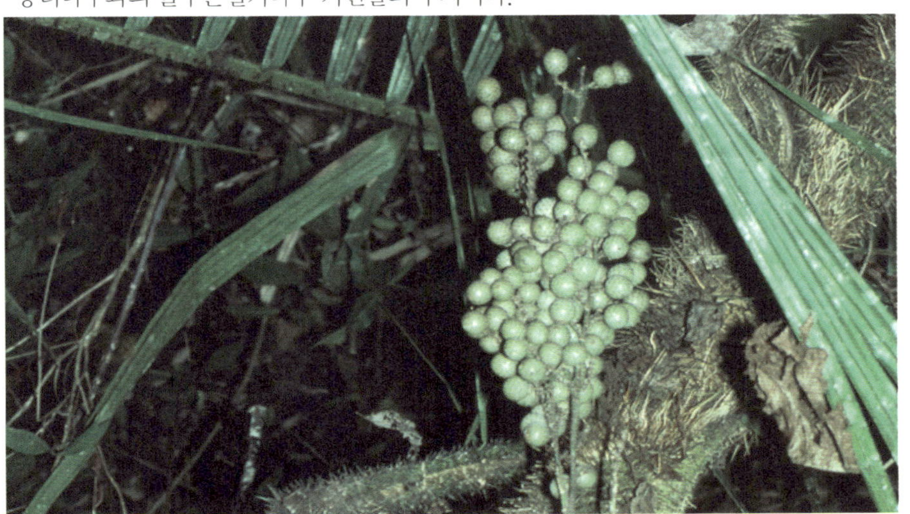

형태

높이가 10~20m까지 자란다. 줄기 전체에 가시가 있고 깃꼴 모양의 잎은 어긋난다. 작은 잎은 끝이 예리하고 잎자루와 잎줄기에 날카로운 가시가 달려 있다.

채취 및 제법

열매를 찜통 속에 넣고 쪄서 수지가 분출되도록 한다. 이것을 건조시킨 덩어리를 갈아서 가루로 사용한다.

성분: 수지, ester, dracoresiunotannol 혼합물 등이 함유되어 있다.

기미: 맛이 달고 짜며, 성질이 평하다.

효능: 쇠붙이에 상한 창상, 지혈, 통증을 그치게 하는 효능, 헌데가 생긴 부위에서 새살이 돋아나는 것에 효능이 있다.

용량

0.1~0.3g을 가루로 복용하거나, 가루를 환부에 바르거나, 술에 담가 마신다.

부주

임산부는 복용을 금한다. 약성이 강해서 많은 양을 쓰면 도리어 고름이 생긴다.

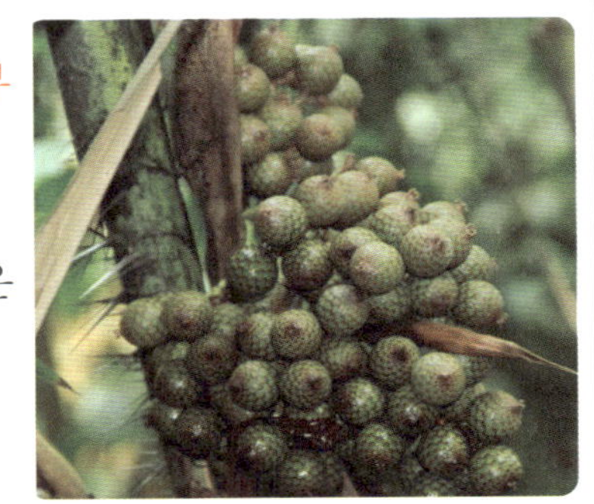

기관지염, 기침에 좋은
도라지(길경)

초롱꽃과의 여러해살이풀 도라지의 뿌리이다.

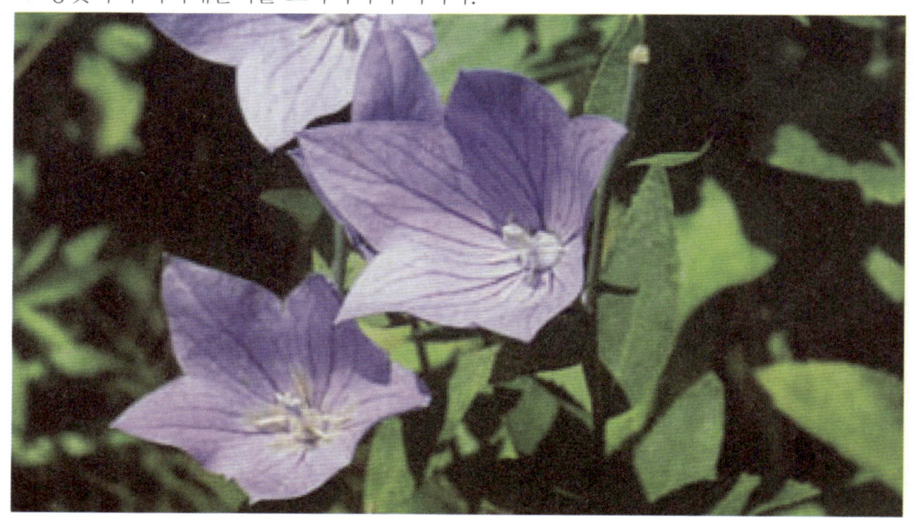

형태

줄기의 높이가 40~100㎝이고, 잎은 길둥글고 끝이 뾰족하며 어긋난다. 7~8월에 종 모양의 흰색 또는 하늘색 꽃이 총상 꽃차례로 핀다.

분포: 산비탈이나 숲가 풀밭에서 자란다.

채취 및 제법

8~9월에 채취해 잔뿌리와 잡질을 제거하고 씻은 뒤 껍질을 벗겨 햇볕에 말린다.

기미

맛이 쓰고 매우며, 성질이 약간 따뜻하다.

효능

기관지염, 기침, 기침하면서 가래를 뱉어도 개운하지 못하는 것, 폐에 농양이 생긴 병, 기침을 하며 고름이 섞인 가래를 토함에 효능이 있다.

용량

5~15g.

부주

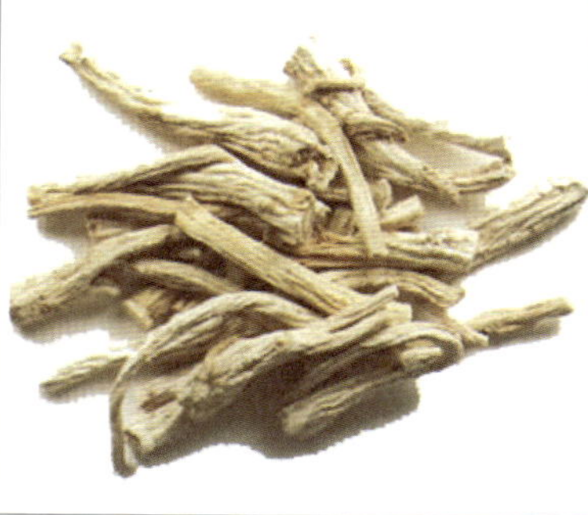

길경뿌리를 요리로 만들면 맛있는 음식이 된다.

무(나복자)

십자화과의 한해살이 또는 두해살이풀 무의 종자이다.

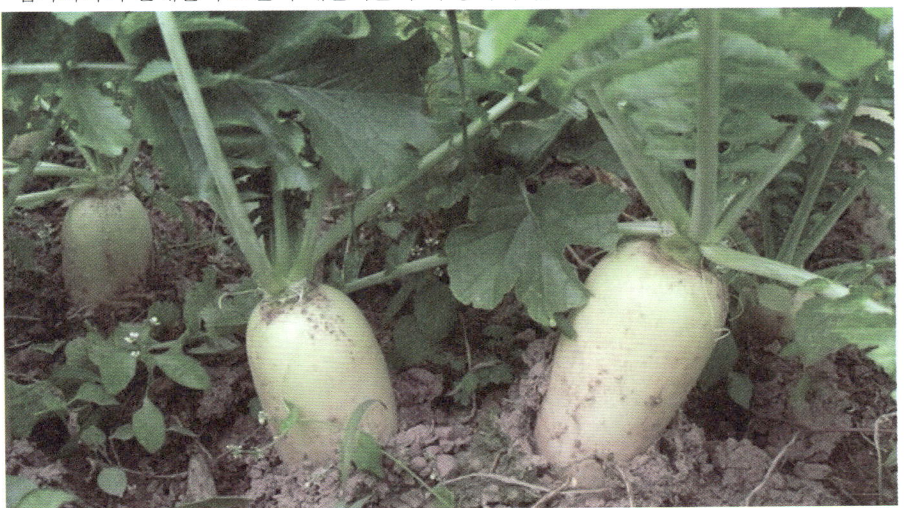

형태

높이는 20~100㎝정도로 자라며, 전체가 굵고 거칠다. 뿌리가 굵고 육질이며, 모양과 크기의 변화가 심하다.

분포

전국 각지에서 재배한다.

채취 및 제법

여름과 가을에 종자가 익으면 전체를 뽑아 햇볕에 말린 후 종자를 떼어 내어 그대로 사용하거나 볶아서 쓴다.

성분

약간의 휘발유, 지방과 별도로 소량의 식물 sterol 등이다.

기미

맛이 맵고 달며, 성질이 평하다.

효능

식적으로 소화가 안되고 위복부가 부풀음에 효능이 있다.

용량

15~20g.

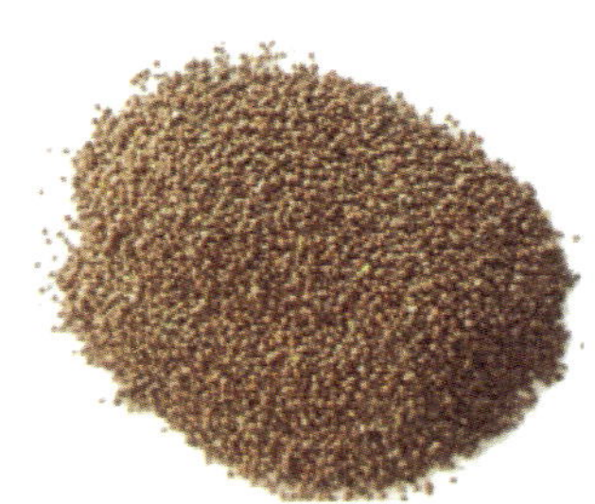

낙석

협죽도과의 낙석의 줄기이다.

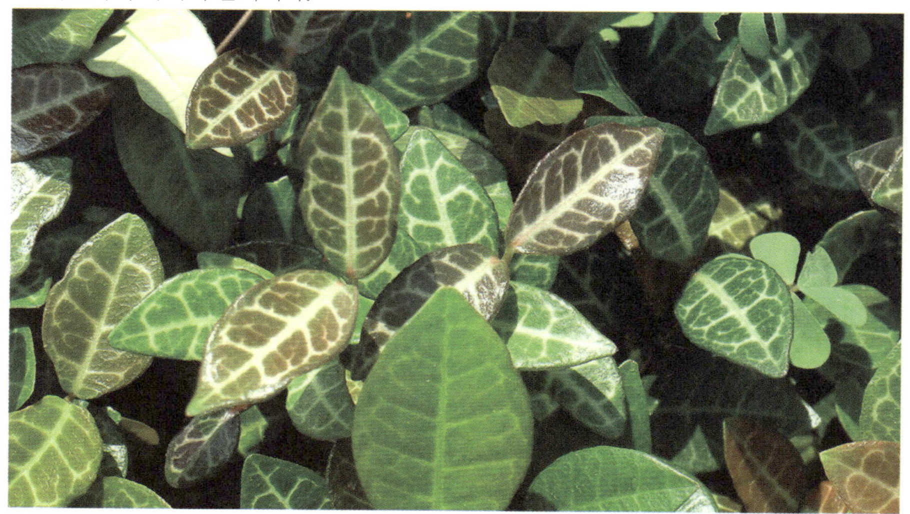

형태

적갈색의 줄기에서 뿌리가 나와 다른 물체에 달라붙어 자란다. 줄기의 두께는 1㎝이고 5m까지 뻗는다. 줄기를 자르면 우유 같은 액체가 나온다. 어린가지에는 짧고 부드러운 털이 나 있다.

분포: 암석, 벽, 기타 식물에 기생해서 산다.

성분

줄기와 잎에는 cardiac glycoside. 꽃에는 leucodelphinidin, volatile oils, 정유 등.

기미

맛이 쓰고 성질이 평하며, 독이 약간 있다.

효능

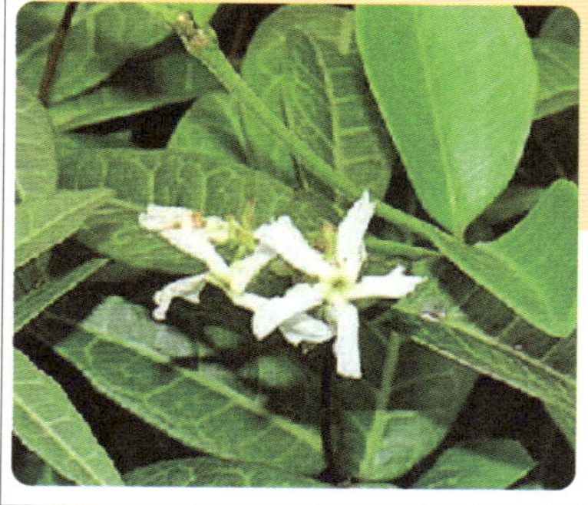

풍습성관절염, 허리와 다리가 아픈 병, 외상으로 인한 온갖 병, 살갗에 생기는 외옹이 곪아 터진 뒤 오래도록 낫지 않아 부스럼이 되는 병에 효능이 있다.

용량

9~15g.

외용 시에는 적량을 사용한다.

피뿌리풀(낭독)

팥꽃나무과의 여러해살이풀 피뿌리풀의 뿌리이다.

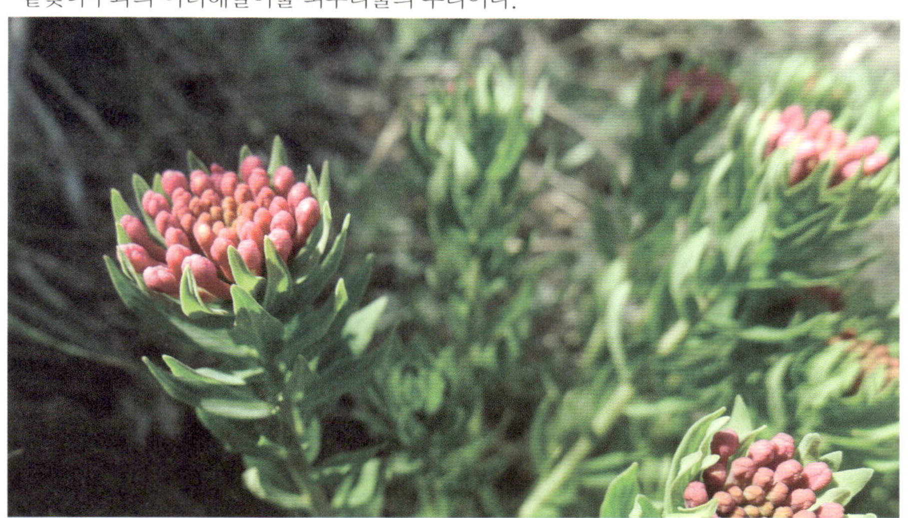

형태

높이가 20~50cm정도이고 줄기는 모여서 난다. 잎은 어긋나고 바소꼴에서 둥근 바소꼴이다. 꽃은 밀생해 둥근모양의 정생화서를 이루고 비늘조각이 있다.

분포

고산 및 초원지역에서 자생한다.

채취 및 제법

가을철에 채취해 깨끗이 씻어 자른 다음 햇볕에 말린다.

성분

chamaejasmine 등.

기미

맛이 맵고 쓰며 성질이 평하면서 독이 있다.

효능

외용으로 임파선결핵, 개선충의 기생으로 생기는 전염성 피부병에 효능이 있다.

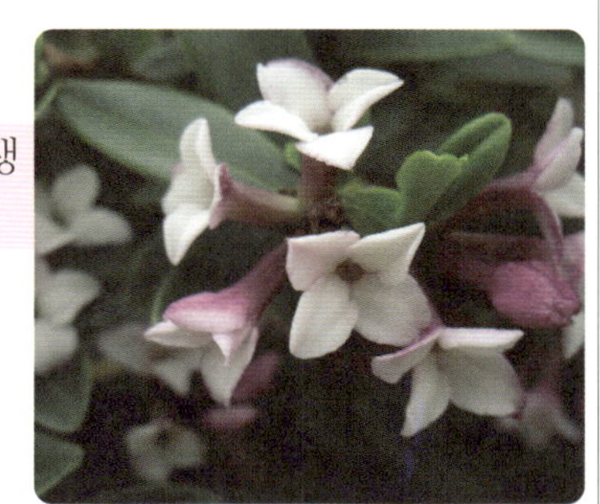

낭미초

벼과의 여러해살이풀 수크령의 전초 또는 뿌리이다.

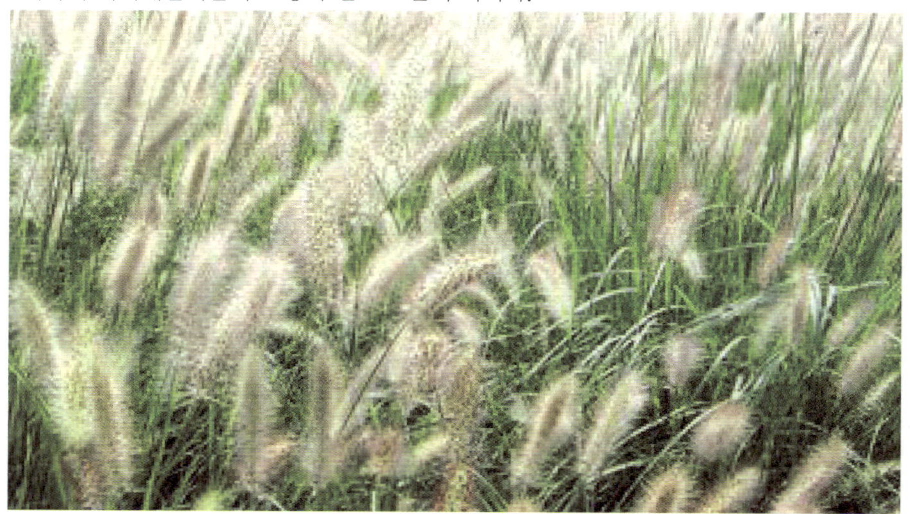

형태

줄기가 곧게 서고 높이가 30~100cm정도이다. 9월에 이삭이 잎 사이에서 나오는데, 빛깔이 흑자색이고 가시랭이와 털이 빽빽하다.

분포

밭가나 길가, 산비탈 등에서 자생한다.

채취 및 제법

여름과 가을에 채취해 깨끗이 씻어 햇볕에 말려 사용한다.

기미

맛이 달고 성질이 평하다.

효능

눈이 붉어지고 아픈 병. 뿌리는 열기에 의해 손상된 폐기를 맑게 식혀 기침을 멈춤, 해독에 효능이 있다.

용량

9~15g.

미치광이풀(낭탕근)

가지과의 여러해살이풀 미치광이풀의 뿌리줄기이다.

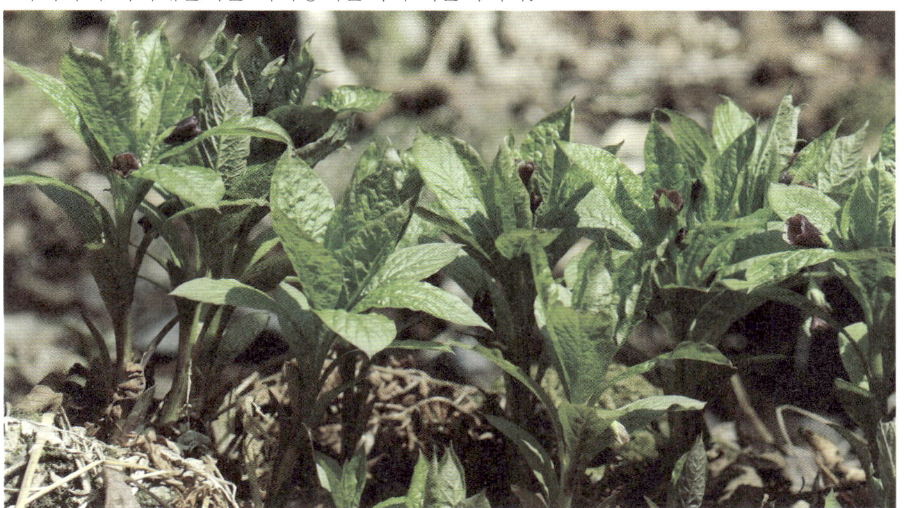

형태

줄기의 높이가 30cm정도 자라고 특이한 냄새가 난다. 굵고 마디가 있으며, 땅속줄기가 옆으로 뻗는다. 잎은 난형으로 어긋나며, 가장자리가 밋밋하다.

분포: 깊은 산골짜기의 습기가 많고 그늘 진 곳에서 자생한다.

채취 및 제법: 가을에 채취해 흙을 제거하고 깨끗이 씻어 햇볕에 말린다.

성분: atropine, scopolamin, hyoscyamine.

기미: 맛이 달고 성질이 따뜻하며, 독이 있다.

효능

위산과다, 위, 십이지장궤양, 위장통, 두통, 근육통, 진전마미, 옹종, 수전증, 외상출혈에 효능이 있다.

용량

0.6~0.9g.

외용 시에는 술에 개어 환부에 붙이거나 진하게 달여 환부를 씻는다.

부주

중독에 조심해야 한다.

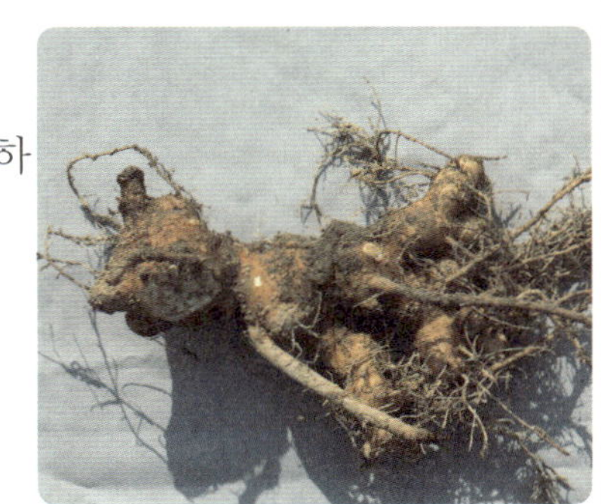

갈대(노근)

벼과의 여러해살이 갈대의 뿌리줄기이다.

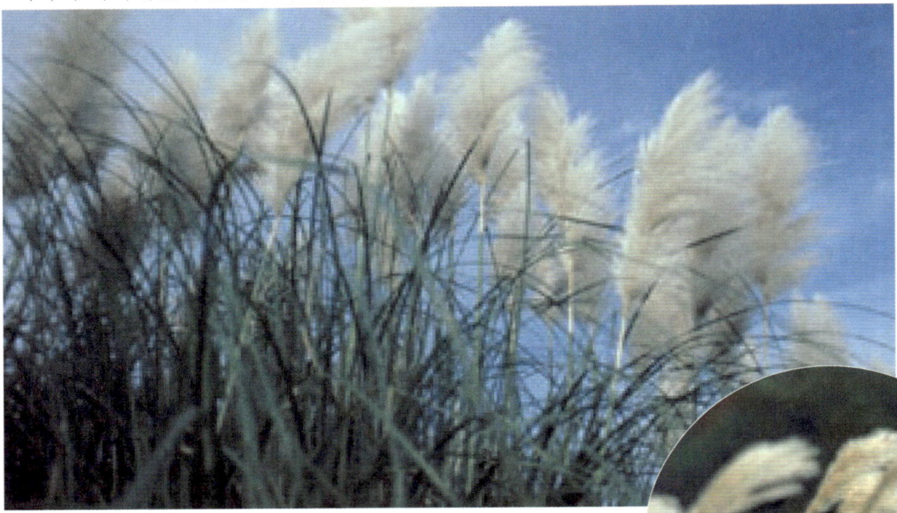

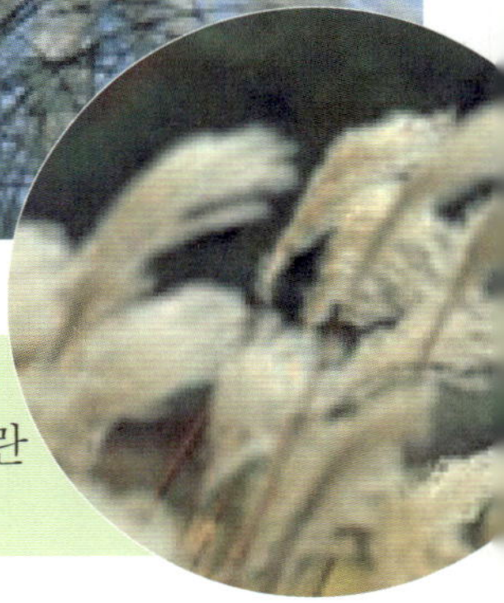

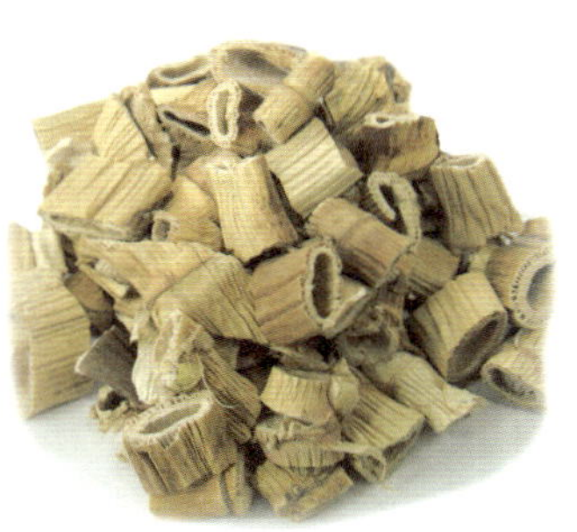

형태

뿌리줄기 마디에서 많은 황색 수염뿌리가 난다. 줄기는 마디가 있고 속이 비었으며, 높이가 3m까지 자란다.

채취 및 제법

2월 중순부터 9월 초까지 뿌리를 채취해 흐르는 물에 깨끗이 씻어 마디와 수염을 제거한 다음 햇볕에 말린다.

성분: asparagine, vitamin B1, B2 등이 함유되어 있다.

기미

맛이 달고 성질이 차갑다.

효능

몰린 열독을 밖으로 발산시켜 반진이 체표로 배출, 열기를 식혀 진액을 생기게 하고 갈증, 열기를 식히고 소변을 잘 나가게 하여 이를 통해 열기를 빼내는 효능이 있다.

용량

건조한 것은 15~30g, 신선한 것은 30~60g을 달여서 먹는다.

작은 멍울이 생긴 병에

알로에(노회)

백합과의 여러해살이풀 알로에의 즙액을 응고시킨 것이다.

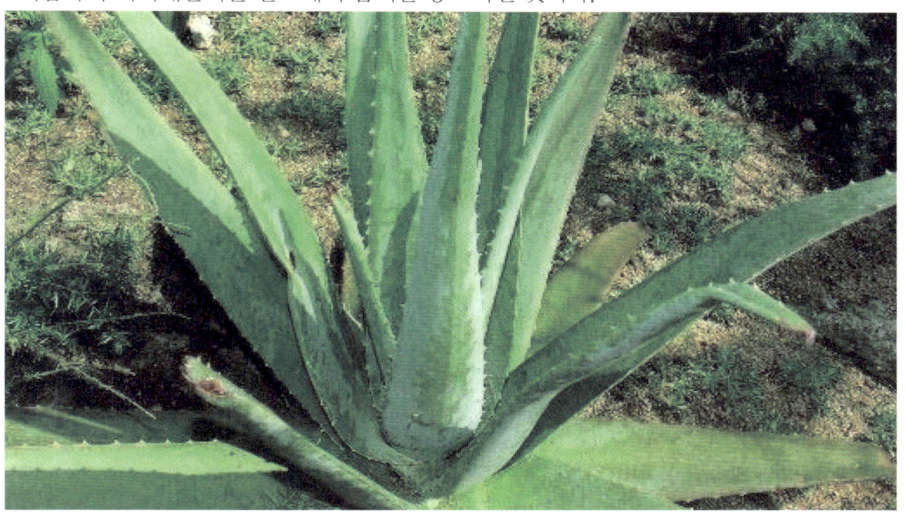

형태

뇌회는 흑갈색 또는 어두운 갈색을 띠고 불규칙한 덩어리로 겉면에 황색 가루가 붙어 있을 경우도 있다.

분포: 남부지방에서 재배하고 있다.

채취 및 제법

사시사철 알로에의 잎을 꺾어 흘러내리는 즙액을 용기에 담아 장시간 약한 불로 졸여서 고약처럼 만든 다음 냉각 응고시킨다.

성분: 잎의 신선 액즙에는 aloin(barbaloin), isobarbaloin, β-barbaloin 및 수지가 함유되어 있다.

기미: 맛이 쓰고 성질이 차갑다.

효능: 목 뒤나 귀 뒤, 겨드랑이 사타구니 쪽에 크고 작은 멍울이 생긴 병에 효능이 있다.

용량: 0.3~4.5g을 환제나 산제로 복용한다.

외용 시에는 가루로 만들어 갠 다음 환부에 바른다. 탕제로 사용하지 않는다.

부주

임산부, 설사, 혈변, 생리중, 비의 양기가 부족한 증, 설사를 할 때는 복용하지 말아야 한다.

입 안이 마르고 갈증이 나는 병에

녹두

콩과의 한해살이풀 녹두의 종자와 종자 껍질이다.

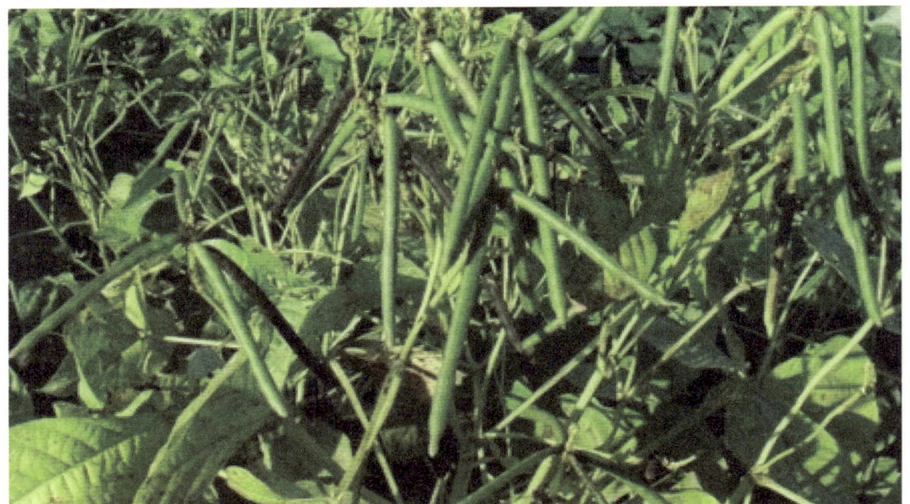

형태

높이가 80㎝정도이고 줄기가 돋게 서서 자란다. 때로는 맨 꼭대기 줄기가 칭칭 휘감는 상태로 길고 딱딱한 털이 있다. 잎은 한 꼭지에 3개씩 나오고 어긋난다.

분포: 각지에서 재배한다.

채취 및 제법

가을에 과실 또는 전초를 베어 햇볕에 말린 후 타작해서 종자를 얻는다. 종자는 햇볕에 말려서 사용한다.

성분: vitamin A류, vitamin B1, 니코틴산, peptide.

기미

맛이 달고 성질이 차갑다.

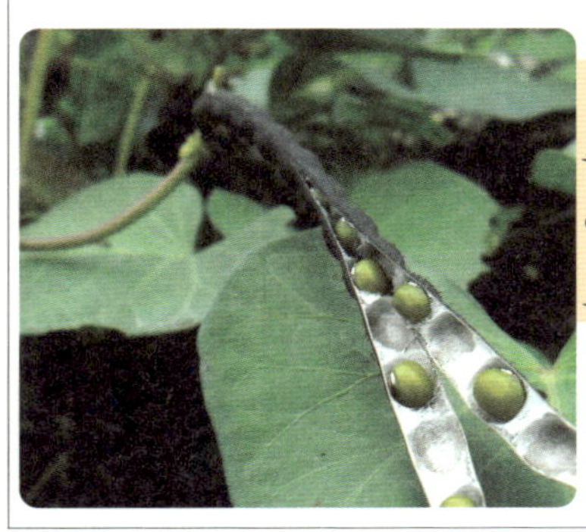

효능

여름철 무더울 때 더위를 받아 생긴 중한 병증을 낫게 함, 더운 열사에 의해 가슴에 열감이 있으면서 입 안이 마르고 갈증이 나는 병에 효능이 있다.

용량

16~30g. 종자 껍질 10~15g.

뇌환

구멍장이버섯과의 진균 뇌환의 균핵을 건조한 것이다.

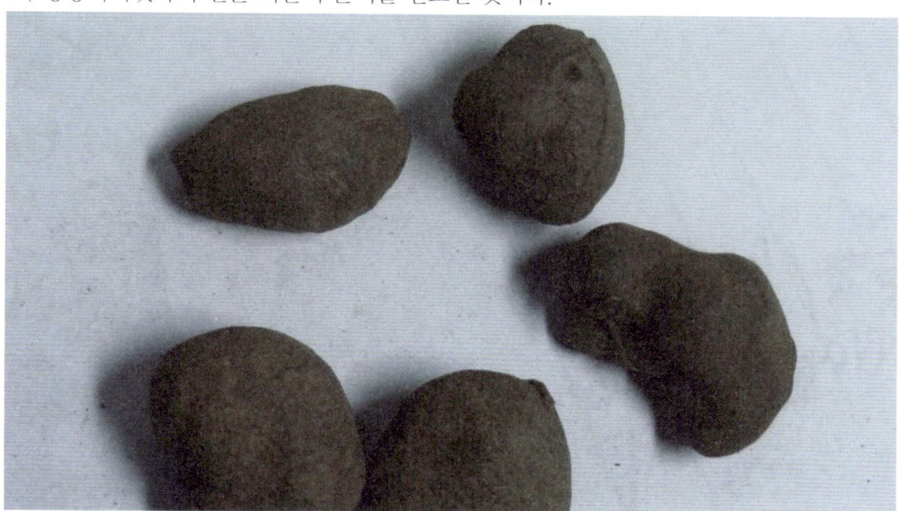

형태

지름이 1~1.5cm정도로 겉은 적갈색이고 내부는 흰색으로 된 구슬모양의 균핵이다. 대나무 주변이나 오동나무, 종려나무와 참대나무 등에서 기생한다.

채취 및 제법: 물에 담갔다가 껍질을 제거하고 썰어서 약한 불기운에 말린 다음 가루로 만들어 사용한다.

성분: 다당체.

기미

맛이 쓰고 성질이 차갑다.

효능

비위의 기능 이상으로 인하여 몸이 야위는 병, 근본이 허하여 쌓인 열이 있었는데 다시 풍사가 올라오거나 간경에 열이 있어 발생하는 간증에 효능이 있다.

용량

3~10g.

부주

소화기가 약하거나 임산부에게는 주의해서 처방해야 한다.

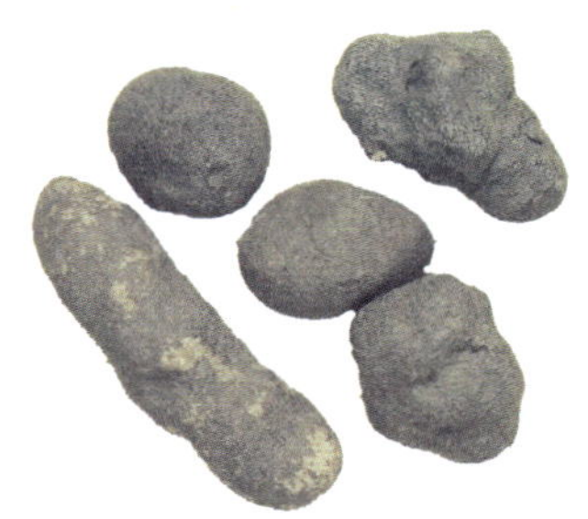

절굿대(누로)

국화과의 여러해살이풀 절굿대의 뿌리이다.

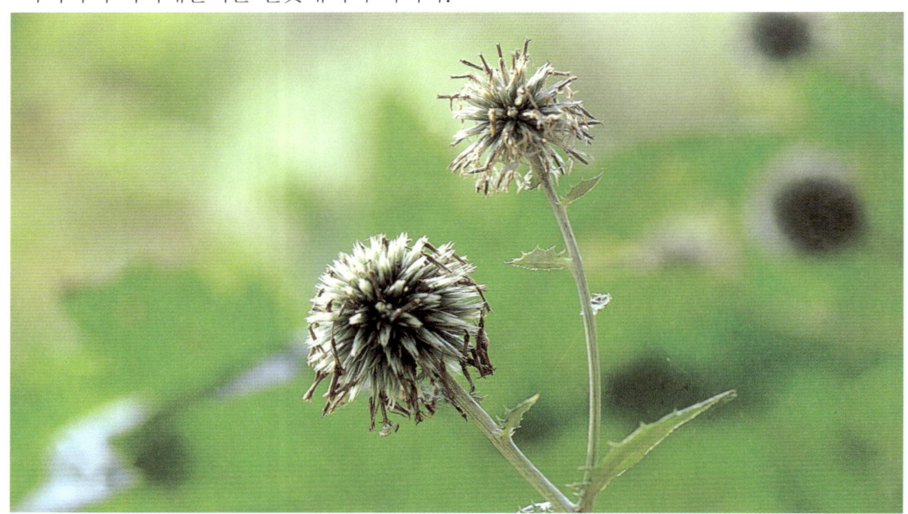

형태

줄기의 키가 1m정도로 줄기와 가지에 백색 털이 있다. 잎은 어긋나는데, 깃털처럼 깊게 갈라졌고 가장자리에 잔 톱니가 있다.

채취 및 제법

봄가을에 채취한 뿌리를 손질해 햇볕에서 말린다.

성분

정유가 함유되어 있으며, echinorine, echinopsine.

기미

맛이 쓰고 짜며, 성질이 차갑다.

효능

열독 병증을 열을 내리고 독을 없애는 방법으로 치료하는 것, 고름을 없애고 부종을 가라앉히는 효능, 피부의 열이 심하여 피부가 붉게 달아오르는 증상에 효능이 있다.

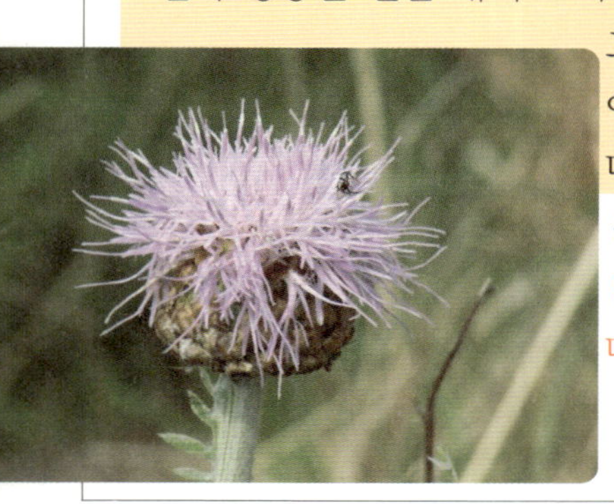

용량

9~15g. 탕전이나 환제 또는 산제로 복용한다.

외상으로 사용할 때는 뿌리를 달여 세척한다.

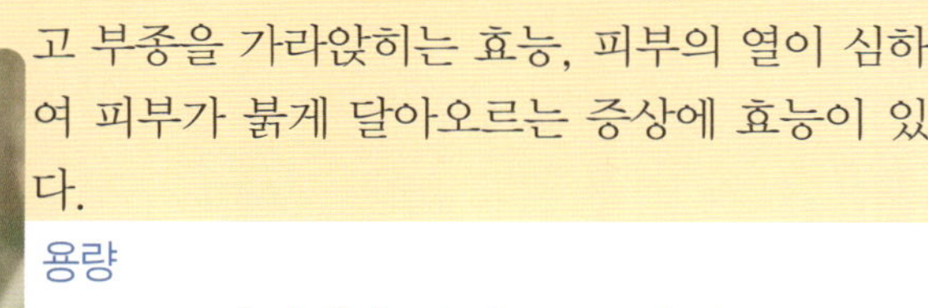

갈증을 멈추게 하는 효능

마름(능실)

마름과의 한해살이풀 마름의 과육이다. 열매껍질을 능각이라고 한다.

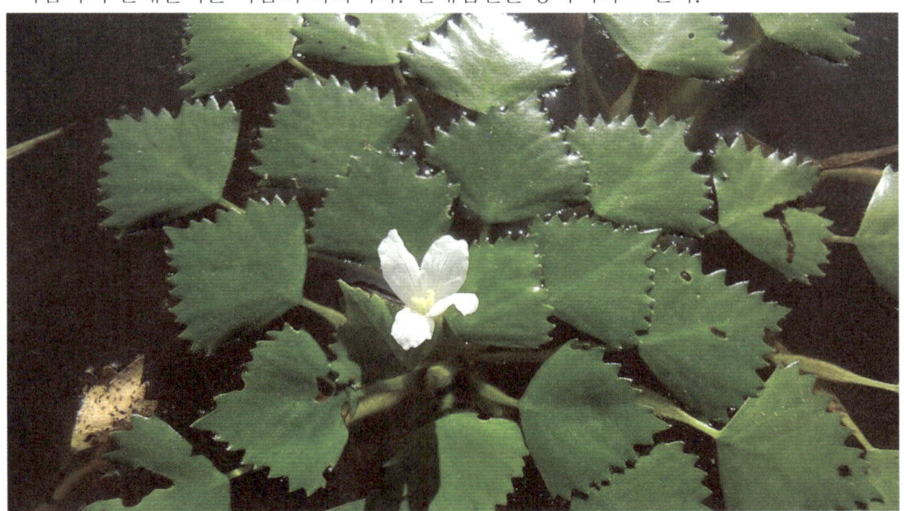

형태

물속 진흙에 뿌리를 내리고 잎은 물 위에 떠 있는데, 연못이나 논 등에서 자생한다. 잎은 마름모에 가까운 삼각형이고 잎자루는 부레처럼 부풀어 있어 물 위에 떠 있기에 적당하다.

분포: 전국 각지에서 자원식물로 재배하고 있다.

채취 및 제법

9~10월에 성숙한 열매를 채취해 햇볕에 말려 사용한다.

성분

ergostatetraen, 전분, 단백질, 지방, 탄수화물, 회분, 비타민 B, C 등이 함유되어 있다.

기미

맛이 달고 서늘하다.

효능

습열사에 상해서 진액과 기가 손상되었을 때 열기를 식히는 효능, 갈증을 멈추게 하고 번거로운 느낌을 없애는 것에 효능이 있다.

용량

15~60g.

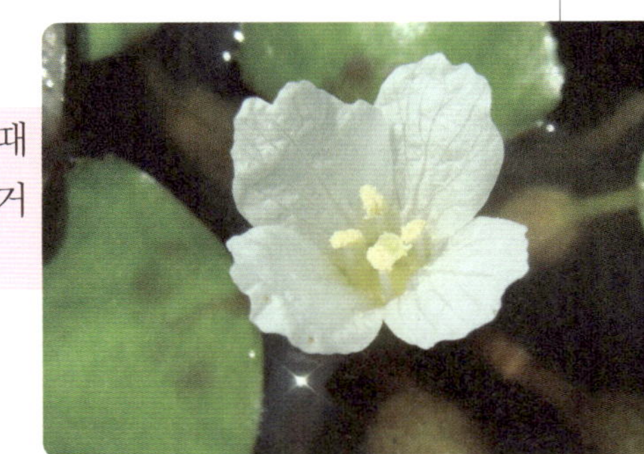

단삼

꿀풀과의 여러해살이풀 단삼의 뿌리이다.

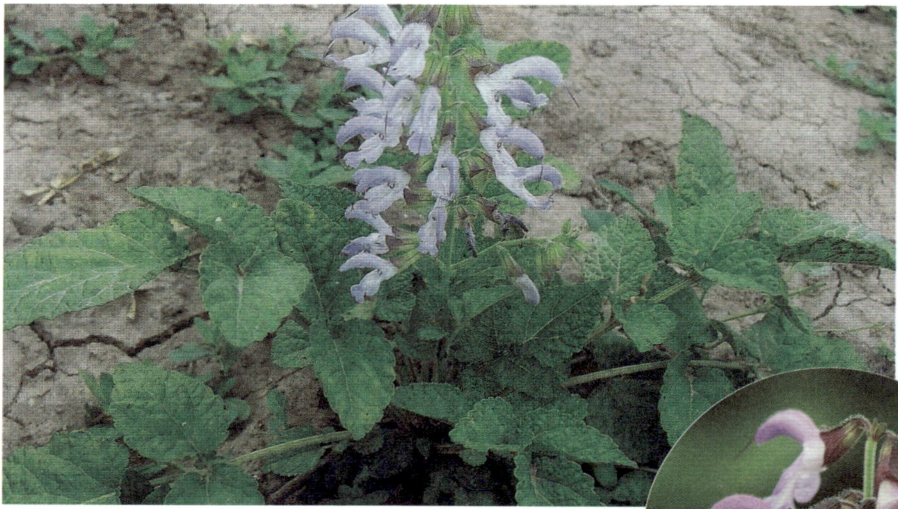

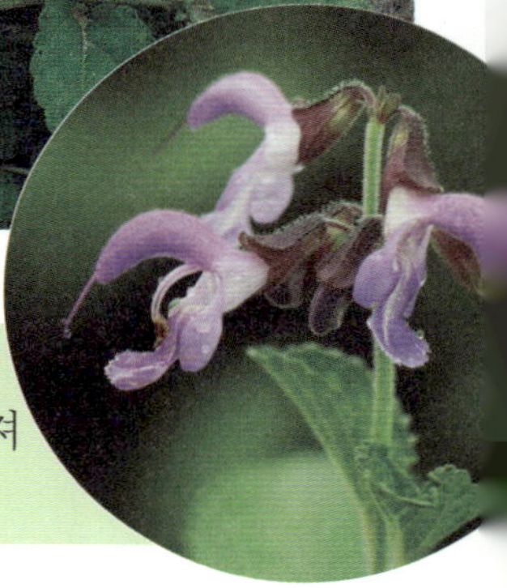

형태

줄기의 단면은 사각형으로 털이 많고 키가 30~80㎝ 정도이다. 잎은 마주나고 1~3쌍의 잔잎으로 이루어져 있는데, 잎 뒤에 털이 많다.

채취 및 제법

및 제법: 가을철에 채취해 햇볕에 말린다.

성분

Tanshinone I, II 등.

기미

맛이 쓰고 성질이 차다.

효능

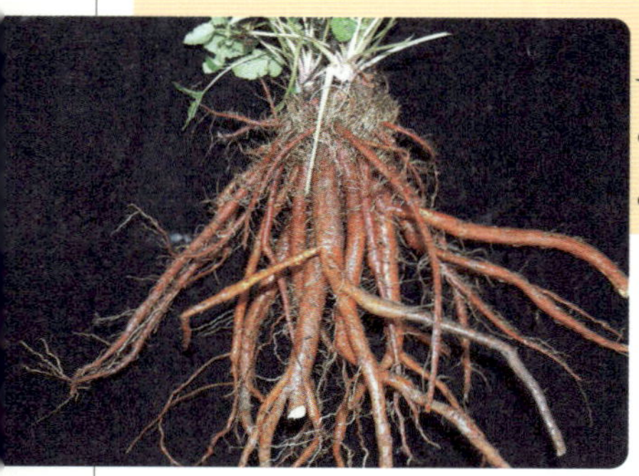

월경의 주기, 양, 색, 질의 이상, 월경 중에 또는 월경 전후에 아랫배나 허리가 아픈 병, 속에 열이 있어 가슴이 답답하여 잠을 못자는 것에 효능이 있다.

용량

5~20g.

가슴과 배에 통증이 있는 증상에

단향(소단향)

단향과의 늘푸른떨기나무 소단향의 원줄기이다.

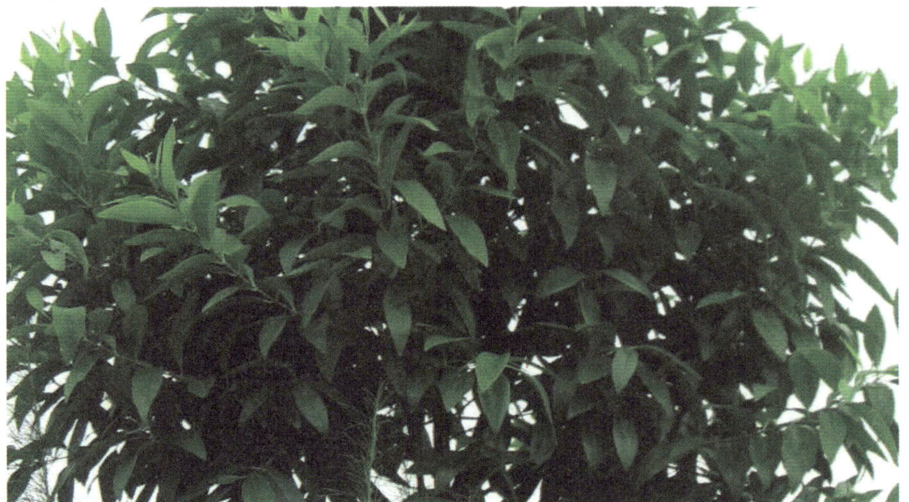

형태

높이가 6~9m정도 자란다. 잎은 마주나고 재질이 혁질이며, 둥근모양의 계란형이다.

채취 및 제법

사시사철 채취가 가능한데, 심재를 잘라 작은 토막으로 만들어 햇볕에 말려 사용한다.

성분

심재는 volatile oild을 2~6% 함유하는데 이 중에는 $\alpha-$, $\beta-$ santa 가 90% 이상이다.

기미

맛이 맵고 성질이 따뜻하다.

효능

중초를 따뜻하게 하여 기의 소통을 원활하게 하는 효능, 가슴과 배에 통증이 있는 증상에 효능이 있다.

용량

3~7g. 외용 시에는 적량을 사용한다.

조릿대(담죽엽)

벼과의 여러해살이풀 조릿대의 나뭇가지와 잎 또는 전초이다.

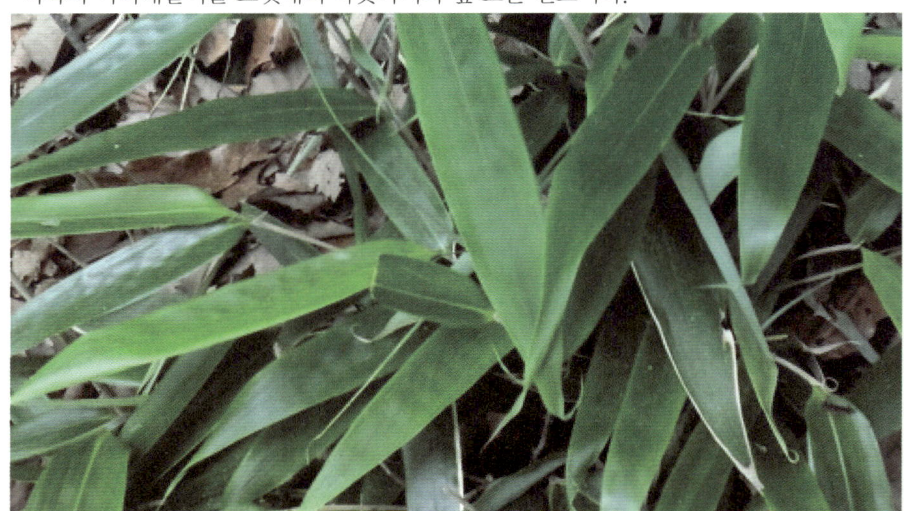

형태

키는 1~2m, 지름이 3~6mm로 가지를 많이 친다. 잎은 바소꼴이고 가장자리가 밋밋하며, 잔 톱니가 있다.

분포: 각지에 분포되어 있다.

채취 및 제법:

꽃이 피기 전에 뿌리가 달린 전초를 뽑아 덩이뿌리를 제거하고 햇볕이나 응달에서 말린다.

성분

arundoin, cylindrin, friedein 등.

기미

맛이 쓰고 성질이 평하며, 독이 없다.

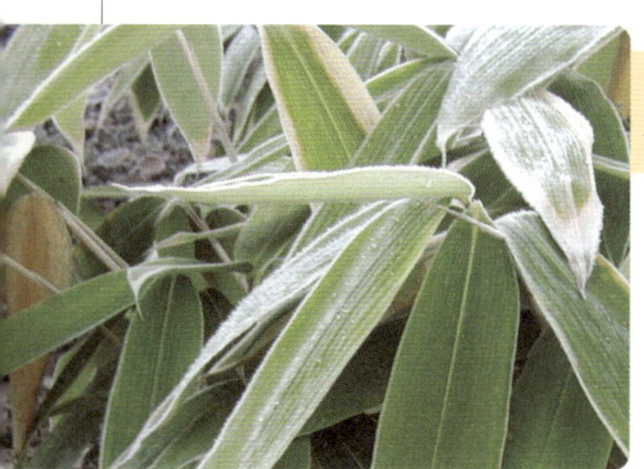

효능

열과 가슴이 답답한 것을 제거하고 소변이 잘 나오게 하는 치료에 효능이 있다..

용량

3~9g

당귀

산형과의 여러해살이풀 당귀의 뿌리이다.

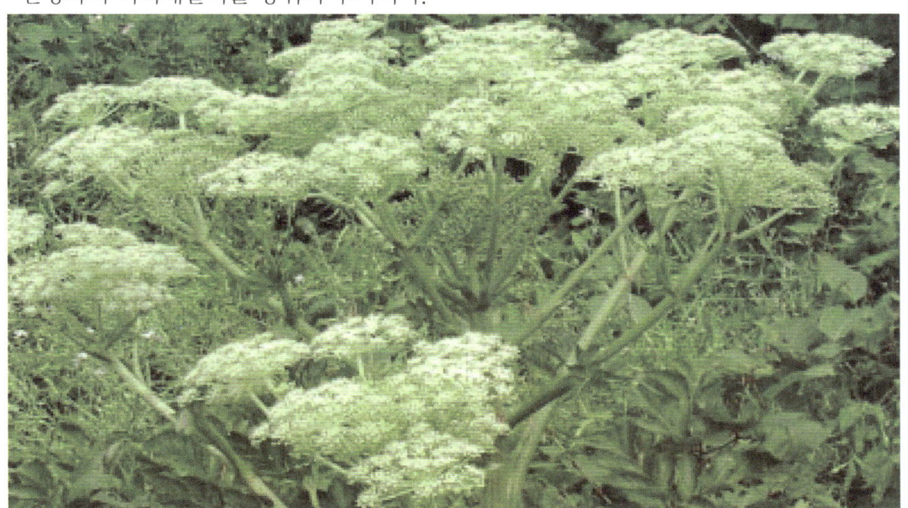

형태

식물 전초가 보랏빛을 띠고 두툼한 뿌리는 유즙이 함유되어 있으며, 강한 냄새가 난다. 줄기는 직립이고 1~1.5m까지 자란다.

분포: 각지에 분포되어 있다.

채취및 제법: 여름가을에 채취해 손질한 다음 응달에서 말린다.

성분

Decursin, Decursinol, Nodakenin 등의 Coumarin 유도체와 α—Pinene, Limonene, β—Eudesmol, Elemol 등을 주로 한 정유이다.

기미

맛이 달고 매우며, 성질이 따뜻하다.

효능

풍한사를 받아서 생긴 감기, 배가 아프고 속이 켕기면서 뒤가 무직하며 곱이나 피고름이 섞인 대변을 자주 누는 병, 소아가 비위의 기능장애로 여위는 증상에 효능이 있다.

용량

6~12g.

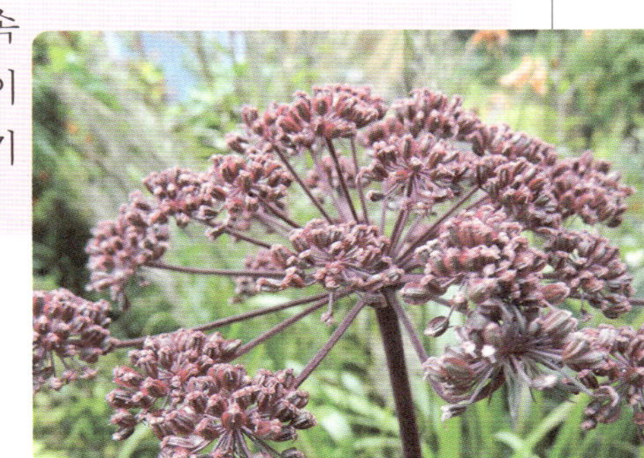

어혈을 제거하는 효능

엉겅퀴(대계)

국화과의 엉겅퀴, 큰엉겅퀴, 섬엉겅퀴(물엉겅퀴), 바늘엉겅퀴 등의 지상부와 뿌리이다.

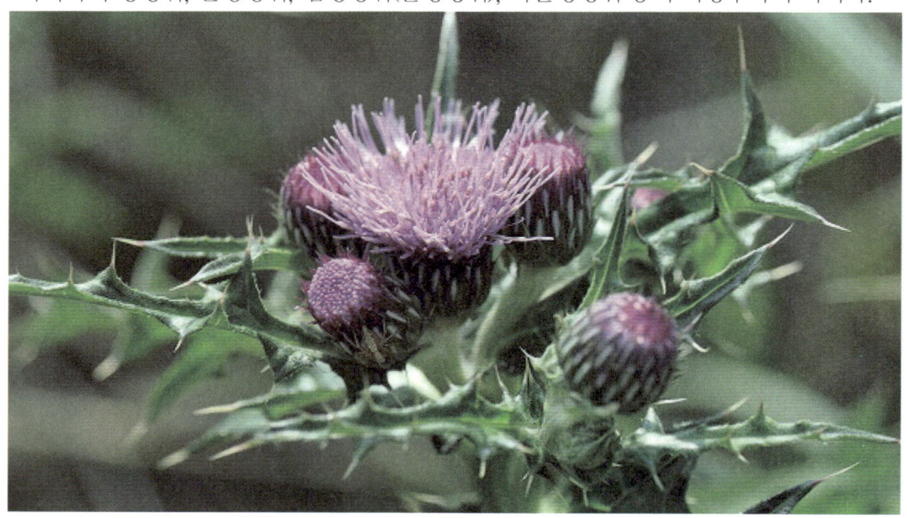

형태

줄기의 키가 50~100㎝정도 자라고 가지가 많다. 원기둥 뿌리는 무더기로 자라고 줄기는 곧게 서면서 세로로 가는 무늬가 있다.

분포: 대부분의 지역에 분포한다.

채취 및 제법

봄겨울에 뿌리를 채취해 씻은 다음 햇볕에 말리거나 생으로 사용한다. 6~8월에 꽃이 필 때 줄기 전체를 잘라 햇볕에 말리거나 생으로 사용한다.

성분: alkaloid, volatile oils.

기미

맛이 달고 쓰며, 성질이 서늘하다.

효능

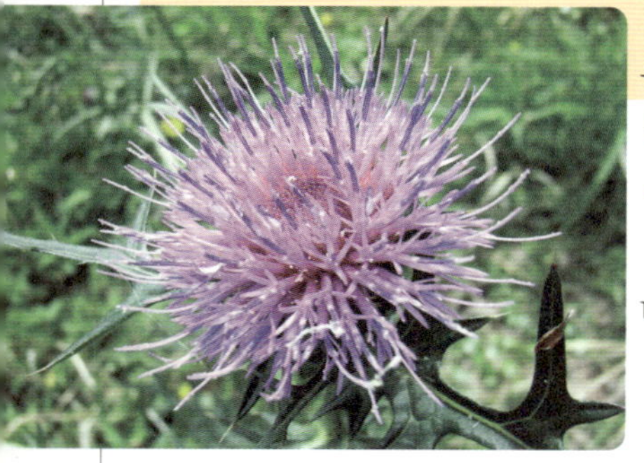

혈분의 열사를 제거하는 치법, 지혈, 활혈약으로 어혈을 제거하는 효능이 있다.

용량

4.5~9g. 생용은 5~10g.

외용으로 사용할 때는 찧어서 환부에 붙이거나 즙을 내어 바른다.

대극

대극과의 여러해살이풀 대극의 뿌리이다.

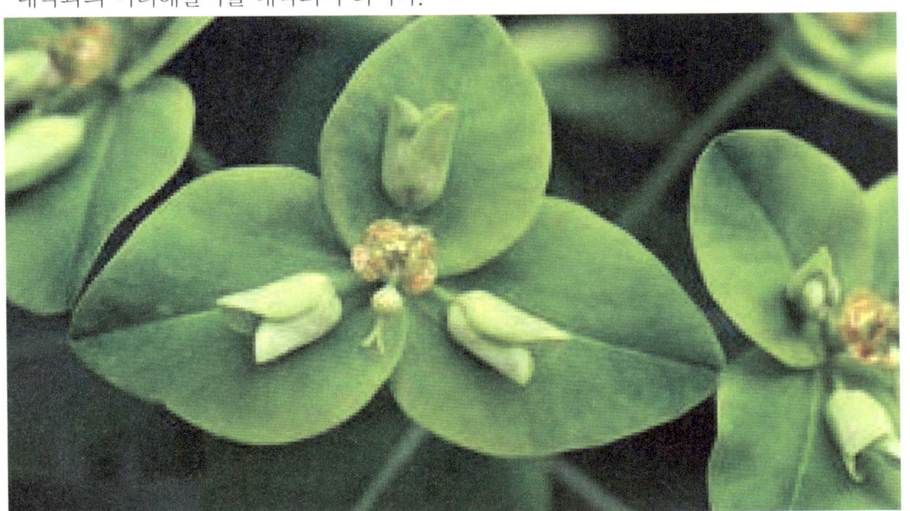

형태

높이가 30~50cm정도이다. 뿌리는 원주상이고 갈색을 띤다. 줄기는 곧게 자라고 몇 개의 가지가 모여서 난다.

분포: 산비탈과 구릉지에서 자생한다.

채취 및 제법

봄과 가을에 채취해 줄기와 수염뿌리를 제거하고 깨끗이 씻서 햇볕에 말린다.

성분: euphorbon, alkaloid 배당체, euhporbia A,B,C.

기미

맛이 쓰고 매우며 성질이 차갑다.

효능

몸 안에 수습이 고여 얼굴과 눈, 팔다리, 가슴과 배, 심지어 온몸이 붓는 질환, 몸 안에 진액이 여러 가지 원인으로 제대로 순환하지 못하고 일정한 부위에 몰려서 생긴 병증에 효능이 있다.

용량

2~3g.

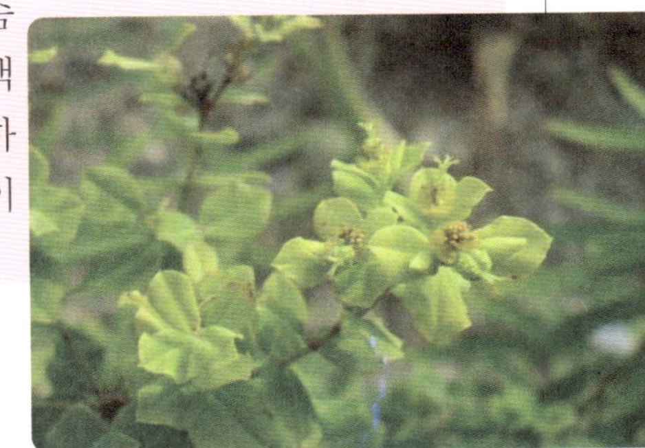

대두시

콩과의 한해살이풀 콩을 증기로 쪄서 제조한 것이다.

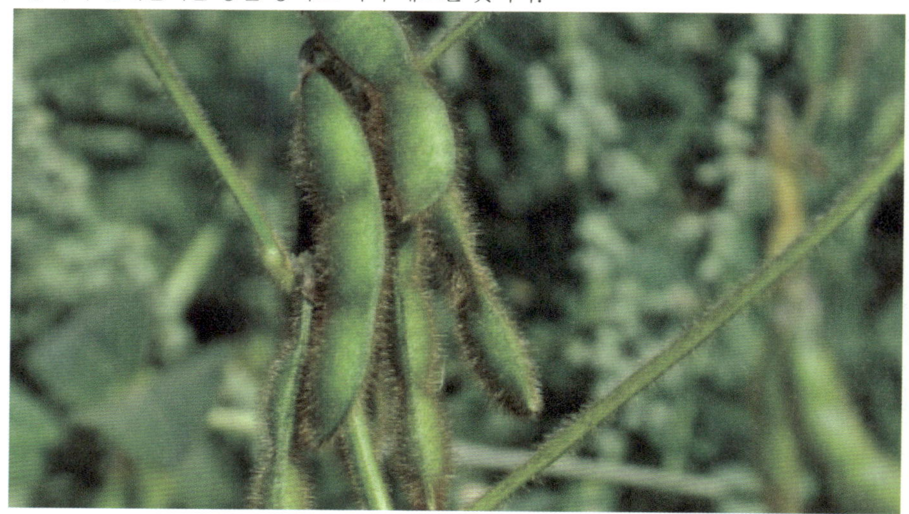

형태

줄기가 곧게 서고 갈색의 긴 보드라운 털이 있으며, 높이가 50~80cm 정도 자란다. 잎은 3출 복엽이고 잎자루가 길며, 턱잎이 작다.

분포

전국에서 재배한다.

채취 및 제법

가을에 열매가 익었을 때 전초를 베어 햇볕에 말려 털어서 종자를 얻는다. 종자를 햇볕에 말려서 사용한다.

성분

단백질, 지방, 탄수화물.

기미

맛이 쓰고 성질이 차가우며 독이 없다.

효능

외감표증, 한열두통, 심번, 흉민에 효능이 있다.

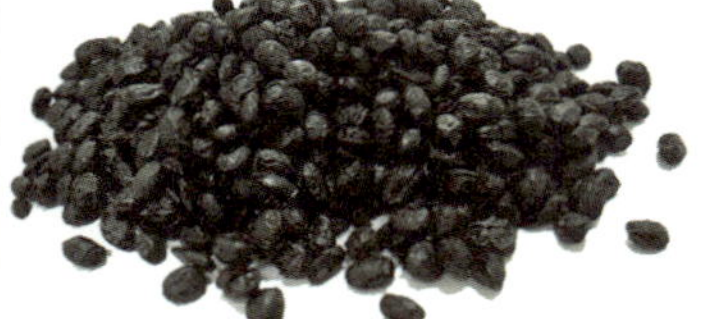

용량

5~15g.

대마(삼)

삼과의 한해살이풀 삼의 열매이다.

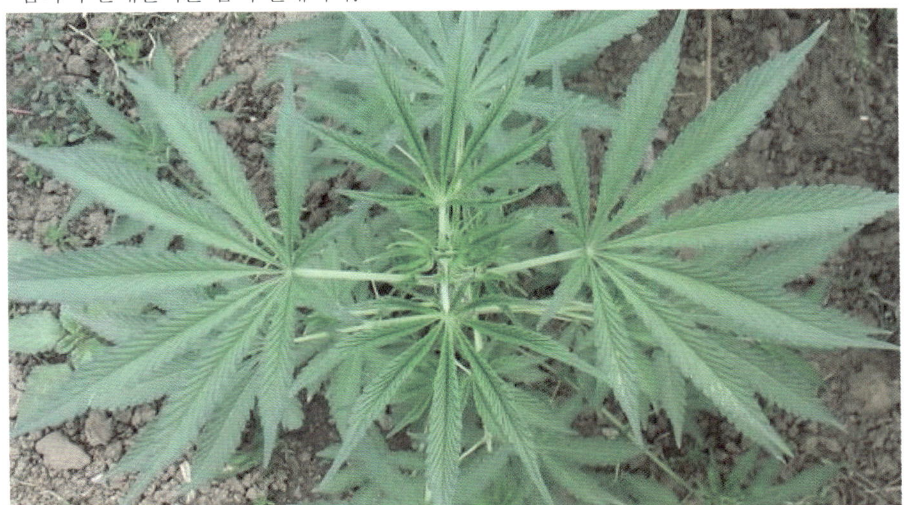

형태

줄기의 높이는 1~3m정도 자란다. 줄기는 곧게 서고 가는 부드러운 털이 빽빽하며, 밑동은 약간 목질에 가깝다. 잎은 손바닥 모양의 복엽인데, 어긋나거나 또는 하부에서 마주난다.

분포: 각 지방에서 재배한다.

채취 및 제법

열매가 잘 익었을 때 전초를 베어 햇볕에 말린 다음 털어서 종자를 얻는다. 종자의 잡질을 제거하면 즉시 사용할 수가 있다.

성분

fatty acid, oleic acid, linolenic acid, linoleic acid, frigonelline등.

기미

맛이 달고 성질이 평하다.

효능

노인과 부인들의 산후에 나타나는 혈허진휴, 대변 보기가 아주 힘들거나 사나흘이 넘도록 대변을 보지 못하는 병에 효능이 있다.

용량

9~15g.

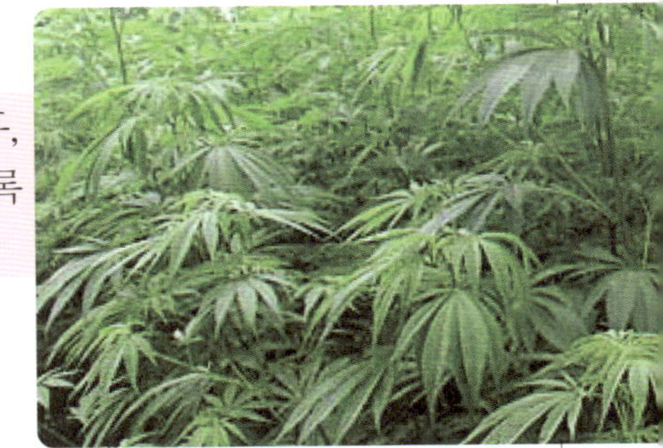

보리(대맥)

벼과의 한해살이풀 보리의 종자이다.

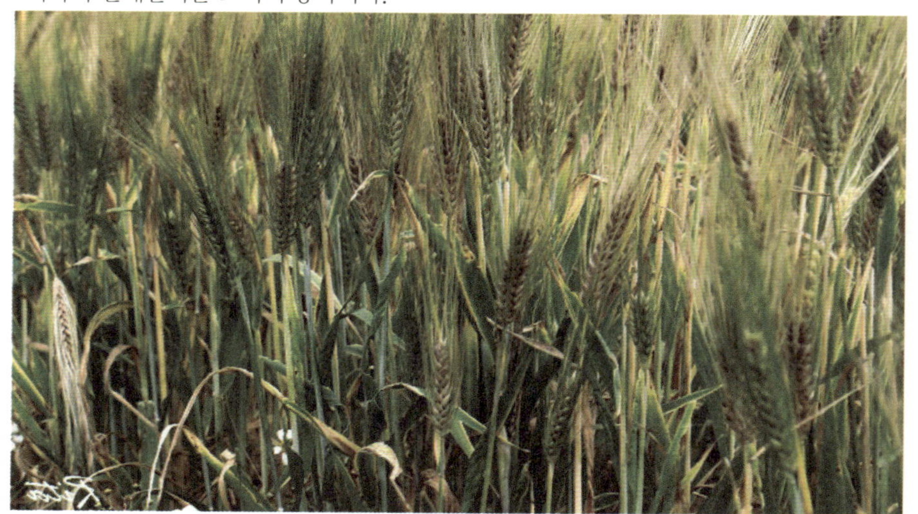

형태

키는 1m정도로 자라는데, 줄기가 둥글고 속이 비어 있다. 잎은 가늘고 길며, 어긋나기로 난다.

분포: 재배작물로 전국에 분포한다.

채취 및 제법

6월초에 열매가 익으면 수확해 탈곡을 거쳐 종자를 얻는다. 얻어진 종자는 햇볕에 말려서 사용한다.

성분: 전분과 단백질, 지방산.

기미

맛이 달고 성질이 서늘하며, 독이 없다.

효능

음식에 체해 위장이 상한 병, 목이 말라 물이 자꾸 먹히는 병, 설사와 이질, 소변이 찔끔찔끔 나오면서 아픈 것에 효능이 있다.

용량

30~60g.

외용 시에는 적량을 사용한다.

노년에 기침할 때 소리도 나고 가래도 나오는 증상에

대백부

백부과의 여러해살이풀 대엽백부의 뿌리이다.

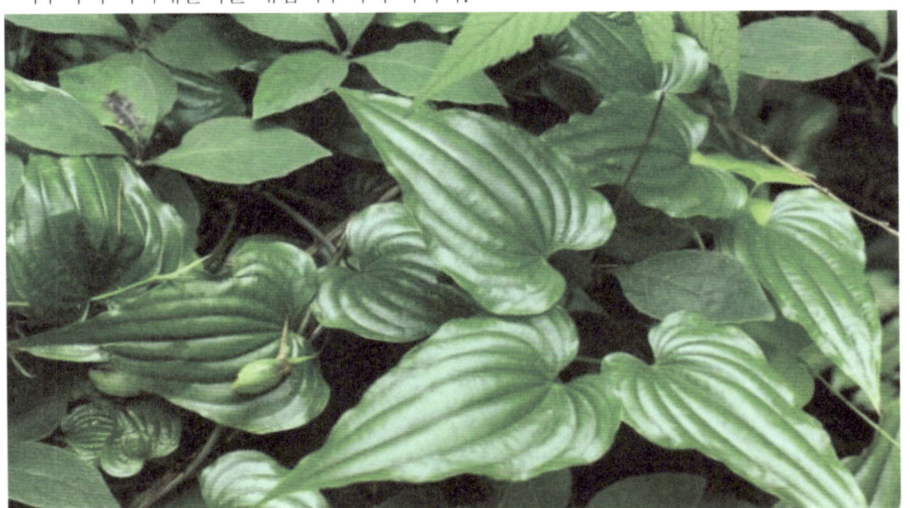

형태

키가 5m정도 자란다. 뿌리줄기는 육질이고 방추형 또는 원주형으로 길이가 15~30㎝이다. 줄기는 상부가 휘어서 감겨져 있다.

분포: 양지바른 관목 숲속에서 자생한다.

채취 및 제법

가을철에 깨끗이 씻어 수염뿌리를 제거하고 끓는 물에 넣어 삶은 다음 햇볕에 말린다.

성분: stemonine, tuberostemonine, isotuberostemonine, stenine, hypotuberostemonine.

기미

맛이 달고 쓰며, 성질이 약간 따뜻하다.

효능

풍한사에 의한 기침, 백일해, 폐결핵, 노년에 기침할 때 소리도 나고 가래도 나오는 증상에 효능이 있다.

용량

3~9g.

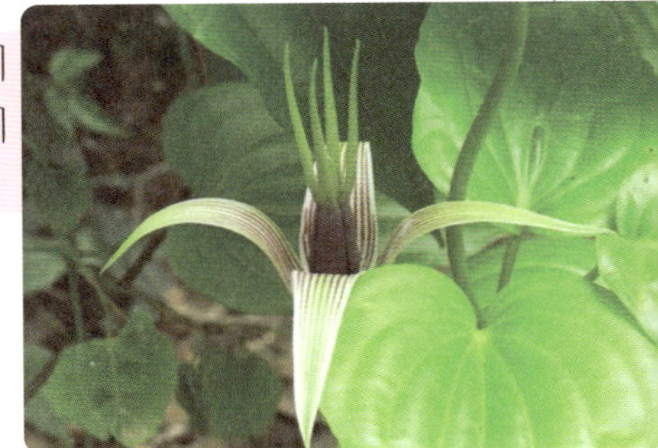

마늘(대산)

백합과 마늘의 비늘줄기이다.

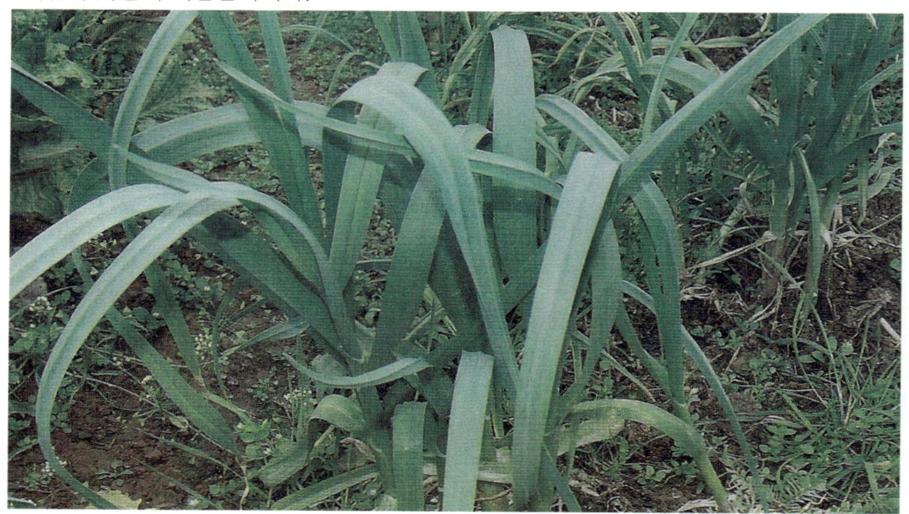

형태: 비늘줄기에는 작은 비늘조각이 6~10개 있고 막질의 비늘조각 안에 싸여 있다.

분포: 각지에 분포한다.

채취 및 제법

봄과 여름에 수확해 통풍이 잘되는 응달에서 말리거나 불에 외피가 마를 때가지 쬔다.

성분: 비늘줄기에 allicin, diallythiosulfonate 등을 함유한다.

기미

맛이 맵고 성질이 따뜻하다.

효능

감기, 세균성의 배가 아프고 속이 켕기면서 뒤가 무직하며 곱이나 피고름이 섞인 대변을 자주 누는 병, 장염에 효능이 있다.

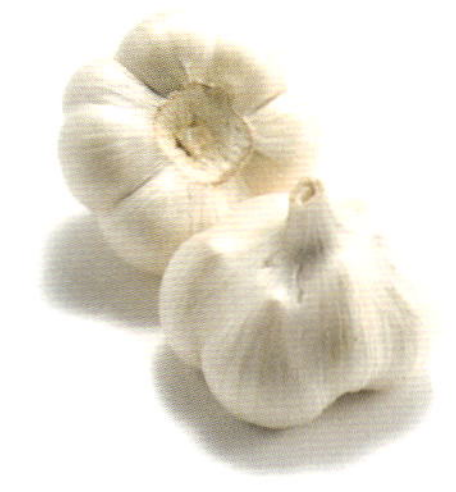

용량

9~15g.

부주

인도의 민간에서는 비늘줄기를 찧은 즙과 벌꿀을 섞어 내복하는데, 백일해를 치료한다.

몸이 피곤하고 힘이 없는 것에

대추(대조)

갈매나무과의 갈잎큰키나무 대추나무의 성숙한 열매이다.

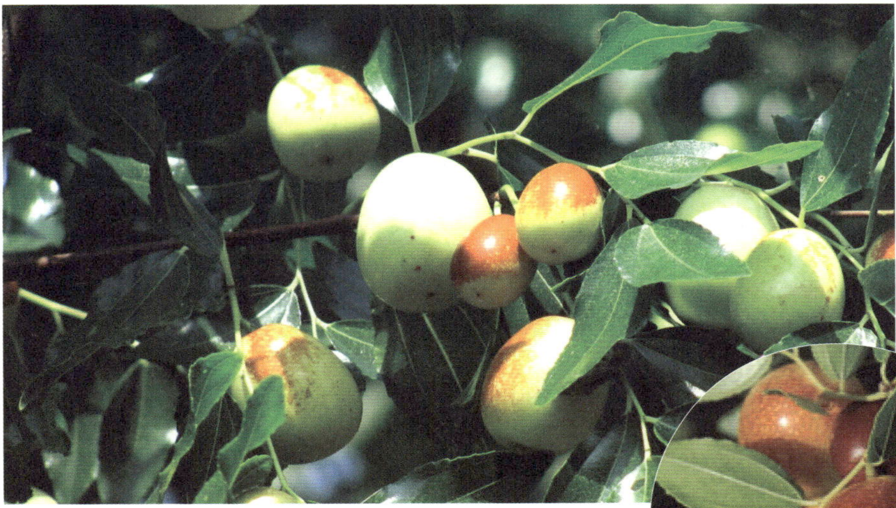

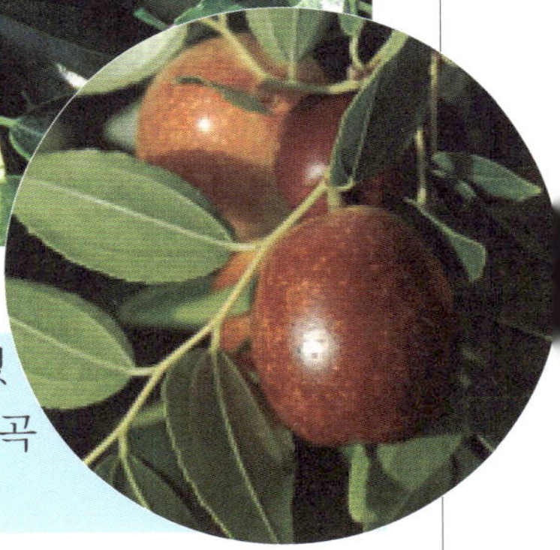

형태

높이가 10m까지 자란다. 가지는 매끄럽고 가시가 없거나 또는 있으며, 어린가지는 가늘며 갈지자형의 만곡을 나타내면서 깃꼴모양으로 배열한다.

분포: 각지에 분포되어 있다.

채취 및 제법

가을철에 성숙한 열매를 따서 햇볕에 말린다.

성분

열매는 quinazoline alksloids, 오환삼유화합물, 대추사포닌 I , 대추사포닌 II .

기미

맛이 달고 성질이 따뜻하다.

효능

비허로 잘 먹지 못함, 기혈진액부족, 몸이 피곤하고 힘이 없는 것, 영음과 위양이 조화되지 못하는 것에 효능이 있다.

용량

6~15g.

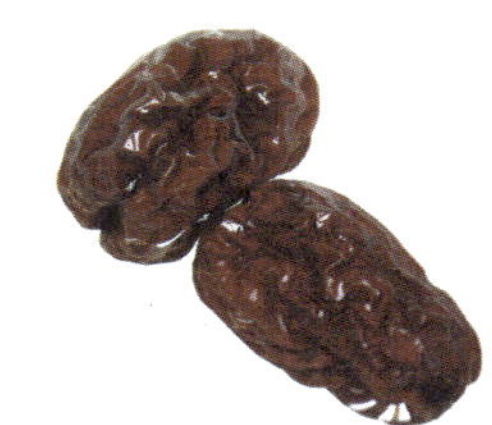

대청

십자화과의 두해살이풀 대청의 잎이다.

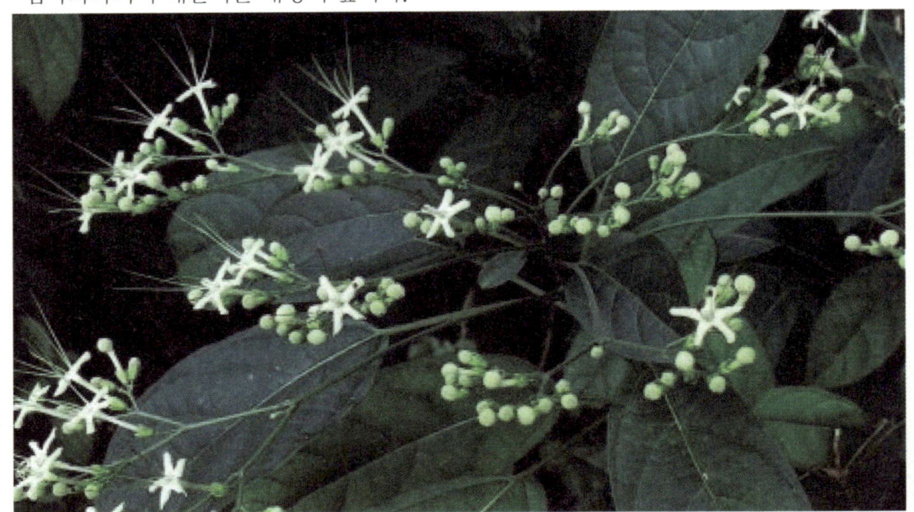

형태

줄기의 높이가 30~70cm로 털이 없고 분백색이다. 뿌리는 굵고 길게 뻗는다. 잎은 어긋나는데, 뿌리에서 나오는 잎은 크고 엽병이 있다.

채취 및 제법

8~10월에 잎을 채취해 깨끗이 씻어 햇볕에 말린다.

성분

indigoside, indican, tryptophan.

기미

맛이 쓰고 성질이 차갑다.

효능

열을 없애는 것, 해독, 혈분의 열사를 제거하는 치법, 전염성 사기를 받아 머리가 아픈 증상에 효능이 있다.

용량

9~15g을 전탕해 복용한다.

(신선한 잎은 30~60g) 외용은 짓찧어서 붙이거나 달인 물로 세척한다.

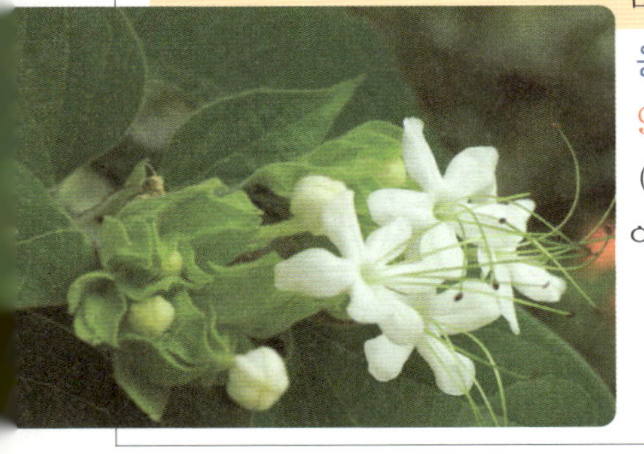

대황화

현삼과의 여러해살이풀 대황화의 전초이다.

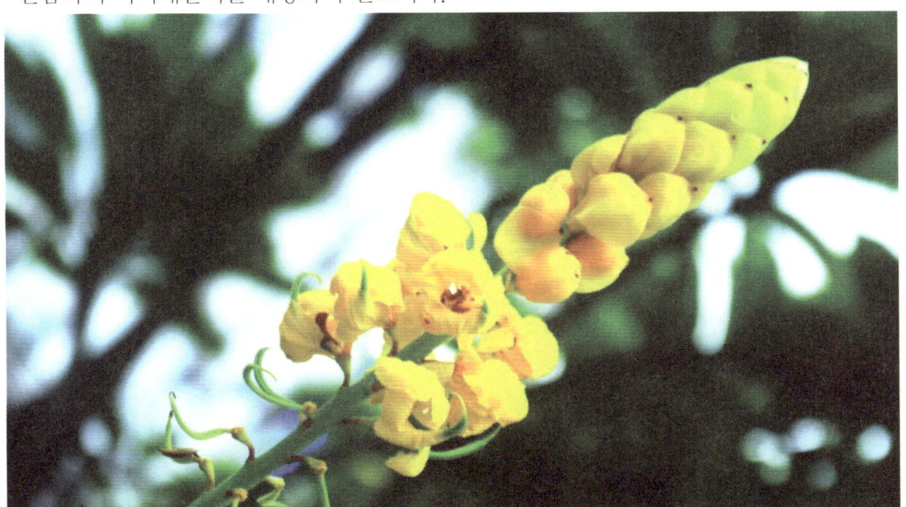

형태
높이가 약 20cm이고 흰색의 명주실 같은 털이 밀생한다. 잎은 마주나고 자루가 없으며, 선상 또는 선상 바소꼴이다.

분포
건조한 산비탈과 자갈질의 초원에서 자생한다.

채취 및 제법
여름과 가을에 채취해서 깨끗이 씻어 햇볕에 말린다.

기미
맛이 약간 쓰고 성질이 서늘하다.

효능
풍습을 제거하는 효능, 소변이 잘 나오게 하는 효능, 지혈에 효능이 있다.

용량
15~30g.

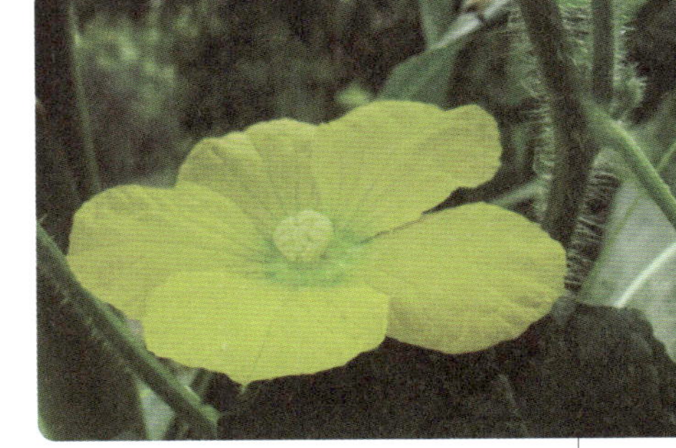

복숭아(도)

장미과의 갈잎큰키나무 복숭아나무, 산복사의 종자이다.

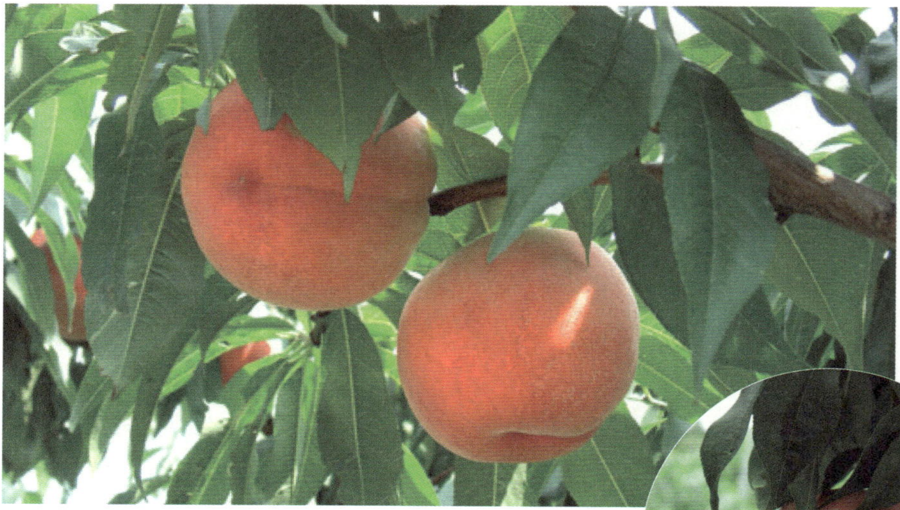

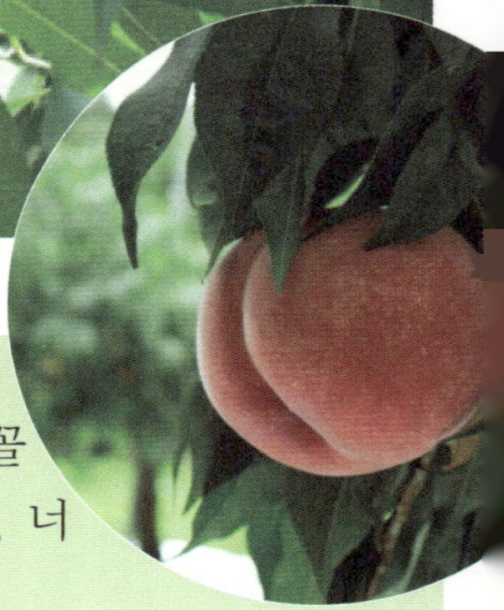

형태

키가 5m정도로 자라고 작은 가지에 털이 없으며, 겨울눈(동아)에는 털이 있다. 잎은 어긋나고 난형 바소꼴 또는 타원상 바소꼴, 거꿀 바소꼴로 길이가 8~15㎝, 너비가 2~3.5㎝이다.

분포: 각지에 분포되어 있다.

채취 및 제법

여름과 가을사이에 복숭아씨를 채취해 수개월간 쌓아놓은 후 껍질을 제거한 다음 씨를 얻어 햇볕에 말려 사용한다. 생용 또는 볶아서 사용한다.

성분: amygdalin, 고행인 등이다.

기미

맛이 쓰고 달며, 성질이 평하다.

효능

월경이 있어야 할 시기에 월경이 없는 것, 월경 중에 또는 월경 전후에 아랫배나 허리가 아픈 병에 효능이 있다.

용량

4.5~9g

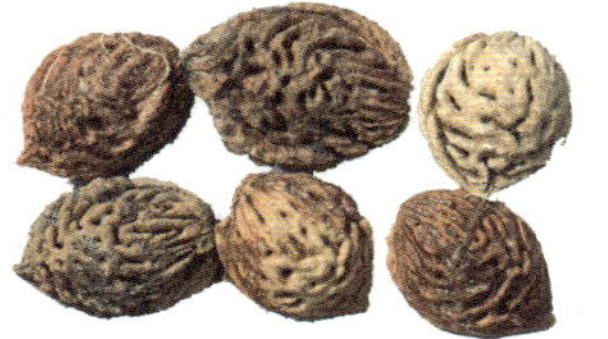

작두콩(도두)

콩과의 덩굴성 한해살이풀 작두콩의 종자, 열매 껍질, 뿌리 등이다

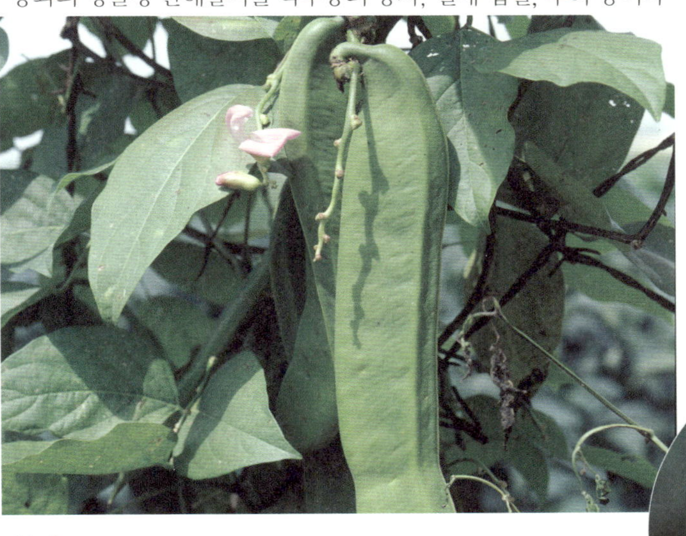

형태

잎은 3출 복엽으로 원줄기와 함께 털이 없다. 소엽은 난상 긴 타원형이며 길이가 10㎝로 끝이 뾰족하고 엽병은 짧다. 소엽의 엽저는 기울어져 있다.

분포: 각지에 분포되어 있다.

채취 및 제법

가을에 채취해 햇볕에 말린다.

성분

요소, canavanine.

기미

맛이 달고 성질이 따뜻하다.

효능

종자는 신허로 인한 요통. 열매 껍질은 낫지 않고 오랫동안 설사하는 이질, 무월경. 뿌리는 외상으로 인한 온갖 병에 효능이 있다.

용량

종자 4.5~9g 열매 껍질과 뿌리 30~60g.

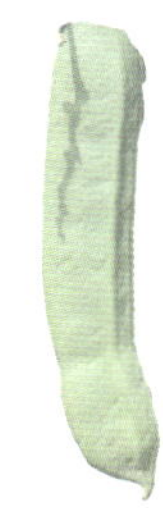

목이 마르고 가슴이 답답한 병에

벼(도미)

벼과의 한해살이풀 벼의 성숙한 종자이다.

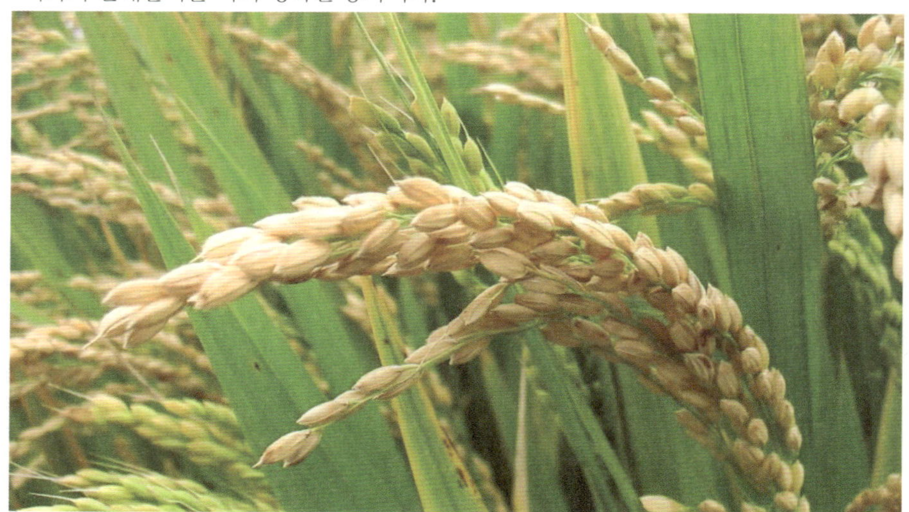

형태

키가 50~100㎝이고 뿌리에서 여러 줄기가 모여서 나며, 곧게 자라고 3~4개의 마디가 있다. 잎은 가늘고 긴데, 끝으로 갈수록 가늘어지면서 뾰족하다.

분포: 120여 개국에서 재배되고 있다.

채취 및 제법

가을에 채취해 낟알을 떨어 햇볕에 말린 다음 낟알의 겉껍질을 벗겨 사용한다.

성분: 탄수화물, 단백질, 지방 순으로 함유되어 있다.

기미

맛이 달고 성질이 평하며 독이 없다.

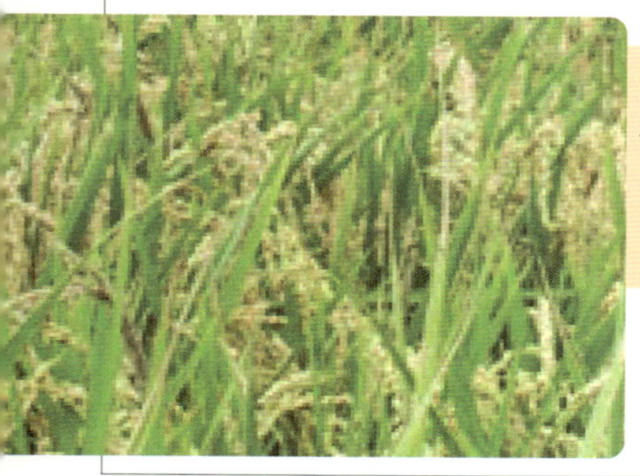

효능

비위의 기가 허함, 비위가 허하여 음식을 조금 밖에 먹지 못하는 장애, 몸이 피곤하여 움직이기 싫고 힘이 없는 것, 목이 마르고 가슴이 답답한 병에 효능이 있다.

용량

50~200g.

풍열사가 폐에 침입하여 생기는 기침에

독활(어수리)

산형과의 여러해살이풀 어수리의 뿌리이다.

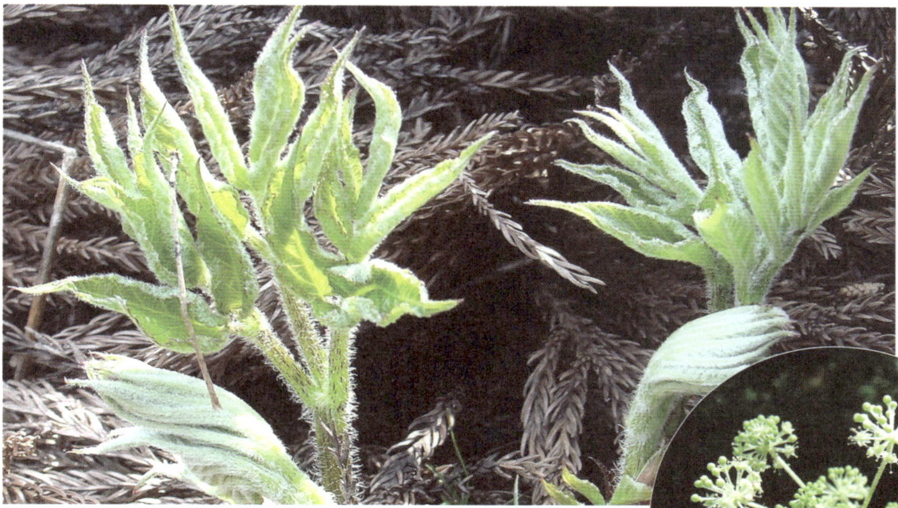

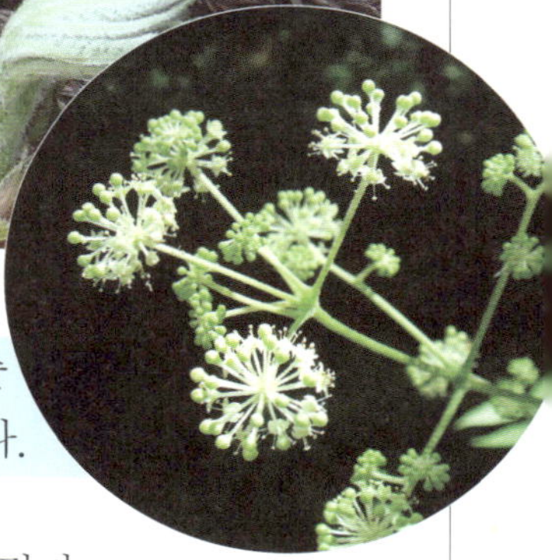

형태

줄기의 높이가 70~150㎝정도로 자란다. 속이 빈 줄기는 원기둥 모양으로 굵은 가지가 갈라지고 털이 있다.

분포

해발 2000~4200m의 숲속 산비탈 또는 길가에서 자란다.

채취 및 제법

가을에 채취해 잎, 수염뿌리를 제거하고 진흙을 털어낸 다음 불이나 햇볕에 말린다.

성분

여러 종류의 coumarin 와 volatile oils.

기미

맛이 맵고 쓰며, 성질이 약간 차갑다.

효능

풍열사가 폐에 침입하여 생기는 기침에 효능이 있다.

용량

5~10g.

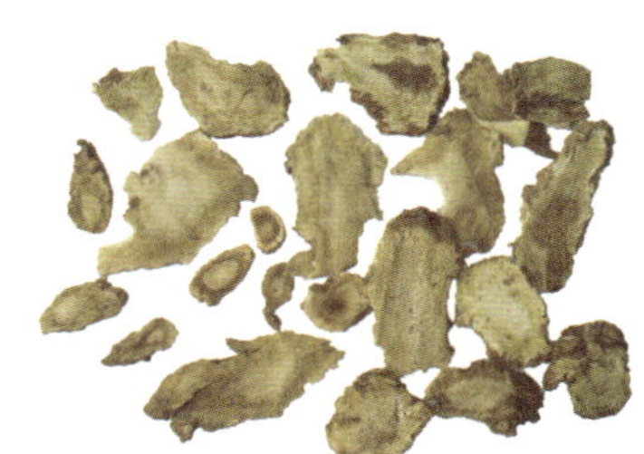

오동나무(동)

오동의 열매 오동자이다. 잎을 오동엽, 뿌리를 오동근, 줄기를 오동목이라 한다,

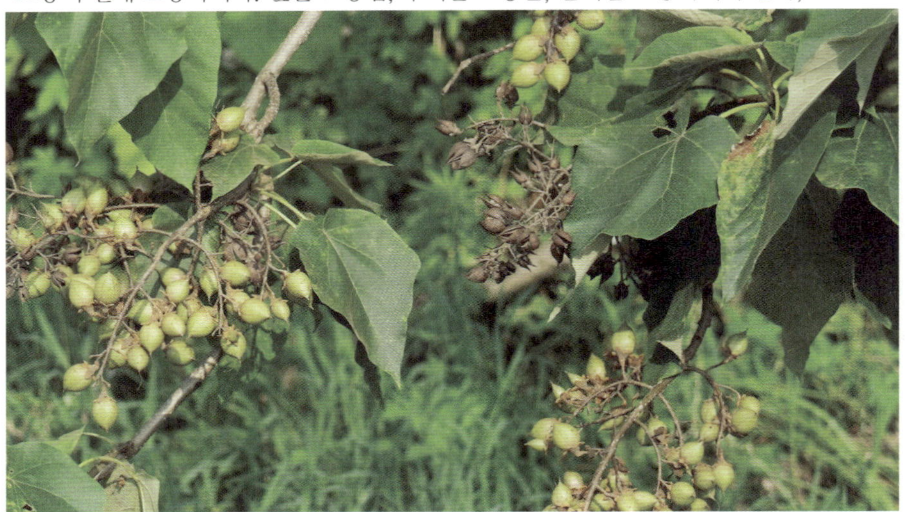

형태

높이가 15m정도이고 잎은 마주나며, 둥근 심장모양이다. 보편적으로 3~5개의 손바닥모양으로 갈라져 있다.

분포

따뜻하고 습윤하며 토질이 비옥한 곳에서 자생한다.

채취 및 제법

8~9월에 열매가 익으면 채취해 햇볕에 말린 다음 종자를 얻는다.

성분: fatty oils, coffein 등.

기미

맛이 달고 성질이 평하다.

효능

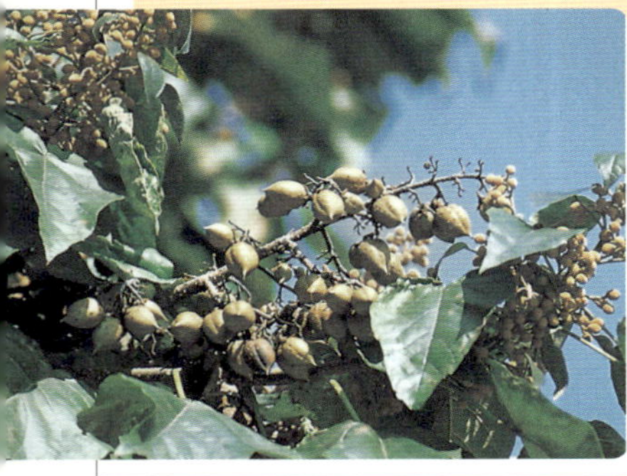

상한 음식으로 인해 대변이 묽고 횟수가 많은 병, 위통, 하복부 통증. 외용은 소아의 입 안이 허는 병에 효능이 있다.

용량

3~9g.

외용으로 적량을 사용한다.

두충

두충과의 갈잎큰키나무 두충의 나무껍질이다.

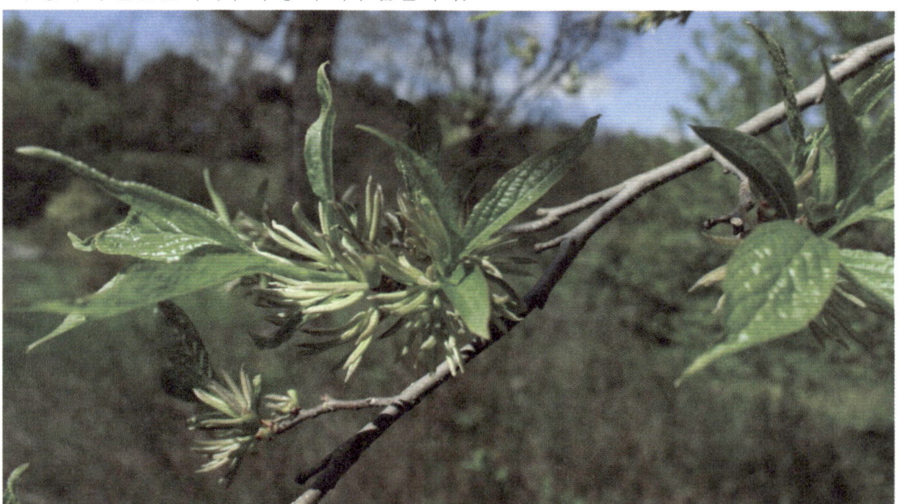

형태

높이가 20m정도 자란다. 나무껍질은 회색이고 잎이 어긋나며, 타원형으로 끝이 갑자기 좁아져 뾰족해진다.

분포

비교적 따뜻한 지역에서 자생하는데, 주로 재배를 한다.

채취 및 제법

봄에 껍질을 벗긴 후 내면이 서로 마주보게 접어서 볏짚으로 팽팽하게 싼다. 속껍질이 흑갈색이 될 때까지 햇볕에 말린다.

기미

맛이 달고 매우벼, 성질이 따뜻하다.

효능

고혈압, 허리와 무릎 부위가 시큰거리고 아픈 병, 신허로 인해 배뇨 횟수가 잦은 것에 효능이 있다.

용량

10~15g.

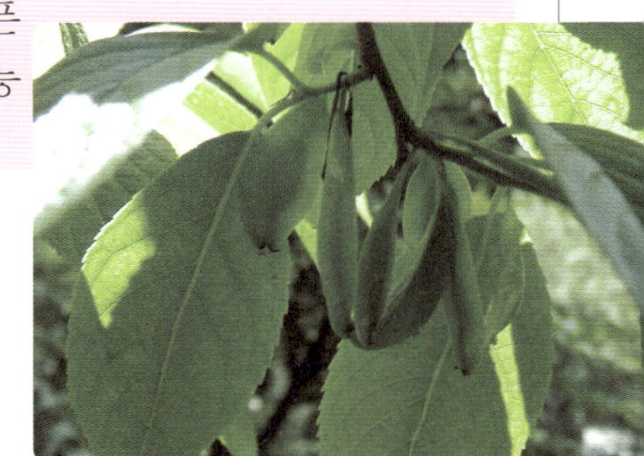

단엽세신(두형)

쥐방울덩굴과의 여러해살이풀 단엽세신의 전초이다.

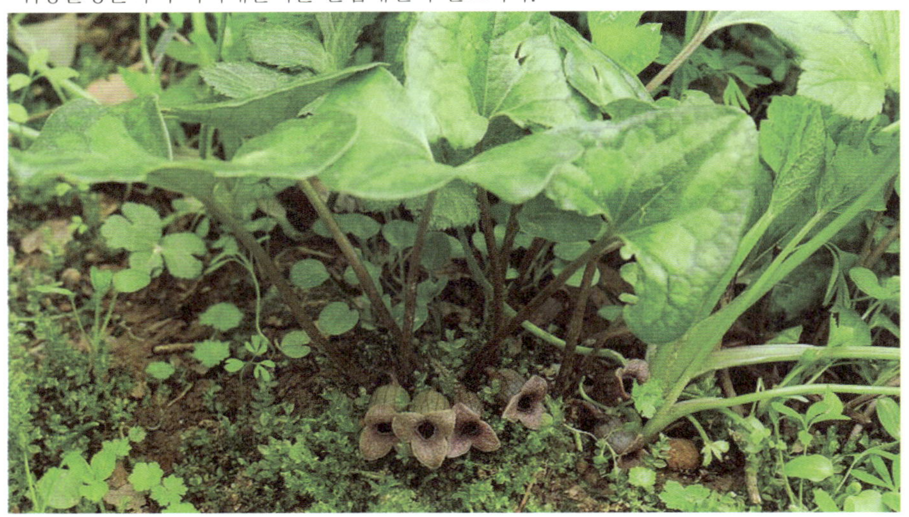

형태

뿌리줄기는 가늘고 길면서 옆으로 자란다. 마디사이의 길이가 2~3cm이고 각 마디에는 1개의 잎이 난다. 잎자루의 길이는 10~25cm이고 모양은 세모이다.

분포: 높은 산의 숲속에 분포한다.

채취 및 제법

여름과 가을철에 채취해 잡질과 진흙을 깨끗이 제거한 다음 응달에서 말려 사용한다.

기미

맛이 맵고 성질이 따뜻하다.

효능

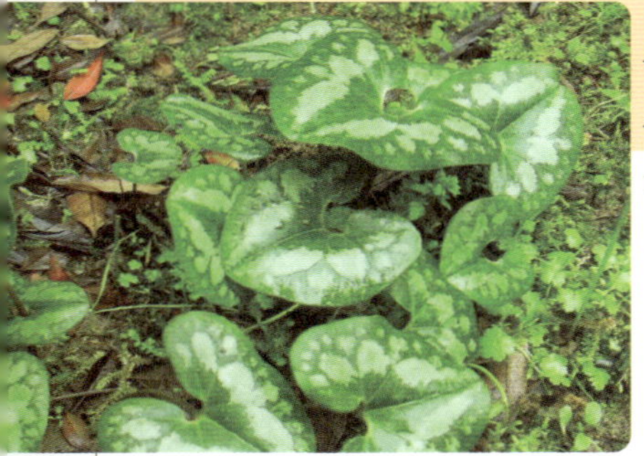

풍을 제거 하고 차가운 기운을 없애는 효능, 풍한으로 코가 막히고 목이 쉬고 냄새를 맡을 수 없는 증상, 통증을 그치게 하는 효능이 있다.

용량

1~3g.

오렌지나무(등)

오렌지나무의 열매이다. 첨등은 성숙한 열매이고, 귤피는 성숙한 과실의 껍질이다.

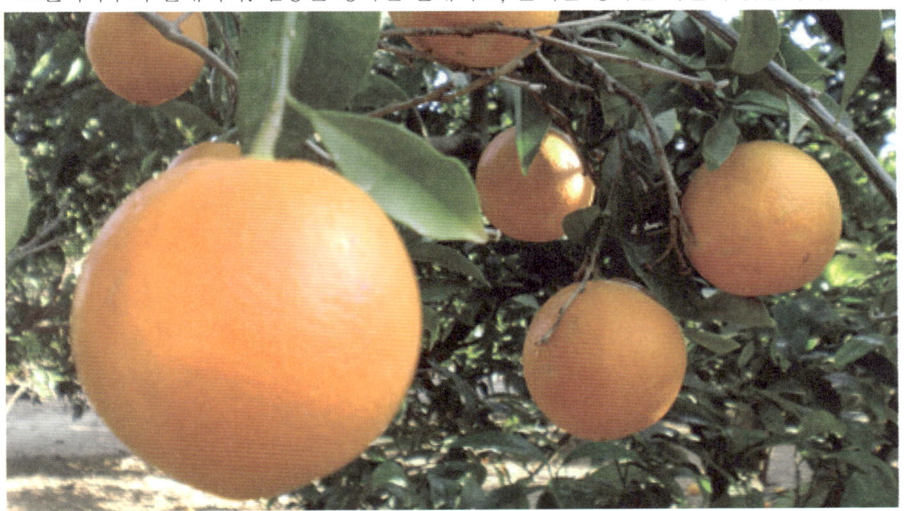

형태
높이가 5m까지 자라며 가지에 가시가 없다. 잎은 어긋맞게 나고 두꺼우며 달걀 모양이며 길이가 5~7㎝이다.

채취 및 제법
10월에 성숙한 열매를 채취해 4~6조각으로 잘라 햇볕에 말리거나 응달에서 말린다.

성분
비타민 C, 비타민 P.

기미
맛이 쓰며 맵고 성질이 따뜻하다. 독이 없다.

효능:
적종, 악한발열. 귤피는 흉복부가 그득하고 불러오는 증상, 식욕부진에 효능이 있다.

용량
9g.

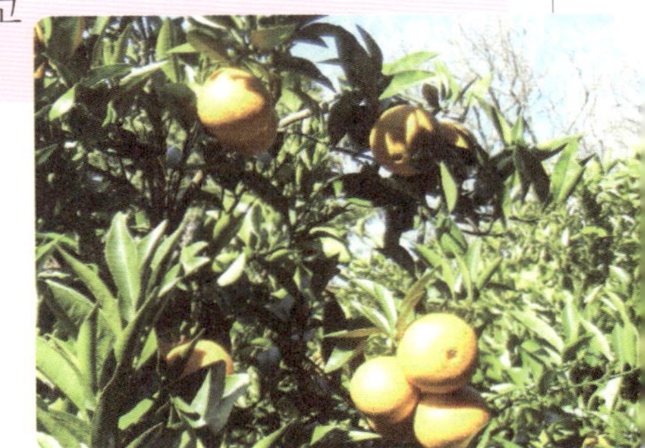

등심초(골풀)

골풀과의 여러해살이풀 골풀의 골속이다.

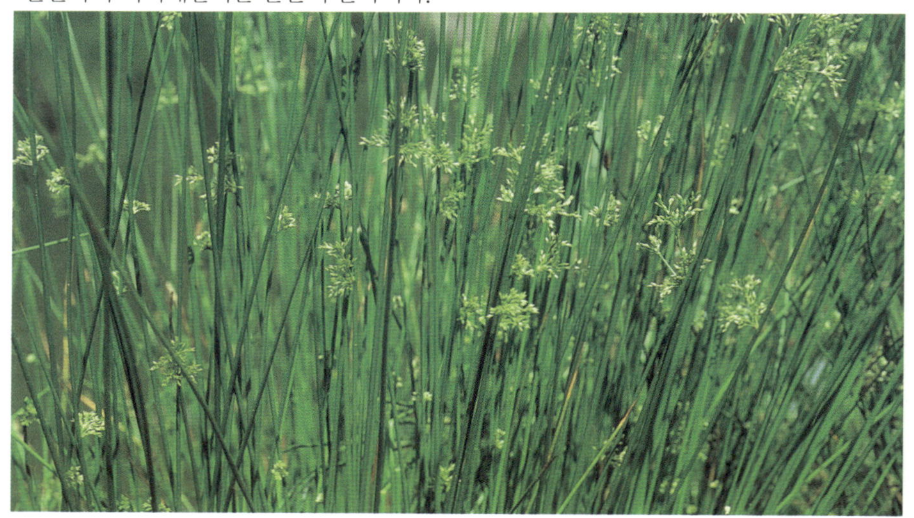

형태

줄기의 높이가 50~100cm까지 자라는데, 뿌리줄기는 옆으로 자라고 여러 개의 수염뿌리가 달려 있다.

채취 및 제법

가을에 채취해 줄기를 잘라 햇볕에 말리거나 껍질을 세로로 벗겨내고 뼈 대만 햇볕에 말린다.

성분

척수는 섬유질, 지방유. 줄기는 다당류.

기미

맛이 달고 담담하며, 약간 차갑다.

효능

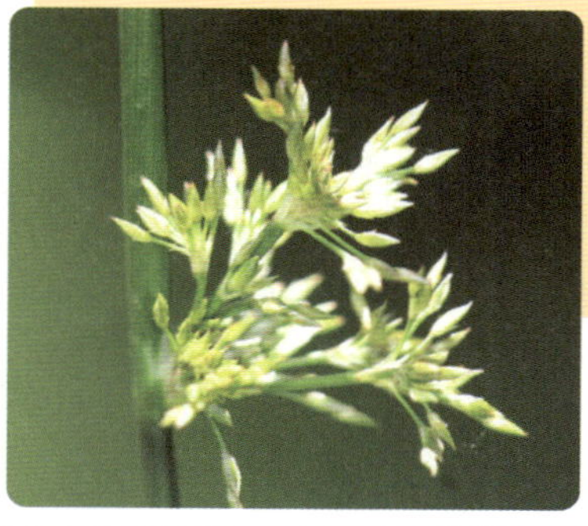

심열을 내려서 소변이 시원치 않은 것을 치료하는 효능, 오줌이 잘 나오지 않으면서 아프고 방울방울 끊임없이 떨어지며, 늘 오줌이 급하게 나오면서 짧고 자주 마려운 병증에 효능이 있다.

용량

1.5~3g. 생용으로 사용할 때는 15~30g.

기침이 심할 때 피를 토하는 것에

마두령(쥐방울덩굴의 열매)

쥐방울덩굴과의 여러해살이풀 쥐방울덩굴의 열매이다.

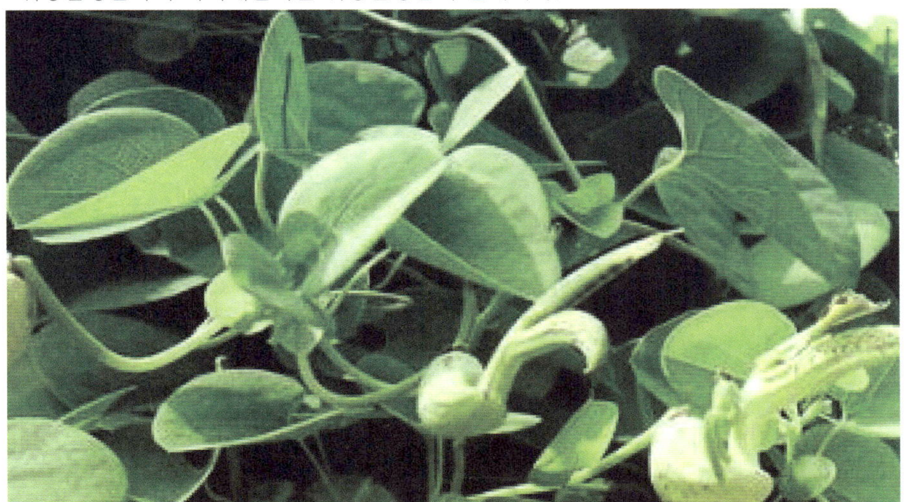

형태

잎은 어긋나고 삼각모양의 장원형이나 타원형 또는 난상 바소꼴이며, 엽저는 심장모양이다.

분포

산이나 들의 수림 속에서 자생한다.

채취 및 제법

가을에 열매를 채취해 깨끗이 손질한 다음 햇볕에 말린다.

성분: 종자는 aristolochic acid.

기미

맛이 쓰고 성질이 차갑다.

효능

폐에 생긴 여러 가지 열증으로 호흡이 가쁘며 곤란한 증후, 기침이 심할 때 피를 토하는 것에 효능이 있다.

용량

3~9g.

외용 시에는 적량을 사용한다.

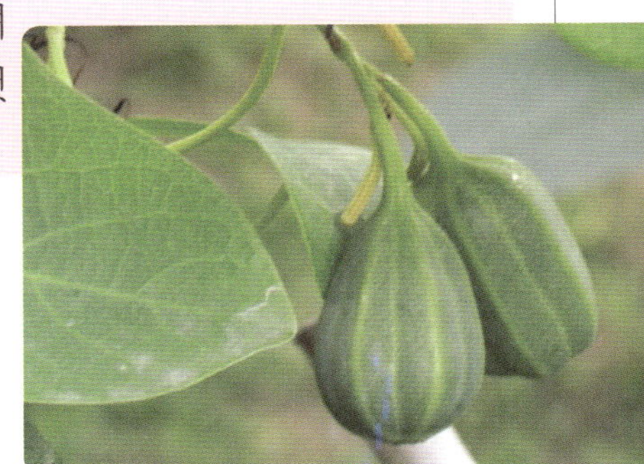

마란

국화과의 여러해살이풀 마란의 뿌리와 전초이다.

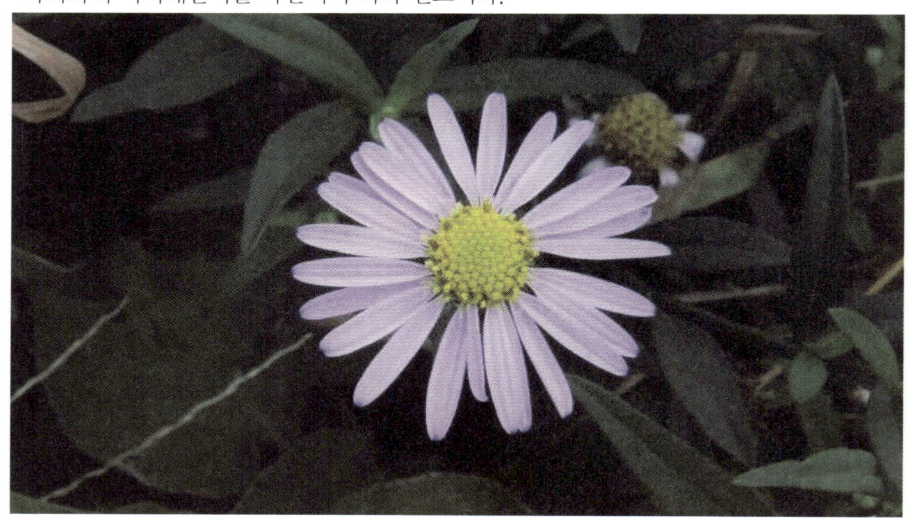

형태

키가 30~50cm로 줄기가 땅위로 포복하면서 자란다. 밑동의 잎은 꽃이 핀 다음에 시들어 떨어지고, 줄기의 중간 잎은 어긋나며, 거꿀 바소꼴로 끝이 날카롭다.

분포

산비탈위에서 분포한다.

채취 및 제법

여름과 가을철에 채취해 깨끗이 씻어 햇볕에 말리거나 생용한다.

기미

맛이 맵고 성질이 서늘하다.

효능

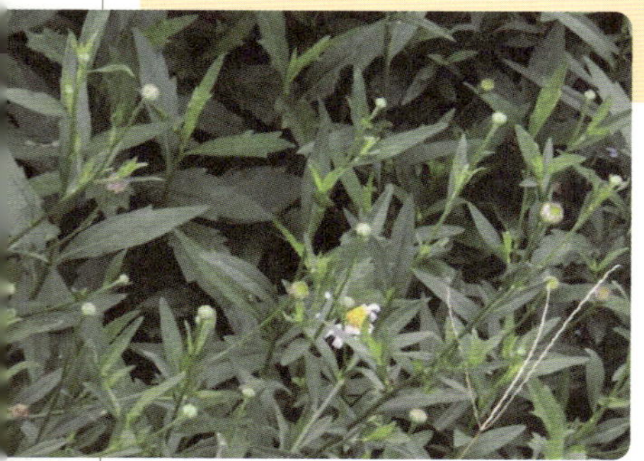

열을 없애는 것, 하초의 수습을 소변으로 나가게 하는 것에 효능이 있다.

용량

10~15g. 생용할 때는 15~30g.

붓꽃(마린자)

붓꽃과의 여러해살이풀 붓꽃의 종자이다.

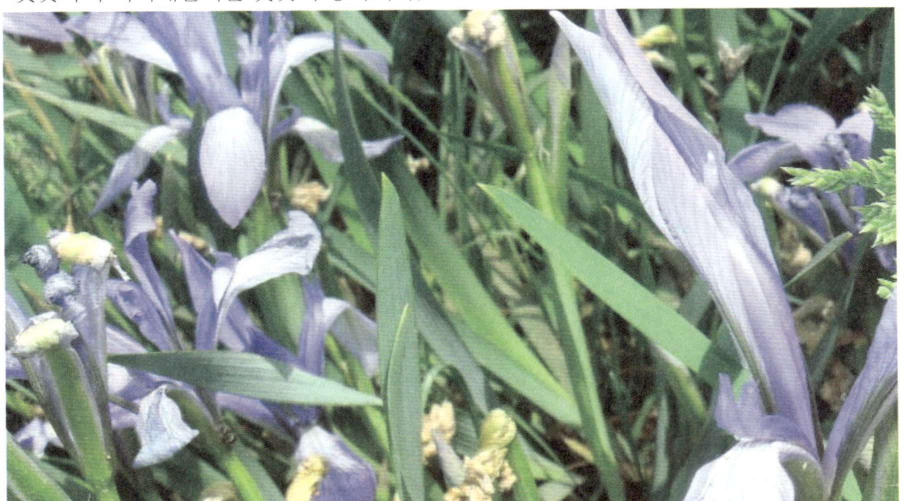

형태

줄기의 키가 60cm정도로 자라고 잎은 땅속줄기에서 가늘면서 길게 자란다.

채취 및 제법

가을철에 성숙한 열매를 수확해 햇볕에 말려서 털어서 종자를 얻는다. 종자의 잡질을 제거한 다음 햇볕에 말린다.

성분: Irisquinone.

기미

맛이 달고 성질이 평하다.

효능

혈분의 열사를 제거하는 치법, 지혈, 열을 내려주고 습사를 제거하고 자궁출혈, 급성으로 온 몸과 눈, 소변이 누렇게 되는 간염에 효능이 있다.

용령

3~9g.

부주

급성백혈병과 실체류에 약간의 효과가 있다는 연구발표가 있다.

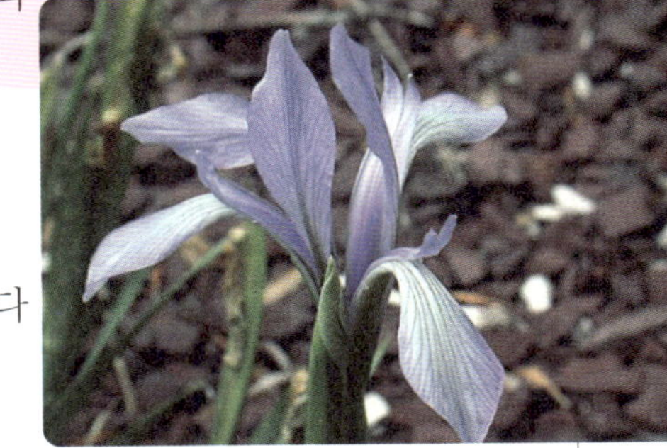

마발

말불버섯과의 진균인 탈피마발의 성숙한 건조 자실체이다.

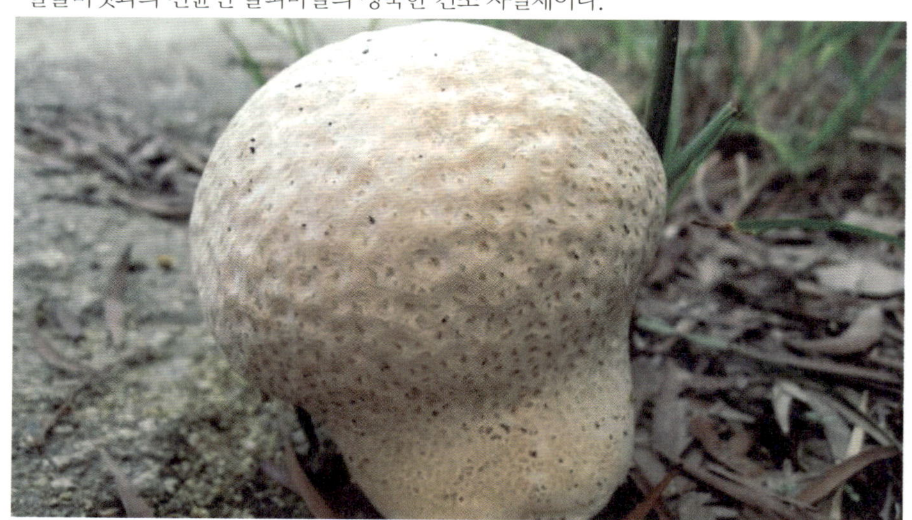

형태

자실체는 둥근형 또는 긴 원형에 가깝고 직경이 15~30cm정도이다. 표면은 어릴 때는 백색이지만, 성숙할수록 점점 짙은 황갈색으로 변한다.

분포: 산지의 부식질이 많은 곳에서 자생한다.

채취 및 제법

가을철에 채취해 흙을 제거하고 손질한 다음 햇볕에 말린다.

성분

sodium phosphate, gemmatein, ergosterol, leucine, lyrosine.

기미

맛이 맵고 성질이 평하다.

효능

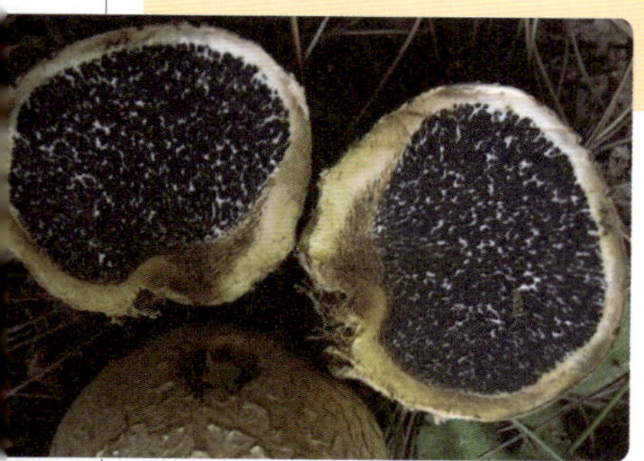

인후염, 편도선염, 외상출혈, 치질에 의한 출혈에 효능이 있다.

용량

3~6g.

외용 시에는 적량을 환부에 바른다.

마전자

마전과의 늘푸른큰키나무 마전자나무의 종자이다.

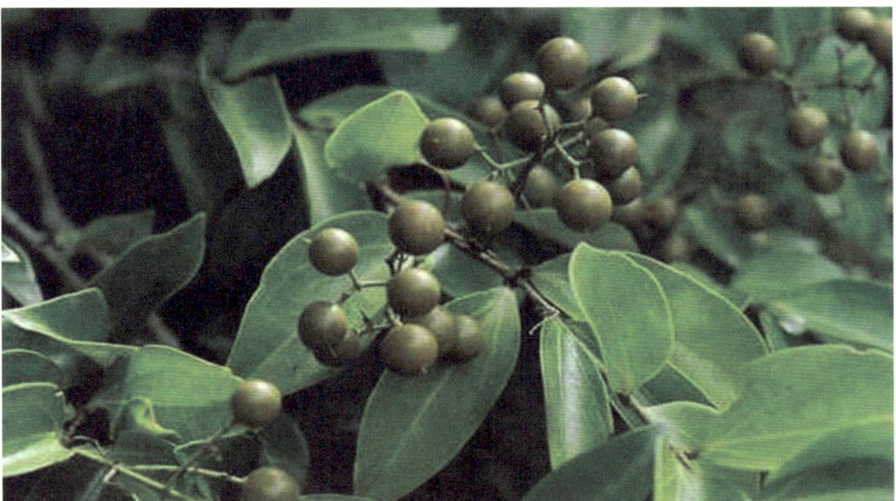

형태

키가 10m이상에 자란다. 잎은 마주나고 타원형 또는 계란형, 넓은 계란형 이며, 주맥이 5개이다.

분포

산지의 숲속에서 자생한다.

채취 및 제법

가을에 열매가 익을 때 채취해 종자응 얻어 햇볕에 말린다.

성분

strychine 등.

기미

맛이 쓰고 성질이 차가우며 독이 약간 있다.

효능

소아마비 후유증, 유풍습 관절염, 국부적으로 일어나는 종창에 효능이 있다.

용량

0.3~0.6g.

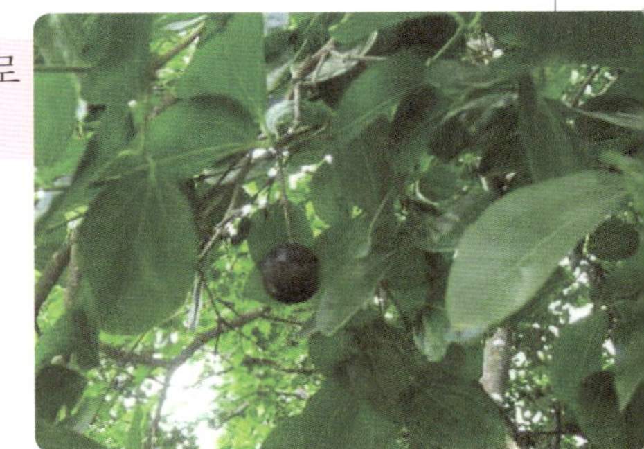

급성위장염, 충수염에 좋은

쇠비름(마치현)

쇠비름과의 한해살이풀 쇠비름의 전초이다.

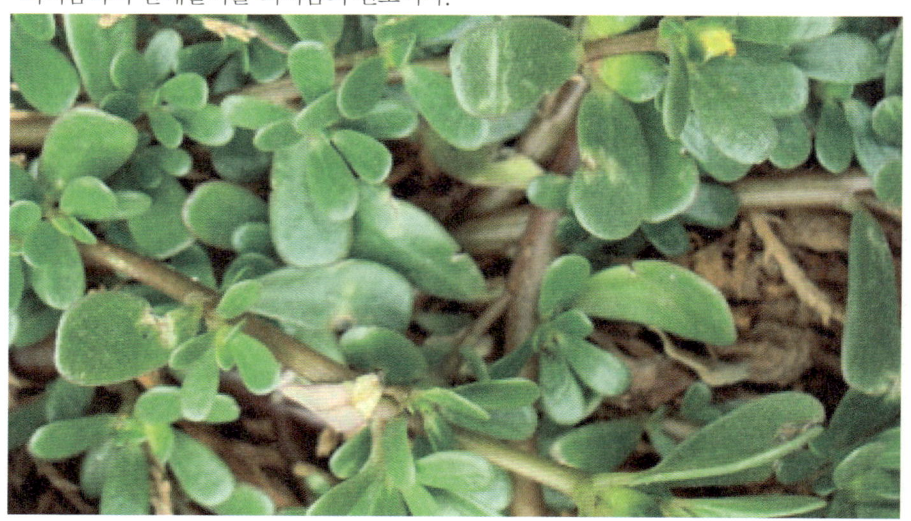

형태

키가 20㎝ 내외로 줄기가 적갈색을 띤다. 줄기의 하부는 땅위로 기면서 옆으로 자란다. 상부는 직립하거나 위쪽으로 경사지게 비스듬히 자라고 비후하고 즙이 많다.

분포

길가, 밭둑 등 양지바른 곳에서 자생한다.

채취 및 제법

여름과 가을철에 채취해 끓는 물에 약간 삶은 뒤, 햇볕에 말리거나 신선한 상태로 사용한다.

성분: noradrenalin, vitamin, saponin, tannin, malic acid, citric acid.

기미: 맛이 시고 성질이 차갑다.

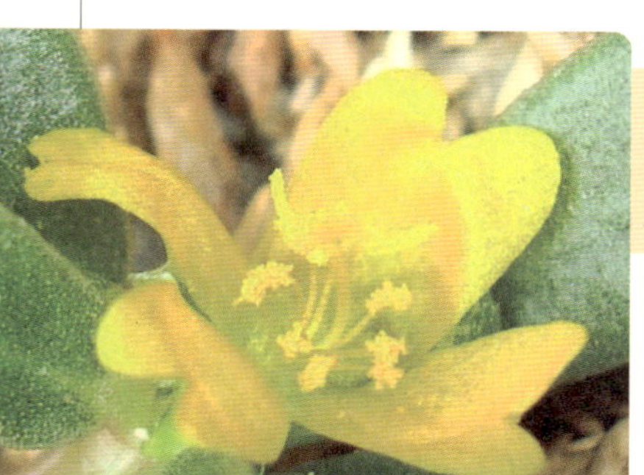

효능

세균성의 배가 아프고 속이 켕기면서 뒤가 무직하며 곱이나 피고름이 섞인 대변을 자주 누는 병, 급성위장염, 충수염에 효능이 있다.

용량

15~30g.

마편초

마편초과의 여러해살이풀 마편초의 지상부이다.

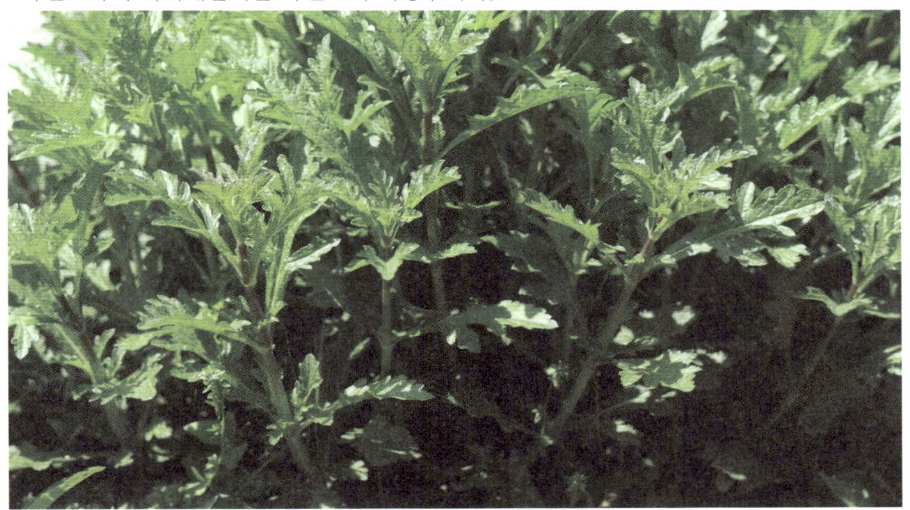

형태

키가 50~100cm이다. 줄기는 네모지면서 곧게 자라고 뻣뻣한 털이 있다. 뿌리 잎은 자루가 있으며, 줄기 잎은 마주나면서 난원형이고 3갈래로 갈라진다.

채취 및 제법

여름과 가을에 거두어 토막을 내고 햇볕에 말린다.

성분

verbenalin, verbenalol, adenosin .

기미

맛이 쓰고 성질이 약간 차갑다.

효능

열독 병증을 열을 내리고 독을 없애는 방법으로 치료하는 것, 소변이 잘 나오게 하고 부종을 가라앉히는 효능이 있다.

용량

25~50g.

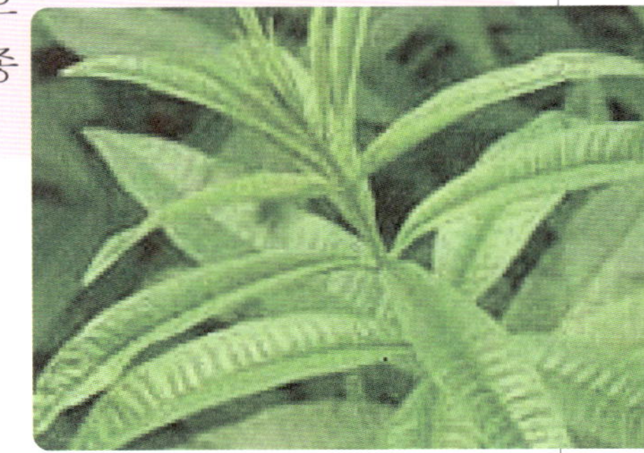

마황숙

범의귀과의 여러해살이풀 모금요의 지상부이다.

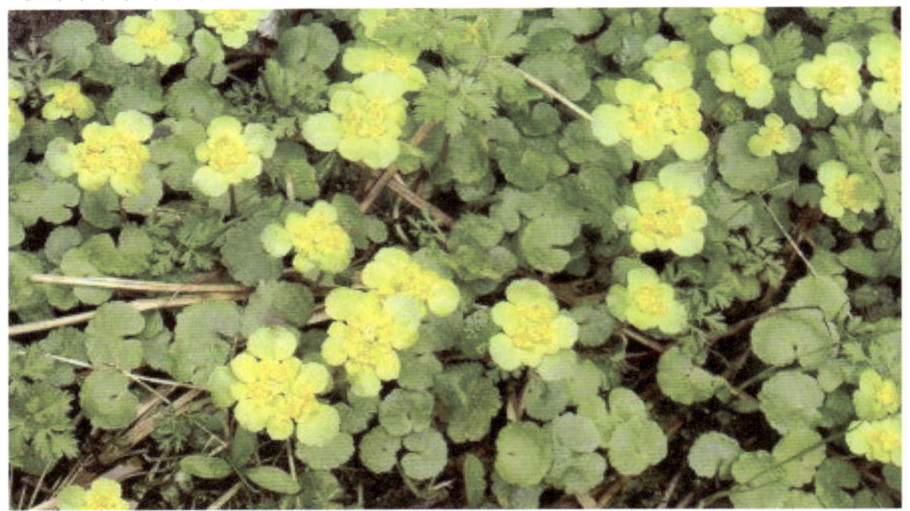

형태

줄기의 높이가 6~12cm이다. 뿌리줄기는 가늘고 길면서 옆으로 자란다. 줄기는 보통 무더기로 모여서 나고 연한 갈색털이 밀생한다.

채취 및 제법

여름과 가을에 채취해 깨끗이 씻은 다음 생으로 사용하거나 햇볕에 말려서 쓴다.

기미

맛이 약간 쓰며, 성질이 차갑다.

효능

풍을 제거하고, 짐승, 뱀, 독벌레 따위에게 물린 것에 효능이 있다.

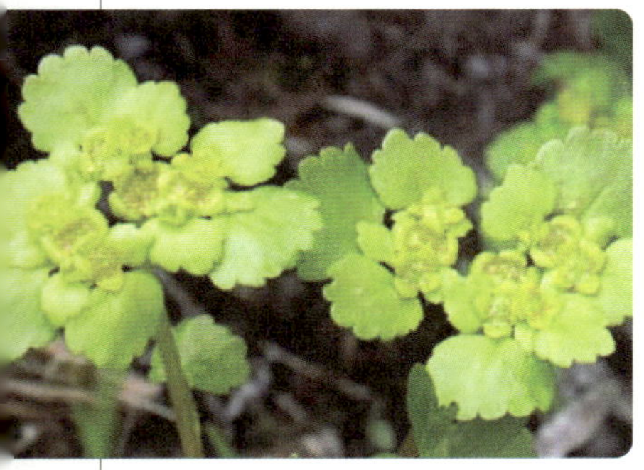

만타라(독말풀)

가지과의 한해살이풀 독말풀의 꽃과 전초이다.

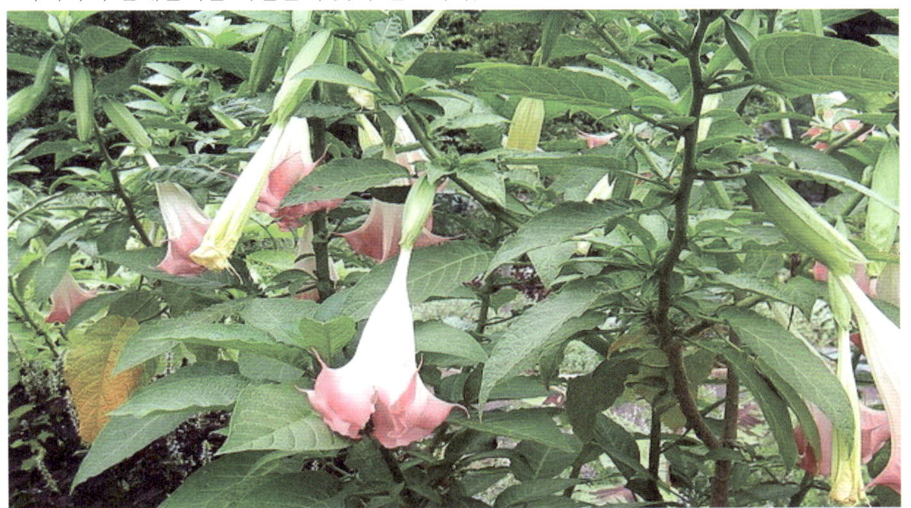

형태

높이가 1m정도 자란고 줄기에는 털이 없다. 잎은 타원형이고 가장자리가
고르지 못한 물결모양의 거친 톱니가 있다.

분포

마을 옆 또는 길옆 풀밭위에서 자생하며, 전국 각지에 분포한다.

채취 및 제법

6~11월 사이에 꽃을 채취해 반으로 절개한 다음 햇볕에 말린다. 전초는
사시사철 채취할 수 있다.

성분: l-hyoscyamine, hyoscine.

기미

맛이 맵고 쓰며, 설빙이 따뜻하다. 독이 많다.

효능

기관지 천식, 만성천식성기관지염, 위통, 이
가 아픈 증세에 효능이 있다.

용령

0.3-0.6g.

외용 시에는 적량을 사용한다.

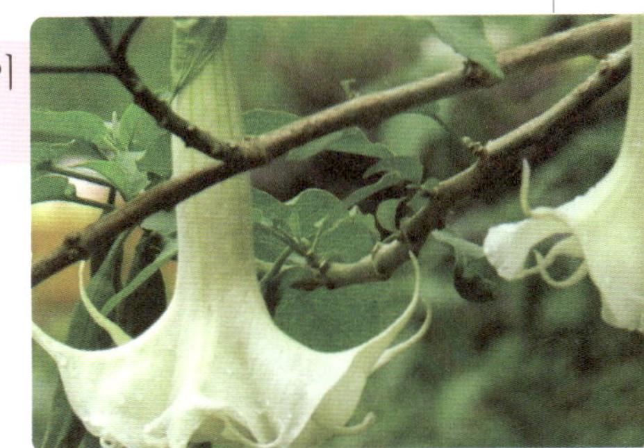

눈이 빨개지고 아픈 병에 좋은

순비기나무(만형자)

마편초과의 갈잎떨기나무 순비기나무의 열매이다.

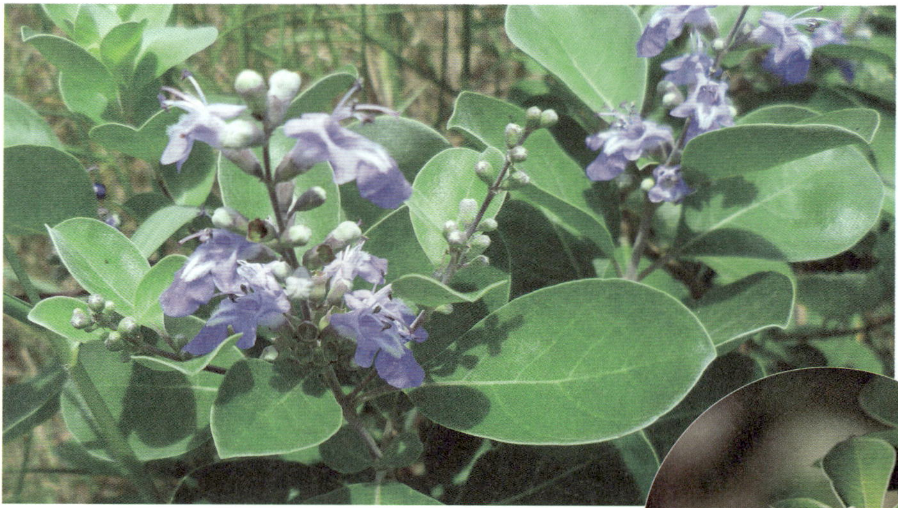

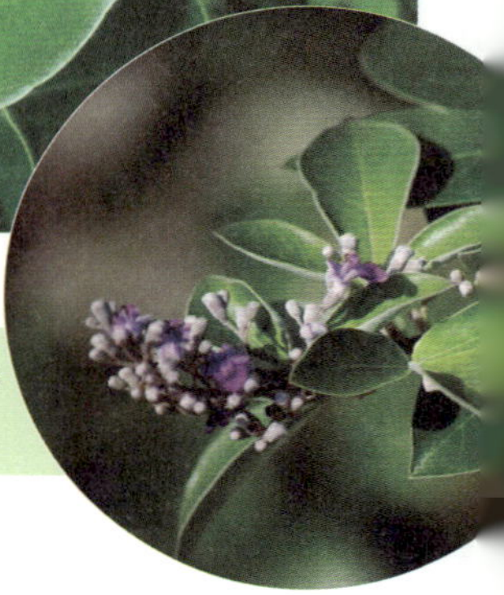

형태

높이는 1~3m정도이다. 전체에 회백색의 잔털이 있고 어린가지는 4개의 능각이 있으며, 흰색을 띤다.

분포

바다가나 호반에서 자생한다.

채취 및 제법

가을에 열매가 익었을 때 채취해 손질한 다음 햇볕에 말린다.

성분

voletail, vitricin.

기미

맛이 맵고 쓰며, 성질이 서늘하다.

효능

풍열사를 받아서 생긴 감기, 편두통, 눈이 빨개지고 아픈 병에 효능이 있다.

용량

6~10g.

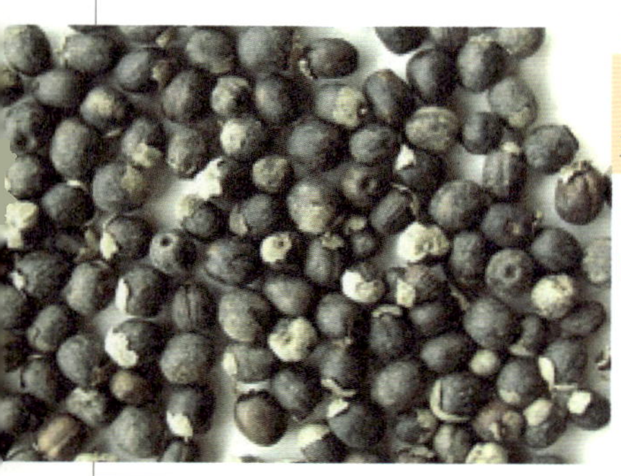

말리근

물푸레나무과의 상록관목 말리의 뿌리이다.

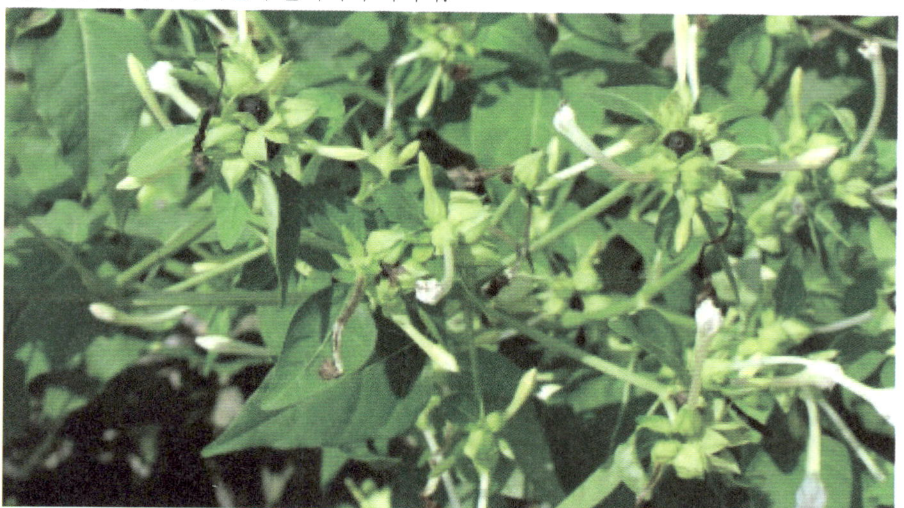

형태

잎은 홑 잎으로 마주나고 타원형이다. 잎 길이가 4.5~9㎝이고 뒷면 맥에는 황색털이 있다. 취산꽃차례는 꼭대기 끝에서 3송로 달린다.

분포

습윤하고 비옥한 토양에서 많이 재배한다.

채취 및 제법

연중 채취가 가능하며 햇볕에 말린다.

성분

alkaloid, sterol.

기미

맛이 쓰고 따뜻하며, 독이 있다.

효능

마취, 통증, 치통, 두정통, 불면증에 쓰인다.

용량

1~2g.

외용으로 사용할 때는 정략을 사용해야 한다.
내복할 때는 불에 쬐어 사용한다.

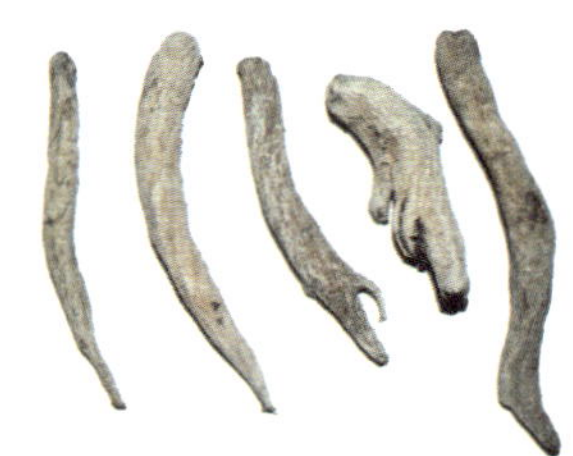

매실(매)

장미과의 갈잎큰키나무 매실나무의 덜 익은 열매를 가공한 것이다.

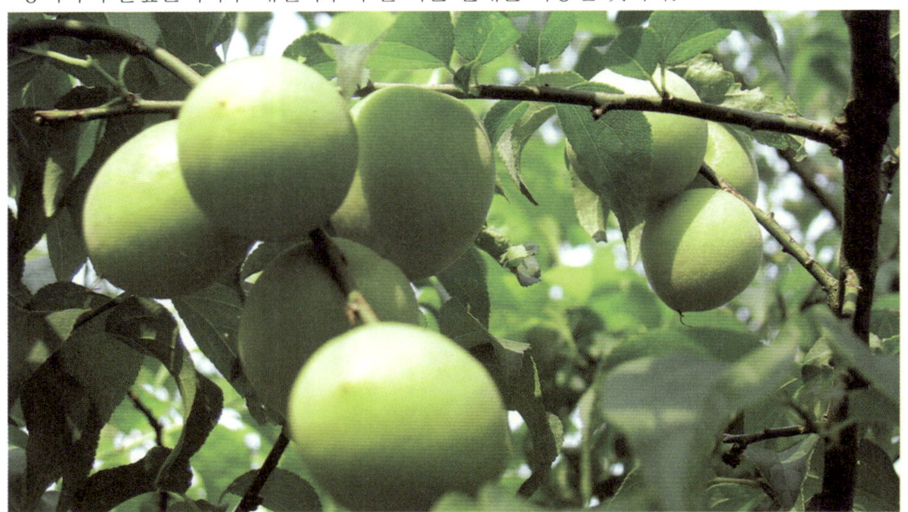

형태

키가 5m정도 자라며, 굵은 줄기에서 나온 가지 끝이 뾰족한 가시모양이다. 잎은 어긋나고 난형으로 잎 가장자리에 뾰족한 톱니가 있다.

채취 및 제법

5월에 열매가 덜 익었을 때 채취해 껍질을 벗기고 짚불 연기에 그을려서 검게 변할 때까지 말린다.

기미

맛이 시고 성질이 평하다.

성분

citric acid, malic acid, succinic acid, tartaric acid등이 함유되어 있다.

효능

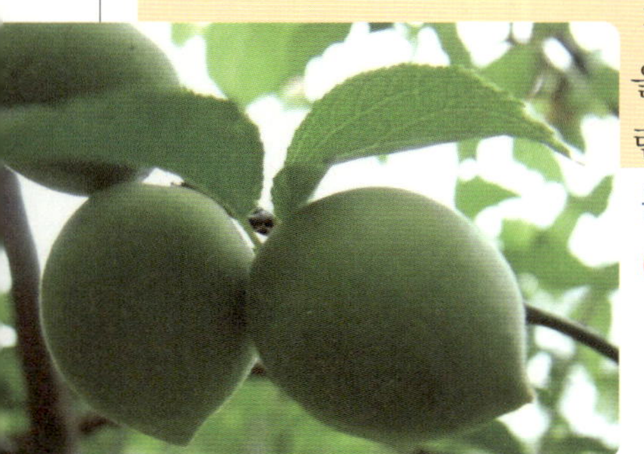

폐허로 인한 오래된 기침, 원기하함으로 대장을 다스리지 못하거나, 비기가 허해 생기는 오랜 설사에 효능이 있다.

용량

6~12g.

맥문동

백합과의 여러해살이풀 맥문동, 개맥문동, 실맥문동의 덩이뿌리이다.

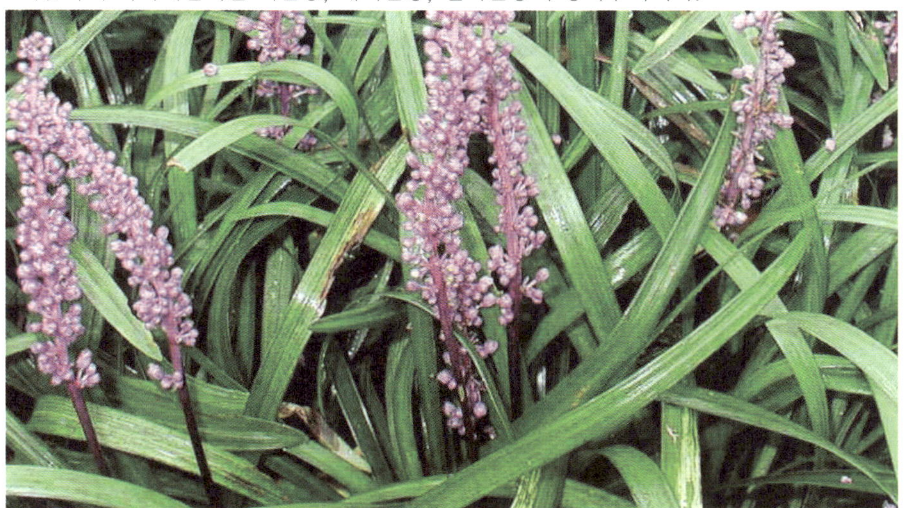

형태

줄기의 높이가 15~40cm이다. 수염뿌리는 맨 끝에서 중간까지 팽대하고 육질의 뿌리덩이를 이룬다.

채취 및 제법

봄과 여름에 채취하여 깨끗이 씻어 햇볕에 말린다.

성분

다종의 steroid saponin.

기미

맛이 약간 쓰고 성질이 차갑다.

효능

음액을 보태어 폐를 윤택하게 함으로써 해수 및 조담을 제거하는 효능, 심열을 제거하여 열로 인해 가슴이 답답하고 불안한 것을 치료하는데 효능이 있다.

용량

6~12g.

겉보리(맥아)

벼과의 한해살이풀 겉보리의 종자를 발아시켜 말린 것이다.

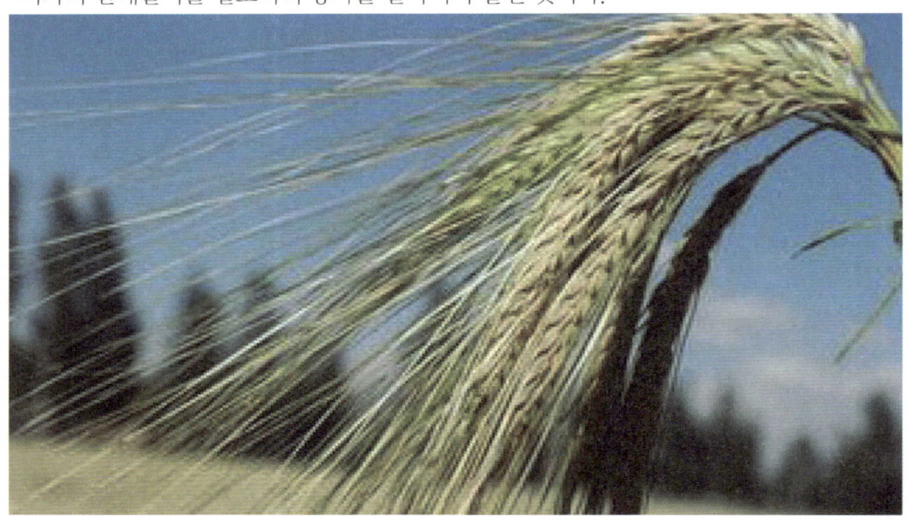

형태

높이가 60~100㎝정도로 자라고 줄기가 곧게 서며, 속이 비어 있다. 잎은 가늘고 길면서 털이 없으며, 양측에 꼬불꼬불한 갈고리모양의 엽이가 있다.

분포: 각지에서 두루 재배된다.

채취 및 제법: 4~5월에 채취해 발아시키는 데, 배아의 길이가 약 5㎜에 이를 때 햇볕에 말려 사용한다.

성분: 전분분해효소, 전화당효소, 비타민 등.

기미: 맛이 달고 성질이 따뜻하다.

효능

비위가 운화하지 못하여 음식이 장위에 쌓이고 설사가 나는 병, 소변이 찔끔찔끔 나오면서 아픈 것, 몸 안에 수습이 고여 얼굴과 눈, 팔다리, 가슴과 배, 심지어 온몸이 붓는 질환에 효능이 있다.

용량

3~6g.

외용 시에는 적량을 사용한다.

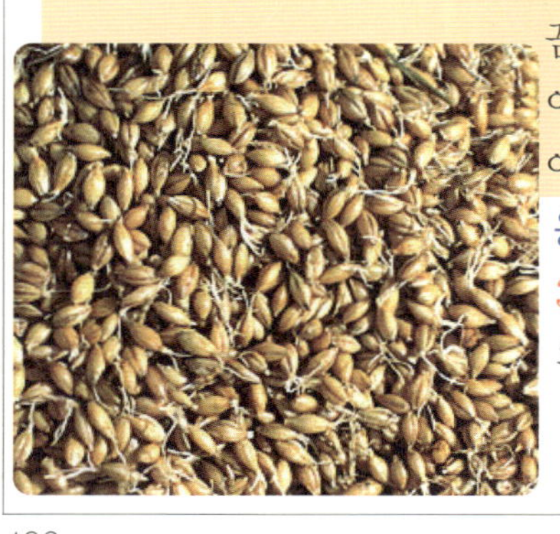

미나리아재비(모간)

미나리아재비과의 여러해살이풀 미나리아재비의 뿌리를 포함한 전초이다.

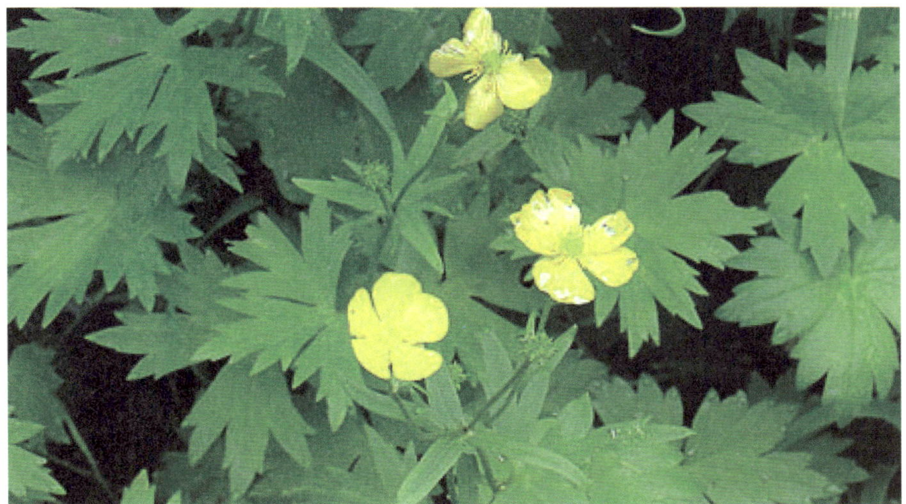

형태

줄기의 높이가 30~60cm정도이고 식물전체가 느슨한 보드라운 털이 있다. 뿌리에서 달리는 잎과 줄기 아래에서 달리는 잎에는 긴 잎자루가 있지만, 점차 없어진다.

분포

낮은 산의 도랑주변이나, 논 주변, 음습한 초지 등에서 자생한다.

채취 및 제법

여름과 가을에 채취해 깨끗이 손질한 다음 햇볕에 말린다.

성분

Protoanemonin.

기미

맛이 맵도 약간 쓰며 성질이 따뜻하다. 독이 있다.

효능

풍습관절염, 위통, 온 몸과 눈, 소변이 누렇게 되는 병에 효능이 있다.

용량

외용 시 신선한 생것을 적정량 사용한다.

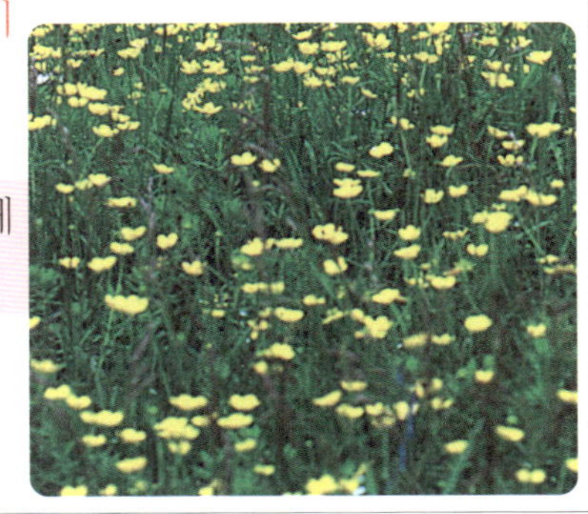

모과

장미과의 갈잎큰키나무 모과나무의 열매이다.

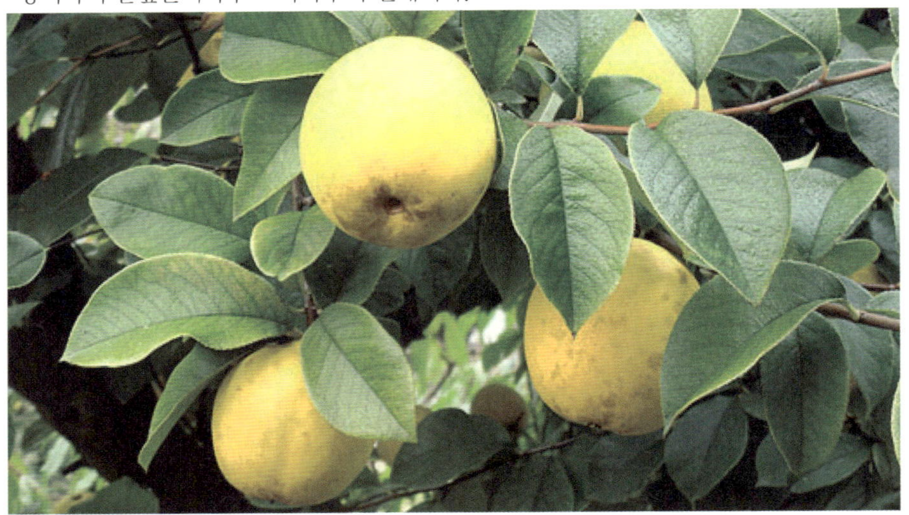

형태

높이가 2~6m까지 자라고 가지에는 굵고 단단한 가시가 달려 있다. 잎은 단엽으로 어긋나고 둥근 모양에 가늘고 길며 끝이 뾰족하다.

분포

산비탈이나 숲가에서 자라며, 재배도 한다.

채취 및 제법

열매가 성숙하면 따서 2~4조각으로 잘라 햇볕에 말려 사용한다.

성분: Reducing sugar, malic acid, pectic acid.

기미

맛이 시고 떫으며, 성질이 따뜻하다.

효능

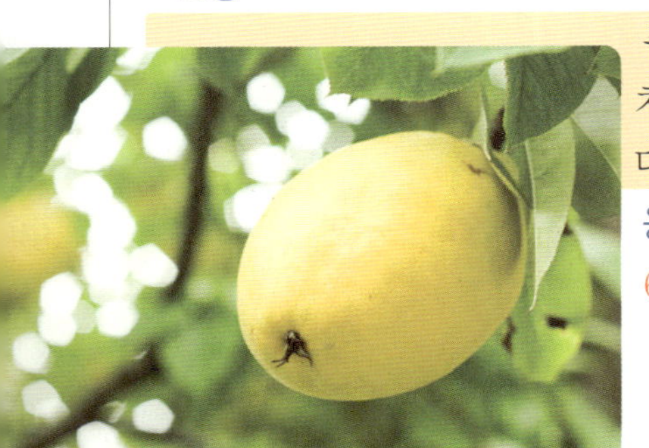

풍습으로 인해 팔이 아픈 증상, 다리가 나무처럼 뻣뻣하여지며 붓고 아픈 것에 효능이 있다.

용량

6~9g.

모 형

마편초과의 떨기나무 좀모형의 뿌리와 잎이다.

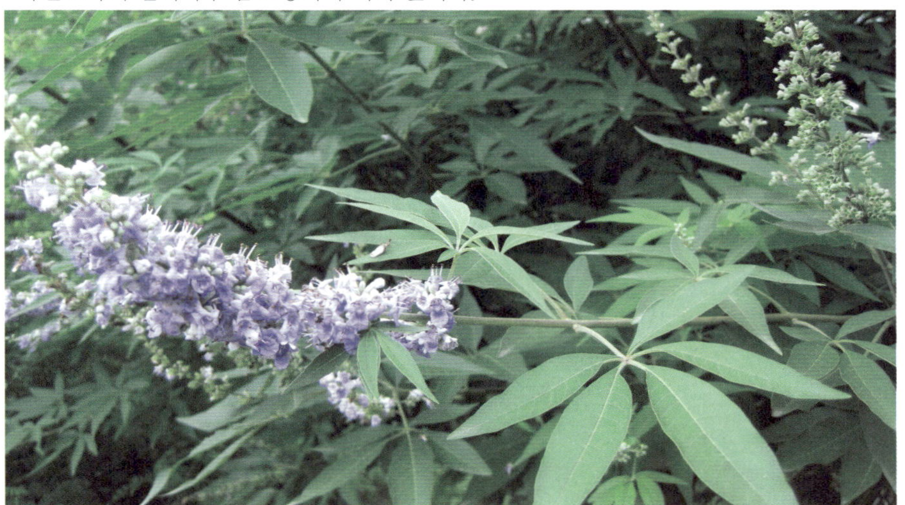

형태

키가 1~2m까지 자라며, 가지는 네모진 모양이다. 작은 잎은 손바닥모양의 겹잎으로 3~5장이고 바소꼴 또는 원상 바소꼴이다.

분포: 산비탈 길가의 풀 숲속에서 자생한다.

채취 및 제법

여름과 가을에 채취하며 뿌리는 깨끗이 씻어 절단하여 햇볕에 쬐어 말리고 잎은 응달에서 말린다.

기미

뿌리와 줄기는 맛이 쓰고 약간 매우며, 성질이 평하다. 잎은 맛이 쓰고 성질이 서늘하다.

효능

뿌리와 줄기는 기관지염, 배가 아프고 속이 켕기면서 뒤가 무직하며 곱이나 피고름이 섞인 대변을 자주 누는 병, 간염. 잎은 감모, 장염, 비뇨기계통 감염에 효능이 있다.

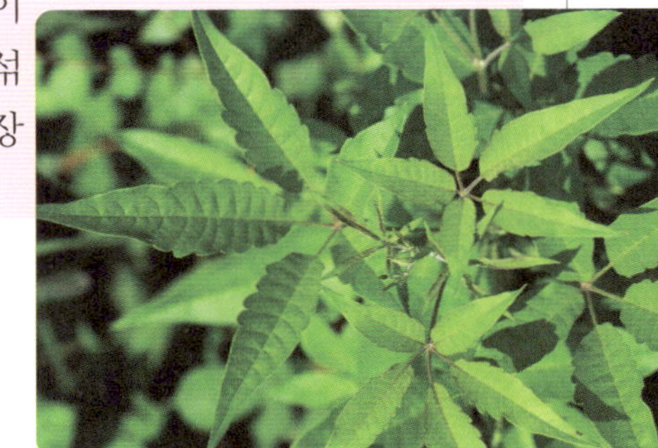

용량

뿌리와 줄기는 15~30g. 잎은 9~30g.

무궁화(목근)

아욱과의 갈잎떨기나무 무궁화의 꽃이다.

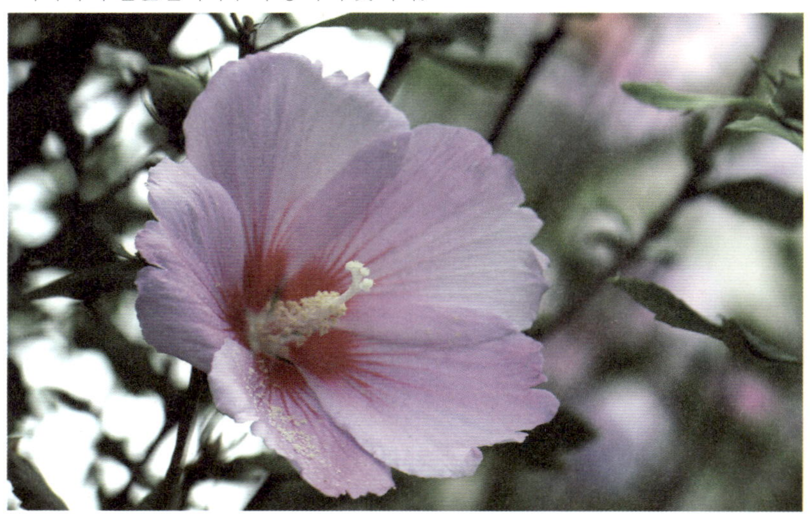

형태

높이가 3~4m까지 자라고 어린가지에는 털이 없다. 잎은 어긋나고 난형이거나 마름모 또는 좁은 원형이다.

분포

평남, 강원도 이남에서 재배한다.

성분

꽃에 saponarin.

기미

맛이 달고 담담하며, 성질이 서늘하다.

효능

배가 아프고 속이 켕기면서 뒤가 무직하며 곱이나 피고름이 섞인 대변을 자주 누는 병, 폐에 생긴 여러 가지 열증으로 기침이 나는 것에 효능이 있다.

용량

3~9g.

외용 시에는 적량을 사용한다.

놀랐을 때에 발작하는 간질에

모란

미나리아재비과의 여러해살이풀 모란의 뿌리껍질이다.

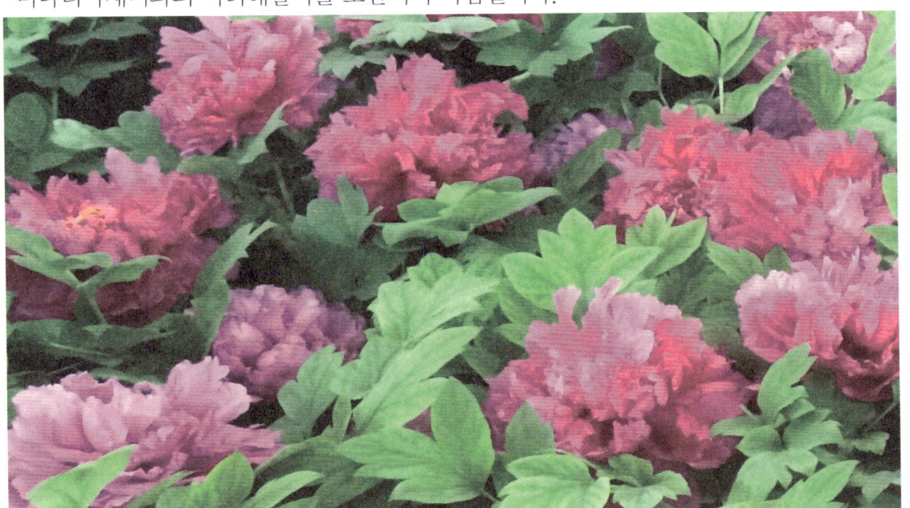

형태

줄기의 높이가 1~2m정도 자라고 가지가 굵고 털이 없다. 잎은 잔잎 3장으로 이뤄진 겹잎인데, 여기서 또다시 3~5갈래로 갈라지고 잎 후면은 흰색이다.

분포

여러 곳에 분포한다.

채취 및 제법

가을철에 뿌리를 채취해 손질한 뿌리의 껍질을 벗겨내고 햇볕에 말린다.

성분: paeonol, paeonoside.

기미

맛이 매우며 성질이 차갑다.

효능

열사가 혈분으로 침범한 증상, 발광, 놀랐을 때에 발작하는 간질, 피를 토하는 병, 대변과 함께 피가 항문으로 나오는 병, 악성종기에 효능이 있다.

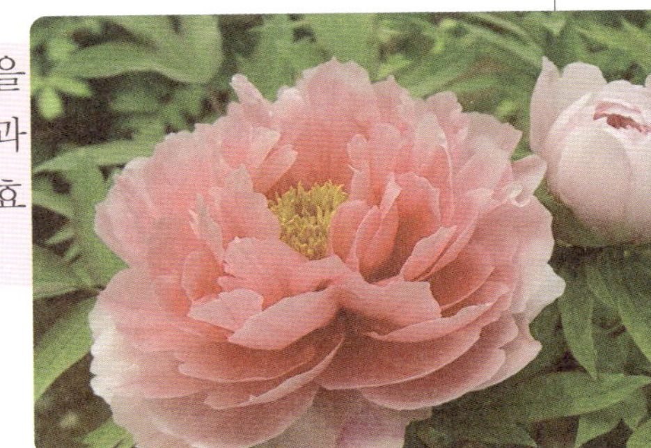

용량

3~10g.

목면

갈잎큰키나무 목면의 꽃이다.

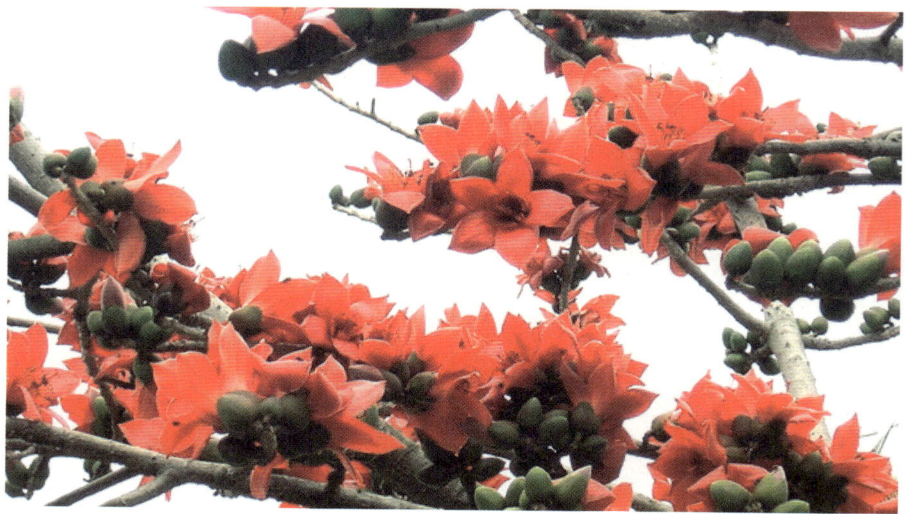

형태

높이가 25m까지 자란다. 줄기와 가지에는 원뿔모양의 가시가 붙어 있다. 잎은 손바닥 모양의 겹잎으로 작은 잎이 5~7장이고 타원형이다.

분포

강가나 산기슭에 자생하거나 재배한다.

채취 및 제법

봄에 채취해 잡질을 제거하고 햇볕에 말리거나 불에 구워서 말린다.

성분: 단백질, 탄수화물, 회분.

기미

맛이 달고 성질이 서늘하다.

효능

설사, 배가 아프고 속이 켕기면서 뒤가 무직하며 곱이나 피고름이 섞인 대변을 자주 누는 병, 성기 부정 출혈, 손가락 마디나 손가락 끝에 생기는 부스럼에 효능이 있다.

용량

20~39g

목별자

박과의 여러해살이 덩굴식물 목별의 종자와 뿌리와 잎이다.

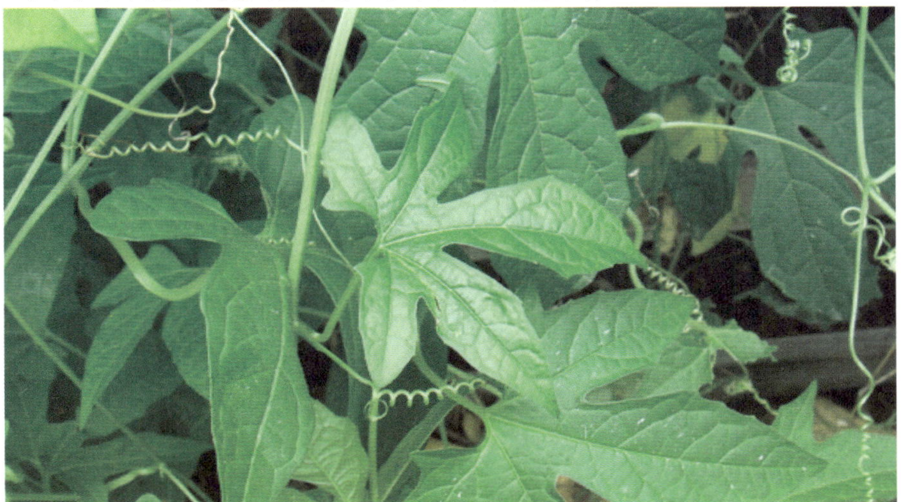

형태

덩굴손이 잎에 붙어서 자라며 가지를 치지 않는다. 잎은 계란모양으로 3~5번 손바닥모양으로 분열하고 밑동 양측에 각 1~2개의 선체가 있다.

분포

산비탈 숲 주변에서 자생한다.

채취 및 제법

가을철에 열매를 채취하고, 여름과 가을철사이에는 뿌리와 잎을 채취해 햇볕에 말리거나 신선한 생으로 사용한다.

성분

Momordicacid, pentacylic triterpene glycoside, columbin 등.

기미

맛이 쓰고 약간 달며 성질이 따뜻하다. 독이 있다.

효능

경임파선, 결핵, 외옹이 곪아터진 후 오랜 동안 아물지 않는 병에 효능이 있다.

용량

외용 시에는 적량을 사용한다.

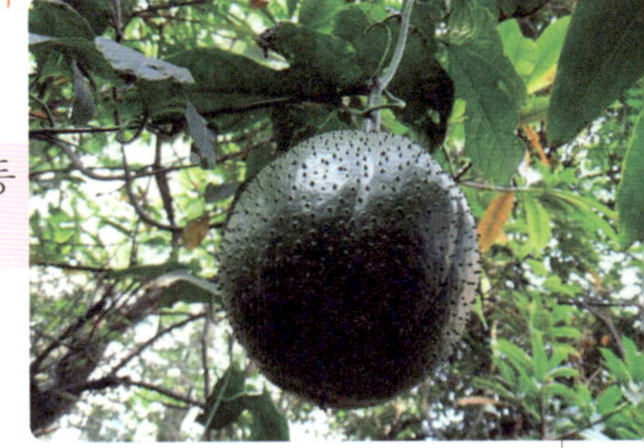

목부용

아욱과의 갈잎떨기나무 부용의 꽃과 잎, 뿌리이다.

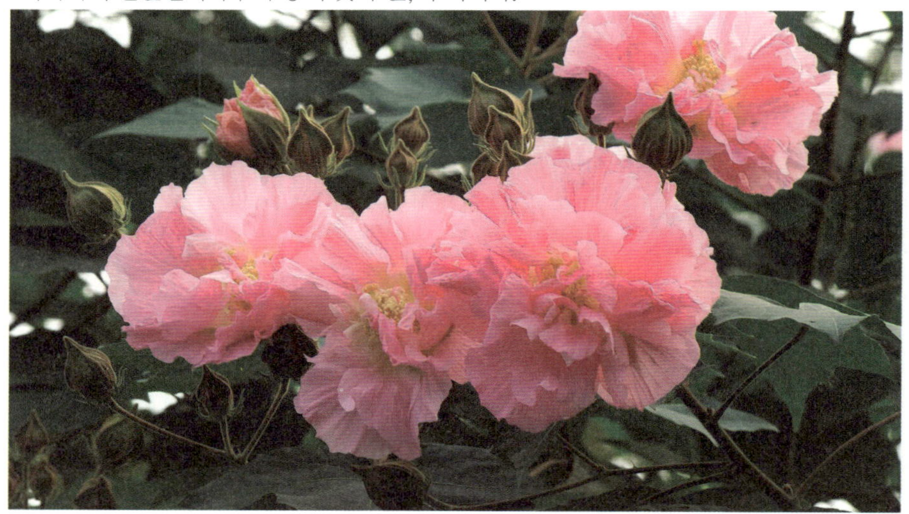

형태

높이가 6m정도 자란다. 잎은 어긋나고 손바닥 모양으로 3~7갈래로 갈라지며, 양면에 골고루 별처럼 생긴 털이 덮여 있다.

분포: 양지바른 곳과 배수가 원활한 사질토양에서 자생한다.

채취 및 제법

여름과 가을에 꽃을 채취해 햇볕에서 잎은 응달에서 말린다. 가을과 겨울에 뿌리를 채해 잡질을 제거하고 햇볕에 말린다.

성분: isoquercitrin, hyperin, rutin 등.

기미: 맛이 약간 맵고 성질이 서늘하다.

효능

폐에 생긴 여러 가지 열증으로 기침이 나는 것, 월경과다, 외용으로는 살갗에 생기는 외옹이 곪아 터진 뒤 피부에 얕게 생긴 헌데, 유선염, 상으로 인한 온갖 병에 효능이 있다.

용량

9~30g.

외용 시에는 적량을 사용한다.

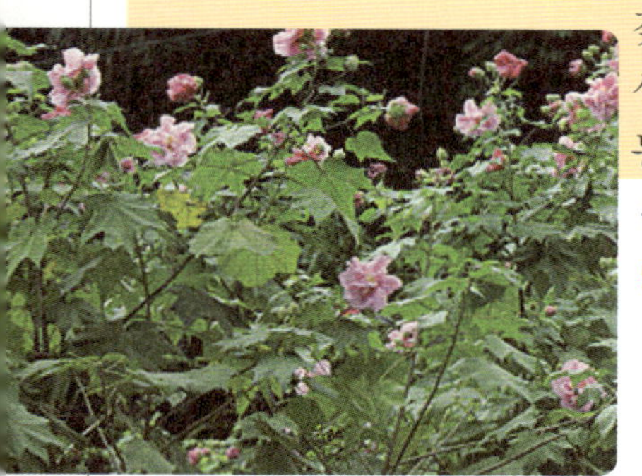

개자리(목숙)

콩과의 두해살이풀 개자리의 줄기와 잎, 뿌리이다.

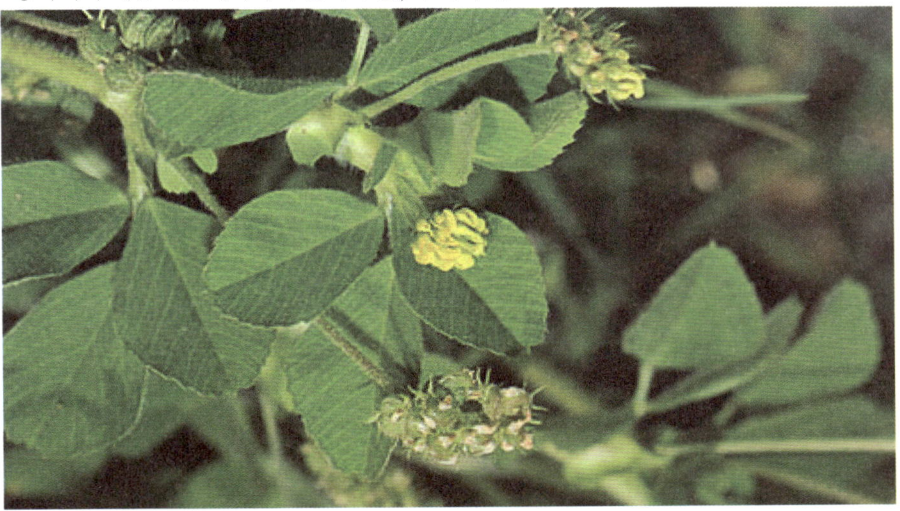

형태

높이가 30~90㎝정도로 곧게 자라는데, 털이 없고 속이 비어있다. 잎은 호생하고 작은 잎이 3개로 긴 타원형 또는 바소꼴이다.

분포: 우리나라 각지에 분포한다.

채취 및 제법

여름에 채취해 잡질을 제거하고 햇볕에 말리거나 신선한 것은 생으로 사용한다.

성분: 줄기와 잎에는 saponin, lucernol, sativol이 함유되어 있으며, 그밖에 tricin 등이 함유되어 있다. 뿌리에는 당류, 아미노산 등이 함유되어 있다.

기미: 줄기와 잎은 맛이 쓰고 성질이 평하며 독이 없다. 뿌리는 맛이 쓰고 성질이 차갑다.

효능

줄기와 잎은 뇨결석, 방광결석, 몸 안에 수습이 고여 얼굴과 눈, 팔다리, 가슴과 배, 심지어 온몸이 붓는 질환에 효능이 있다.

용량

목숙은 11~19g을 즙으로 복용한다. 뿌리는 15~30g을 전탕 또는 생즙으로 복용한다.

목이

목이과의 진균 목이의 자실체.

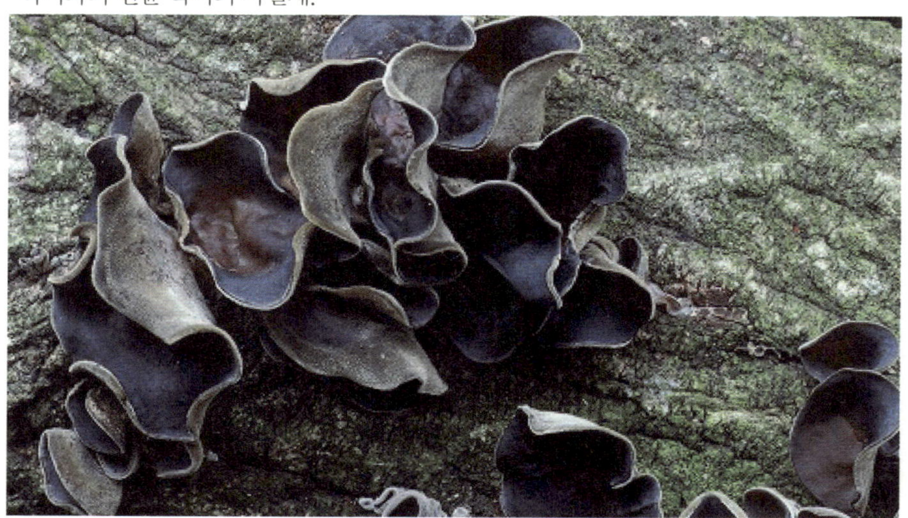

형태

자실체의 모양은 사람의 귀와 비슷하며, 지름이 약 10㎝정도이다. 내면은 진한 갈색이고 매끈하며, 겉면은 옅은 갈색으로 유연하고 짧은 털이 조밀하게 있다.

분포

음습하거나 썩은 나무줄기 위에 기생하는데, 인공재배도 하고 있다.

채취 및 제법

여름과 가을철에 채취해 햇볕에 말려서 사용한다.

성분: protein, phospholipid.

기미: 맛이 달고 성질이 평하다.

효능

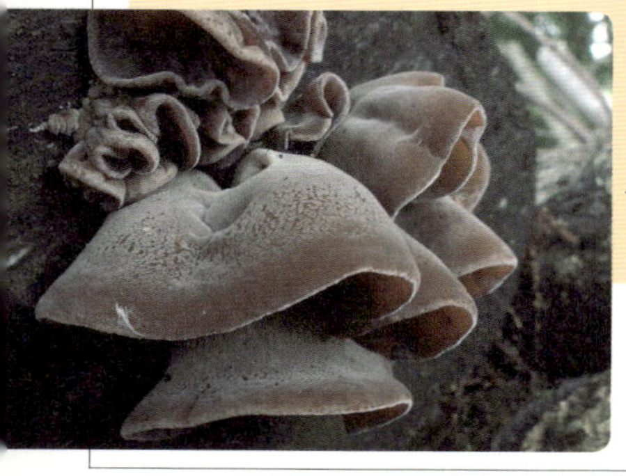

치질 때 뒤로 새빨간 피가 나오는 것, 피가 섞인 대변을 누거나 순 피만 누는 이질, 소변에 피가 섞여 나오는 증상, 월경주기와 무관하게 불규칙적인 질 출혈이 일어나는 병에 효능이 있다.

용량

10~30g 또는 가루로 만들어 복용한다.

풍사를 제거하고 열을 내리는 효능

속새과의 상록성 여러해살이풀 속새의 지상부이다.

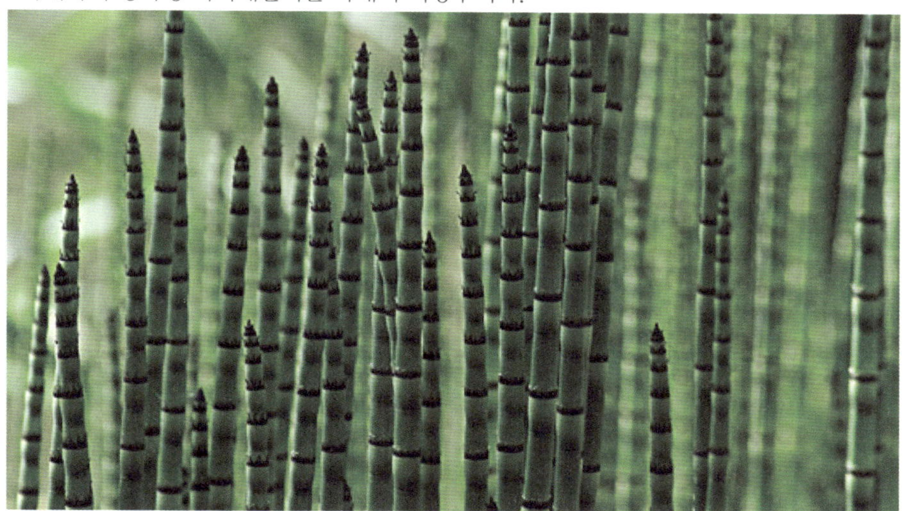

형태

줄기의 높이가 30~60㎝로 뿌리줄기는 흑색이다. 줄기는 거칠면서 딱딱한데, 곧게 자라고 단일 또는 밑 부분이 분지이다.

채취 및 제법

여름과 가을철에 채취해 지상부분을 베어서 응달에서 말린다.

성분

plaustrine, dimethylsulfone, thymine.

기미

맛이 달고 쓰며, 성질이 평하다.

효능

풍사를 제거하고 열을 내리는 효능, 눈을 밝게 하고 예막을 치료하는 효능. 장풍하혈은 대변을 보기 전에 새빨간 피가 나오는 것에 효능이 있다.

용량

5~15g.

위복부의 붓고 아픈 통증에

몰약

감람과의 작은큰키나무 몰약나무의 수지이다.

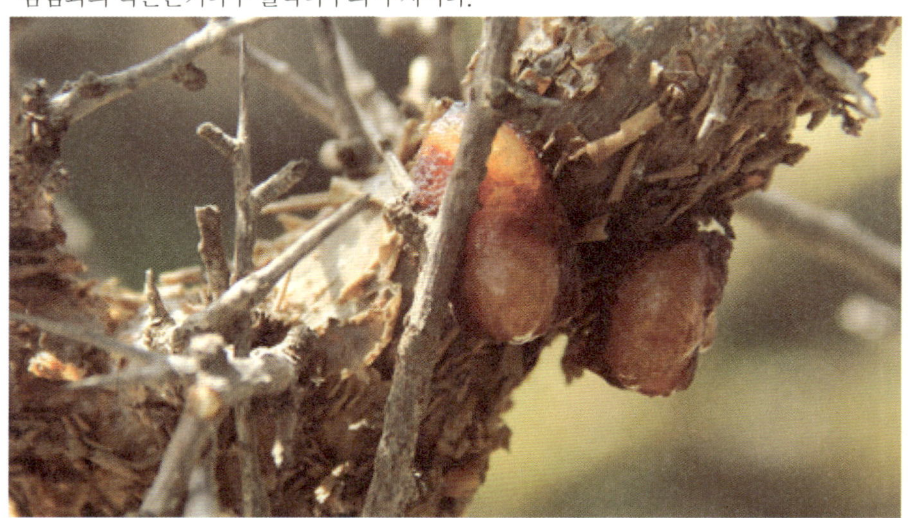

형태

키가 3m까지 자란다. 짙은 녹색 줄기는 가시 모양의 굵은 가지가 많고 흰 점들이 찍혀 있다.

채취 및 제법

사시사철 줄기에 상처를 낸 다음 흰색 수액을 채취하는데, 이것을 증류해서 말리면 송진처럼 굳어진다.

성분: 정유, 수지, 고무 등이 들어 있다.

기미

맛이 쓰고 성질이 평하다.

효능

월경이 있어야 할 시기에 월경이 없는 것, 월경 중에 또는 월경 전후에 아랫배나 허리가 아픈 병, 위복부의 붓고 아픈 통증에 효능이 있다.

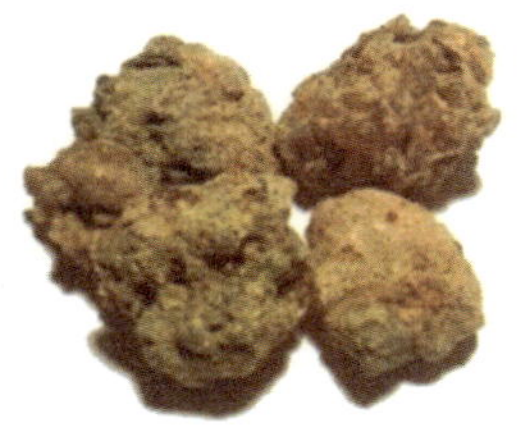

용량

3~10g을 전탕 또는 환산제를 만들 때 섞는다.

부주

임신 중에는 사용하지 말아야 한다.

국부적으로 일어나는 종창에

무화과

뽕나무과의 갈잎떨기나무 무화과의 성숙한 열매와 뿌리, 잎이다.

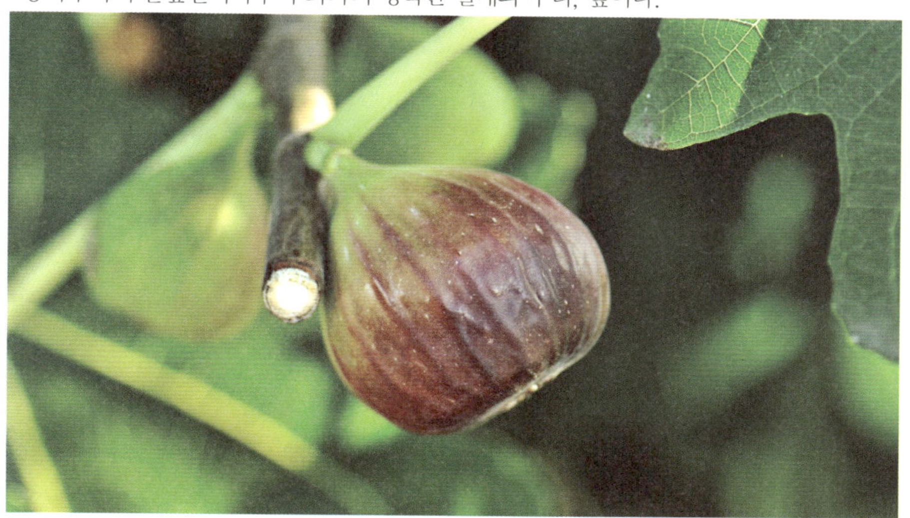

형태

높이가 3~6m정도이고 유즙이 있다. 잎은 어긋나고 계란형이며, 손바닥 모양으로 3~5갈래로 갈라지고 끝이 무디다.

채취 및 제법

뿌리는 사시사철 채취가 가능한데, 열매와 잎은 여름과 가을에 채취해 햇볕에 말리거나 신선한 것을 그대로 사용한다.

성분: 열매는 glucose, fructose, 구연산 등. 잎은 amino acids, bergapten. 뿌리는 psoralen.

기미

열매는 맛이 달고 성질이 평하다. 뿌리와 잎은 맛이 담담하고 떫으며, 성질이 평하다.

효능: 열매는 호흡이 가쁘며 곤란한 증, 인후 점막이 붓는 것. 뿌리와 잎은 장염, 대변이 묽고 횟수가 많은 병. 국부적으로 일어나는 종창에 효능이 있다.

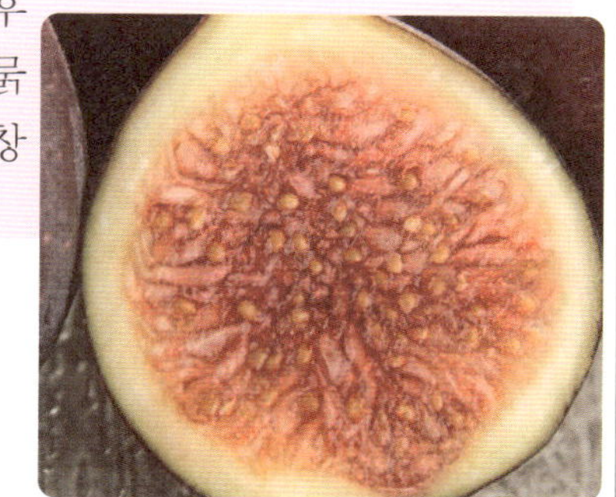

용량

열매와 잎은 15~30g.

뿌리와 잎은 외용 시 적량을 사용한다.

양다래나무(미후도)

다래과의 낙엽 덩굴나무 양다래나무의 열매이다.

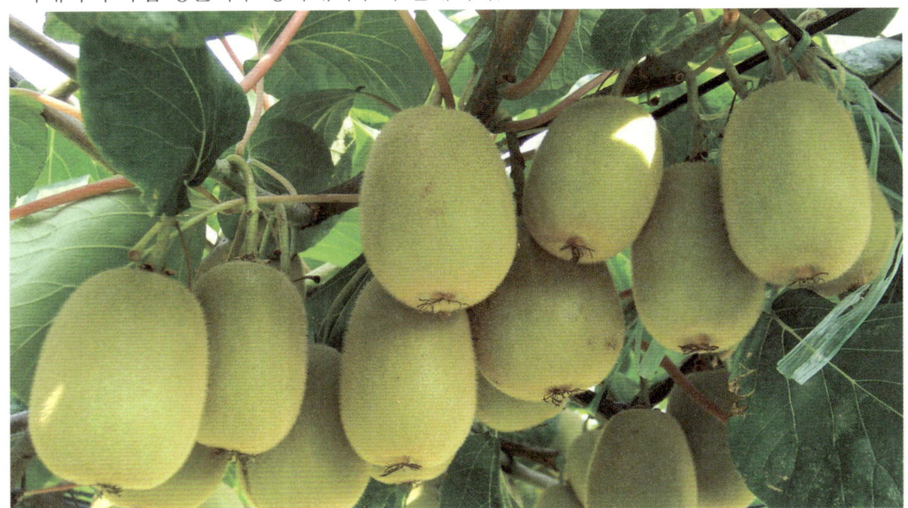

형태

어린 가지와 잎자루에는 갈색의 털이나 가시 털로 덮여있다. 잎은 어긋나고 둥근 계란모양 또는 거꿀 계란모양이며, 가장자리에 가시 같은 톱니가 있다.

분포

산비탈, 수풀근처나 관목 숲에서 자란다.

채취 및 제법

70%쩡도 익은 열매를 채취해 썰어서 햇볕에 말린다.

성분

당, 비타민, 유기산, actinidine.

기미: 맛이 달고 시며, 성질이 차갑다.

효능

가슴이 답답하고 열이 나는 증, 목이 말라 물이 자꾸 먹히는 병, 온 몸과 눈, 소변이 누렇게 되는 병에 효능이 있다.

용량

50~100g.

밀몽화

갈잎떨기나무 밀몽나무의 꽃봉오리다.

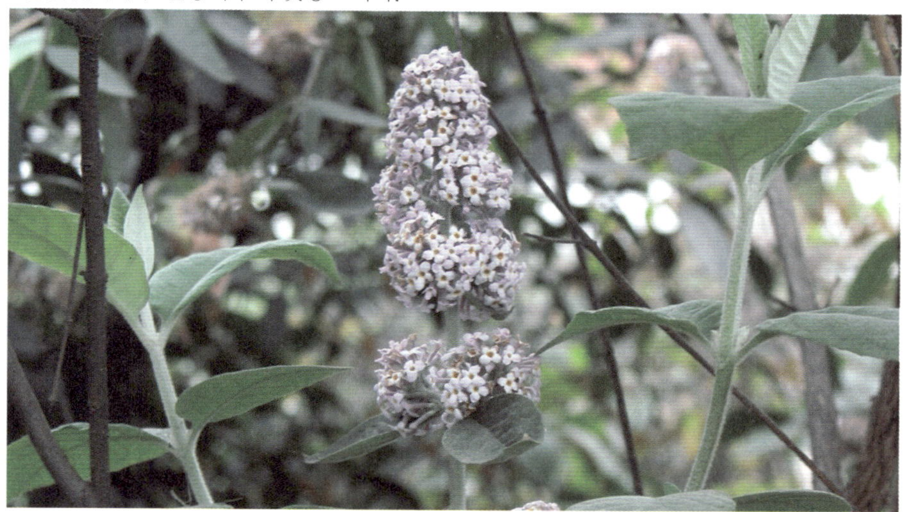

형태

높이가 3~6m정도 자란다. 가지와 잎자루, 잎 뒷면과 꽃차례에는 백색의 별모양 또는 솜털이 밀생한다. 잎은 단엽으로 마주나고 넓은 바소꼴이며, 길이가 5~12cm, 너비는 1~4.5cm이다.

분포

석회암지대의 산비탈, 개울가의 관목 숲속에서 자생한다.

채취 및 제법

꽃이 피기 전에 꽃봉오리를 채취해 잡질을 제거하고 햇볕에 말린다.

성분

buddleo glucoside, acacetin, 한분자의 rhamnose, glucose.

기미

맛이 달고 성질이 약간 차갑다.

효능

눈의 흰자위에 붉게 핏발이 서고 부으며 뜨거운 눈물이 나오고 아픈 것, 다뇨에 효능이 있다.

용량

4~9g.

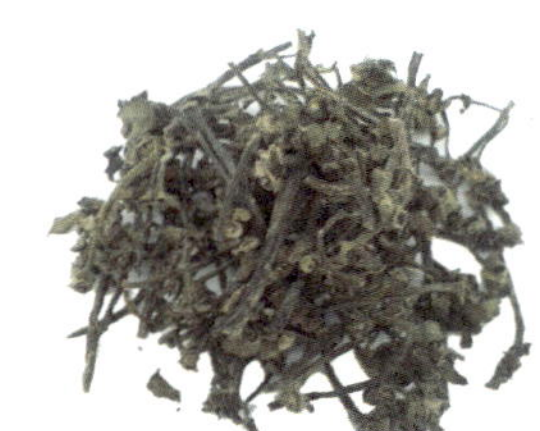

박하

꿀풀과의 여러해살이풀 박하의 줄기와 잎이다.

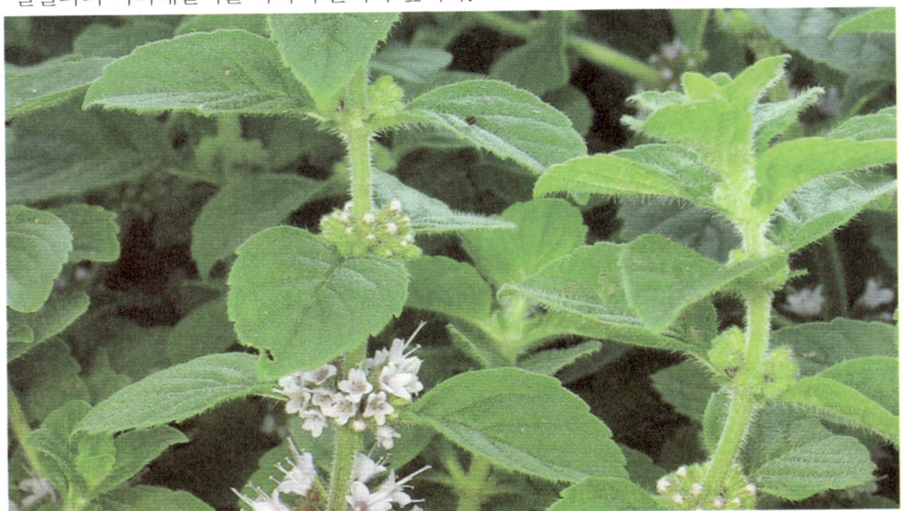

형태

줄기의 높이가 30~90㎝이고 털이 있으며, 곧게 자라고 가지가 갈라진다. 섬유질이 많은 다육질의 줄기뿌리가 자란다.

채취 및 제법

7월 상순과 9월 상순, 남쪽지역은 6, 7, 10월에 지상부를 잘라 응달에서 말려 사용한다.

성분

박하유의 주성분은 menthol과 menthone, 기타 첨희류 화합물이다.

기미

맛이 맵고 성질이 서늘하다.

효능

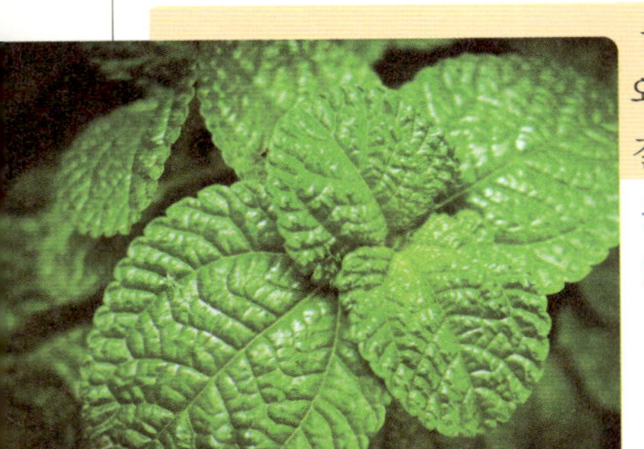

풍열사를 풀어주고 흩어주는 치료하고 머리와 얼굴, 눈 등에 열이 치솟는 것을 차가운 성질의 약으로 식히는 효능이 있다.

용량

515g.

열을 식히고, 소변이 잘 나오게 하는

수염가래꽃(반변련)

초롱꽃과의 여러해살이풀 수염가래꽃의 전초이다.

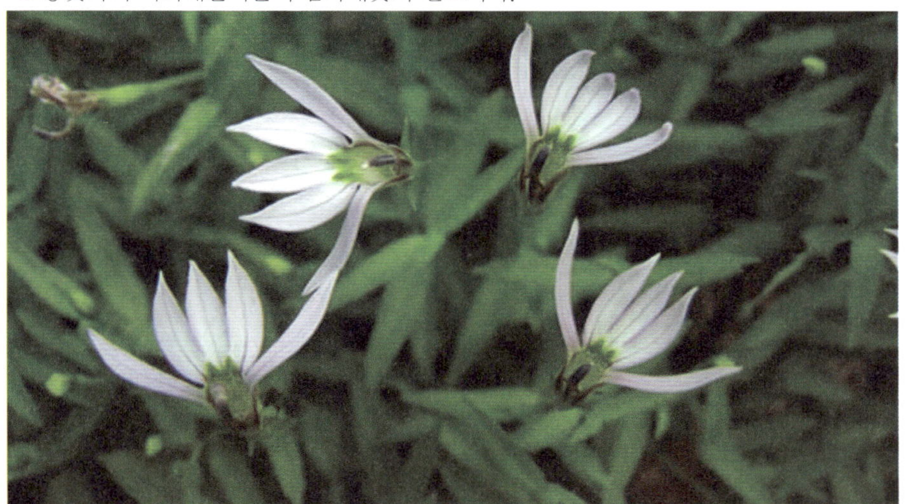

형태

높이가 20㎝정도로 자란다. 줄기가 가늘면서 길고 유즙이 있다. 마디에서 잎이 어긋나거나 가지가 어긋나기도 한다.

분포: 도랑가, 강변, 밭두렁, 습 등에서 자란다.

채취 및 제법

여름에 채취해 깨끗이 씻은 다음 햇볕에 말린다.

성분

lobeline, Lobelanine, Lobtlanidine, 그 밖에 flavonoid glycoside, saponin, amino acids.

기미

맛이 달고 성질이 평하다.

효능

열을 식히고, 소변이 잘 나오게 하는 효능, 옹저나 상처가 부은 것을 삭아 없어지게 하고 해독하는 효능이 있다.

용량

15~30g.

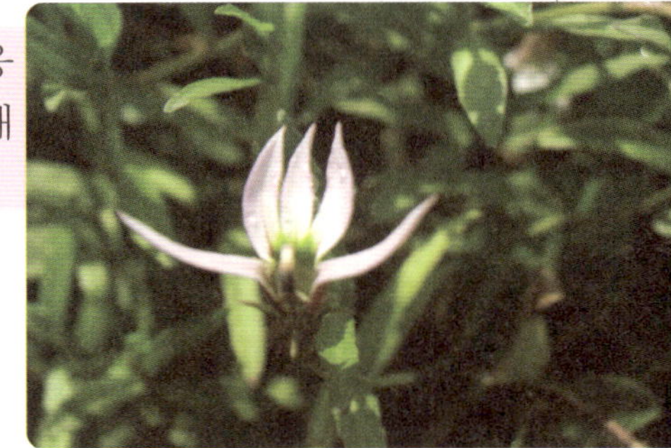

가래가 많은 기침에 좋은

반하(끼무릇)

천남성과의 여러해살이풀 끼무릇의 덩이뿌리이다.

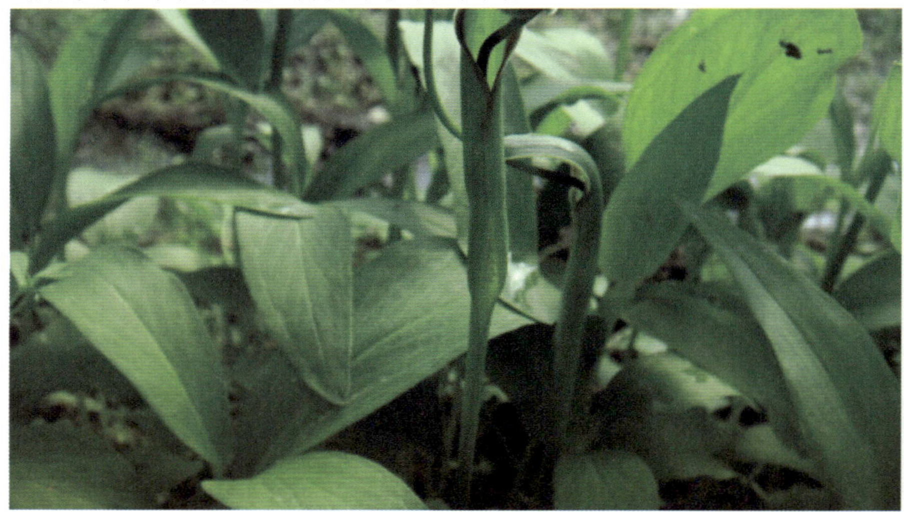

형태

덩이줄기는 구형이다. 일년생은 단엽이고 난상 심장형이며, 2~3년 후에는 3출복엽이 된다.

분포

산비탈의 음습한 숲속에서 풀숲 속에 자생한다.

채취 및 제법

7~9월에 채취하여 외피를 벗기고 햇볕에 말린다.

성분

volatile oils, alkaloid.

기미

맛시 맵고 따뜻하며 독이 있다.

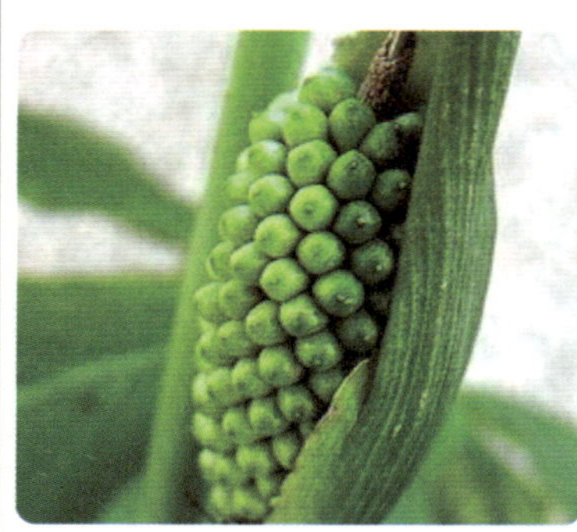

효능

습담으로 인하여 찬 것을 마시면 토하는 병, 구토, 음식물이 들어가면 토하는 병, 가래가 많은 기침에 효능이 있다.

용량

5~10g.

청미래덩굴(발계)

백합과의 덩굴성 갈잎떨기나무 청미래덩굴의 뿌리줄기와 잎이다.

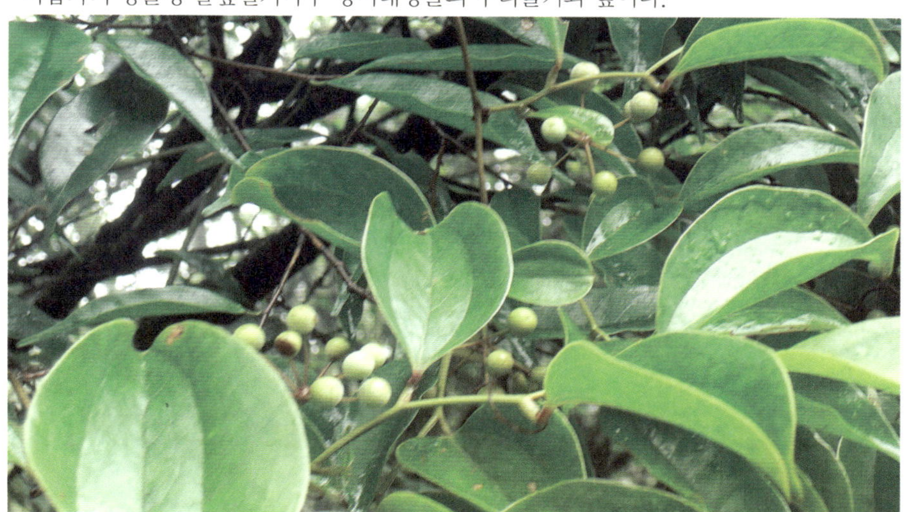

형태

뿌리줄기는 땅속에서 옆으로 자라고 팽대한 부분은 불규칙한 마름모꼴이며, 목질에 갈색을 띤다. 줄기와 가지에 흩어져 나고 끝이 뾰족하다.

분포: 산비탈 숲 주변, 구릉의 관목 숲에서 자생한다.

채취 및 제법: 사시사철 채취가 가능하다. 채취 후 햇볕에 말리거나 소금물에 몇 시간을 담갔다가 증기로 잘 쪄서 햇볕에 말린다. 여름에 잎을 채취해 깨끗이 씻어 햇볕에 말린다.

성분: 뿌리줄기는 다양한 종류의 steroid saponin.

기미

맛이 달고 시며, 성질이 평하다.

효능

뿌리줄기는 풍습으로 인한 관절 부위의 통증, 외상으로 인한 온갖 병, 위장염, 배가 아프고 속이 켕기면서 뒤가 무직하며 곱이나 피고름이 섞인 대변을 자주 누는 병, 소화불량, 당뇨병에 효능이 있다.

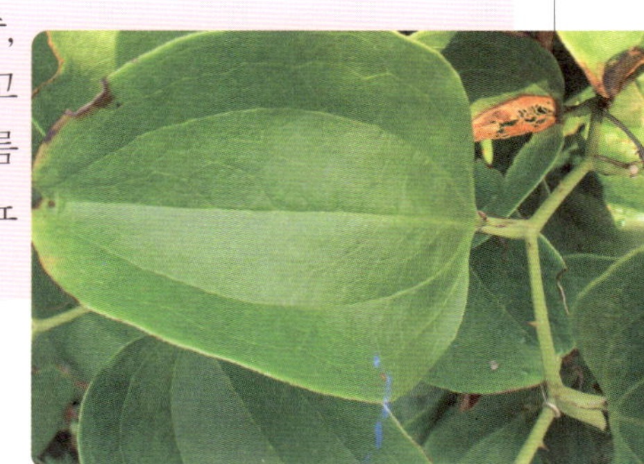

용량

뿌리줄기 30~60g.

방기

방기과 식물인 목방기의 뿌리.

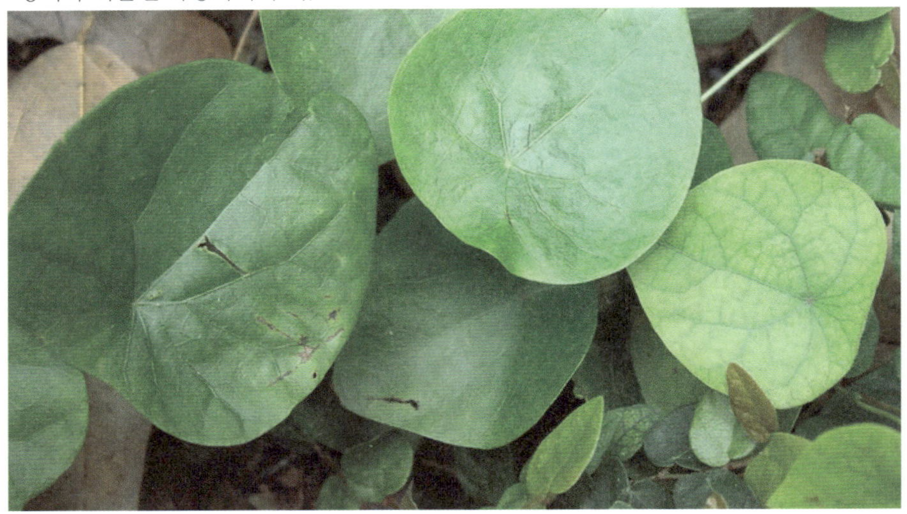

형태

불규칙한 원주형이거나 반원주형으로 많이 구부러져 있고 길이는 5~10cm, 지름은 1~5cm정도로 표면은 담회황색이고 만곡부위에는 가로로 홈이 있으며 결절상의 혹과 같은 것이 있다.

분포: 분방기는 남부의 낮은 산기슭과 밭둑에서 자라고 댕댕이덩굴(목방기)은 중부 이남의 낮은 산기슭의 양지쪽에서 자란다.

채취 및 제법: 음력 2월, 8월에 뿌리를 캐 코르크층은 제거한 후 그늘에서 말려서 사용한다.

기미

성질은 평하고 따뜻하며 맛은 맵고 쓰며 독이 없고, 방광과 신장, 비장에 작용한다.

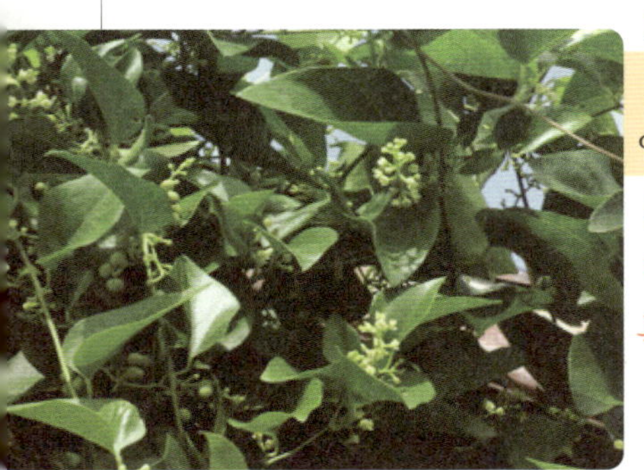

효능

.약용-(뿌리) 진통, 소염, 해열, 항균, 항종양작용 등이 있다.

용량

하루 6~12g을 탕약, 알약, 가루약형태로 복용한다.

방풍

산형과의 여러해살이풀 방풍의 뿌리이다.

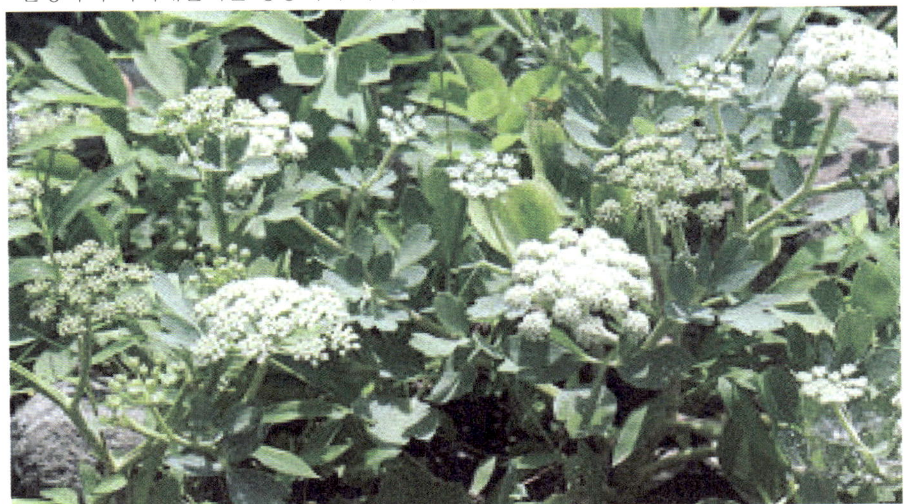

형태

줄기의 높이가 1m정도이고 두 갈래로 갈라진다. 잎은 어긋나고 깃꼴로 갈라져 있다. 여름에 흰 꽃이 피는데, 꽃잎 끝이 뭉뚝하게 잘린 모양이다.

채취 및 제법

봄에 채취해 잔뿌리와 흙을 제거하고 햇볕에 말린다.

성분

뿌리는 휘발성 정유와 mannitol을 함유한다. 또한 decursin 및 chromone도 들어 있다.

기미

맛이 맵고 성질이 따뜻하다.

효능

주로 풍사로 머리가 아픈 증상, 열이 나고 오슬오슬 한기가 드는 증상, 관절통, 사지의 근맥이 땅기면서 뒤틀리는 것임 팔다리의 근육이 오그라드는 병에 효능이 있다.

용량

10~20g

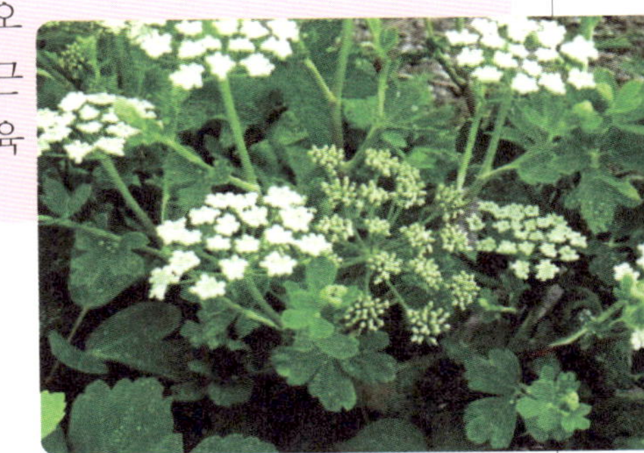

악성종기에 좋은

백(파)

백합과의 여러해살이풀 파의 비늘줄기이다. 종자를 총실 또는 총자라고 부른다.

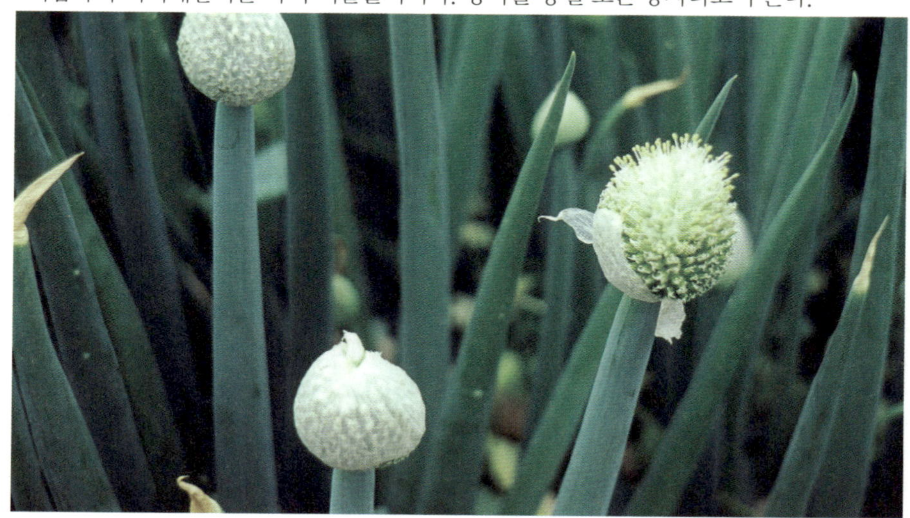

형태

높이 70cm정도의 꽃줄기 끝에 백록색 꽃이 달린다. 보통 무더기로 자라고 매운맛이 있으며, 절단하면 매운맛의 점액이 있다.

분포: 각지에서 재배한다.

채취 및 제법: 8~10월에 채취하는데, 채취 후 수염뿌리와 잎을 제거하고 외막을 벗긴 다음 사용한다.

성분: 휘발성 정유를 함유하는데, 주성분은 allicin이다. 또 allylsulfide, malic, 비타민B, C, E 등이다.

기미: 맛이 맵고 성질이 따뜻하다.

효능

상한한열두통, 음한으로 인한 복통, 복강 내에 기생충이 쌓여 속이 막힌 듯 한 증상, 대소변을 보지 못하는 증상, 악성종기에 효능이 있다.

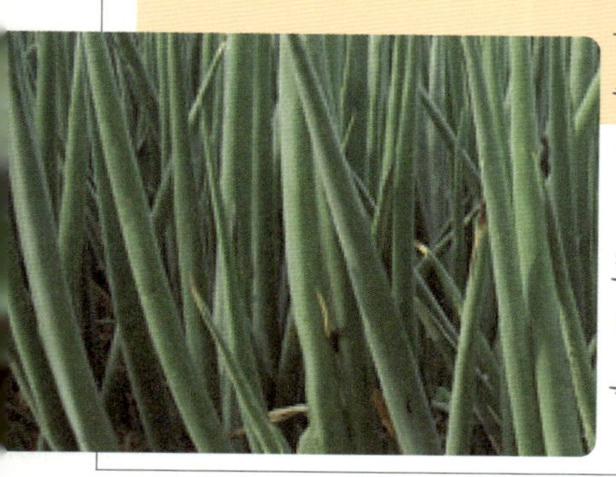

용량: 6~12g.

외용 시에는 짓찧어 환부에 붙이거나 달인 물로 씻는다.

부주: 몸에 열이 많고 땀을 많이 흘리는 사람은 삼가야 한다.

백개(겨자)

십자화과의 한해살이풀 겨자의 종자이다.

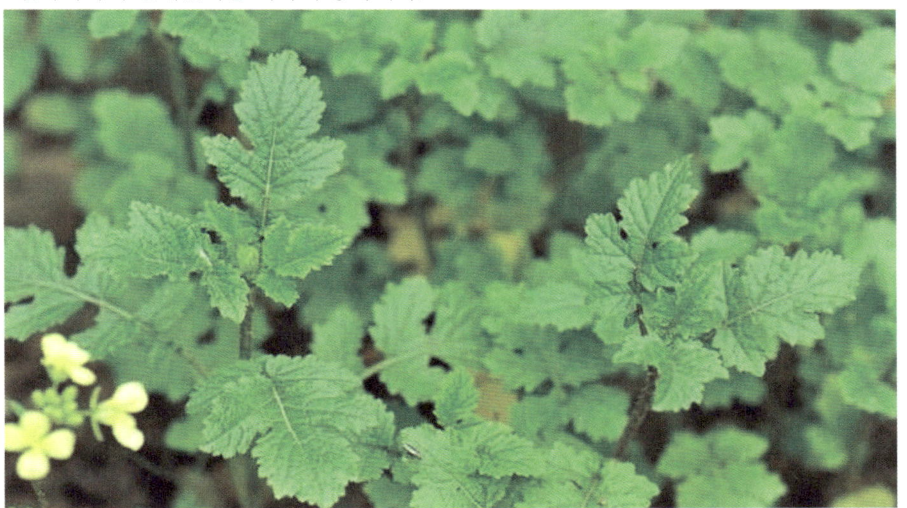

형태

높이는 60~120cm정도이고 줄기가 곧게 서서 자란다. 위쪽에서 가지가 뻗으며, 흰색의 거친 털이 나 있다. 잎은 어긋나고 밑동에서 나는 잎은 긴 자루가 있다.

채취 및 제법

6~7월에 열매가 익었을 때 전초를 베어 햇볕에 말린 다음 타작해 종자를 얻는다.

성분: sinalbin, sinapine.

기미

맛이 맵고 성질이 따뜻하다.

효능

냉담, 한사로 숨이 차고 겸해서 기침을 하는 증, 가슴과 옆구리가 빵빵하면서 그득한 증상으로 인한 통증에 효능이 있다.

용량

3~9g,

외용 시에는 적량을 사용한다.

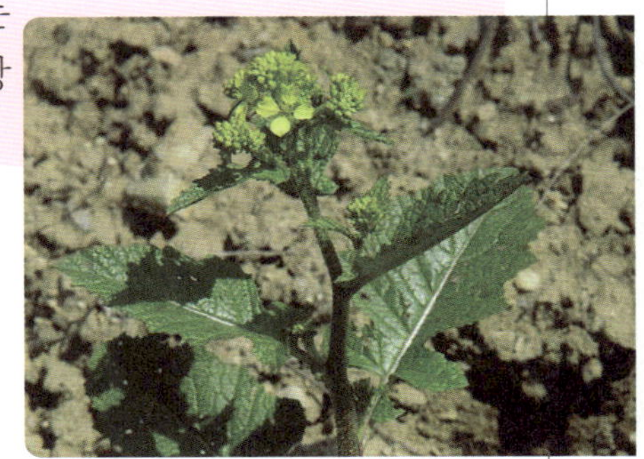

백급(자란)

난초과의 여러해살이풀 자란의 덩이뿌리이다.

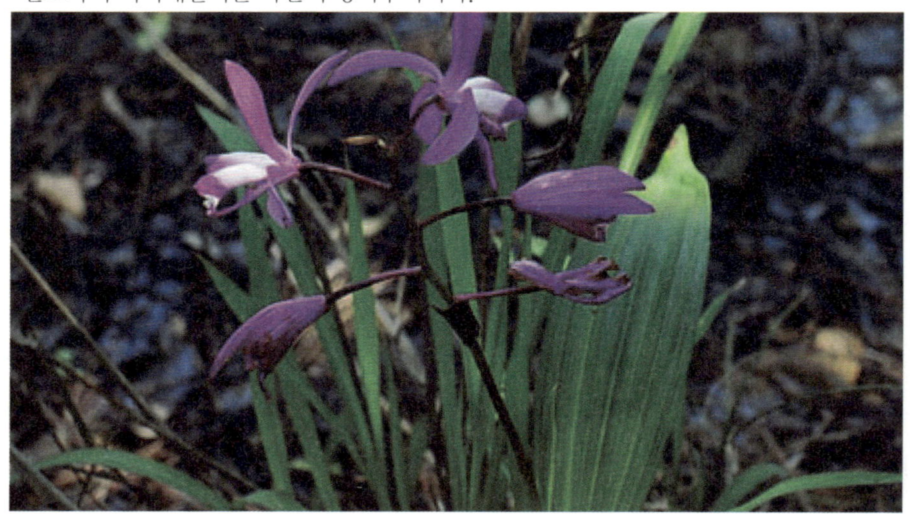

형태

덩이뿌리는 둥글고 육질이며 속살이 흰색이다. 잎은 타원형으로 5~6개가 기부에서 서로 감싼다. 잎의 길이가 20~30cm이고 세로로 많은 주름이 있다.

채취 및 제법

겨울철에 캐내어 깨끗이 씻어 끓는 물에 넣고 푹 삶은 다음 외피를 제거한 후에 햇볕이나 불에 말린다.

성분: 백급고질점액 등.

기미

맛이 쓰고 달며, 성질이 서늘하다.

효능

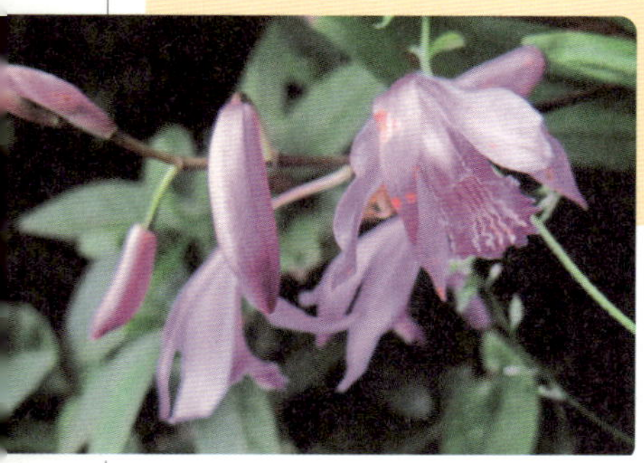

폐결핵으로 기침할 때 피가 나오거나 가래에 피가 섞여 나오는 병, 기관지확장으로 기침이 심할 때 피를 토하는 것, 위궤양으로 인한 피를 토하는 병에 효능이 있다.

용량

6~15g.

백두구

생강과의 여러해살이풀 백두의 열매이다.

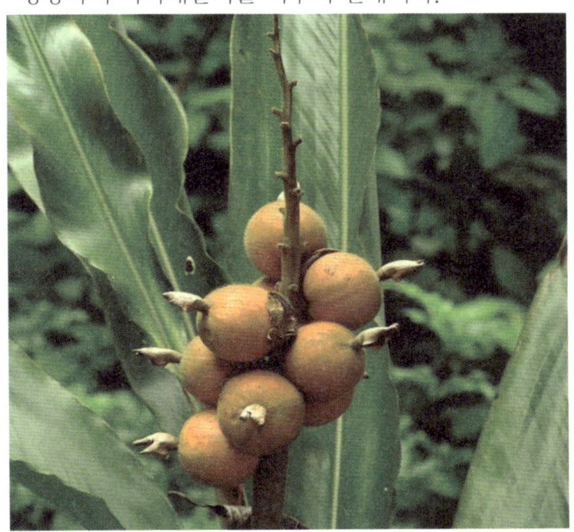

형태

뿌리줄기가 땅으로 기면서 자라는데, 크면서 굵고 마디가 생기면서 목질에 가깝다. 줄기는 곧게 자라고 원기둥모양이며, 높이가 2~3m정도 자란다.

채취 및 제법

열매가 익으면 채취해 꼭지를 제거한 다음 햇볕에 말린다.

성분

8~cineole, 알파, 베타~pinene, limonene.

기미

맛이 맵고 성질이 따뜻하다.

효능

위통, 복창, 토역, 음식물이 들어가면 토하는 병, 소화불량에 효능이 있다.

용량

3~10g

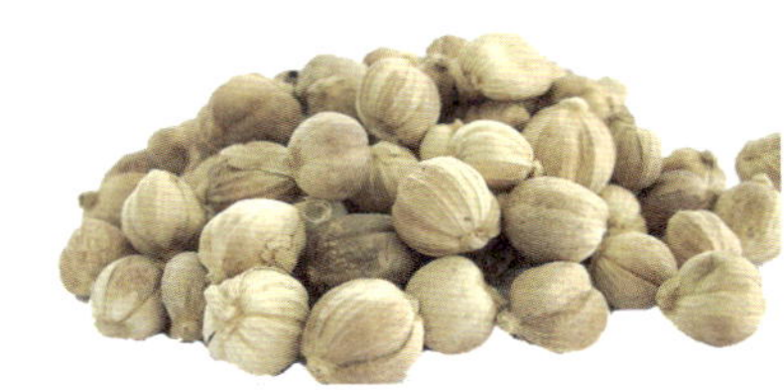

백두옹(할미꽃)

미나리아재비과의 여러해살이풀 할미꽃의 뿌리이다.

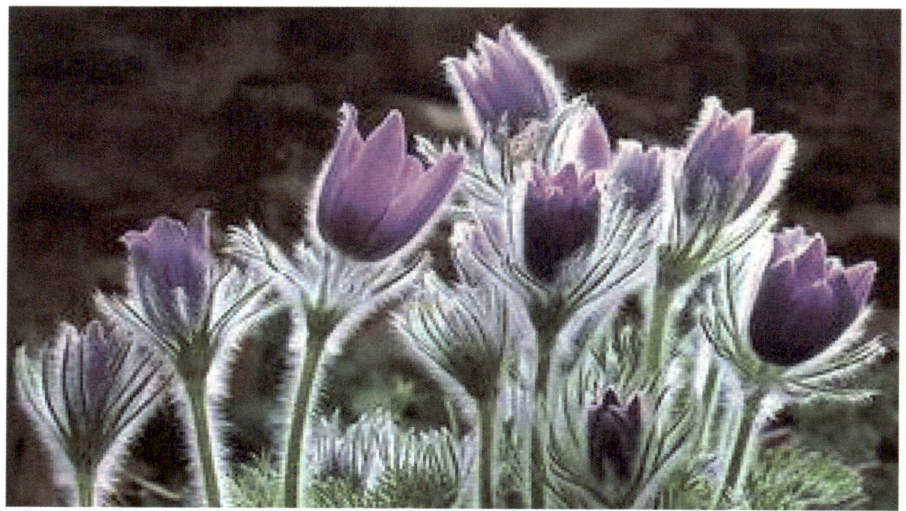

형태

줄기의 높이가 15~30cm정도이고 전초에 흰색 털이 빽빽하다. 잎은 잎자루가 길고 5개의 작은 잎으로 된 깃꼴 겹잎이다.

분포: 평원이나 산비탈의 초지에서 자란다.

채취 및 제법

봄에 뿌리를 채취해 줄기와 잎을 제거한 다음 깨끗이 씻어서 햇볕에 말린다.

성분: protoanemonin.

기미

맛이 쓰고 성질이 차갑다.

효능

열독 병증을 열을 내리고 독을 없애는 방법으로 치료하는 것, 혈분의 열을 제거하여 설사를 멈추는 것에 효능이 있다.

용량

10~20g.

국부적으로 일어나는 종창에

백렴(가위톱)

포도과의 덩굴성 여러해살이풀 가위톱의 덩이뿌리이다.

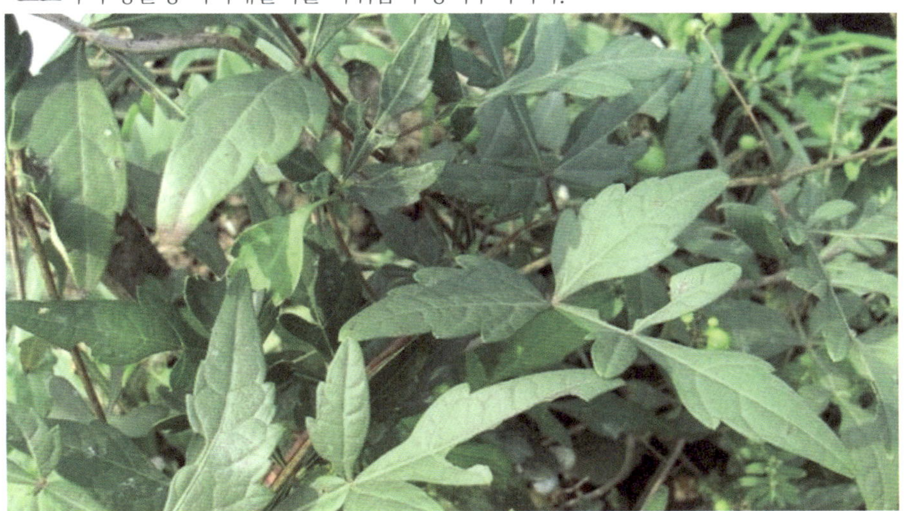

형태

줄기에 가지가 많고 덩굴손과 잎이 마주난다. 잎은 어긋나고 손바닥형태의 겹잎이다. 작은 잎은 3~5장이고 깃꼴로 갈라져 있으며, 중간의 열편이 가장 길다.

분포: 산야나 비탈진 땅과 길가 풀밭 속에서 자생한다.

채취 및 제법

봄철에 채취해 2~4개의 조각으로 잘라 햇볕에 말려 사용한다.

성분: 점액질의 전분등.

기미

맛이 쓰고 성질이 약간 차갑다.

효능

국부적으로 일어나는 종창과 몸 겉에 생기는 여러 가지 외과적 질병과 피부 질병, 좌상. 외용은 몸의 표층과 장부가 곪는 옹에 효능이 있다.

용량

3~6g.

외용 시에는 적량을 사용한다.

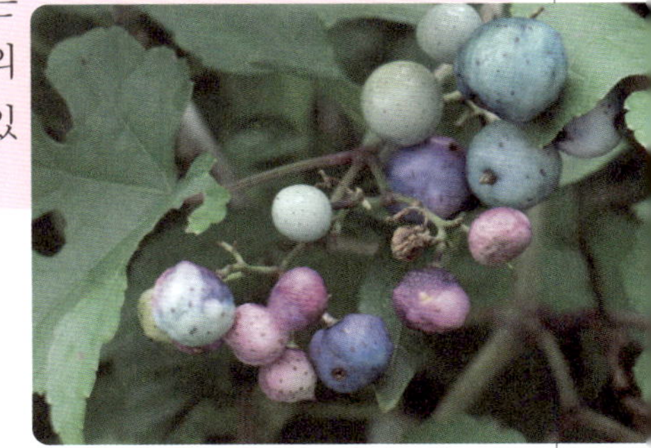

백모근(띠)

벼과의 여러해살이풀 띠의 뿌리줄기이다.

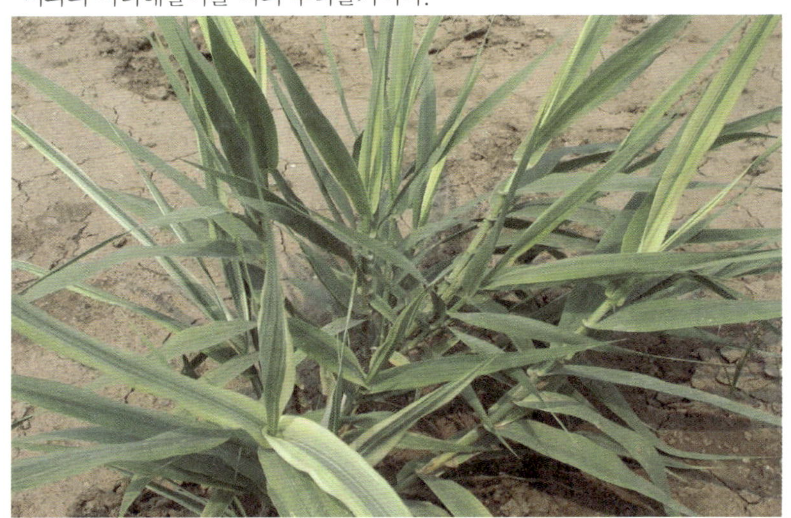

형태

줄기의 높이가 100cm인데, 줄기가 총생하고 원통형이다. 5~6월에 줄기 끝 잎 사이에서 둥근기둥 모양의 좁은 원추꽃차례가 꽃 이삭으로 달린다.

분포

산지의 풀밭에서 난다.

채취 및 제법

봄가을에 채취해 날것으로 먹거나 햇볕에 말려서 사용한다.

성분: cylindrin.

기미

맛이 달고 성질이 차갑다.

효능

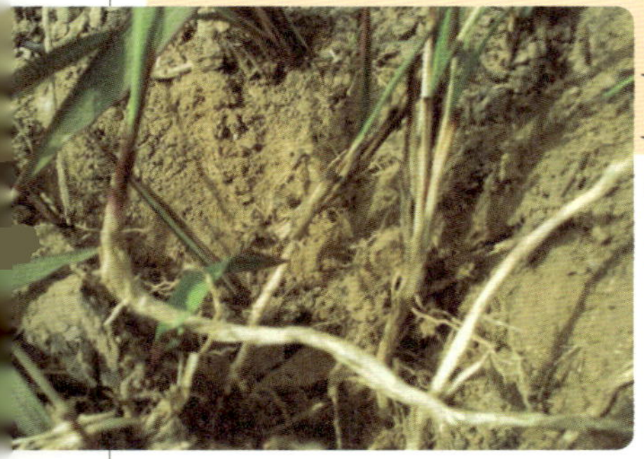

열에 의한 사기로 가슴이 답답하여 입이 마르고 갈증이 나는 병, 폐에 생긴 여러 가지 열증으로 기침이 나는 것에 효능이 있다.

용량

10~20g. 신선한 것은 30~60g.

백미

박주가리과의 여러해살이풀 백미꽃의 뿌리이다.

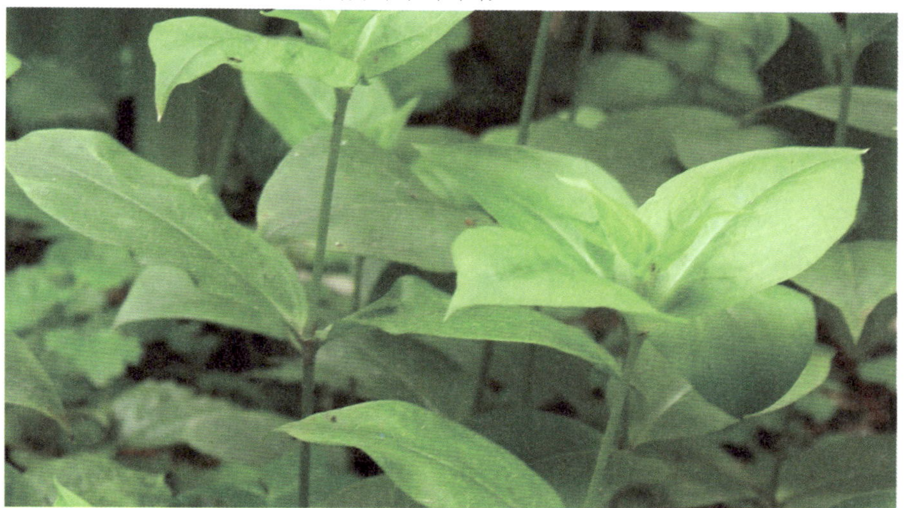

형태

줄기의 높이가 50㎝정도의 꽃이다. 줄기가 곧게 서고 가지가 갈라지지 않으며, 잎과 털이 많다. 타원형 잎은 마주나고 가장자리가 밋밋하다.

분포

각 지방에 골고루 분포되어 있다.

채취 및 제법

봄가을에 채취해 잡질을 제거한 다음 햇볕에 말린다.

성분: cynanchol, 방향성 정유, cardiac, glucoside 등이 함유되어 있다.

기미

맛이 쓰고 짜며, 성질이 차갑다.

효능

음허로 발열이 주기적으로 나타나는 병, 미열이 떨어지지 않고, 습열이 하초에 몰려서 소변을 조금씩 자주 보면서 잘 나오지 않는 증상에 효능이 있다.

용량:

6~15g.

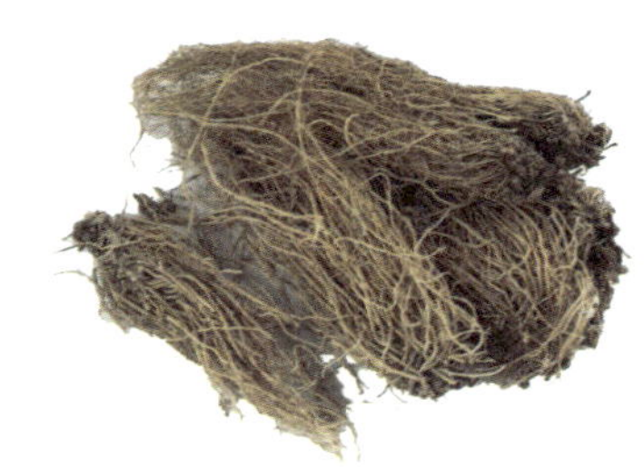

백선피

운향과의 여러해살이풀 백선의 뿌리껍질이다.

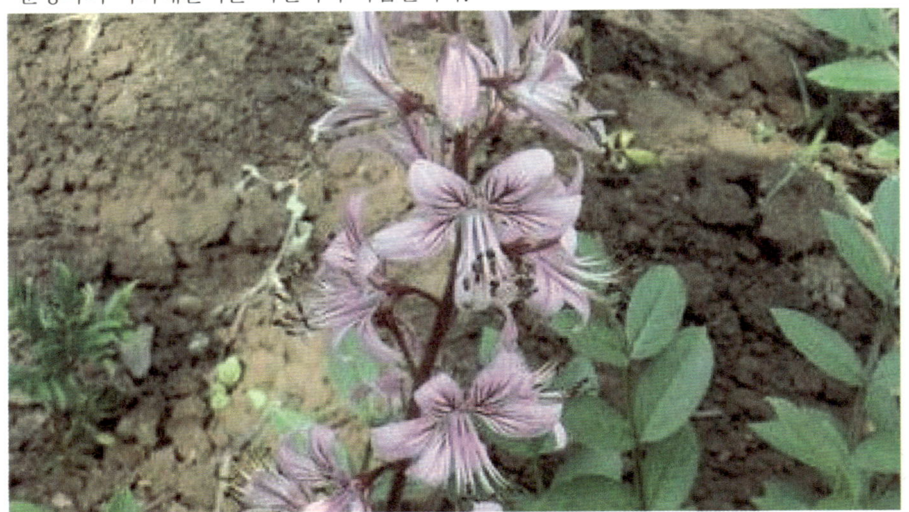

형태

줄기의 높이가 90cm정도로 직립하고 단단하다. 잎은 마주나고 우수우상 복엽이다.

채취및 제법

4~5월에 채취해 목심을 제거한 다음 깨끗하게 씻어 가늘게 잘라 햇볕에 말린다.

성분: 다종의 alkaloid, limonin, dictamnolactone, obakunone, fraxinellone, saponin, volatile oils.

기미

맛이 쓰고, 성질이 차갑다.

효능

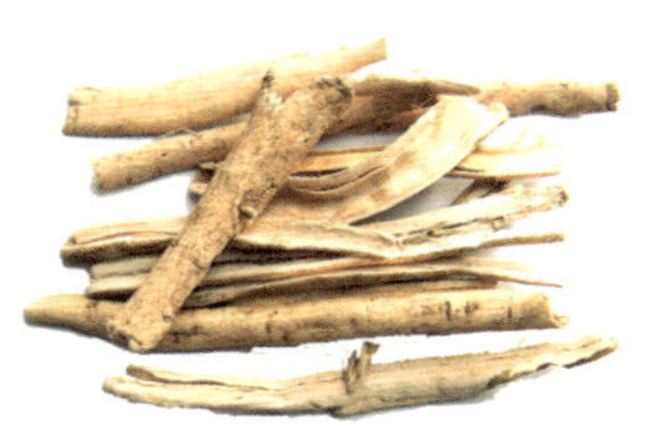

습열의 사기로 인해 몸 겉에 생기는 여러 가지 외과적 질병과 피부 질병, 풍, 습, 열 3가지 사기가 피부를 침습하여 발생하는 피부염 또는 염증에 효능이 있다.

용량

5~15g.

백영

가지과의 덩굴성 여러해살이풀 백영의 지상부와 뿌리이다.

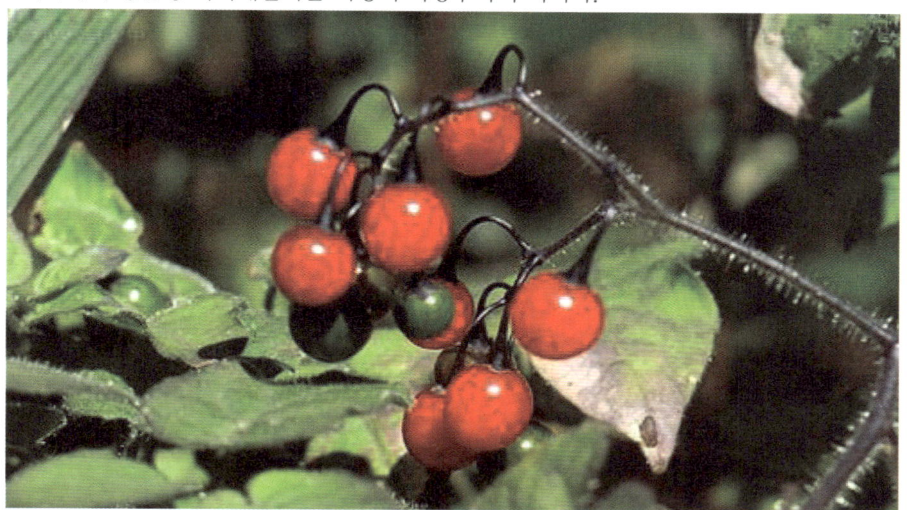

형태

어린 가지에는 많은 털이 덮여 있다. 줄기는 덩굴지고 잎은 어긋맞게 나며, 부드러운 털이 있다.

분포: 산지의 풀숲이나 관목 숲속에서 자생한다.

채취 및 제법

여름과 가을철에 채취해 깨끗이 손질한 다음 햇볕에 말린다.

성분

줄기와 열매는 Lanine 등이다. 과피는 Anthcyanin.

기미

맛이 쓰고 성질이 평하며 약간 독이 있다.

효능

지상부는 감기, 배가 아프고 속이 켕기면서 뒤가 무직하며 곱이나 피고름이 섞인 대변을 자주 누는 병, 온 몸과 눈, 소변이 누렇게 되는 간염에 효능이 있다.

용량

15~30g.

외용 시에는 적량을 사용한다.

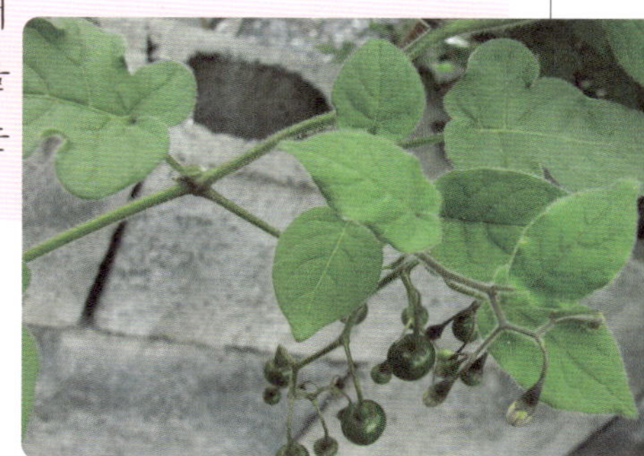

백전(민백미꽃)

박주가리과의 여러해살이풀 민백미꽃의 뿌리이다.

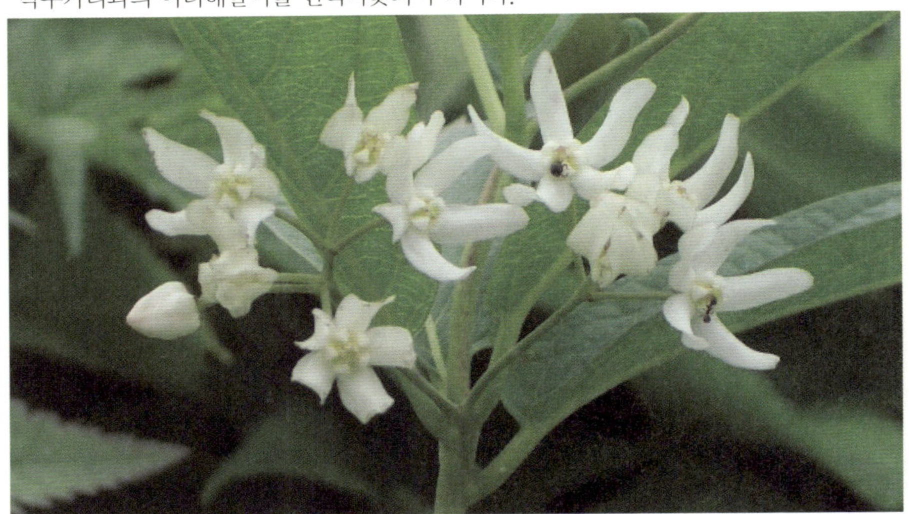

형태

줄기의 높이가 30~60cm로 곧게 자라고 가지가 갈라지지 않으며, 잔털이 있다. 줄기를 절단하면 유액이 나온다.

분포: 각지에 분포되어 있다.

채취 및 제법

가을에 채취해 줄기를 제거하고 깨끗이 씻은 다음 햇볕에 말린다.

성분: triterpenoid, saponins 등이다.

기미

맛이 쓰고 매우며, 성질이 서늘하다.

효능

내복은 감기로 인해 기침을 하는 증상, 각종 호흡곤란, 몸 안에 수습이 고여 얼굴과 눈, 팔다리, 가슴과 배, 심지어 온몸이 붓는 질환에 효능이 있다.

용량

1~12g.

외용으로 사용할 때는 적량을 사용한다.

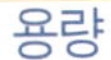
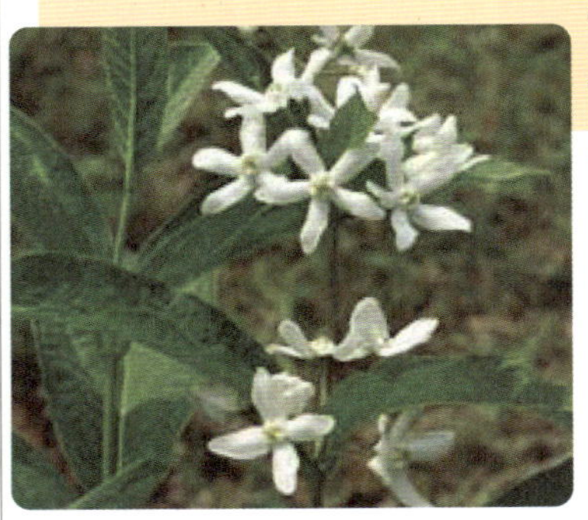

백지(구릿대)

산형과의 여러해살이풀 구릿대의 뿌리이다.

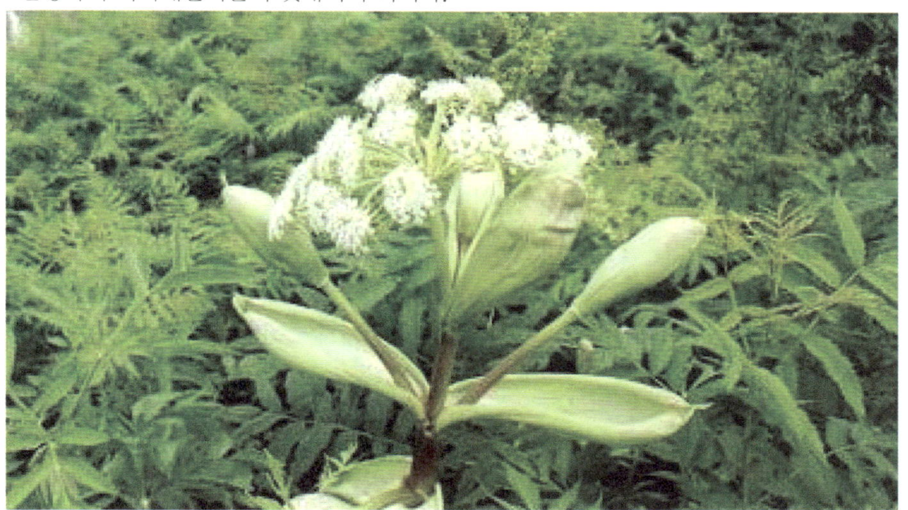

형태

줄기의 높이는 1~2m정도 자라고 전초에 털이 없다. 뿌리줄기는 굵지만, 수염뿌리가 많다. 적자색의 줄기는 굵고 직립하며, 원기둥에 가깝다.

분포: 각지에 분포한다.

채취 및 제법

가을철에 뿌리를 채취해 손질한 다음 햇볕에 말린다.

성분: coumarins; byak~angelicin.

기미

맛이 매우며 성질이 따뜻하다.

효능

풍한사를 받아서 생긴 감기로 인한 두통, 코가 막히는 것, 풍습으로 인해 저리고 아픈 증상, 악성종기, 이가 아픈 증세, 상처의 독기에 효능이 있다.

용량

3~9g.

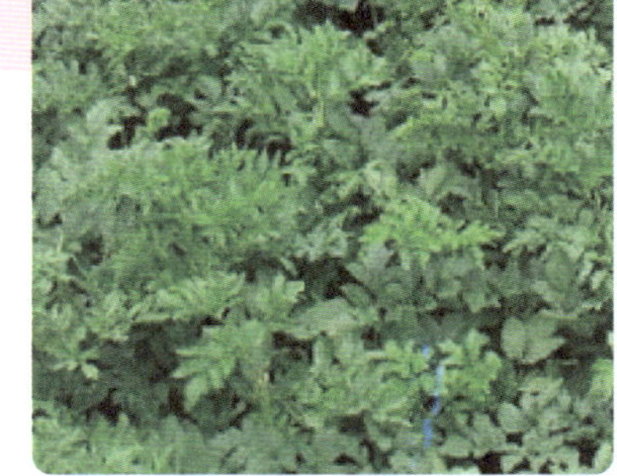

백출(삽주)

여러해살이풀 백출의 뿌리줄기이다.

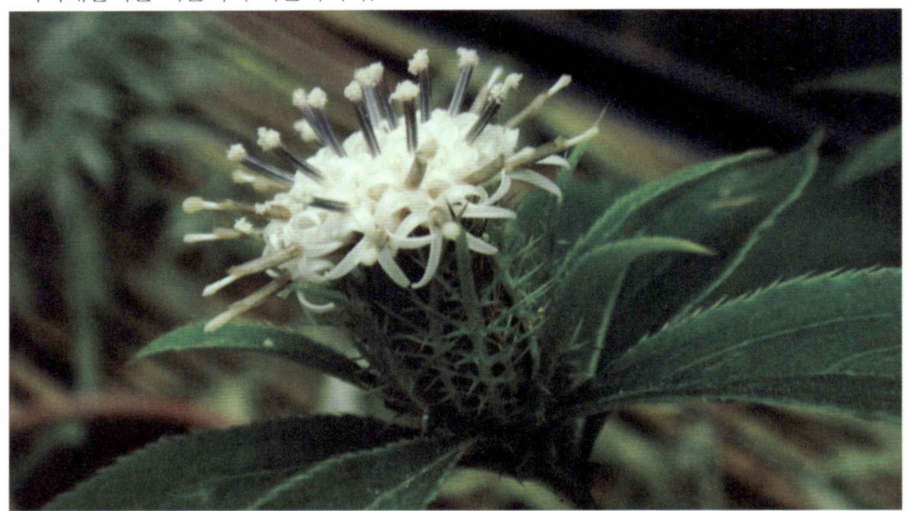

형태

삽주의 뿌리껍질을 제거하고 건조시킨 것이다. 덩이줄기의 길이가 2~5cm, 지름이 1~2.5cm정도이다. 외면은 회색 또는 담갈색을 띠고 있다.

분포

구릉지에서 자라고 지금은 광범위하게 재배하고 있다.

채취 및 제법

가을 후반기에 채취해 햇볕이나 불에 말린다.

성분: atractylol, atractylon

기미

맛이 쓰고 달며, 따뜻하다.

효능

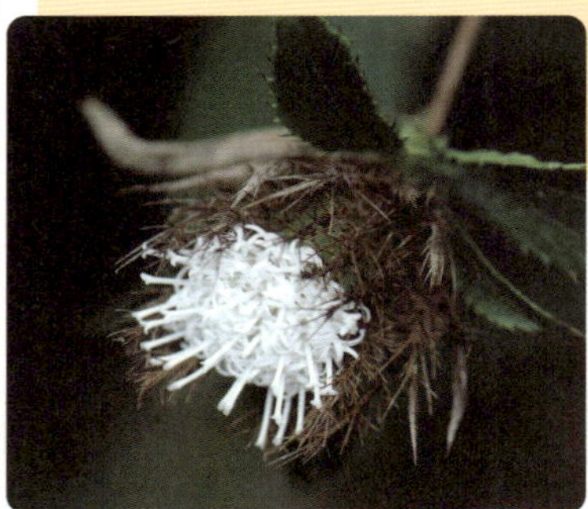

비위의 기가 허한 것, 식욕부진, 소변 량이 줄거나 잘 나오지 않거나 심지어 막혀서 전혀 나오지 않는 병에 효능이 있다.

용량

5~10g.

백편두

콩과의 덩굴성 한해살이풀 편두의 익은 종자이다.

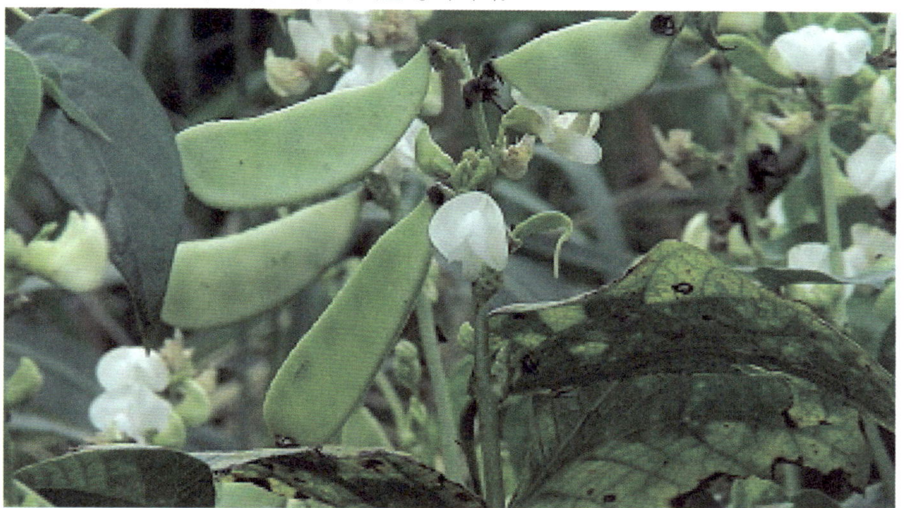

형태

줄기에 털이 없고 잎은 3출 복엽으로 어긋나며, 잎자루가 길다.

분포: 각지에서 재배한다.

채취 및 제법

9~10월에 열매가 익었을 때 채취해 종자를 얻어 햇볕에 말린다.

성분

당류, protein, nicotine산, amino acids, vitamin A, B, C 및 alkaloid, Nitrile glycoside, tyrosine 효소 및 미량의 칼슘, 철, 인.

기미

맛이 달고 성질이 약간 따뜻하다.

효능

비가 허해서 대변이 묽고 횟수가 많은 병, 식욕부진에 효능이 있다.

용량

10~20g.

부주

보통 흰 꽃이 핀 식물에서 채취한 종자의 품질이 좋다.

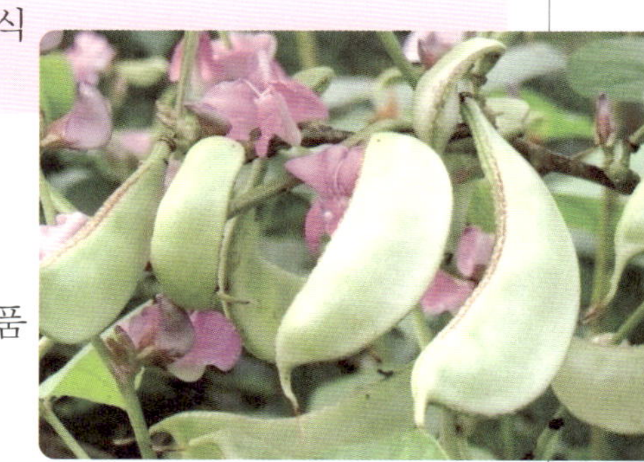

신경쇠약, 정신이 불안해 안정에 좋은

백합

백합과의 여러해살이풀 백합의 비늘줄기이다.

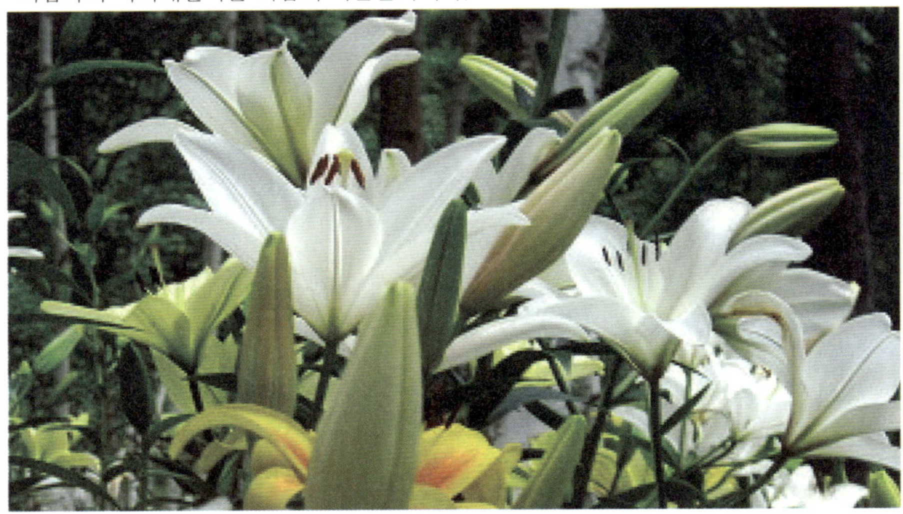

형태

비늘줄기의 모양은 구형이고 흰색이다. 줄기 높이가 0.7~1.5m로 자색의 반점이 있다. 잎은 자루가 없이 줄기를 감싸면서 어긋나고 3~5개의 잎맥이 있다.

분포:

산비탈 초지나 숲가나 습윤하고 비옥한 토양에서 잘 자란다.

채취 및 제법:

심은 지 2 년이 지난 가을에 비늘조각을 채취해 끓는 물에 삶거나 5~10분간 증기로 쪄 가장자리가 부드럽게 되었을 때 꺼낸다. 점액을 씻은 다음 햇볕에 말린다.

성분: protein, starch, fat, Colchicine.

기미

맛이 달고 성질이 평하다.

효능

폐결핵으로 인한 기침, 가래에 피가 섞여 있는 것, 신경쇠약, 정신이 불안해 안정에 효능이 있다.

용량

10~25g.

보골지

콩과의 한해살이풀 보골지의 성숙한 열매이다.

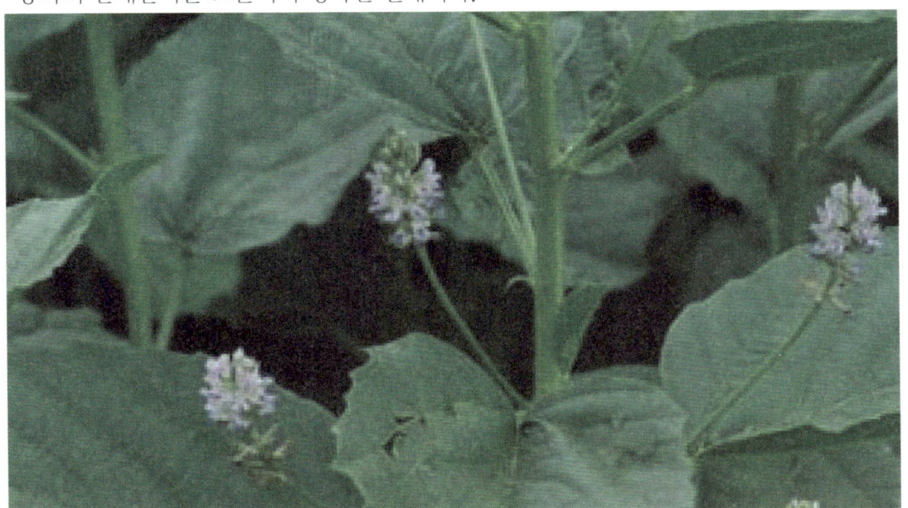

형태

줄기의 높이가 약 1m 정도이다. 전체줄기에는 부드러운 털과 흑종색의 점이 있다. 잎은 어긋나고 심장 모양으로 가장자리에 톱니가 있다.

채취 및 제법

가을에 열매가 성숙했을 때 열매가 달린 가지를 함께 잘라 햇볕에 말린 다음 종자를 털어내고 이물질을 제거한다.

성분

psoralen, psoralidin등이다.

기미

맛이 맵고 쓰며, 성질이 따뜻하다.

효능

신허로 인한 허리통증, 신장허설사, 정액이 저절로 나오는 증상, 배뇨 횟수가 잦은 것에 효능이 있다.

용량

3~9g.

외용으로 사용할 때는 적량을 사용한다.

복령

구멍장이버섯과의 진균 복령의 자실체이다.

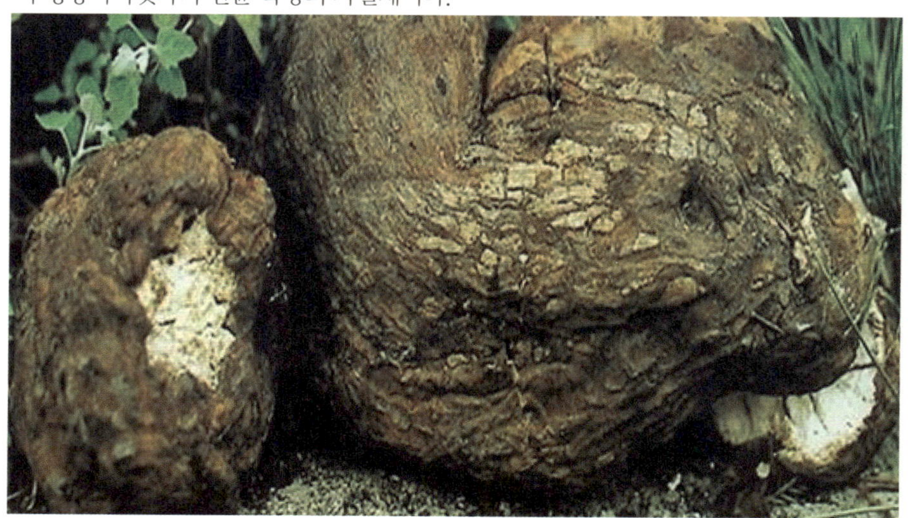

형태

복령균은 둥글게 보이는데, 건조한 후에는 딱딱해지고 신선할 때는 연하다. 표면에는 진한 갈색으로 주름이 많은 딱딱한 외피가 있다.

분포

소나무 속 식물의 뿌리부근에서 기생한다.

채취 및 제법

사시사철 채취가 가능한데, 8~9월 것이 가장 좋다. 채취해 깨끗이 씻어 적절하게 썰어 햇볕에 말린다.

성분

β-pachyman, pachymic acid, tumulosic acid 등.

기미

맛이 달고 담담하며, 성질이 평하다.

효능

몸이 붓고 배가 몹시 불러오면서 속이 그득한 증상, 소변량이 줄거나 잘 나오지 않을 때 효능이 있다.

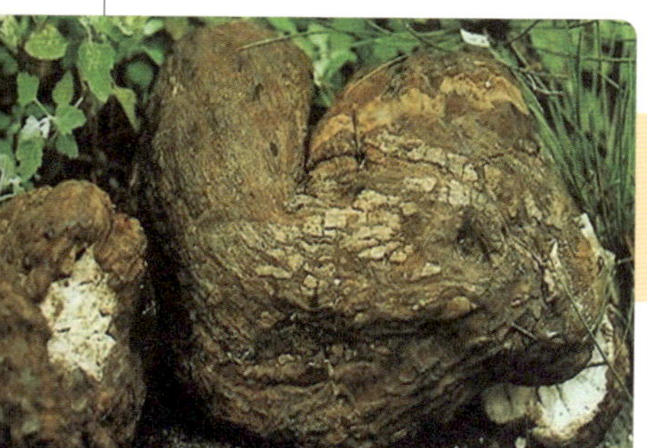

머리털을 검게 하는 효능

장미과의 갈잎떨기나무 복분자 딸기의 덜 익은 열매이다.

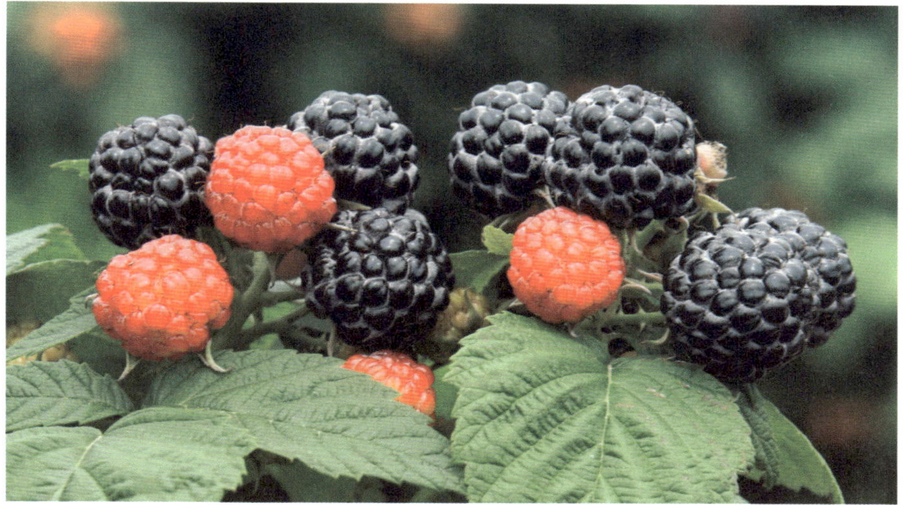

형태

높이가 3m정도로 자라고 늘어진 줄기가 땅에 닿아 뿌리가 나온다. 잎은 깃꼴 겹잎으로 어긋난다. 5~6월경에 담홍색 꽃이 피고 열매는 7~8월에 붉게 익지만. 점점 검게 변한다.

기미

냄새가 없고 맛은 시고 달며 성질은 따듯하다.

효능

신기능을 북돋아 유정, 몽정 등에 사용하고 시력약화를 예방하거나, 몸을 가볍게 허하거나, 머리털을 검게 하는 효능이 있다. 이밖에 피부를 윤택하고 아름답게 만들어준다. 약리작용으로 항염작용, 항산화작용, 항 헬리코박터 파이로리 작용 등이다.

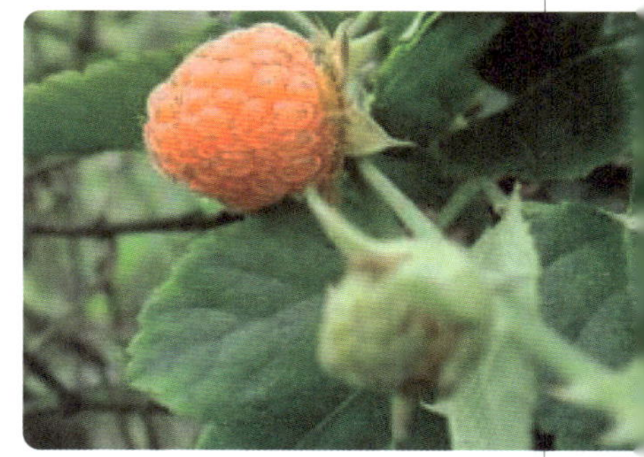

봉선화

봉선화과의 한해살이풀 봉선화의 꽃과 종자이다.

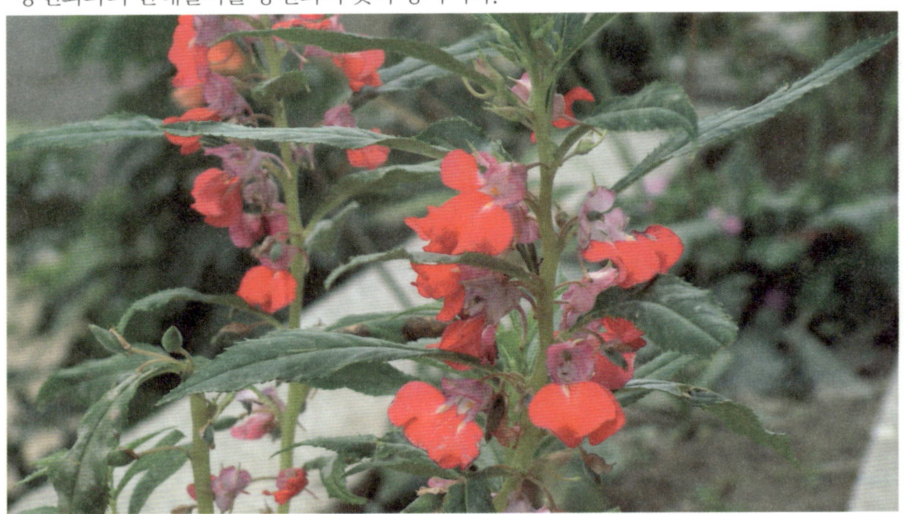

형태

줄기의 높이가 40~100㎝정도이며, 줄기는 육질이고 곧게 자란다. 잎은 어긋나고 바소꼴이며, 양측에 선체가 있다.

분포

각 지역에 골고루 분포한다.

성분

꽃은 kaempfirol 및 quercetin. 종자는 saponin, 지방유, protein, Amino acids와 다당.

기미

꽃은 맛이 달고 성질이 따뜻하며 약간 독이 있다. 종자는 약간 쓰고 성질이 따뜻하며, 약간 독이 있다.

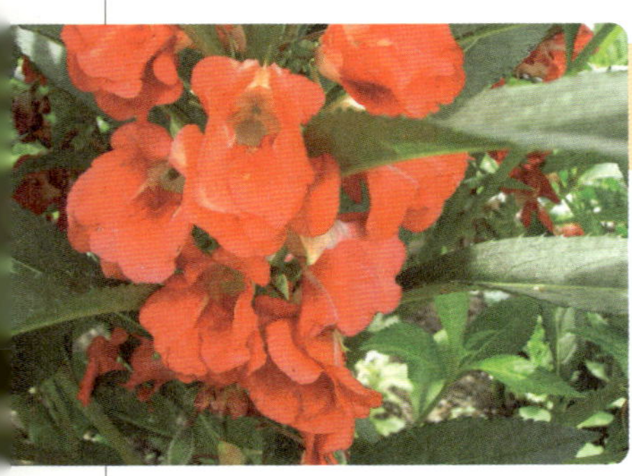

효능

무월경, 외상으로 인한 온갖 병, 어혈로 인해 붓고 아픈 것에 효능이 있다.

용량

5~10g.

부소맥(밀)

벼과의 한해살이풀 밀의 덜 익은 열매를 발아시킨 것이다.

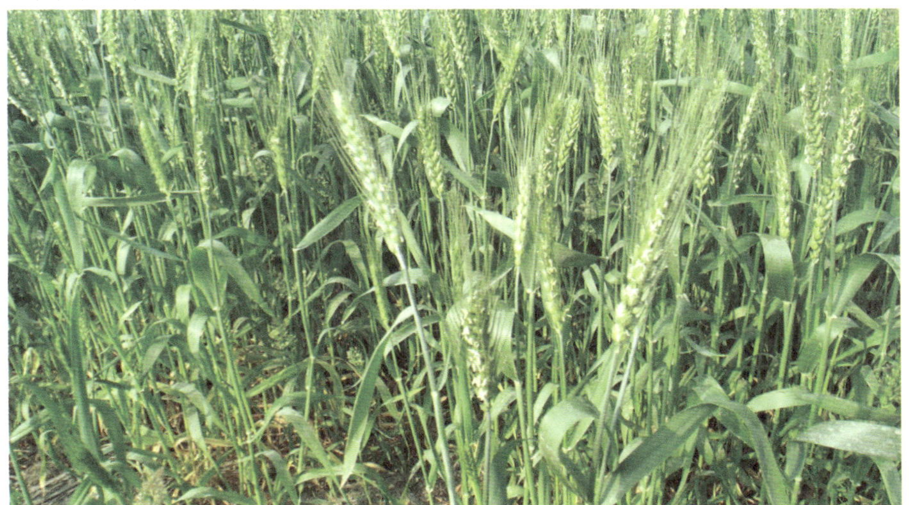

형태

줄기의 높이가 50~100cm정도로 곧게 자라며 마디가 6~9개 있다. 엽초는 반들거리고 마디사이보다 짧다. 엽설은 막질이고 짧으며 작다.

분포

각지에서 재배한다.

채취 및 제법

하지 전후 열매가 성숙했을 때 수확한다.

성분

전분, 단백질, 지방유 등이다.

기미

맛이 달고 성질이 서늘하다.

효능

몸이 허하여 땀이 많이 남, 히스테리 발작 같은 정신신경장애에 효능이 있다.

용량

9~15g. 생용하거나 초용을 한다.

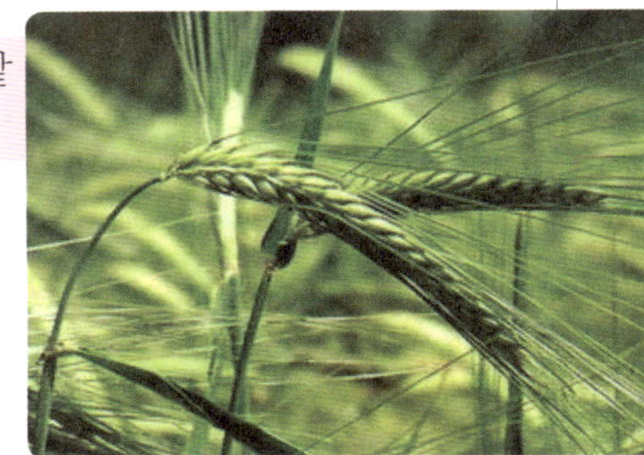

부자(오두)

미나리아재비과의 오두의 자근을 가공한 것이다. 염부자, 제부자, 포부자 등이다.

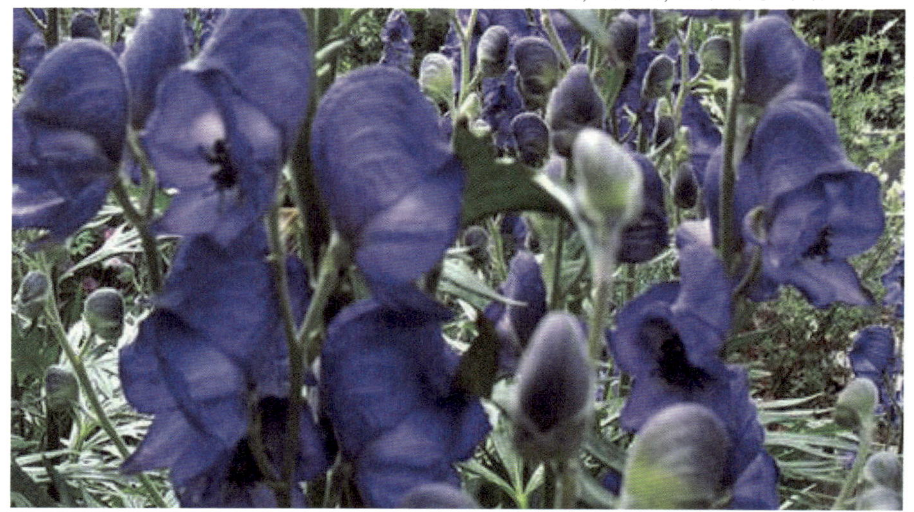

형태

모양은 원추형이고 바깥 면이 회흑색이다. 위쪽 끝에는 오목한 싹이 있었던 흔적이 있고 주위에 혹 모양의 돌출 흔적 또는 지근이 붙었던 흔적이 있다. 재질은 무겁고 단단하다. 부자의 덩이뿌리를 약용한 것으로 특이한 냄새와 혀를 찌르고 마비시킨다.

기미

맛이 맵고 달며, 성질이 뜨겁다. 독성이 강하기 때문에 복용에 전문의의 상담이 필요하다. 효과는 염증제거와 진통작용, 국소마취작용 등이다.

효능

부자는 신장의 양기를 보하고 강심작용이 있다. 따라서 각종 만성질환과 연관된 양기쇠약, 전신과 사지관절마비, 냉감, 만성궤양, 곽란, 설사 등에 처방된다. 약리작용으로 심장근육수축, 혈압상승, 항염, 진통, 항한랭작용, 면역증강작용, 뇌하수체 및 부신피질 흥분작용, 혈당강하작용 등이다.

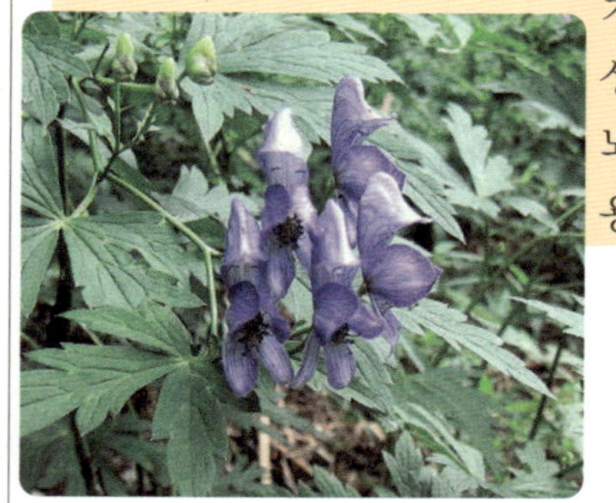

비파엽

장미과의 늘푸른큰키나무 비파나무의 잎이다.

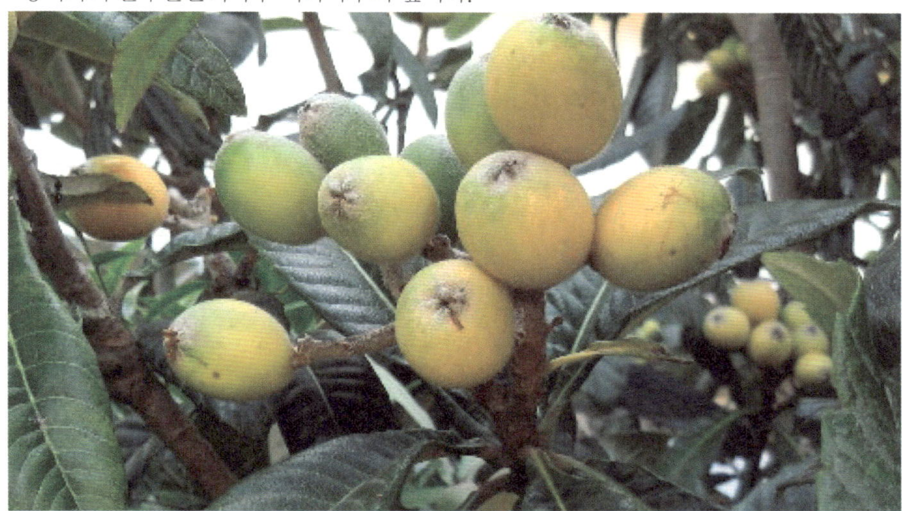

형태

높이가 5~10m정도로 자라며, 가지는 연한 갈색으로 솜털이 밀생한다. 큰 잎은 단엽으로 어긋나고 질이 혁질이다.

분포

온난하고 습윤한 곳이나, 마을주변이나, 들과 정원 등에서 자란다.

채취 및 제법

사시사철 채취가 가능하며, 채취 후에는 깨끗이 씻어 햇볕에 말려 사용한다.

성분

amygdalin, ursolic acid, vitamin.

기미

맛이 쓰고 성질이 평하다.

효능

담을 삭혀서 기침을 멈추게 하고 기관지염에 효능이 있다.

용량

5~9g.

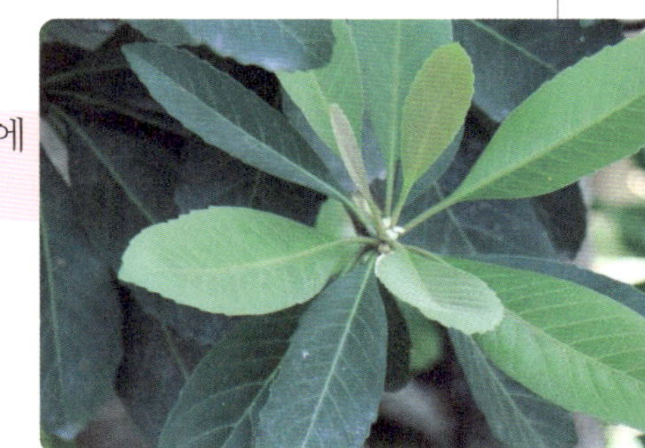

비해(도꼬로마)

마과의 여러해살이풀 도꼬로마의 뿌리줄기이다.

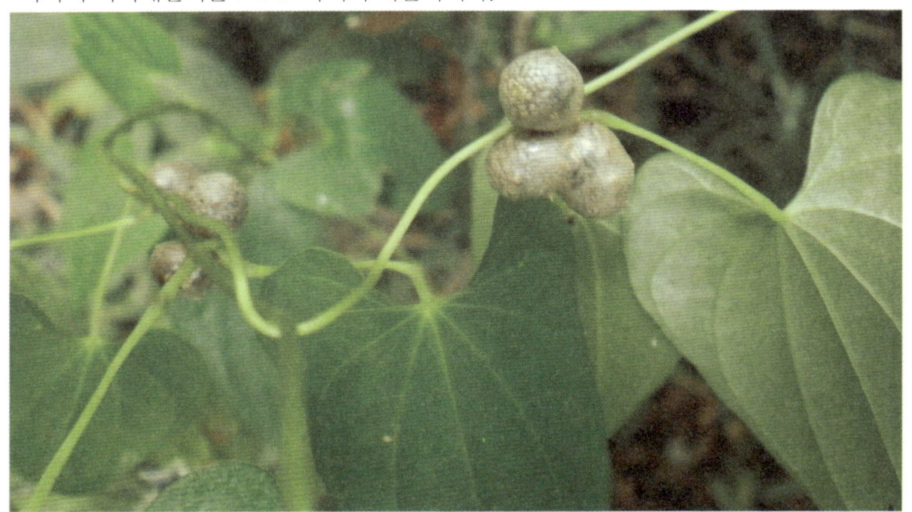

형태

잎은 어긋나고 길이가 5~12cm의 심장형으로 끝이 뾰족하며, 가장자리가 밋밋하고 잎자루가 길다.

분포: 우리나라 각지에 분포한다.

채취 및 제법: 가을과 겨울에 채취해 수염뿌리를 제거하고 깨끗이 씻은 다음 썰어서 햇볕에 말린다.

성분: dioscin, gracillin, discorea-sapotoxin-A, tokoronin, yononin, tokorogenin-1-o-β-d-glucopyranoside 등의 saponin이 들어있다.

기미: 맛이 쓰고 성질이 평하며, 독이 없다.

효능: 소변이 쌀씻은 물 같거나 기름 같으면서 시원히 나오지 않는 병, 소변이 뿌옇게 흐린 것, 여성 성기에서 흘러나오는 분비물, 관절이 부드럽지 않은 것, 허리와 무릎에 동통에 효능이 있다.

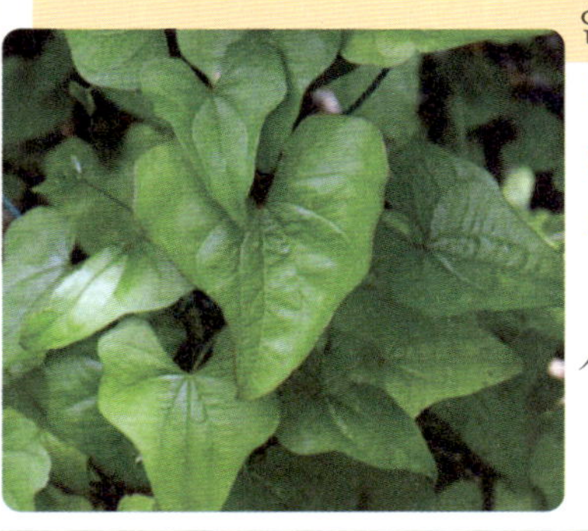

용량

9~20g.

부주

신장의 기운이 허약하고 몸에 진액이 부족한 사람은 먹지 말아야 한다.

빈랑

종려과의 늘푸른큰키나무 빈랑나무의 종자이다.

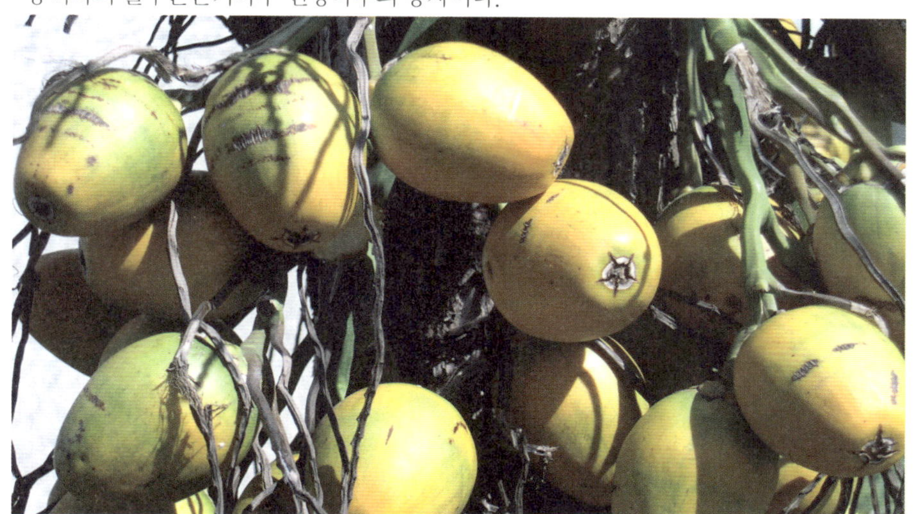

형태

높이가 20m 이상 자란다. 잎은 줄기의 꼭대기에서 모여서 나는데, 깃꼴 복엽이고 작은 잎은 가늘면서 길며, 끝이 뾰족한 선형이다.

채취 및 제법

겨울과 봄에 열매가 익었을 때 채취해 종자를 얻어 햇볕에 말린다.

성분

arecoline 등

기미

맛은 쓰고 매우며, 성질이 따뜻하다.

효능

소화되지 않고 쌓임으로써 배가 아픈 병, 설사를 하며 배가 급박하게 아프며 항문이 무거워 처지는 듯 불편한 병에 효능이 있다.

용량

3~9g.

사간(범부채)

붓꽃과의 여러해살이풀 범부채의 뿌리줄기이다.

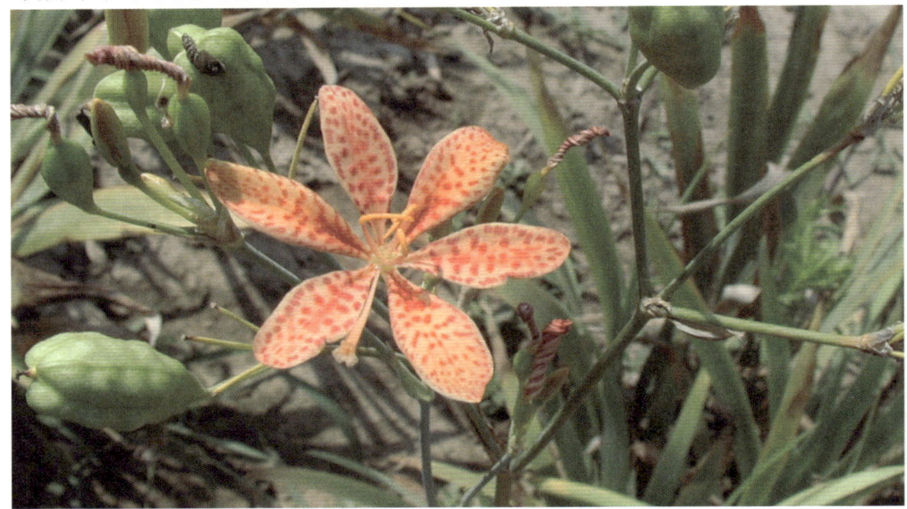

형태

줄기의 높이가 50~120㎝정도이다. 잎은 2갈래이고 관검형이며 가장자리가 편평하다. 엽저는 줄기를 감싸고 잎맥은 평행선이다.

분포

산비탈의 초원, 계곡에서 자라거나 재배된다.

채취 및 제법

여름과 가을에 채취해 줄기와 잎을 제거하고 뿌리줄기를 깨끗이 씻어 햇볕에 말린다.

성분: iridin등.

기미

맛이 쓰고 성질이 차갑다.

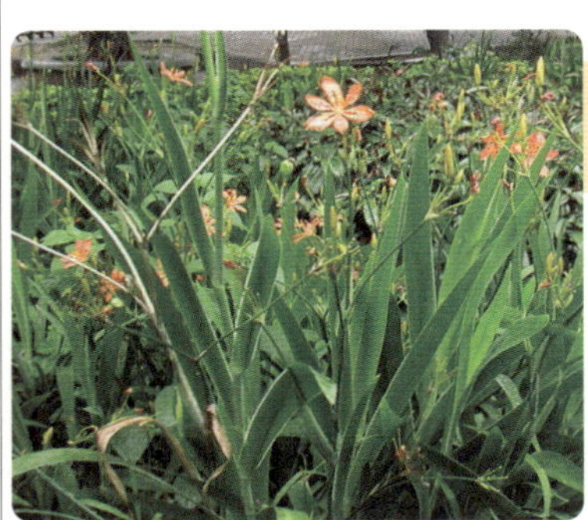

효능

목구멍이 붓고 아픈 병, 담이 성하여 발생하는 기침과 호흡곤란에 효능이 있다.

용량

3~9g.

사과(수세미오이)

박과의 덩굴성 한해살이풀 수세미오이의 마른 열매이다.

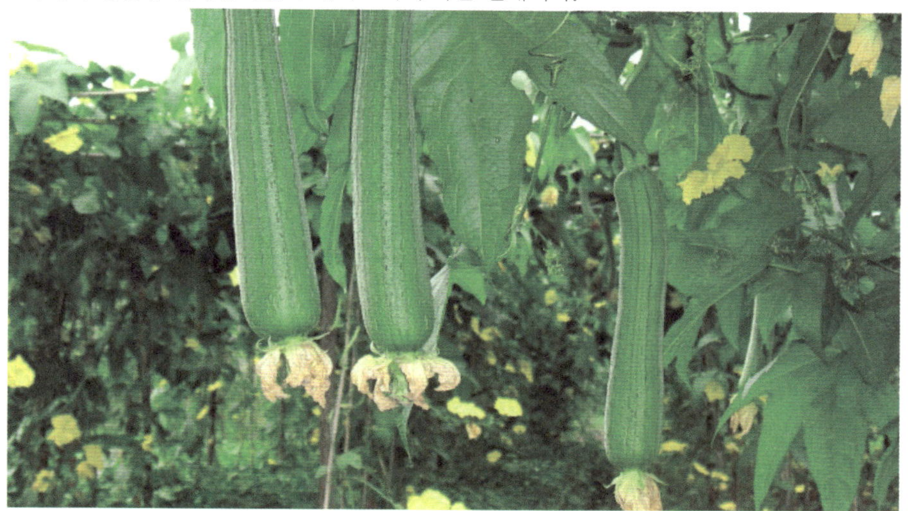

형태

줄기에서 많은 가지가 뻗고 짧고 부드러운 털이 덮여 있다. 덩굴손은 3회 분차하며 짧은 털이 있다. 어긋나는 잎은 손바닥 모양으로 5갈래로 갈라져 오각형에 가깝고 잎자루가 있다.

채취 및 제법

가을에 채취해 절편한 다음 햇볕에 말린다.

기미

맛이 달고 쓰며, 성질이 차갑다.

효능

담열로 인한 기침, 변비, 살갗에 생기는 외옹이 곪아 터진 뒤 오래도록 낫지 않아 부스럼이 되는 병에 효능이 있다.

용량

9~12g.

사군자

사군자과의 갈잎덩기나무 사군자의 종자이다.

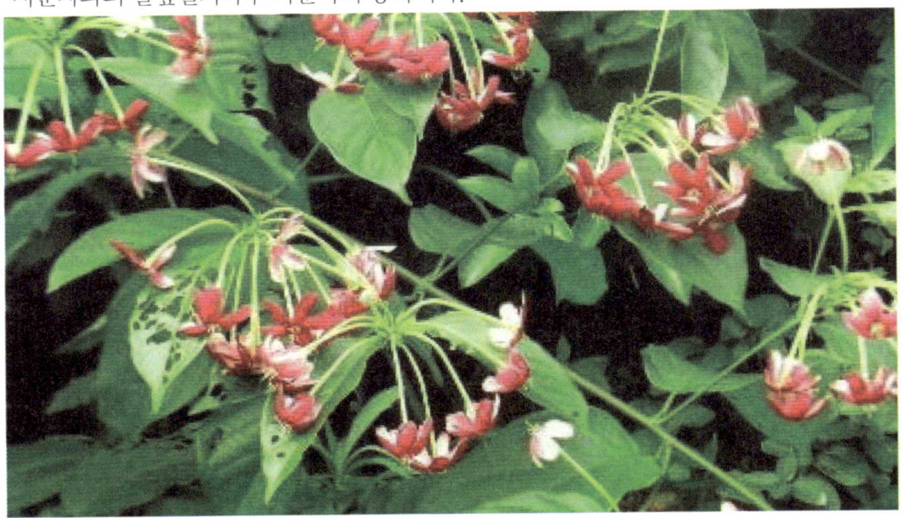

형태

길이가 2~8m정도이이다. 어린 가지와 잎은 황갈색의 보드라운 털로 덮여 있다. 잎은 마주나고 계란모양 도는 긴 원모양이며, 양면에 황갈색 보드라운 털이 나 있다.

분포

산언덕, 관목림 등의 양지에 자생한다.

채취 및 제법

가을철에 열매를 채취해 손질한 다음 햇볕에 말리거나 불로 말린다.

성분: potassium quisqualate, trigonelline, mslic acid, citric acid.

기미

맛이 달고 성질이 따뜻하다.

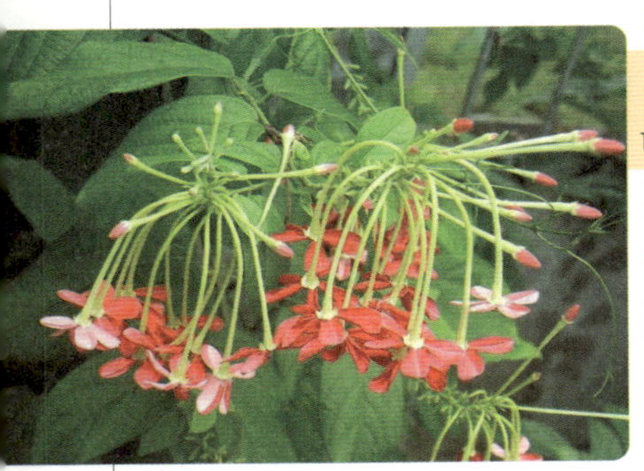

효능

인체 내의 기생충을 제거하는 것에 효능이 있다.

용량

6~12g.

사탕(한하수)

인동과의 늘푸른큰키나무 한하수의 잎과 나무껍질과 뿌리이다.

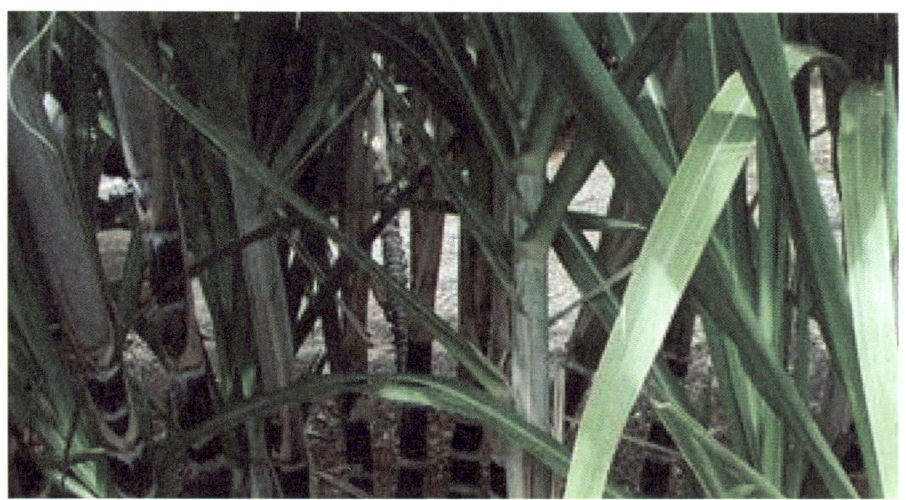

형태

높이가 10m까지 자란다. 혁질의 잎은 마주나고 둥근 타원형이며, 길이가 7~15cm이다. 가장자리는 매끈매끈하거나 불규칙한 얇은 물결모양의 둔한 톱니가 있으며, 측맥은 4~5쌍이다.

분포

성긴 숲이나 관목 숲에서 자생하는데, 때때로 정원에서 재배하기도 한다.

채취 및 제법

사시사철 채취가 가능한데, 채취 후에는 햇볕에 말리거나 신선한 채로 사용한다.

기미

맛이 맵고 성질이 따뜻하다.

효능

감모, 풍습, 다쳐서 오는 온갖 병으로 붓고 통증이 생기는 것, 골절에 효능이 있다.

용량

뿌리는 15~30g.

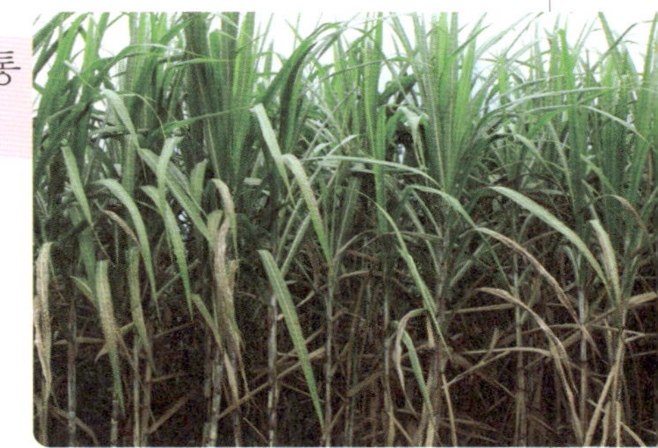

기침이 오래도록 잘 낫지 않는 것에

사삼(당잔대)

초롱꽃과의 여러해살이풀 당잔대의 뿌리이다.

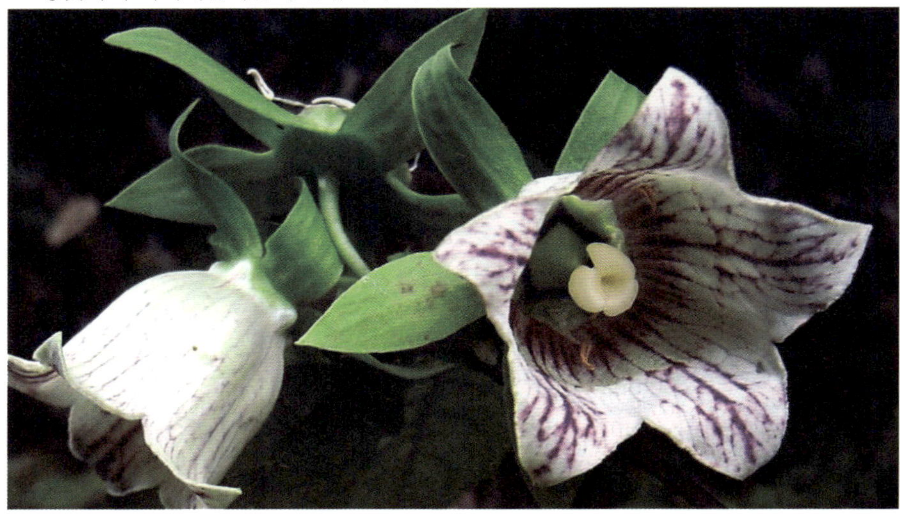

형태

더덕의 뿌리를 한방에서 이르는 말이다. 줄기의 높이가 50~100㎝로 가지가 갈라지고 털이 있다. 잎은 어긋나고 8~9월에 자주색 꽃이 종 모양으로 피며, 꽃부리 안쪽은 자갈색 반점이 있다.

분포

우리나라에서는 산지에서 자란다.

채취 및 제법

가을에 채취해 코르크층을 제거한 다음 햇볕에 말린다.

기미

맛이 달고 약간 쓰며, 성질이 서늘하다.

효능

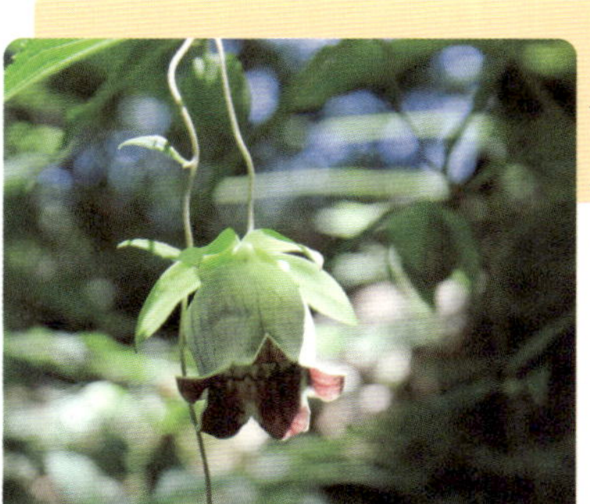

폐에 생긴 여러 가지 열증으로 마른기침이 나는 것, 심신이 허약하고 피로하여 기침이 오래도록 잘 낫지 않는 것에 효능이 있다.

용량

9~15g.

피부염 또는 염증, 발기부전증에 좋은

사상

산형과의 여러해살이풀 사상의 열매이다.

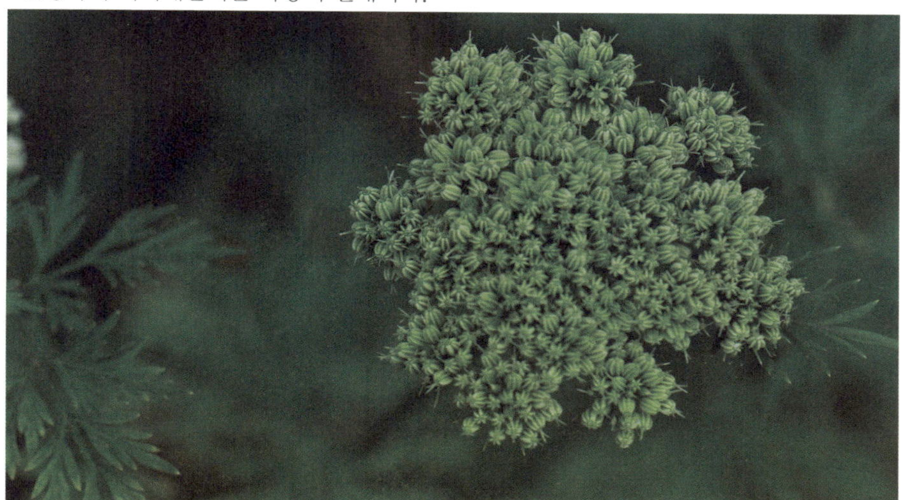

형태

줄기의 높이가 30~70㎝까지 자라고 거친 털을 있다. 3각형 모양의 잎은 깃털처럼 갈라진 겹잎으로 어긋나 있다.

분포: 각지에 분포한다.

채취 및 제법

여름가을철에 열매가 완전히 익었을 때 채취한다. 열매를 손질해 잡질을 제거하고 햇볕에 말린다.

성분: coumarin 류의 성분, osthol과 volatile oils.

기미

맛이 맵고 쓰며, 성질이 따뜻하다.

효능

열사가 혈분으로 침범한 증상, 풍, 습, 열 3가지 사기가 피부를 침습하여 발생하는 피부염 또는 염증, 발기부전증에 효능이 있다.

용량

5~15g.

외용으로 사용할 때는 적량만 사용해야 한다.

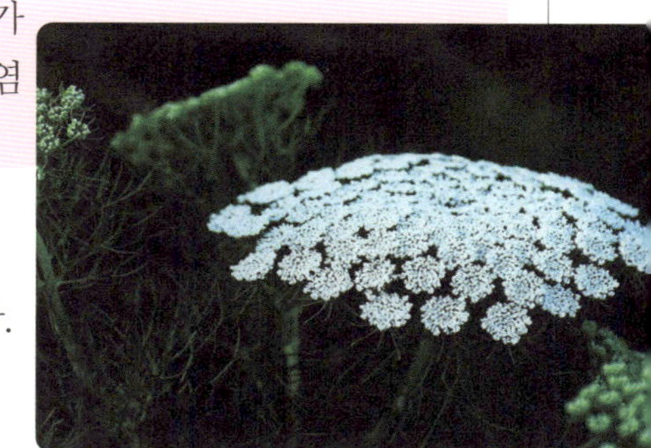

사인(양춘사)

생강과의 여러해살이풀 양춘사의 열매이다.

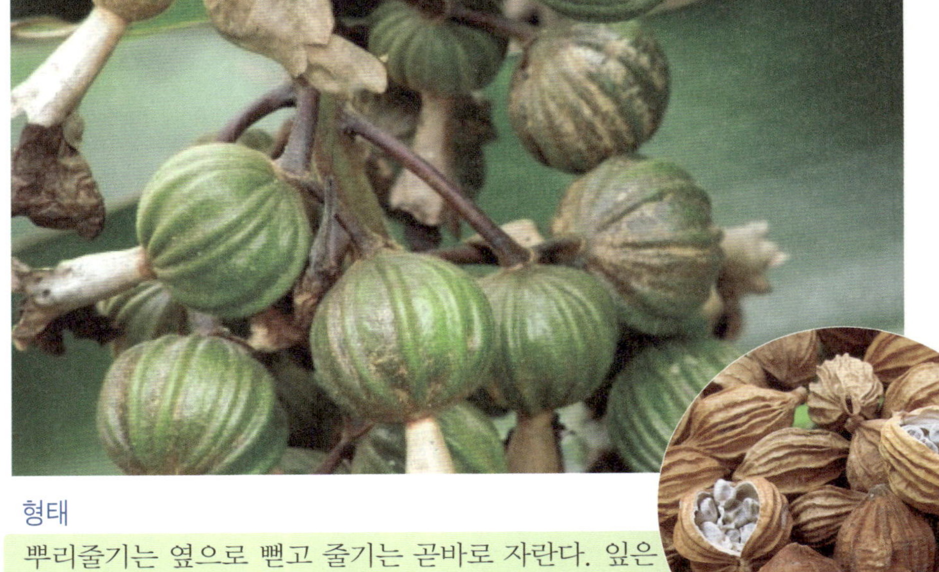

형태

뿌리줄기는 옆으로 뻗고 줄기는 곧바로 자란다. 잎은 2열로 배열하고 좁은 타원형 또는 조상 바소꼴이며, 잎혀는 3~5㎜이다.

분포

산골짜기 숲속의 음습한 곳에서 자생하는데, 재배를 하고 있다.

채위 및 제법

성숙한 열매와 이삭을 잘라 불에 쬐어 반쯤 말리는데, 뜨거울 때 냉수를 한차례 뿜고 다시 말린다.

성분: 종자는 volatile dils. 주성분은 우선장뇌, linalool, nerolidol 등이다.

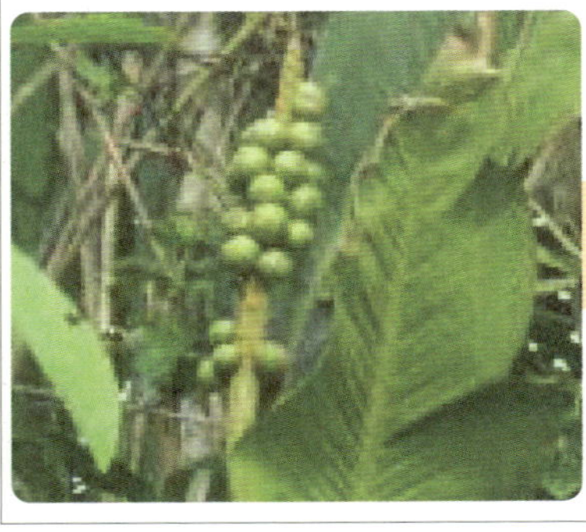

기미

맛이 맵고 성질이 따뜻하다.

효능

위복부가 부어오르고 아픈 병, 식욕부진에 효능이 있다.

용량

2~6g 전탕, 환이나 가루약으로 복용한다.

사함(가락지나물)

장미과의 여러해살이풀 가락지나물의 뿌리와 지상부이다.

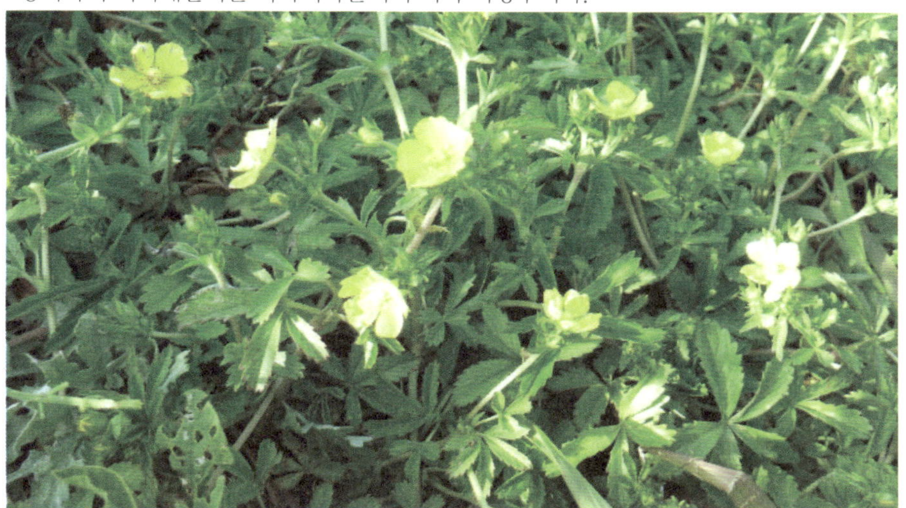

형태

높이가 20~60㎝정도이고 밑동부터 비스듬하게 자란다. 뿌리가 짧고 옆에 수염뿌리가 달렸다.

분포

우리나라에서는 약간 습기가 있는 곳에서 자란다.

채취 및 제법

여름과 가을에 채취해 생으로 사용하거나 깨끗이 씻어 햇볕에 말린다.

기미

맛이 쓰고 매우며, 성질이 서늘하다.

효능

놀랐을 때에 발작하는 간질로 고열 증세, 기침에 효능이 있다.

용량 및 용법

4.5~9g.

외용으로 사용할 때는 적량을 끓여서 씻거나 바른다.

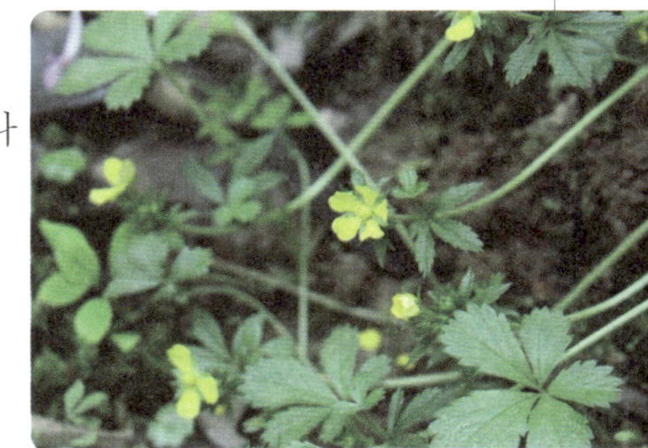

산내

생강과의 여러해살이풀 산내의 줄기와 뿌리이다.

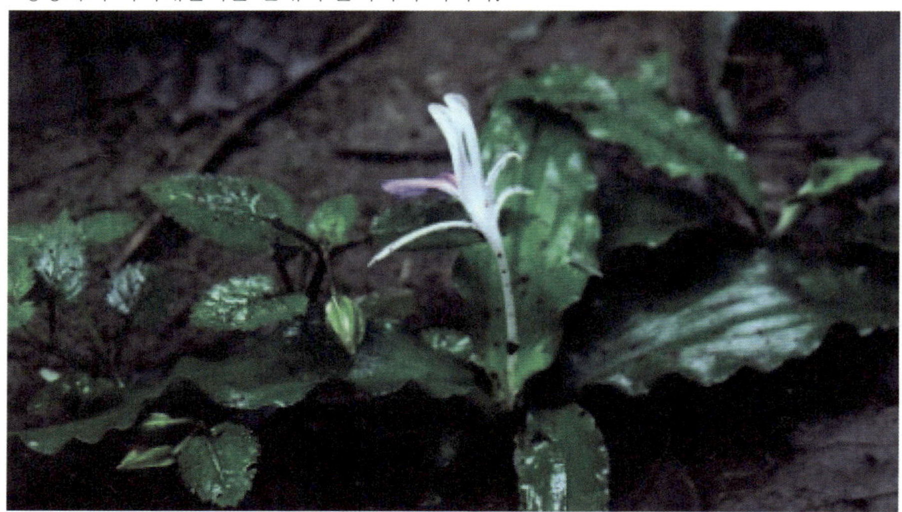

형태

정확한 줄기가 없다. 잎은 둥근 모양으로 땅에 붙어서 자라고 잎자루가 거의 없다. 어린 눈(싹)에는 털이 덮여 있지만 자란 뒤에는 없어지거나 약간 남는다.

채취 및 제법

겨울철에 채취해 수염뿌리를 제거하고 줄기와 뿌리를 적당한 크기로 잘라 햇볕에 말린다.

성분

volatile oils, flavone, coumarins, protein, 전분, 점액질.

기미

맛이 매우며, 성질이 따뜻하다.

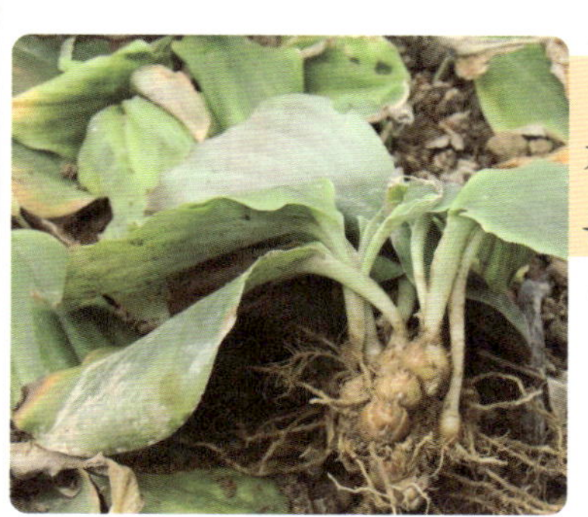

효능

가슴과 배가 차면서 아픈 증상, 한사와 습사가 합쳐진 사기로 인한 구토와 설사, 이가 아픈 증세에 효능이 있다.

용량

6~9g.

산다(동백나무)

차나무과의 늘푸른큰키나무 동백나무의 꽃이다.

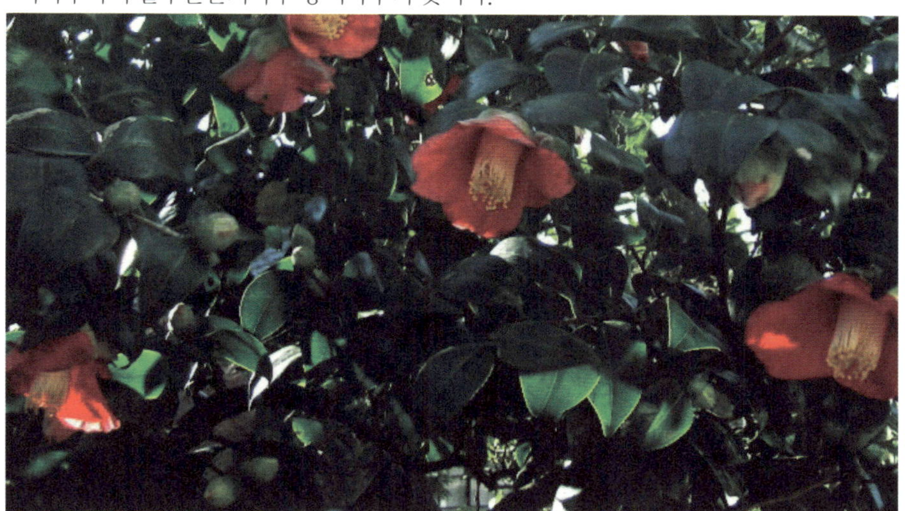

형태

높이가 약 7m정도 자란다. 잎은 어긋나고 두꺼운 혁질이며, 윤기가 있다. 모양은 타원형으로 길이가 5~10㎝이고 잎 가장자리에 작은 톱니가 있으며, 털이 없다.

분포: 길가나 산비탈, 냇가에서 자생하며 정원에도 심는다.

채취 및 제법:

겨울과 봄에 꽃이 필 시기에 채취해 햇볕에 말려 사용한다.

성분: leucoanthocyanin, anthocyanin 등.

기미

맛이 쓰고 성질이 차갑다.

효능

대변과 함께 피가 항문으로 나오는 병, 구토, 자궁출혈. 외용은 창, 총검, 칼 등에 의해 다쳐서 생긴 상처에 효능이 있다.

용량

5~9g.

외용 시에는 꽃을 가루로 만들고 참기름과 섞어서 환부에 붙인다.

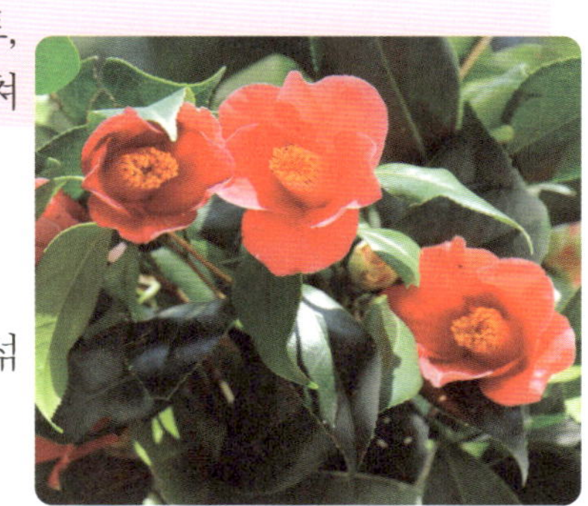

산당귀

산형과 여러해살이풀 이엽회근의 전초이다.

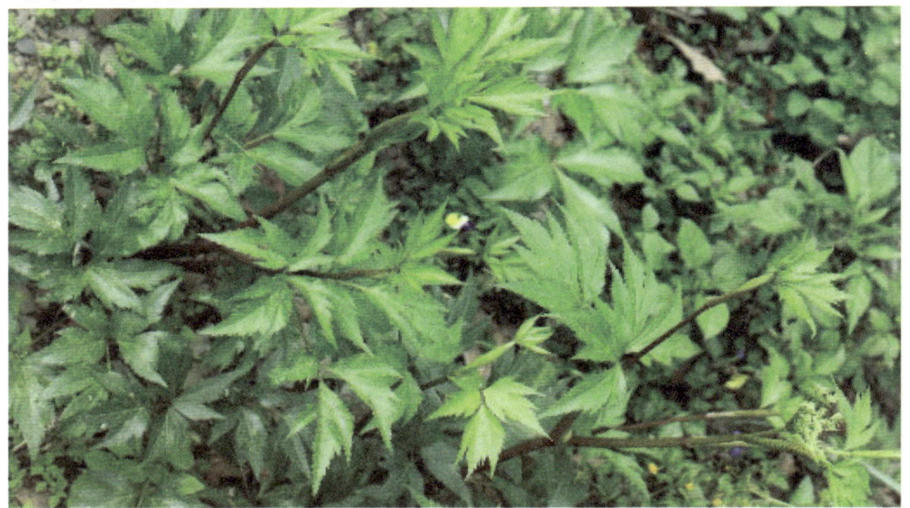

형태

높이가 40~140cm정도 자란다. 전체가 부드러운 털로 덮여있고 뿌리는 육질로 원기둥 모양이다. 줄기는 윗부분에서 갈라지지만, 아랫부분의 잎은 갈라지지 않으며 타원형이다.

분포

산지의 풀숲에서 자생한다.

채취 및 제법

여름과 가을에 채취해 응달에서 말려 사용한다.

기미

맛이 맵고 달며, 성질이 따뜻하다.

효능

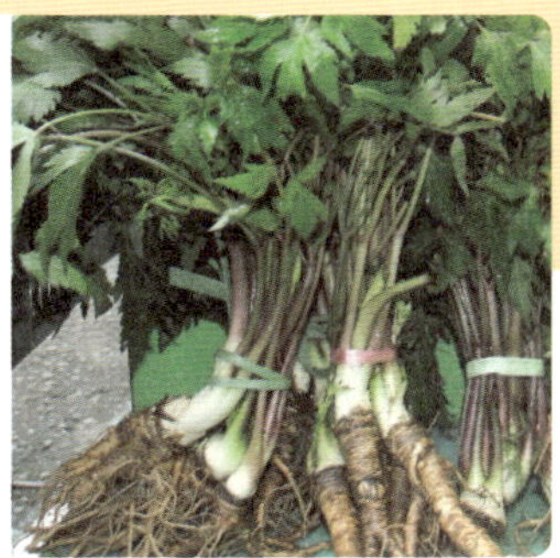

풍한사를 받아서 생긴 감기, 배가 아프고 속이 켕기면서 뒤가 무직하며 곱이나 피고름이 섞인 대변을 자주 누는 병, 외상으로 인한 온갖 병에 효능이 있다.

용량

6~12g.

산두근

콩과의 갈잎떨기나무 광두근의 뿌리이다.

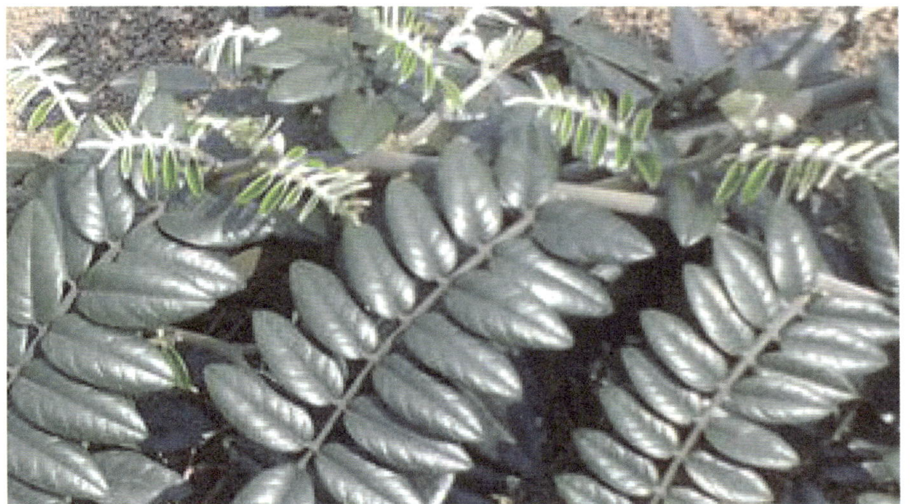

형태

어린줄기는 보드라운 털이 빽빽하다. 잎은 1회 깃꼴 겹잎으로 계란모양의 작은 잎이 11~17장이다. 잎의 앞면은 짧은 털로 덮여 있고 뒷면은 보드라운 털이 있다.

분포

석회암 산지의 바위틈에서 자생한다.

채취 및 제법

가을에 채취해 깨끗이 씻어 햇볕에 말린다.

성분

matrine, oxymatrine, sophocarpine, isoprenyl chalcone 등.

기미

맛이 쓰고 성질이 차가우며 독이 있다.

효능

열독 병증을 열을 내리고 독을 없애는 방법으로 치료하는 것, 옹저나 상처가 부은 것에 효능이 있다.

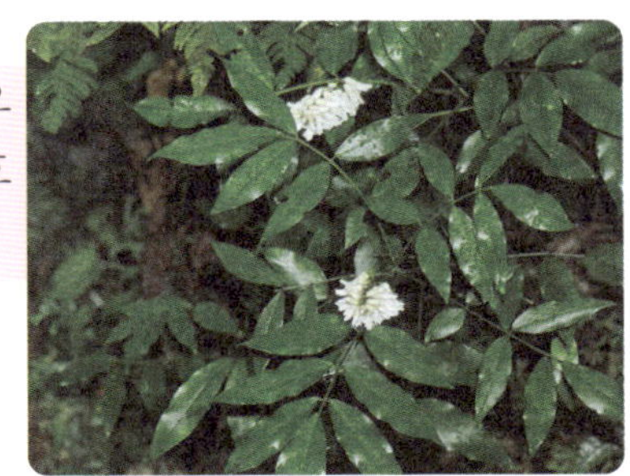

산매(수리딸기)

장미과의 갈잎떨기나무 수리딸기의 뿌리껍질과 잎이다.

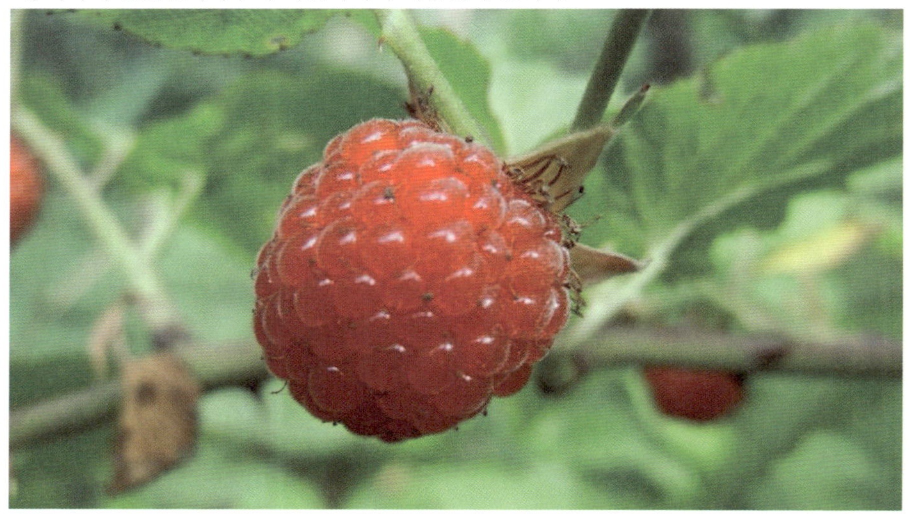

형태

가지에서 뿌리가 나온다. 작은 가지는 홍갈색으로 어릴 때 보드라운 털과 약간 가는 털이 있고 껍질 가시도 있다.

분포

양지바른 산비탈이나 냇가, 관목 숲속에서 자생한다.

채취 및 제법

여름과 가을철에 채위해 햇볕에 말려서 사용한다.

기미

맛이 떫고 성질이 따뜻하다.

효능

비위의 운화 기능 장애로 먹은 음식물이 정체되어 가슴과 옆구리가 그득함, 적색의 봉루에 효능이 있다.

용량

10~20g.

산백채

게스네리아과 반삭거태속 반삭거태의 전초이다.

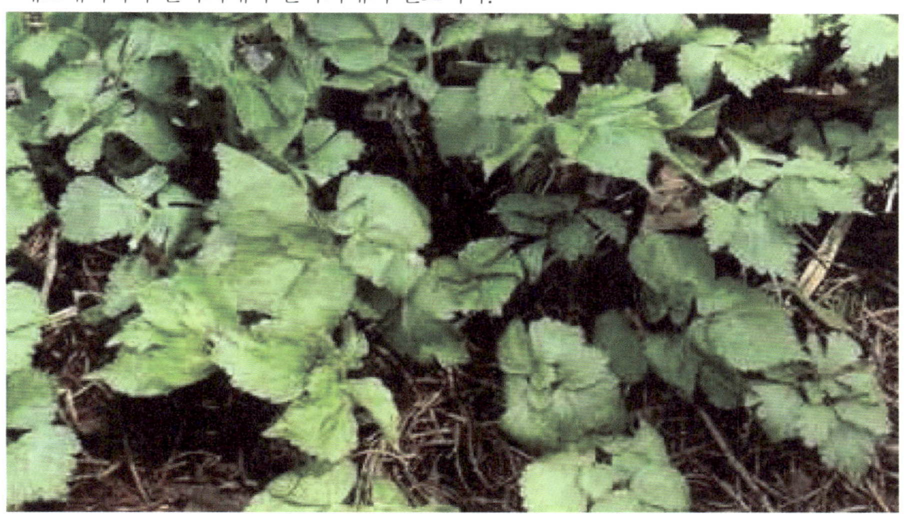

형태

높이가 20~60cm정도이고 줄기는 아랫부분에서 가지를 뻗는다. 잎은 마름모꼴의 계란모양 또는 타원모양이고 길이가 5~17cm이다. 종종 앞면에 짧은 부드러운 털이 소생하고 종유체가 좁은 선형이다.

분포

숲이나 도랑가에서 자생한다.

채취 및 제법

가을이 지난 뒤에 채취해 깨끗하게 씻어 햇볕에 말린다.

기미

맛이 약간 쓰고 떫으며, 성질이 서늘하다. 독이 있다.

효능

습열의 사기로 인해 온 몸과 눈, 소변이 누렇게 되는 것으로, 그 색이 밝은 황색을 띠는 병에 효능이 있다.

용량

15g. 흑설탕과 버무려 사용한다.

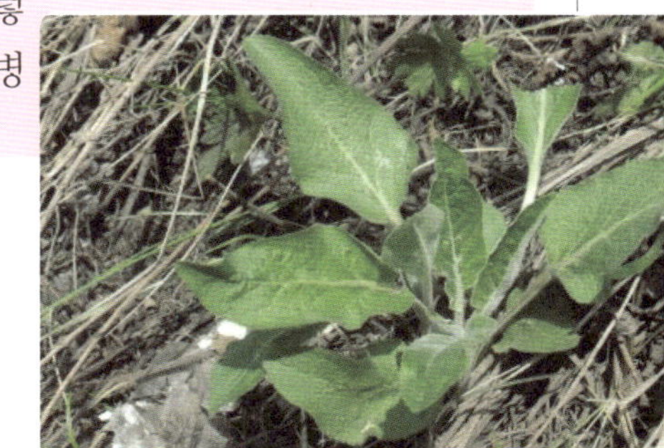

산사

장미과의 갈잎큰키나무 산사나무의 열매이다.

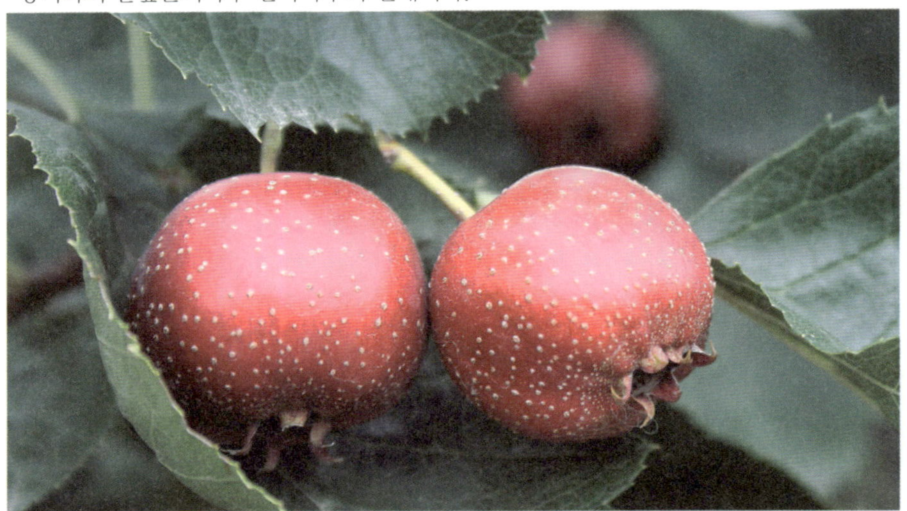

형태

높이가 6m정도 자란다. 잎은 어긋나면서 관난형 또는 끝이 뾰족한 난형이고 2~4쌍이 깃꼴로 갈라져 있다.

분포: 산비탈 숲가나 관목이 모인 곳에 자생한다.

채취 및 제법

가을철에 성숙한 열매를 채취해 가로로 잘라 두 조각으로 만들어 햇볕에 말린다.

성분: Crataegolic acid, vitamin C.

기미

맛이 시고 달며, 성질이 약간 따뜻하다.

효능

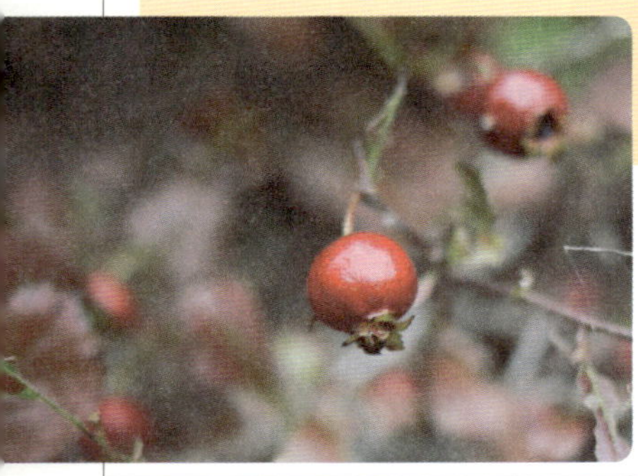

어린아이가 젖을 먹고 체한 병, 음식물이 소화되지 않고 위에 머물러 있는 증, 복부가 부어오르고 아픈 통증, 고혈지증에 효능이 있다.

용량:

6~12g.

산수유

층층나무과의 갈잎떨기나무 산수유나무의 과육이다.

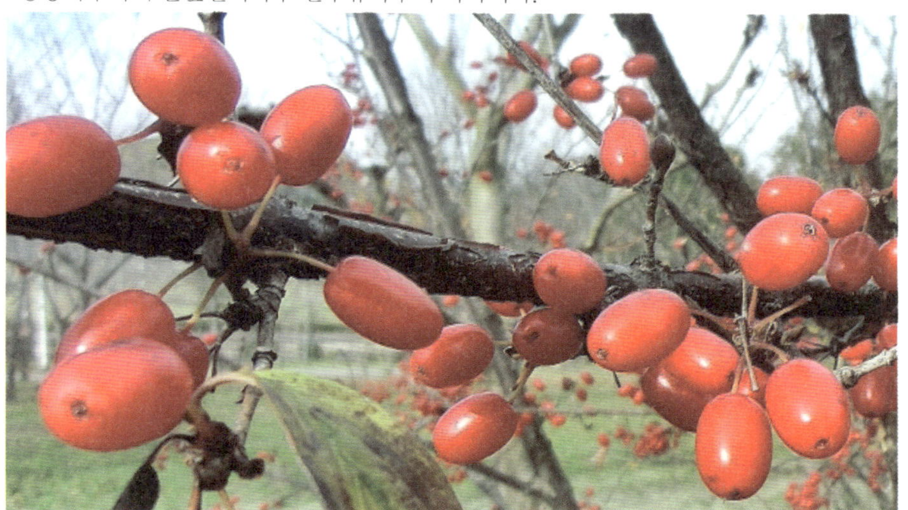

형태

높이가 3~10m정도로 자라고 나무껍질은 비늘 모양으로 벗겨지며 연한 갈색이다. 잎은 마주나고 계란모양에서 타원형까지 있으며, 매끈매끈하다.

분포

산비탈이나 개울가 잡목 숲속에서 자생하거나 재배한다.

채취 및 제법

가을에 열매를 채취해 껍질을 벗기고 약한 불로 말려서 식힌 즉시 과핵을 짜낸 후 햇볕에 말린다.

성분: morroniside 등.

기미

맛이 시고 떫으며, 약간 따뜻하다.

효능

허리와 무릎 부위가 시큰거리고 아픈 병, 발기부전과 정액이 저절로 나오는 증상에 효능이 있다.

용량

6~15g.

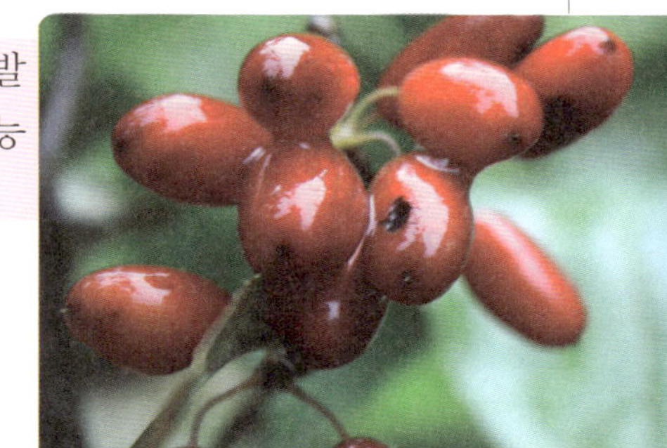

열을 내리고 독을 없애주는
산장(꽈리)

가지과의 여러해살이풀 꽈리(산장)의 지상부이다.

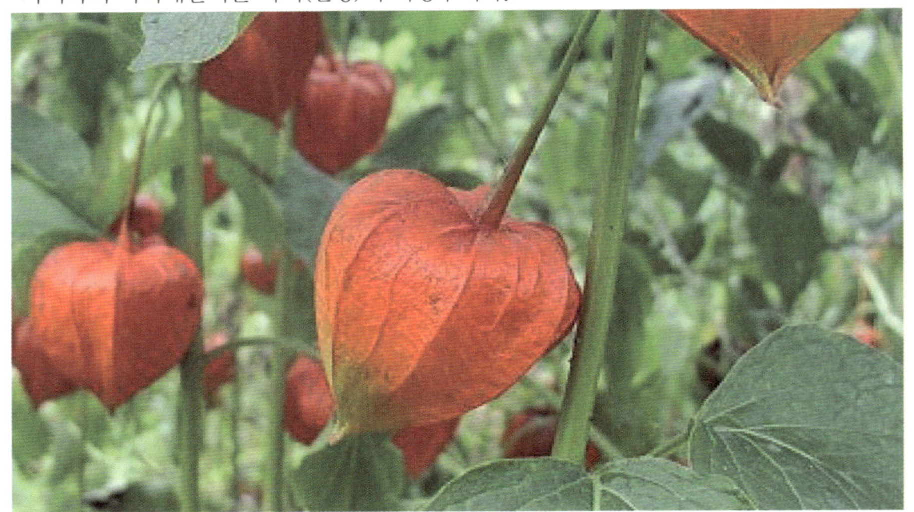

형태

줄기의 키가 40~90cm정도이다. 밑에서 난 잎은 어긋나고 중상부에서 난 잎은 한마디에서 두개씩 달려 마주나며, 잎 모양은 넓은 타원형이다.

채취 및 제법

가을에 꽃받침이 홍색으로 변할 때, 짙은 장과를 채취해 햇볕에 말린다.

성분: 열매는 physanol A와 B.

기미

맛이 쓰고 시며, 성질이 차갑다.

효능

열독 병증을 열을 내리고 독을 없애는 방법으로 치료하고, 인후에 감염성 질환으로 인하여 적체현상을 제거하는 일과 목구멍이 붓고 아픈 병에 효능이 있다.

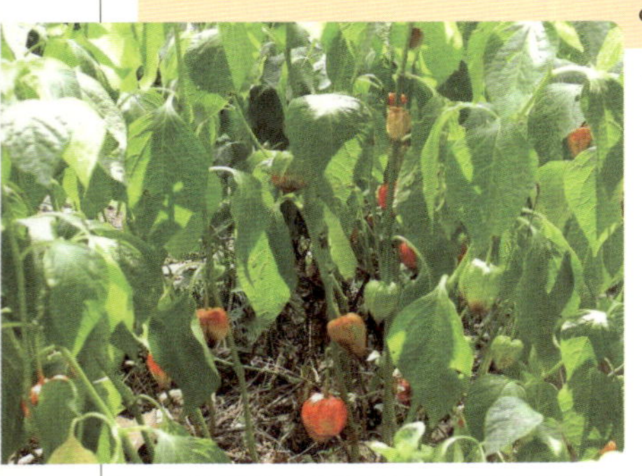

용량

4.5~9g.

임산부는 신중히 복용해야 한다.

산조인(멧대추나무)

갈매나무과의 갈잎큰키나무 멧대추나무의 종자이다.

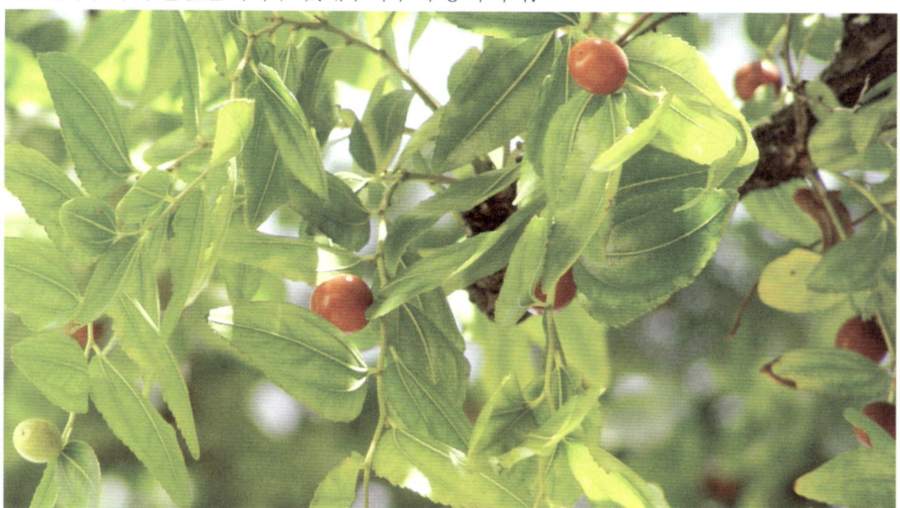

형태

높이는 1~3m정도 자란다. 작은 가지에는 2개의 가시가 있는데, 하나는 바늘형태로 곧고 다른 하나는 밑으로 향해 굽어있다.

분포: 양지바르고 건조한 산비탈에서 자생한다.

채취 및 제법

가을철에 성숙한 열매를 채취해 육질을 제거한 핵과를 부셔 종자를 얻어서 햇볕에 말린다.

성분: 다량의 지방유와 단백질을 함유한다.

기미

맛이 달고 시며, 성질이 평하다.

효능

몸이 무겁고 심중이 답답하여 잠을 못자는 것, 이유 없이 제풀에 놀라 가슴이 두근거려 불안한 병, 몸이 허해서 땀이 나는 것에 효능이 있다.

용량

3~9g.

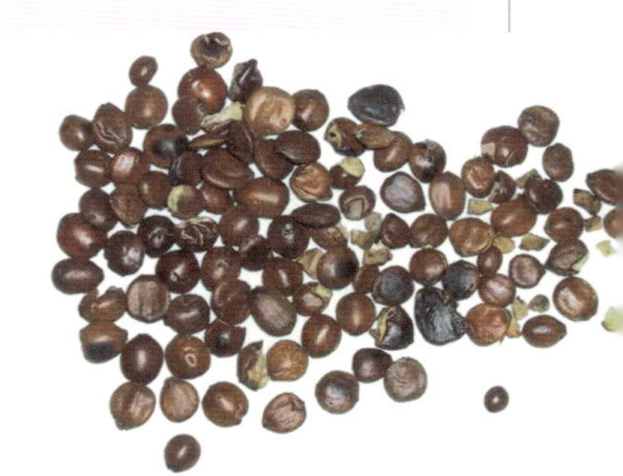

삼백초

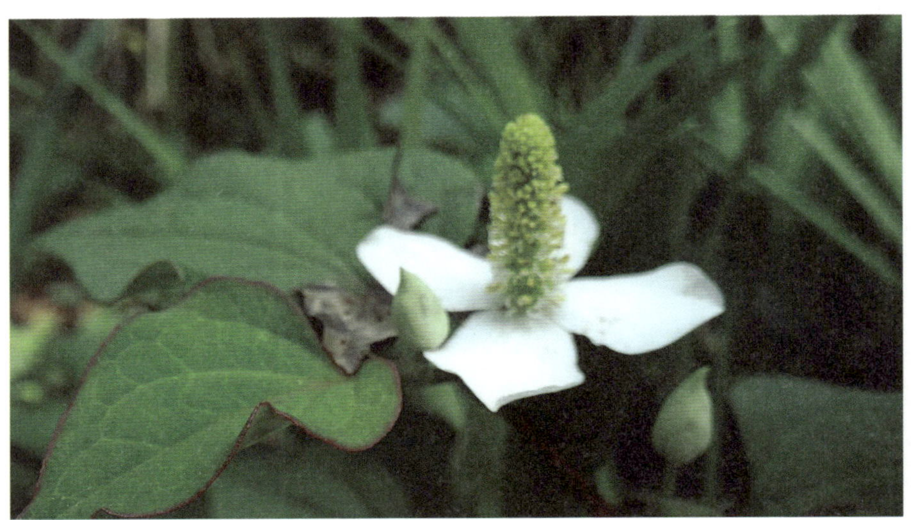

형태

　다년생 습생 식물이며 높이는 1m이 된다. 지하줄기는 잔뿌리가 있다. 줄기는 직립하고 굵다. 잎은 단생이며 대생엽이다. 개화기는 5~8월이고 결실기는 6~9월이다. 냇가와 연못 옆 물과 가까운 곳에서 자란다.

채취 및 제법

　일년 내내 채취할 수 있으며, 여름과 가을은 가장 좋다. 지상부분을 채취하여 깨끗이 씻어 햇볕에 말린다.

약용부위 : 지상부분

기미

맛은 달고 맵다. 차가운 성질이 있다. 비경, 신경, 담경, 방광경에 속한다.

효능

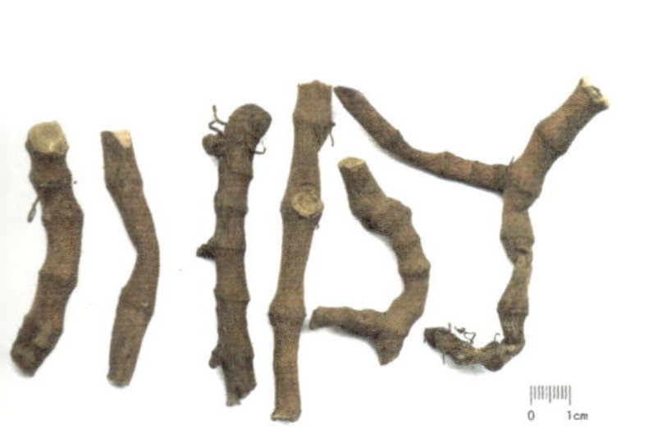

열을 내려주고, 소변을 잘 보게 한다. 해독하며, 수종을 없애준다. 주로 열성, 혈성 소변 잘 나오지 않을 때, 수종, 각기, 황달, 이질, 대하, 종기, 습진, 뱀 물린데 등을 치료한다.

선인장

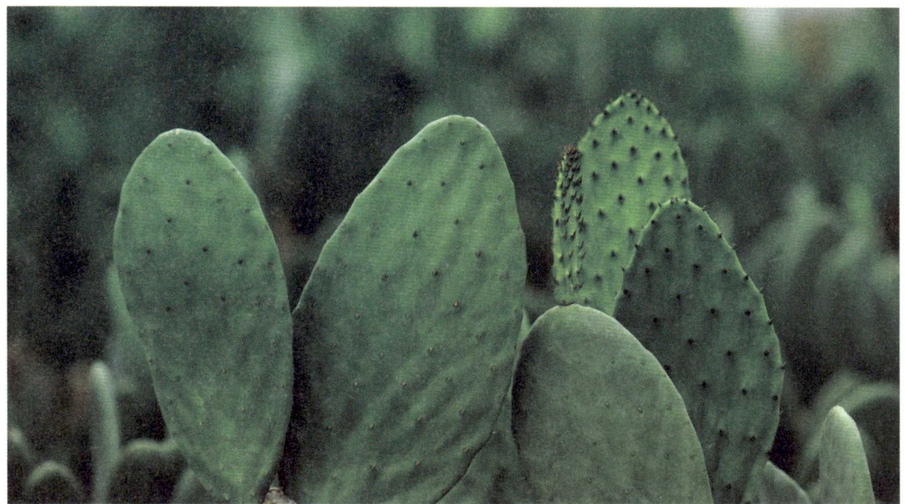

형태

다년생 육질 식물이고 높이는 0.5~3m이다. 줄기 아랫부분은 약간 목질이며 둥근 모양이다. 윗부분은 가지가 있으며 마디가 많다. 마디는 편평하고 작은 집이 있다. 집에서 가시가 많다. 개화기는 5~6월이다. 바닷가 모래사장, 양지의 산비탈에 자란다.

채취 및 제법

심지 1년 후에 바로 채취할 수 있다.

약용부위

뿌리와 줄기

기미

맛은 쓰고 차가운 성질이 있다. 위경, 폐경, 대장경에 속한다.

효능

줄기는 해열·행기·건위·진해·활혈·소종의 효능이 있어 한방에서는 약재로 이용한다. 약성은 한하고 고한 것으로 알려져 있으며, 주로 위심기통, 위나 십이지장의 궤양, 해수·폐기종·인후염·유선염·유행성시선염·옹종 등의 치료제로 쓰인다.

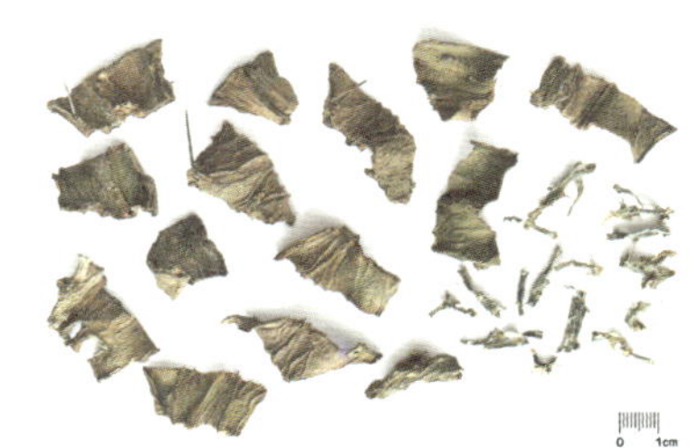

삼목

삼나무과의 큰키나무 삼나무의 구과와 두 겹의 수피와 잎이다.

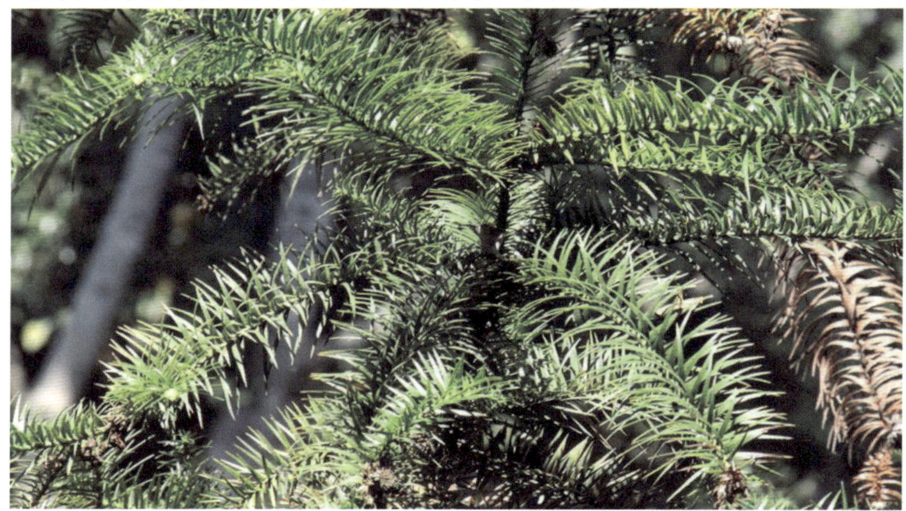

형태

키가 약 40m정도이고 지름이 1~2m로 곧게 자란다. 잎은 비늘모양으로 가시처럼 뾰족하고 가장자리에 톱니가 있다.

분포

산골짜기나 강가에서 자생하거나, 재배한다.

채취 및 제법

사시사철 채취할 수 있는데, 생용하거나 햇볕에 말려서 사용한다.

성분: cedrol등.

기미

맛이 맵고 성질이 약간 뜨겁다.

효능

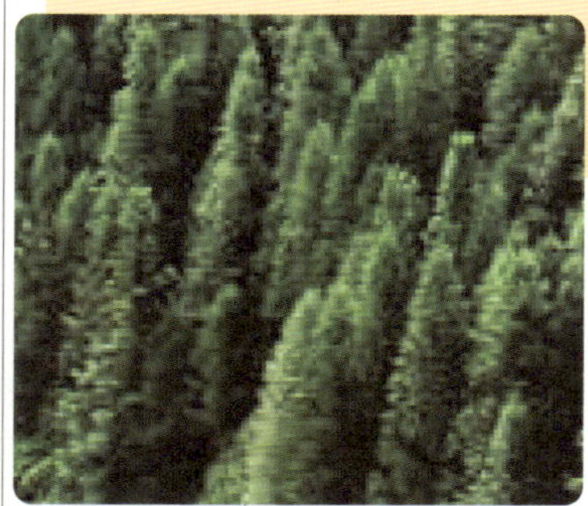

구과는 위음을 자양하고, 만성기관염, 풍습으로 인한 관절 부위의 염증. 수피는 정액이 저절로 나오는 증상에 효능이 있다.

용량

15~30g.

외용 시에는 적량을 사용한다.

가슴이 쥐어짜는 것처럼 몹시 아픈 것에

삼칠근

오가과 여러해살이풀 삼칠의 뿌리이다.

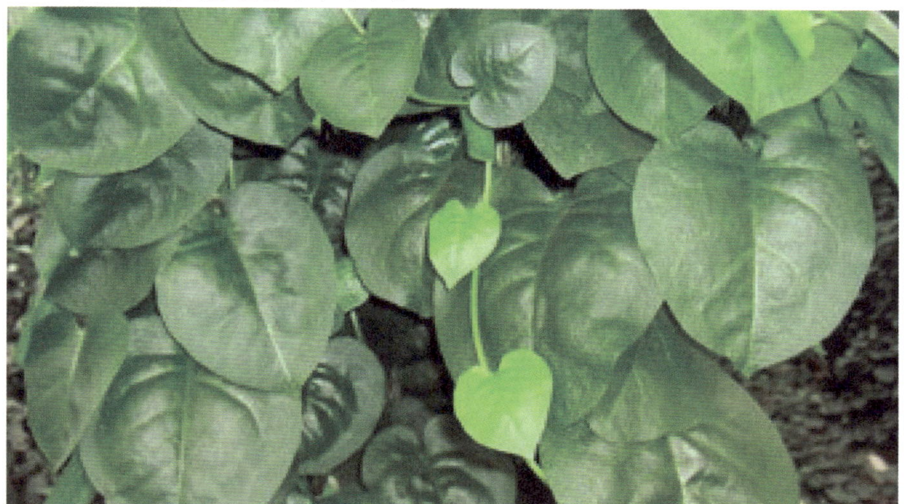

형태

홀로 자라는 육질초본으로 줄기의 높이가 1.5m~2m정도 자란다. 청녹색의 뿌리줄기는 굵고 튼튼한 목질이다.

채취 및 제법

가을과 겨울에 채취해 수염뿌리를 제거하고 햇볕에 60~70%를 건조시킨 다음 마를 때까지 비벼준다.

성분

ginsenoside Rb1, Re, Rg1, notoginsenoside R1, R2, Fa, Fc 등.

기미

맛이 달고 약간 쓰며, 성질이 따뜻하다.

효능

각종혈증, 다쳐서 오는 온갖 병으로 붓고 통증이 생기는 것, 가슴이 쥐어짜는 것처럼 몹시 아픈 것에 효능이 있다.

용량

3~9g.

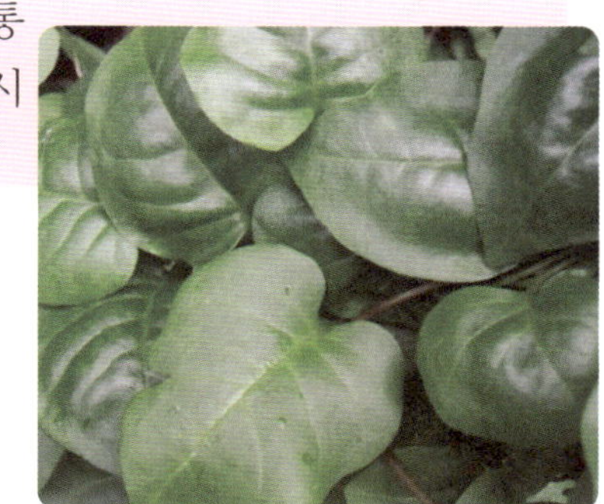

온몸이 붓는 질환에 좋은
상륙(자리공)

자리공과의 여러해살이풀 자리공의 뿌리이다.

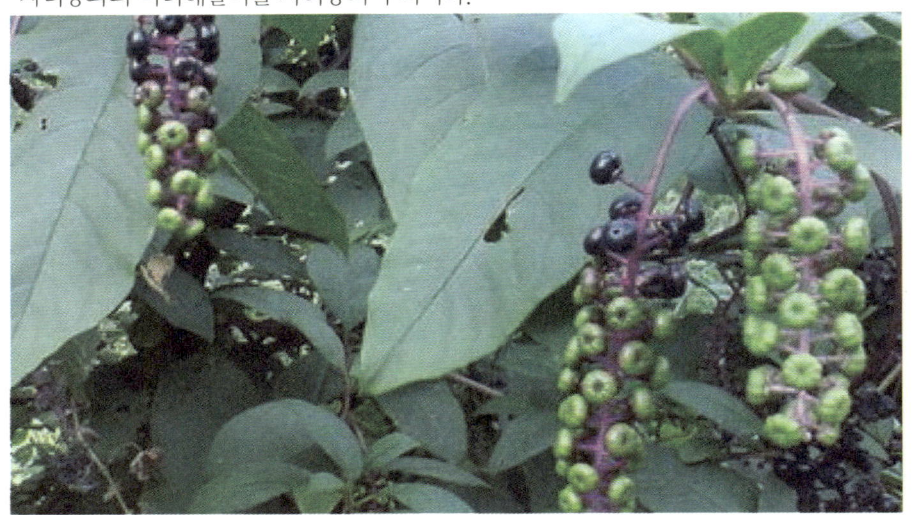

형태

높이가 70~100cm이고 전초에는 털이 없다. 뿌리는 육질이고 원추형이며, 줄기는 곧게 자라면서 가지가 많고 녹색 또는 자홍색을 띤다.

분포

숲이나 길가, 산골짜기 등의 습지에서 자생한다.

채취 및 제법

가을과 겨울 또는 봄에 채취해 지상부와 수염뿌리를 제거하고 깨끗이 씻어 자른 다음 햇볕에 말린다.

성분: phytolaccine, potassium, nitrate, saponin등.

기미

맛이 쓰고 성질이 차가우면 독이 있다.

효능

몸 안에 수습이 고여 얼굴과 눈, 팔다리, 가슴과 배, 심지어 온몸이 붓는 질환, 다리가 나무처럼 뻣뻣하여지는 병, 인후병에 효능이 있다.

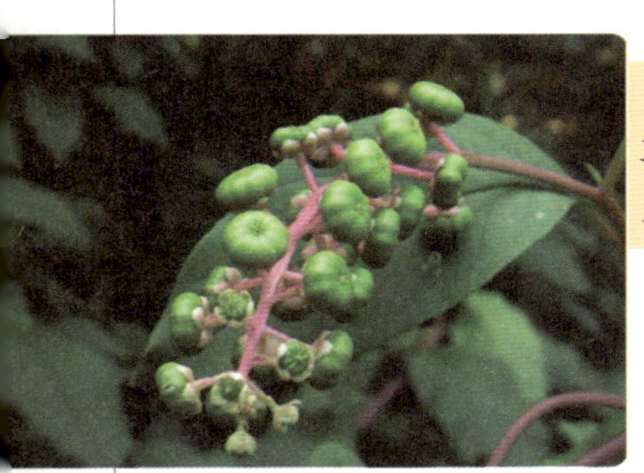

상사자

콩과의 상록 덩굴식물 상사자의 종자, 뿌리, 줄기, 잎이다.

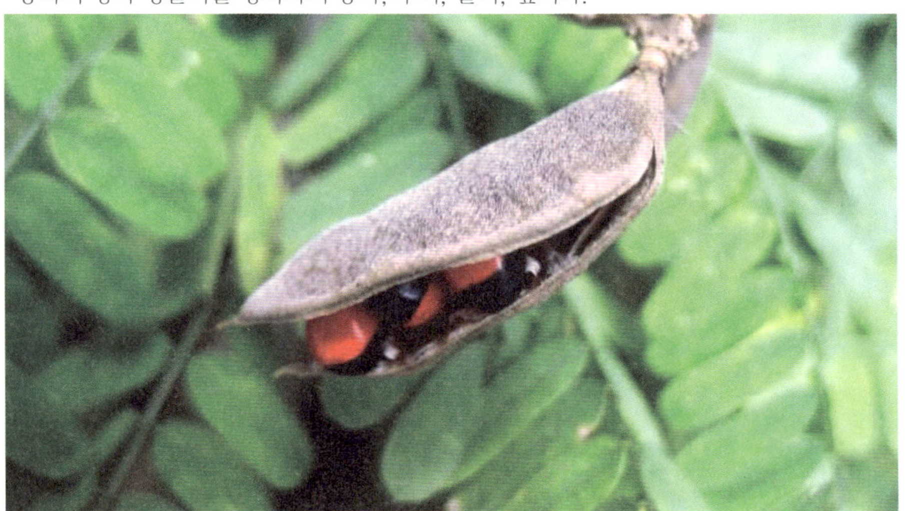

형태

어린줄기에는 털이 있다. 잎은 쌍수 깃꼴의 겹잎인데, 작은 잎이 8~20쌍이고 타원형으로 나며, 뒷면에 털이 있다.

분포: 산지 관목숲속에서 자생한다.

채취 및 제법

여름과 가을에 채취해 손질한 다음 햇빛에 말려 사용한다.

성분: 종자는 abrine, abrin 뿌리와 줄기, 잎은 glycyrrhizic acid.

기미

종자는 맛이 쓰고 독이 있다. 뿌리와 줄기, 잎은 맛이 달고 성질이 평하다.

효능

종자는 인체 내의 기생충을 제거. 뿌리와 줄기, 잎은 열기를 식히고 소변을 잘 나오게 하는 효능이 있다. 뿌리와 줄기, 잎은 간염에 사용한다.

용량

6~15g.

외용 시에는 적량을 사용한다.

상산

범의귀과 갈잎떨기나무 상산나무의 뿌리이다.

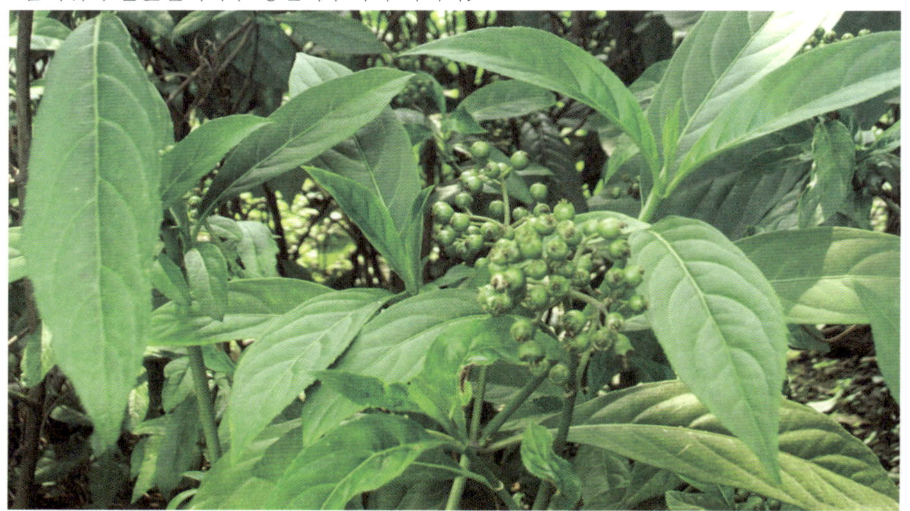

형태

어린가지에 털이 붙어있으며, 마디가 뚜렷하다. 잎은 타원형이고 가장자리에는 톱니가 있으며, 어릴 때는 양면에 털로 있다.

분포

산지나 도랑가, 숲속에서 자생한다.

채취 및 제법

가을철에 채취해 깨끗이 씻어 햇볕에 말린다.

성분: α, β, γ~dichroine, febrifugine, isofebrifugine 등.

기미

맛이 쓰고 성질이 약간 차가우며, 독이 있다.

효능

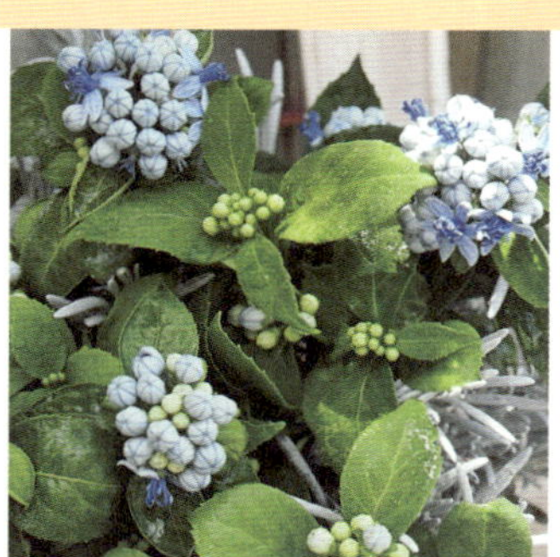

상한에 오한, 발열하는 것, 열로 생기는 옹저, 학질의 독에 효능이 있다.

용량

5~10g.

임산부는 신중히 복용한다.

상(뽕나무)

뽕나무과의 갈잎큰키나무 뽕나무의 뿌리이다.

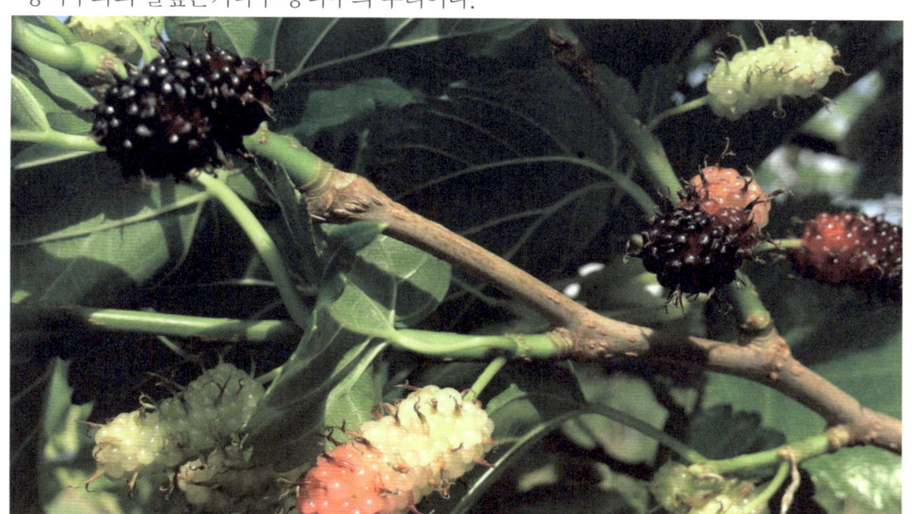

형태: 키가 약 10m까지 자라고 잎을 따면 흰색의 유즙이 나온다. 잎은 계란 모양이고 가장자리에는 거친 톱니가 있으며, 부드러운 털이 있다.

분포: 전국에서 고르게 재배된다.

채취 및 제법: 봄과 가을에 뿌리와 어린가지를 채취하는데, 뿌리는 뿌리껍질을 벗기고 햇볕에 말리고 어린가지는 잘라서 햇볕에 말린다. 서리가 내린 다음 잎을 채취해 햇볕에 말리고 열매는 익었을 때 채취해 햇볕 말린다.

성분: 뿌리껍질은 betulinic acid. 어린가지에는 morin. 열매는 cyanidin. 잎에는 rutin 등이 함유되어 있다.

기미: 뿌리껍질은 맛이 딸고 성질이 차갑다. 어린가지는 맛이 쓰고 성질이 평하다. 열매는 맛이 달고 시며 성질이 서늘하다. 잎은 맛이 달고 쓰며, 성질이 차갑다.

효능: 뿌리껍질은 폐에 생긴 여러 가지 열증으로 기침이 나는 것, 고혈압. 신경쇠약. 두통, 눈이 붉어지는 병, 목구멍이 붓고 아픈 병에 효능이 있다.

용량:
뿌리껍질과 어린가지는 25~50g. 열매와 잎은 3~15g.

상실(상수리나무)

참나무과의 갈잎큰키나무 상수리나무의 열매이다.

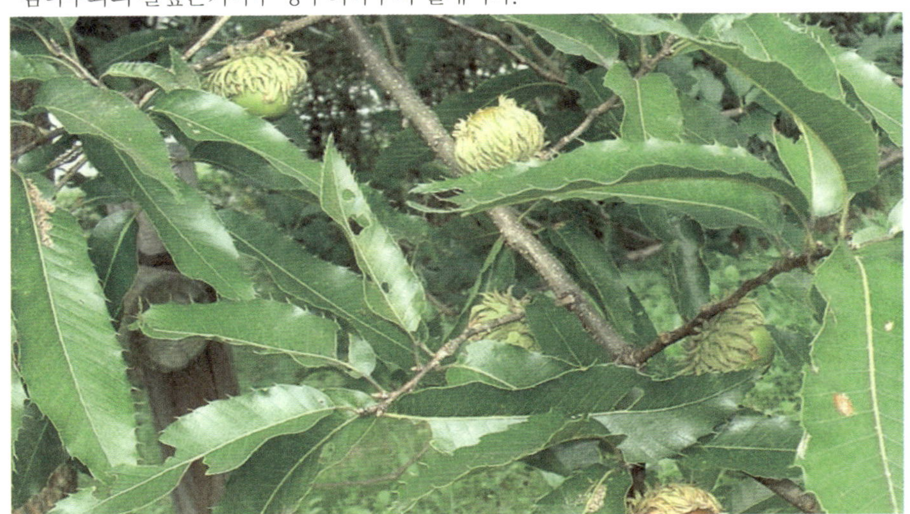

형태

키가 20~25m까지 곧게 자라고 껍질은 검은 회색이며, 세로로 갈라진다. 작은 가지에 잔털이 있다가 점차적으로 없어진다.

분포: 전 지역에 분포한다.

채취 및 제법

겨울철에 성숙한 열매를 채취해 겉껍질을 벗겨내고 햇볕에 말려 사용한다.

성분: 전분, 지방유, 타닌 등이다.

기미: 맛이 쓰고 떫으며, 성질이 약간 따뜻하다.

효능

설사가 나고 배가 아프고 속이 켕기면서 뒤가 무직하며 곱이나 피고름이 섞인 대변을 자주 누는 병, 대변과 함께 피가 항문으로 나오는 병에 효능이 있다.

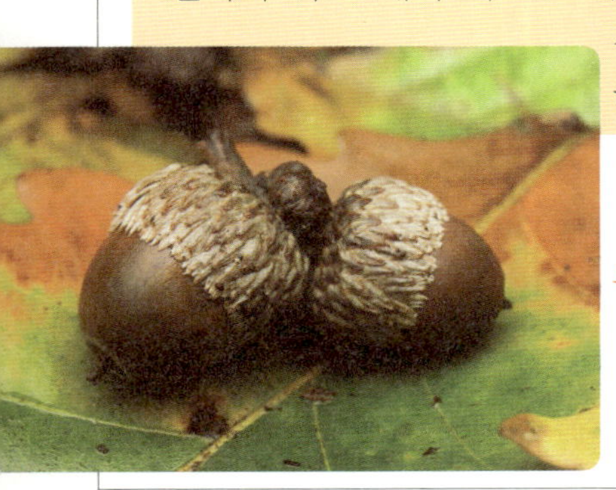

용량

전탕 3~10g 또는 환제나 산제로 1.5~3g을 복용한다.

외용 시는 초를 넣고 갈아서 환부에 붙인다.

기침, 위에는 찬 기운이 있고 장에는 열이 있는 병에

생강

생강과의 여러해살이풀 생강의 뿌리줄기이다.

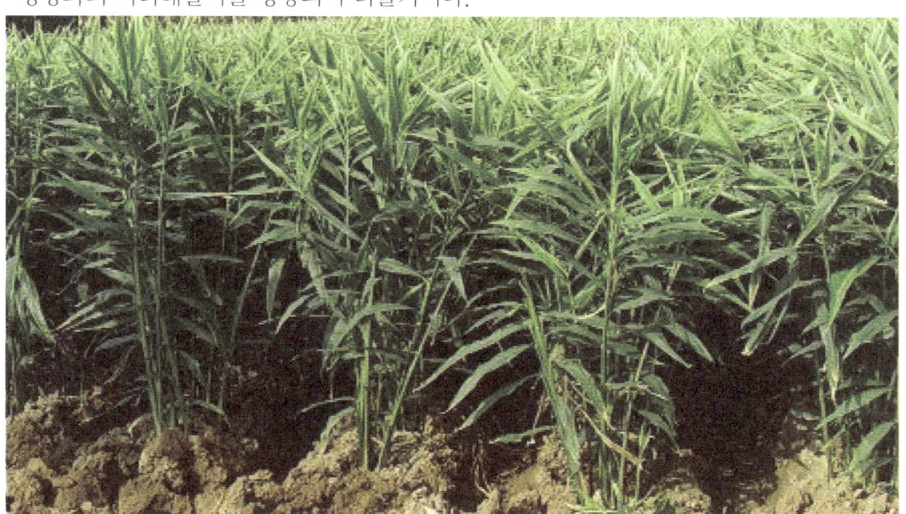

형태

뿌리줄기는 황색의 육질로 향기와 함께 매운 맛이 나고 키가 1m정도 자란다. 가는 잎은 선상 피침형으로 자루가 없고 엽저가 줄기를 감싸며, 길이가 1~3mm정도이다.

분포

대부분의 지역에서 재배한다.

채취 및 제법

가을과 겨울에 채취해 수염뿌리를 제거하고 깨끗이 씻는다.

성분

zingerone, shogaol.

기미

맛이 맵고 성질이 약간 따뜻하다.

효능:

풍한사를 받아서 생긴 감기, 기침, 위에는 찬 기운이 있고 장에는 열이 있는 병에 효능이 있다.

용량

3~9g.

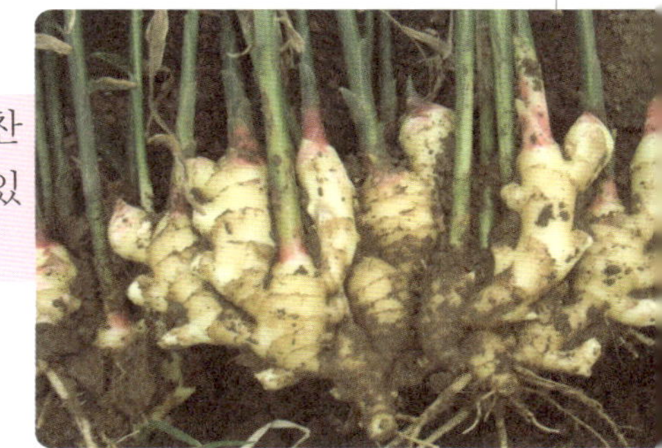

입 안이 마르고 갈증이 나는 병에

서과(수박)

박과의 덩굴성 수박의 중과피(겉 열매껍질과 속 열매껍질 사이에 있는 두꺼운 육질)이다.

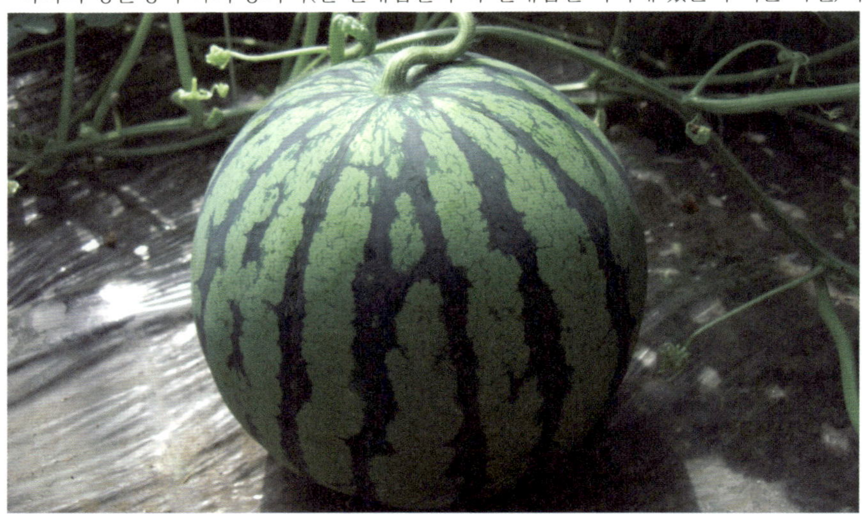

형태

전신에 털이 나 있고 잎겨드랑이에는 덩굴손이 달려 있다. 잎은 하나씩 달리는데, 어긋나고 넓은 계란모양이다.

분포: 각지에서 재배한다.

채취 및 제법

수박 속을 먹은 다음 외과 껍질과 남은 과육을 제거하고 절단해서 햇볕에 말려 사용한다.

성분: 껍질은 wax질, 과즙은 phosphoric acid, malic acid 등

기미

맛이 달고 담담하며, 성질이 차갑다.

효능:

서열로 인해 가슴에 열감이 있으면서 입 안이 마르고 갈증이 나는 병, 피하 결합 조직 중에 수분이 고인 상태에 효능이 있다.

용량

9~30g.

서리(갈매나무)

갈매나무과의 갈잎떨기나무 갈매나무의 열매이다.

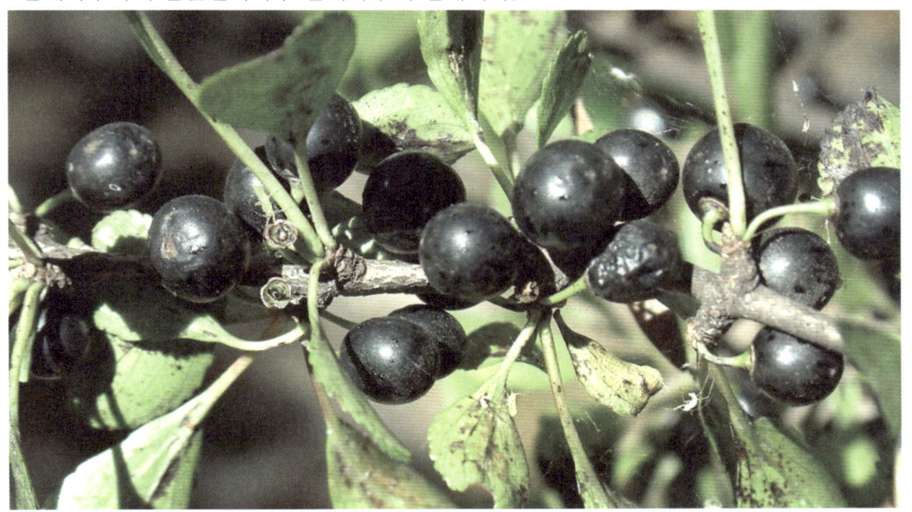

형태

높이가 약 10m정도로 자란다. 나무껍질은 짙은 회색이고 가지가 많으며, 작은 가지는 마주나면서 가시는 없다.

분포: 산속 도랑가와 잡목림, 숲 주변의 관목숲속 등에서 자란다.

채취 및 제법

8~9월에 채취해 열매의 꼭지를 제거하고 깨끗이 씻어 햇볕에 말려서 사용한다.

성분: 열매는 emodin, chrysophanol, kaempferol. 종자는 다양한 rhamnodiastase.

기미: 맛이 달고 약간 쓰며, 성질이 평하다.

효능: 기관지염, 기침할 때 가래가 생기고 숨이 차는 증상, 몸이 붓고 배가 몹시 불러오면서 속이 그득한 증상에 효능이 있다.

용량

5~10g.

외용 시에는 열매를 찧어 환부에 붙인다.

부주: 이 식물의 뿌리와 나무껍질도 약으로 사용한다.

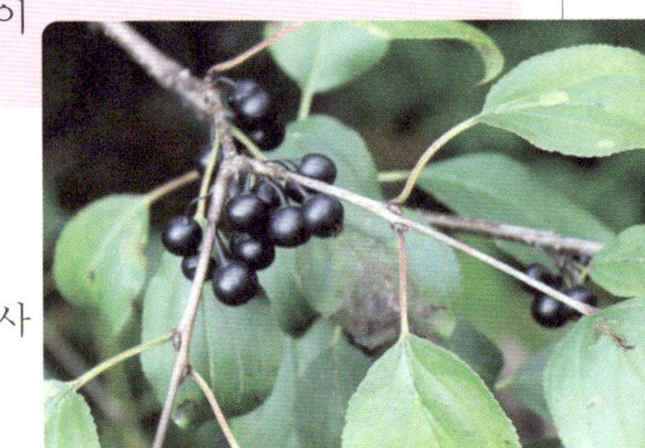

서여(마)

마과의 여러해살이 덩굴풀 마의 뿌리줄기이다.

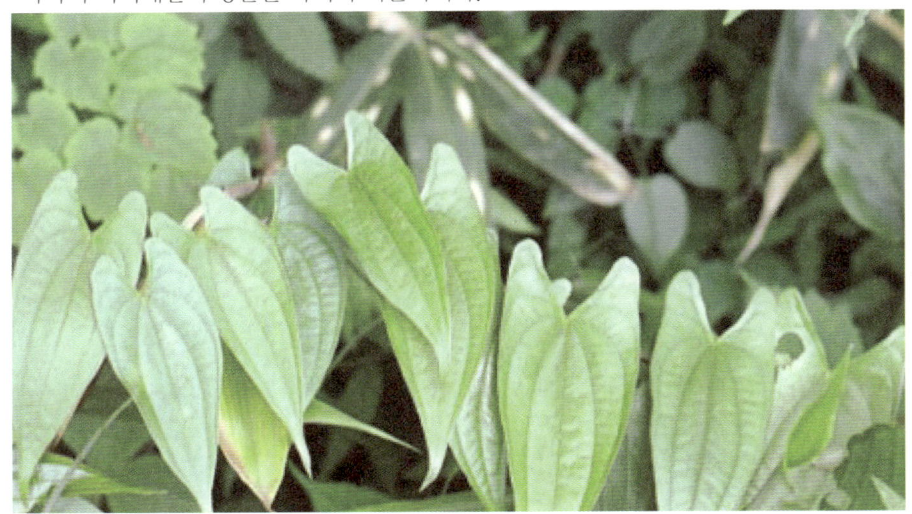

형태

뿌리줄기는 짧고 곧게 자라며 육질의 원기둥 모양이다. 자주색 잎은 단엽인데, 삼각모양의 난형으로 3갈래로 갈라지고 마주나거나 돌려난다.

분포: 양지바른 산비탈에서 자생한다.

채취 및 제법

11~12월에 채취해 껍질을 벗긴 다음 잘라서 햇볕이나 불로 쬐어서 말린다.

성분: saponin, mucilage, allantoin, choline, arginine 등.

기미

맛이 달고 성질이 따뜻하며, 독이 없다

효능

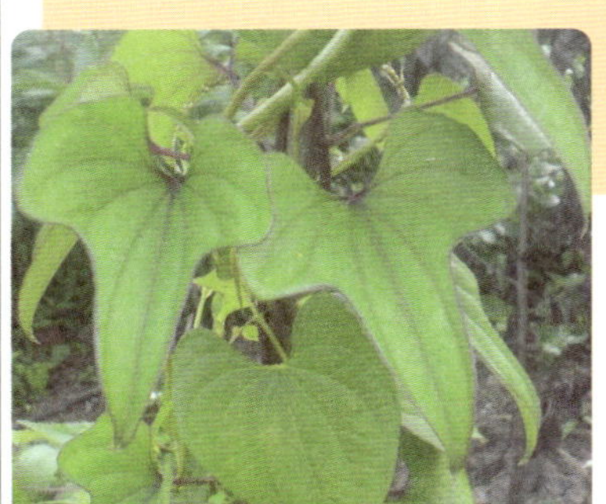

비위가 허약하여 생긴 만성 설사, 만성장염, 폐허로 인한 기침, 만성신염, 당뇨병, 정액이 저절로 나오는 증상에 효능이 있다.

용량

9~18g.

서장경(산해박)

박주가리과의 여러해살이풀 산해박의 뿌리이다.

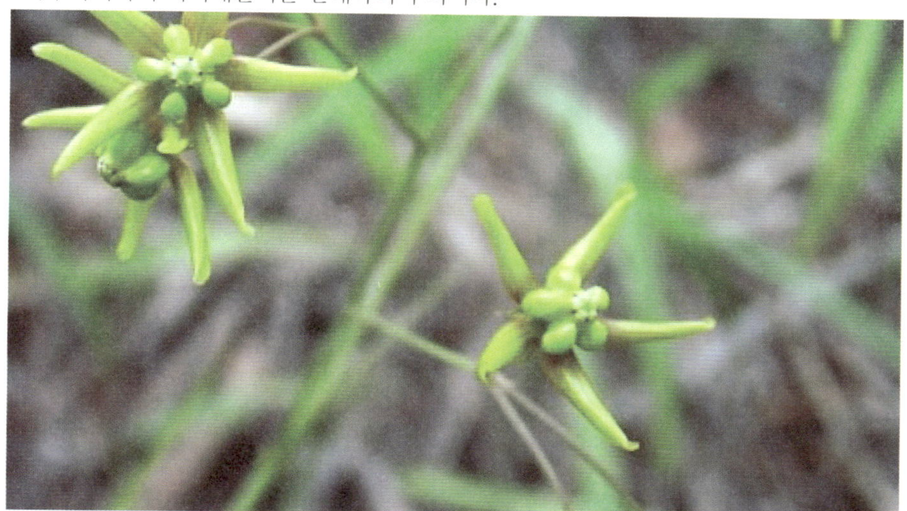

형태

줄기의 높이가 60㎝ 내외이다. 수염뿌리는 굵고 줄기가 가늘며, 길고 단단하면서 곧게 자란다. 잎은 마주나고 선상 바소꼴로 가장자리에 털이 약간 있다.

채취 및 제법

여름가을에 채취해 햇볕에 반쯤 말린 다음 응달에서 바싹 말린다.

성분

부리에 paeonol, alkaloid 등이 함유되어 있다.

기미

맛이 맵고 성질이 따뜻하다.

효능

풍습으로 인한 관절 부위의 염증, 요통, 이가 아픈 증세, 위통, 독사에 물려서 생긴 외상, 외상으로 인한 온갖 병에 효능이 있다.

용량 및 용법

5~15g.

외용은 적량을 사용한다. 부드러운 것은 찧어 문지르고 바른 것은 갈아서 환부에 붙인다.

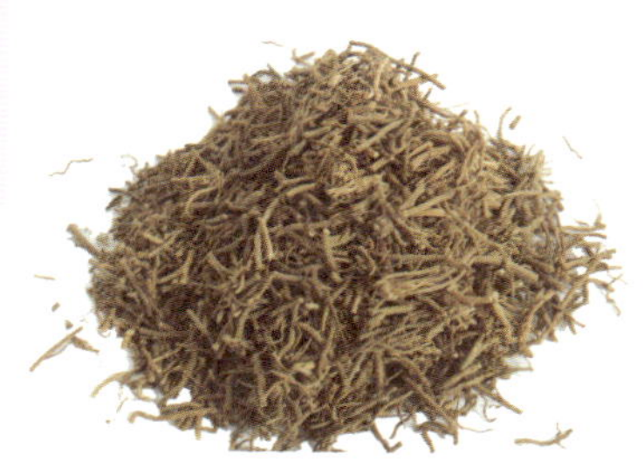

석곡

난초과의 여러해살이풀 석곡의 지상부이다.

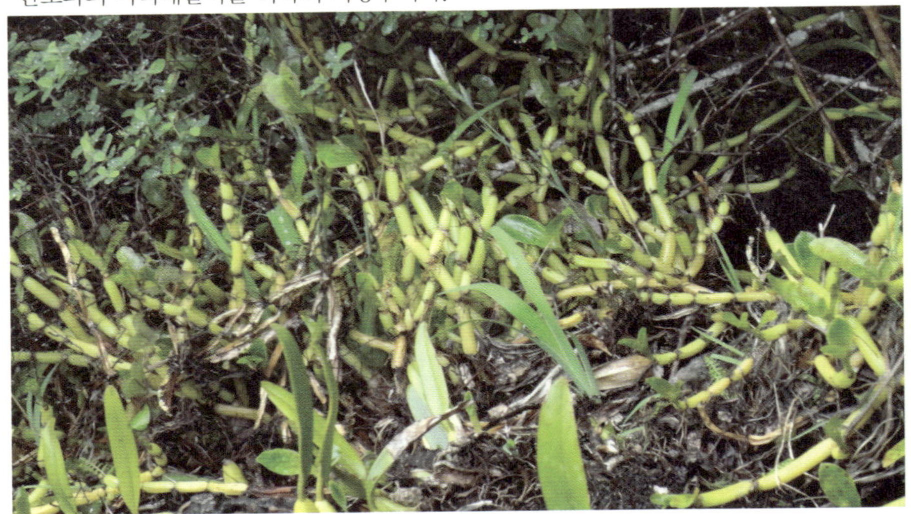

형태

줄기의 높이가 30~50㎝정도이고 모여서 나며, 황록색에 마디가 많다. 잎자루가 없고 3~5장이 줄기 끝에서 나고 잎맥은 평행이며, 엽초는 마디사이에 단단하게 싸여 있다.

분포: 높은 산의 암석이나 나무위에 붙어서 자생한다.

채취 및 제법

늦가을에 채취해 깨끗이 손질해 햇볕에 말린다.

성분: dendrobin, dendroxine, dendrin, denbinobino.

기미

맛은 말고 담담하며, 약간 짜다. 성질은 차갑다.

효능

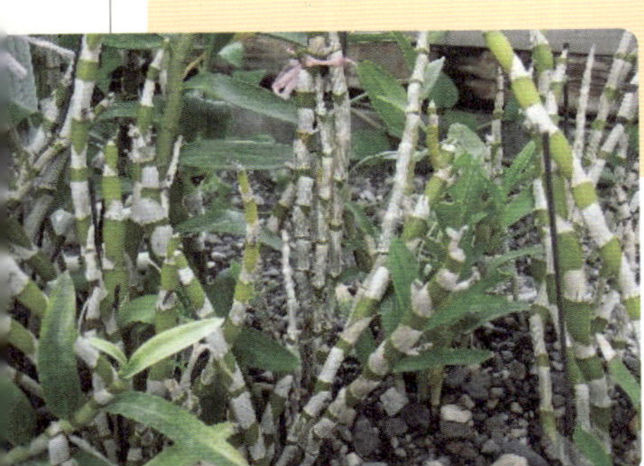

열병으로 진액이 상한 것, 입안이 건조하고 갈증이 나는 증상, 병을 앓고 난 후에 허열이 나는 것에 효능이 있다.

용량

10~20g.

석룡예(개구리자리)

미나리아재비과의 두해살이풀 개구리자리의 전초이다.

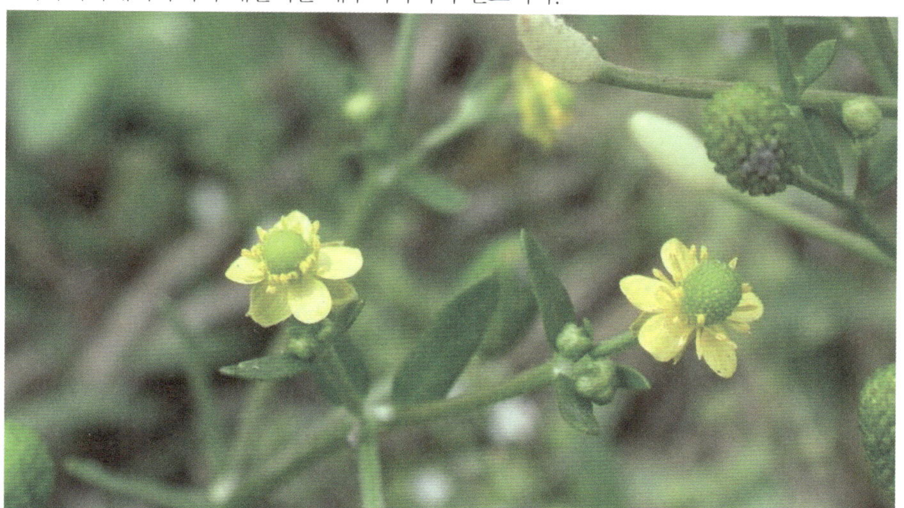

형태

높이가 15~60cm정도 된다. 뿌리 잎은 1개가 모여서 달리고 3개로 길게 갈라져 있으며, 길이가 3~4cm이다.

분포

조습한 지역이나 물가에서 자생한다.

채취 및 제법

여름과 가을에 채취해 깨끗이 씻어 생으로 사용하거나 햇볕에 말린다.

성분

ranunculin, choline.

기미

맛이 쓰고 매우며, 성질이 차갑다. 독이 있다.

효능

임파선결핵, 국부적으로 일어나는 종창, 뱀에 물린 상처, 다리에 생기는 궤양에 효능이 있다.

용량

3~6g. 독성이 있어 신중하게 사용해야 한다. 외용 시에는 적량을 사용한다.

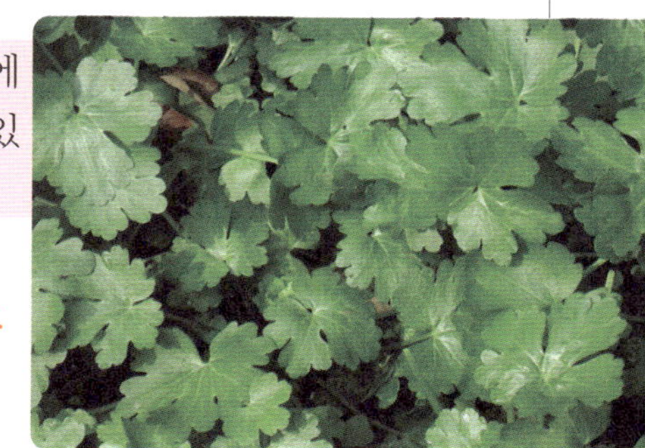

석류

석류과의 갈잎떨기나무 석류나무의 뿌리, 수피, 과피, 꽃 등이다.

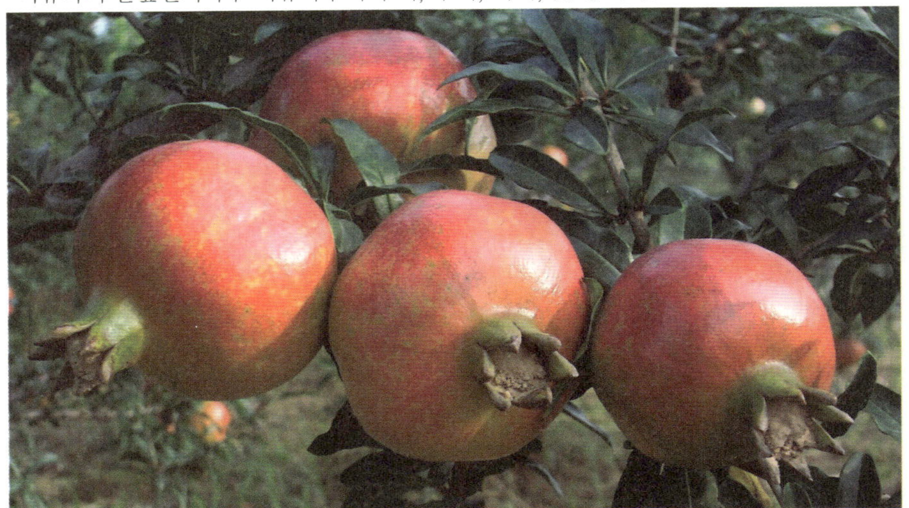

형태

키가 5~7m정도 자라고 가지에는 가시가 달려 있다. 잎은 무성하고 마주나며, 타원형으로 매끈하다.

채취 및 제법

뿌리 및 수피는 사시사철 채취가 가능하고, 과피와 꽃은 여름철에 채취해 햇볕에 말린다.

성분: 뿌리와 수피는 punicine. 과피는 tannin.

기미

맛이 시고 떫으며, 성질이 따뜻하다.

효능

뿌리와 수피, 과피는 정기가 허한데다가 한증을 겸하여 오랜 설사가 나는 병, 장염, 배가 아프고 속이 켕기면서 뒤가 무직하며 곱이나 피고름이 섞인 대변을 자주 누는 병에 효능이 있다.

용량

3~9g.

외용으로 사용할 때는 적량을 사용한다.

악성종기와 독기에 의한 종기에 좋은

석산(꽃무릇)

수선화과의 여러해살이풀 석산(꽃무릇)의 비늘줄기이다.

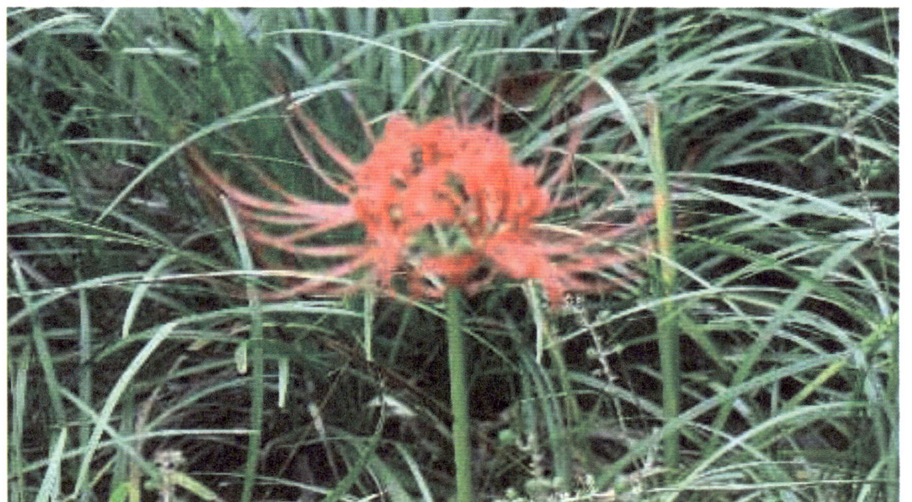

형태
꽃줄기의 높이가 약 30~50cm이다. 잎은 길이가 30~40cm, 너비가 1.5cm 정도로 길쭉하다.

분포:
사찰에서 심거나 종종 민간에서도 심는다.

채취 및 제법
가을에 채취해 깨끗이 씻어 생으로 사용하거나 응달에서 말린다.

기미
맛이 맵고 성질이 따뜻하며, 독이 있다.

효능
발병이 급격하고 증상이 심한 인후병, 몸 안에 수습이 고여 얼굴과 눈, 팔다리, 가슴과 배, 심지어 온몸이 붓는 질환, 악성종기와 독기에 의한 종기로 잘 곪지 않고 통증에 효능이 있다.

용량
1.5~3g.
외용 시에는 적량을 사용한다.

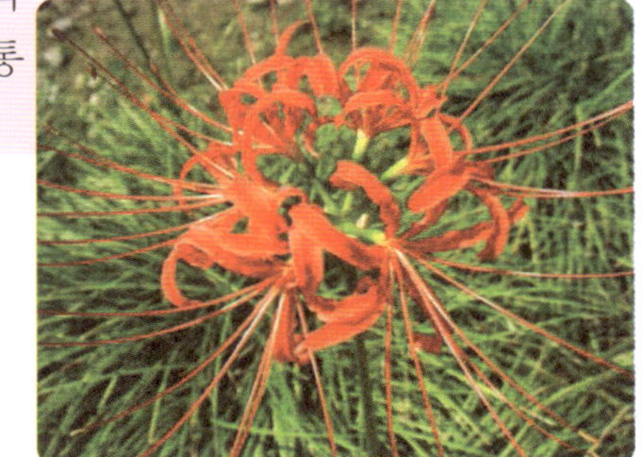

소변에 피가 섞여 나오는 증상에

석위

고란초과의 여러해살이풀 석위의 잎이다.

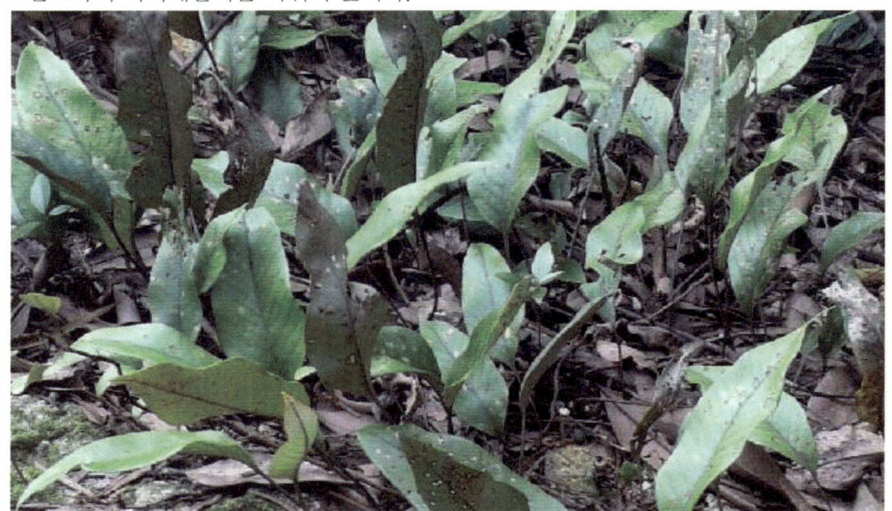

형태

다른 식물에 붙어서 산다. 뿌리줄기는 길고 옆으로 자라며, 바소꼴의 비늘 조각이 밀생하고 속 털까지 있다. 잎은 거칠고 사이의 거리가 1~3㎝이며 혁질이다.

분포: 암석 위나 수간 위에 붙어서 자생한다.

채취 및 제법

사시사철 채취가 가능한데, 채취 후 뿌리줄기와 수염뿌리를 제거해 깨끗이 씻어 햇볕이나 응달에서 말린다.

성분: mangiferin, fumaric acid.

기미

맛이 쓰고 달며, 성질은 약간 차갑다.

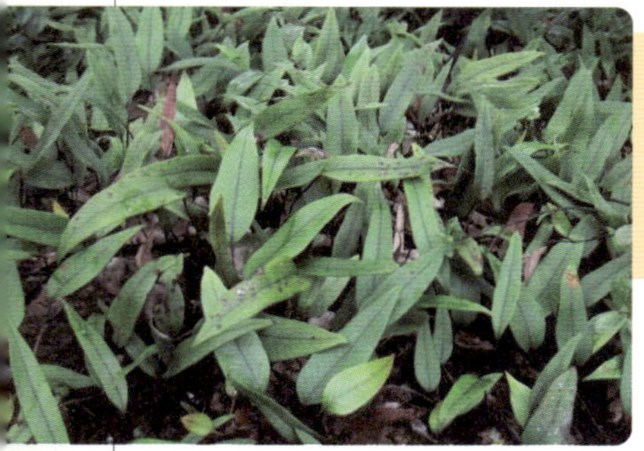

효능

습열이 하초에 몰려서 소변을 조금씩 자주 보면서 잘 나오지 않는 등의 증상이 나타나는 임증, 소변에 피가 섞여 나오는 증상에 효능이 있다.

용량

6~12g.

석호유(중대가리풀)

국화과의 키 작은 한해살이풀 중대가리풀의 전초이다.

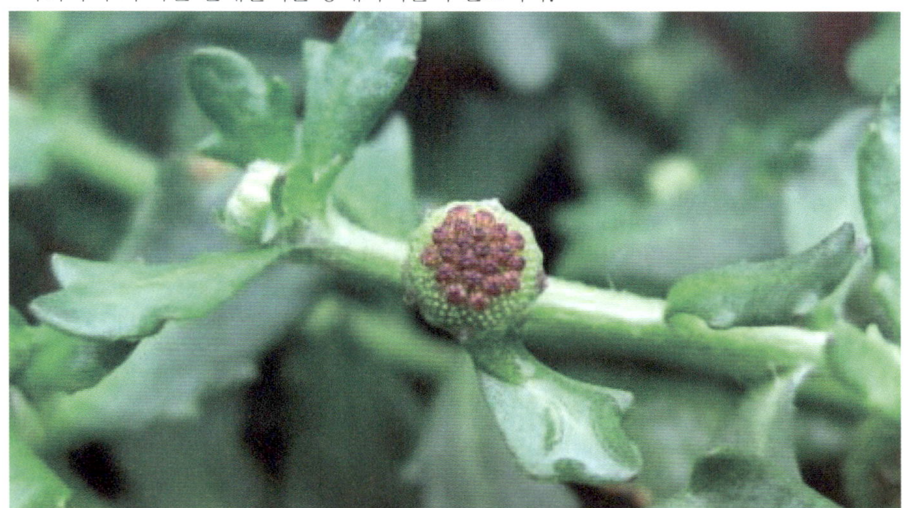

형태

줄기는 높이가 10cm이고 옆으로 뻗으면서 뿌리가 내린다. 줄기는 가늘고 밑에서 가지를 치며, 털이 없거나 약간 있다.

분포: 길가나 밭, 논둑 근처에서 분포한다.

채취 및 제법

7~9월에 개화기에 전초를 채취해 햇볕에 말린다.

성분: 타락사스테롤, 팔미탄산, 초산 에스테르, 미리 오진산, 휘발유, 프라보노이드, 아미노산, 비타민 A등.

기미

맛이 맵고 성질이 따뜻하다.

효능

감기, 기침, 백일해, 학질, 만성비염에 효능이 있다.

용량

6~12g을 물약 또는 생즙으로 복용한다.
외상은 짓찧어 환부에 부치거나 가루를 코 안에 넣는다.

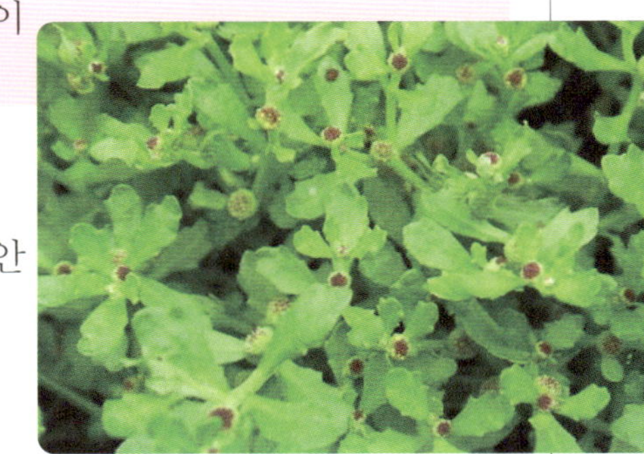

선모

수선화과의 여러해살이풀 선모의 뿌리줄기이다.

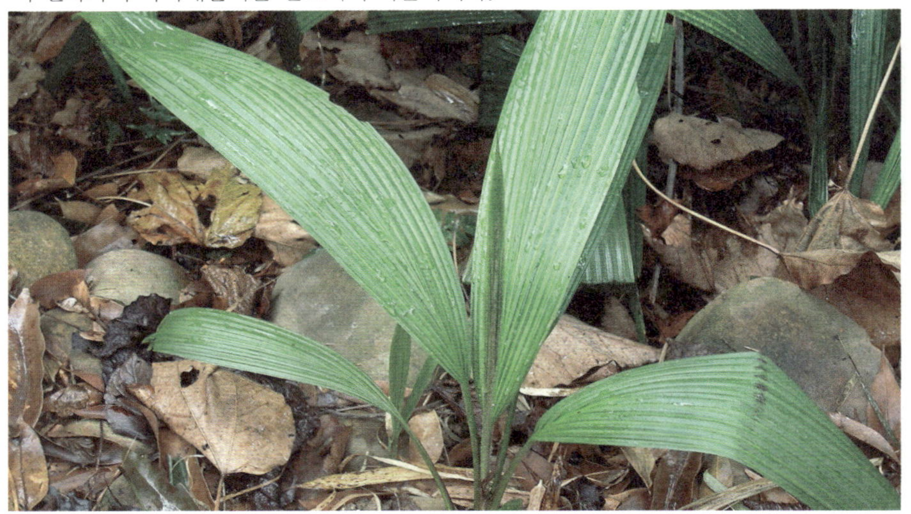

형태

잎이 밑에서 나고 피침형이며, 양면에 털이 있다. 꽃은 황색이고 잎 속에 감춰져 있는 잡성화이다.

채취 및 제법

가을과 겨울철에 채취해 수염뿌리를 제거하고 햇볕에 말린다.

성분

curculigoside, lycorine, aliphatic hydroxyketons, mucolage.

구미

맛이 맵고 성질이 따뜻하다. 소량의 독이 있다.

효능

허리와 무릎에 냉감이 있는 통증, 사지마비, 발기부전증, 정액이 저절로 나오는 증상에 효능이 있다.

용량

3~9g.

선복화(금불초)

국화과의 여러해살이풀 금불초의 꽃이다. 지상부를 금불초, 뿌리를 선복화근이라고 한다.

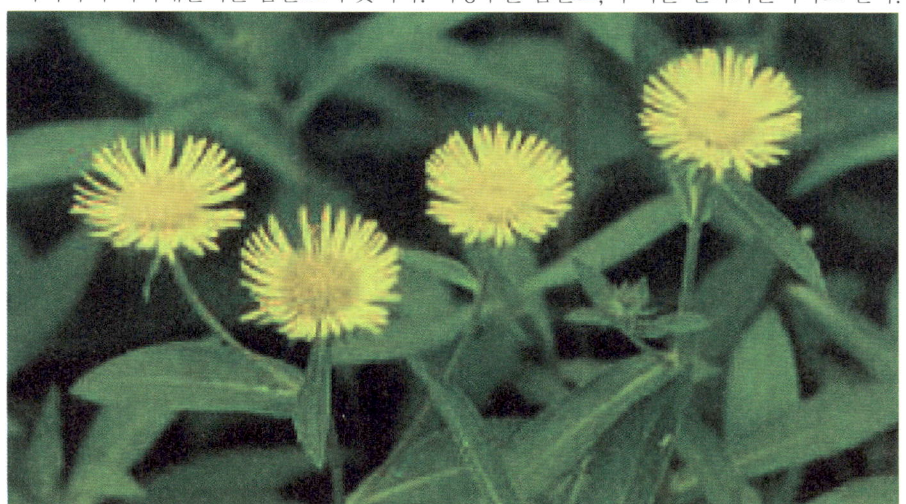

형태

줄기의 높이가 30~60cm이고 전체에 털이 없거나 또는 부드러운 털이 드물게 있다. 잎은 어긋나고 타원형이며, 잎자루가 없고 잎 끝이 뾰족하다. 엽저는 줄기를 싸고 있으며, 잎 가장자리는 반대로 굽어 있다.

채취 및 제법

여름과 가을철에 꼴을 채취해 응달에서 말린다.

성분: 지상부에는 sesquiterpenoid 화합물인 britanin, inulysine. 꽃에는 quercetin, isoquercetin, caffeic acid, chlorogence acid, inulin, taeaxasterol.

기미

맛이 짜고 성질이 따뜻하다.

효능

담을 제거하는 효능, 기가 위로 치민 것이 가라앉는 것, 기를 잘 돌게 하고 가슴에 담이 맺힌 병에 효과가 있다.

용량

5~9g.

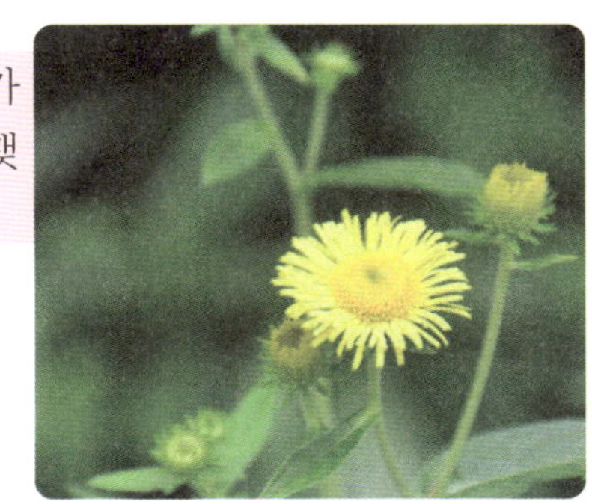

세신(족도리풀)

쥐방울덩굴과의 여러해살이풀 족도리풀의 잎과 줄기이다.

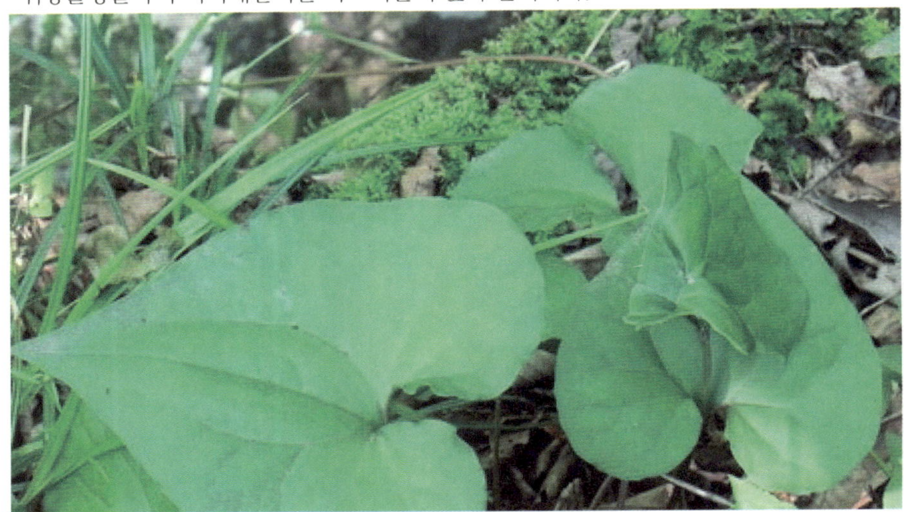

형태

줄기의 높이가 30㎝이다. 뿌리줄기는 가늘고 길며 옆으로 비스듬히 뻗는데, 강한 향이 난다. 잎은 마치 2장씩 마주나는 것처럼 보인다.

분포: 여러 지역에 분포한다.

채취 및 제법

6월에 채취해 흙을 깨끗이 제거하고 응달에서 말린다.

성분

전초에 volatile oils가 함유되어 있다.

기미

맛이 맵고 성질이 따뜻하며, 약한 독이 있다.

효능

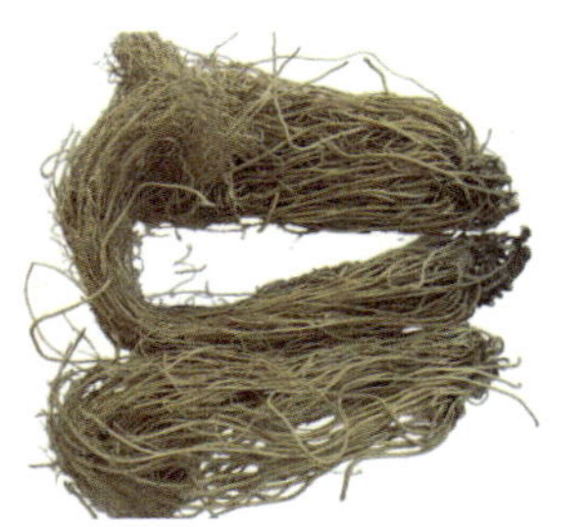

풍한사로 인하여 생긴 두통, 폐에 한사가 침입하여 발생한 기침, 풍습성 관절염에 효능이 있다.

용량

1~3g.

속단국(방가지똥)

국화과의 두해살이풀 큰방가지똥, 방가지똥의 지상부이다.

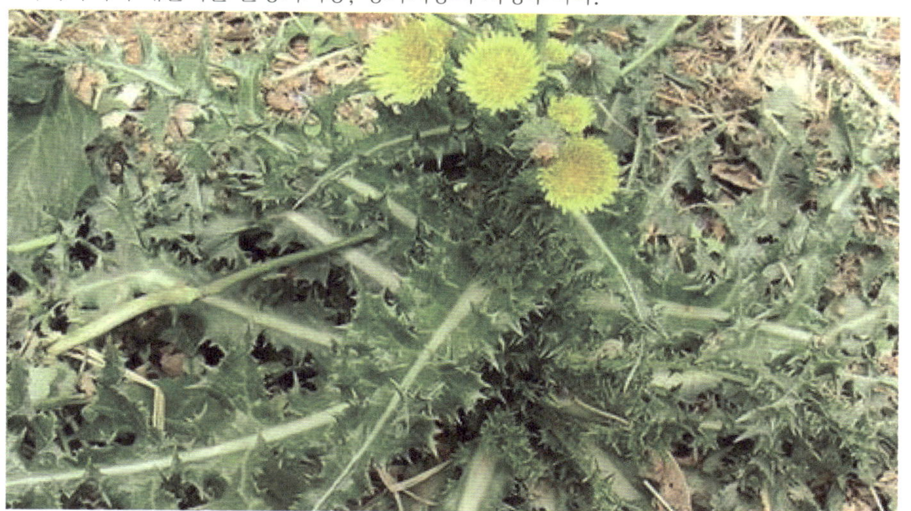

형태

줄기의 높이가 30~100㎝로 곧게 자라하는데, 아래쪽은 털이 없고 위쪽에는 털이 있다.

분포: 빈터에서 많이 자란다.

채취 및 제법

봄여름에 채취해 생으로 사용하거나 햇볕에 말린다.

성분: 카로틴, 비타민 C, 알칼로이드.

기미

맛이 쓰고 성질이 차갑다.

효능

열독 병증을 열을 내리고 독을 없애는 방법으로 치료하는 것, 옹저나 상처가 부은 것을 삭아 없어지게 하고, 어혈을 제거하는 효능이 있다.

용량

15~30g.

외용으로 사용할 때는 신선한 것으로 적량을 사용해야한다.

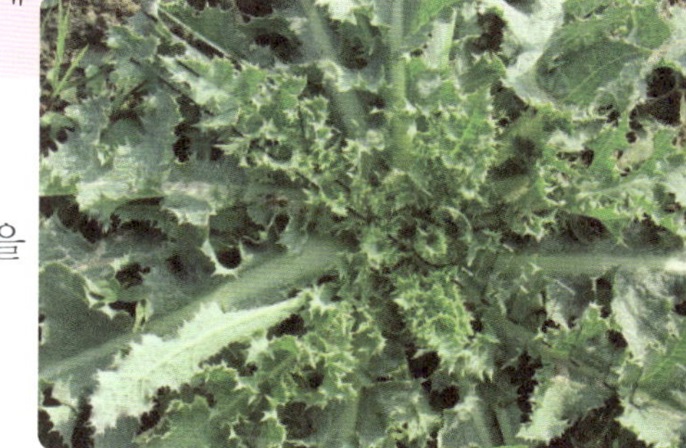

속수자

대극과의 두해살이풀 속수자의 성숙한 열매이다. 천금자라는 다른 이름도 있다.

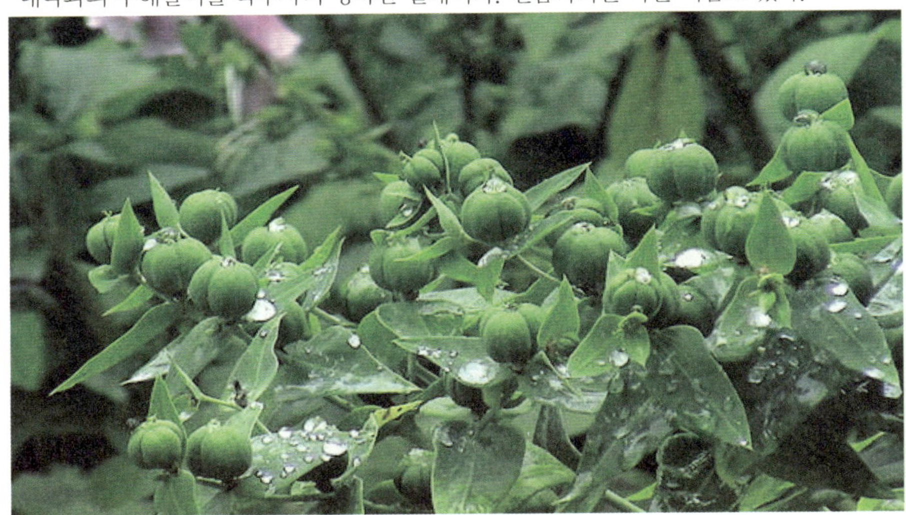

형태

높이는 1m안팎으로 자라고 털이 없으며, 줄기는 흰색 가루로 덮여 있고 자르면 짙은 녹색의 진이 나온다.

분포

양지바른 산비탈에서 자생하고 재배도 많이 한다.

채취 및 제법

가을에 채취해 종자를 털어서 햇볕에 말려 사용한다.

성분

fatty oils.

기미

맛이 맵고 성질이 따뜻하며, 독이 있다.

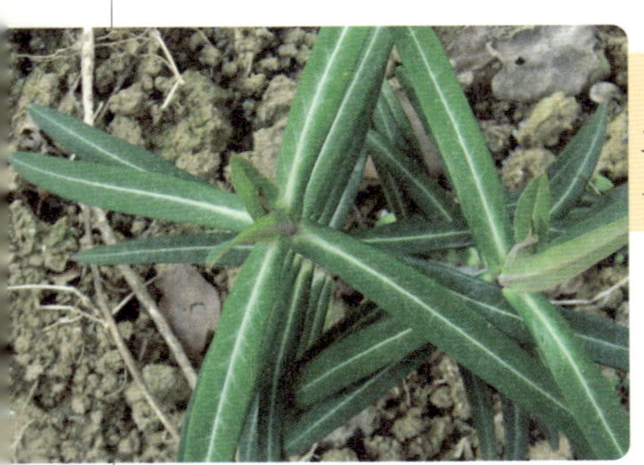

효능

몸 안에 수습이 고여 얼굴과 눈, 팔다리, 가슴과 배, 심지어 온몸이 붓는 질환에 효능이 있다.

용량

1.5~3g.

어혈이 생기고 아픈 병에

송(소나무)

소나무의 가지에 생긴 결절(마디)이다. 잎을 송엽, 수지를 송향, 꽃을 송화으로 부른다.

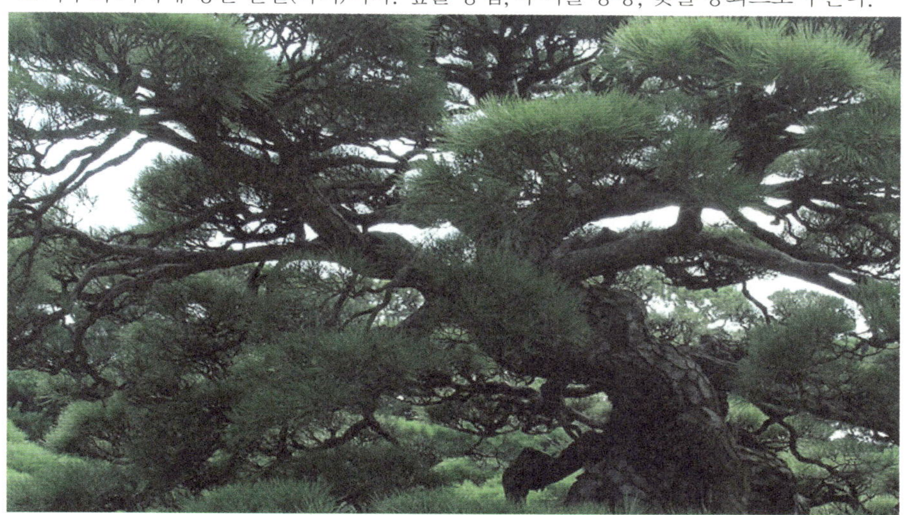

형태

높이가 15~25m까지 자란다. 가지는 돌려나고 겨울눈은 긴 원형이며 종갈색이다.

분포: 산비탈에서 자생한다.

채취 및 제법

목재를 벌목할 때 미리 약용부위를 골라서 톱질한다. 햇볕에 말리거나 응달에서 말린다.

성분: cellulose, lignin, volatile oils 등.

기미: 맛이 쓰고 성질이 따뜻하다.

효능: 풍습에 의한 뼈의 통증, 넘어지거나 부딪쳐서 어혈이 생기고 아픈 병에 효능이 있다.

용량

9~15g.

부주

뿌리는 습을 제거하고 통증을 멈추는 효능. 잎은 풍을 제거하고 습기를 말리는 효능. 꽃가루는 풍사를 제거하고 기를 보하고. 솔방울은 찬바람이나 습기가 몸에 침투하여 생기는 병으로 통증이나 마비상태의 증상에 효능이 있다.

발기부전, 낮에 정액이 저절로 나오는 것에

쇄양

쇄양과의 여러해살이 기생성식물 쇄양의 육질 줄기이다.

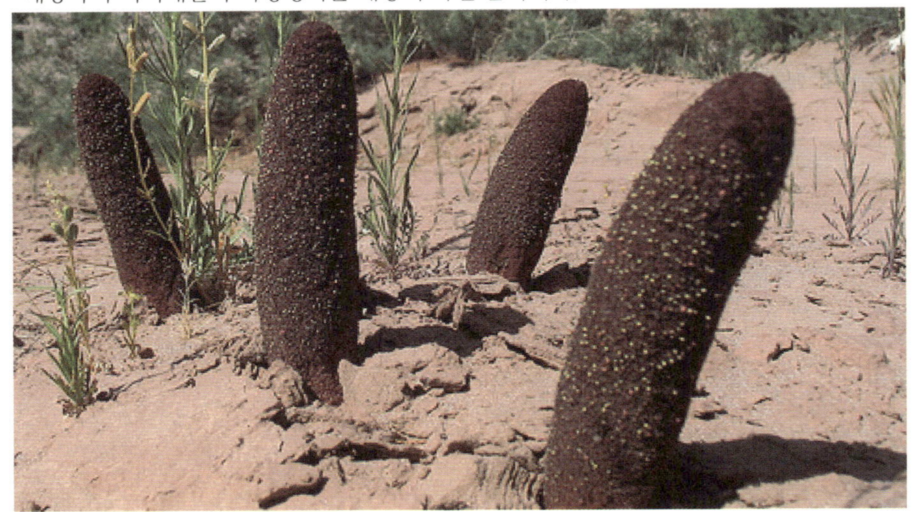

형태

줄기의 높이가 15~100㎝이고 줄기는 원통형의 홍자색이며, 밑동이 팽대하다. 잎이 작고 비늘조각모양이며, 흩어져 달린다.

채취 및 제법

봄에 채취한 다음 화서花序를 제거해 햇볕에 말리거나 절단해서 햇볕에 말린다.

성분

줄기에 anthocyanin, triterpenoid saponins, tannin, proline.

기미

맛이 달고 성질이 따뜻하다.

효능

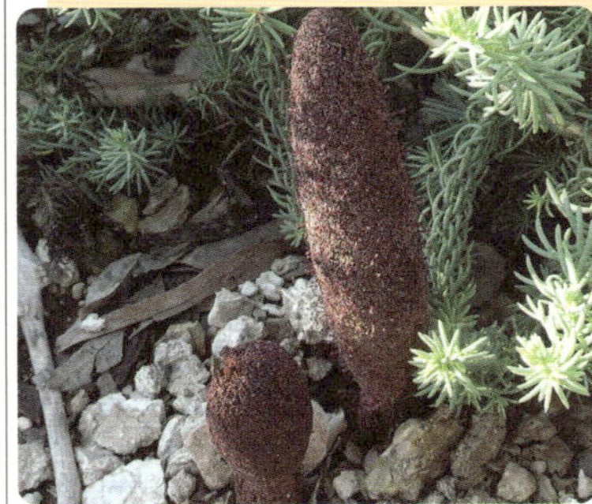

발기부전, 낮에 정액이 저절로 나오는 것, 장의 진액이 부족하여 대변을 보기 어려운 것에 효능이 있다.

용량

4.5~15g.

얼굴과 눈, 팔다리, 심지어 온몸이 붓는 질환에

수근(미나리)

산형과의 여러해살이풀 미나리의 전초이다.

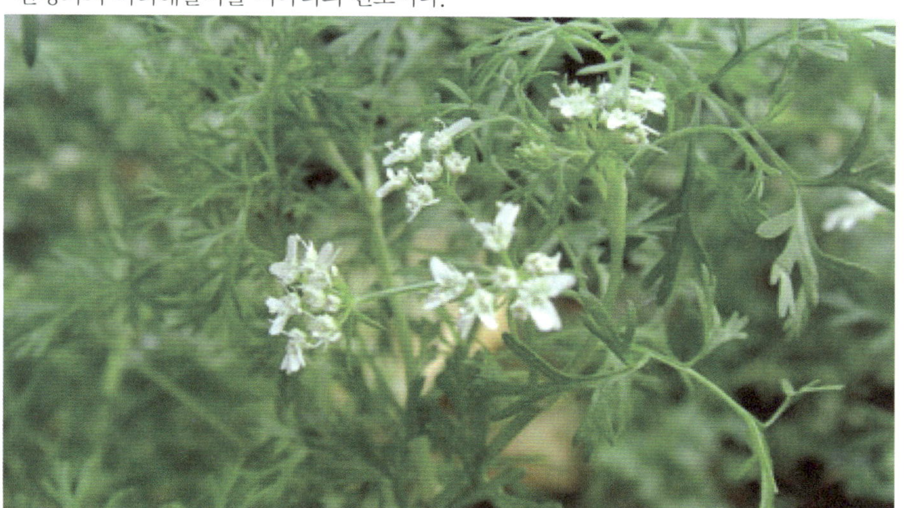

형태

줄기의 높이는 15~80㎝정도로 자란다. 줄기의 밑동은 누워있고 가운데가 비어 있다. 잎은 1~2회 깃처럼 갈라지고 어긋맞게 난다.

분포

연못주변, 도랑근처의 습지에서 자란다.

채취 및 제법

9~10월에 전초를 베어 응달에서 말린다.

성분: 전초는 volatile oils, amino acid를 함유한다. 꽃은 persicarin, quercetin.

기미: 맛이 달고 매우며, 성질이 서늘하다.

효능

폭열로 인해 가슴에 열감이 있으면서 입 안이 마르고 갈증이 나는 병, 온 몸과 눈, 소변이 누렇게 되는 병, 몸 안에 수습이 고여 얼굴과 눈, 팔다리, 가슴과 배, 심지어 온몸이 붓는 질환에 효능이 있다..

용량

30~60g.

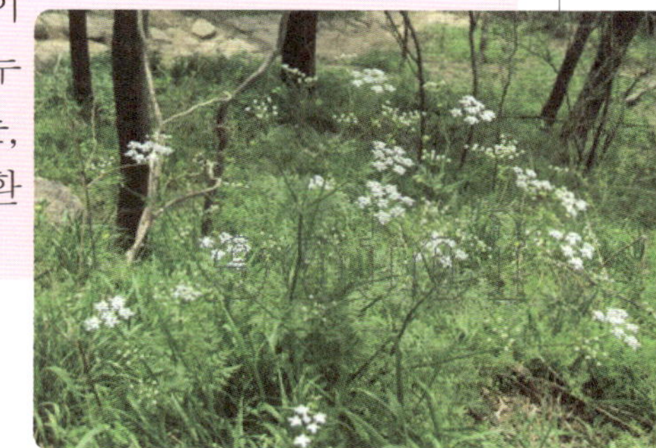

수선화

수선화과의 여러해살이풀 수선화의 뿌리와 꽃이다.

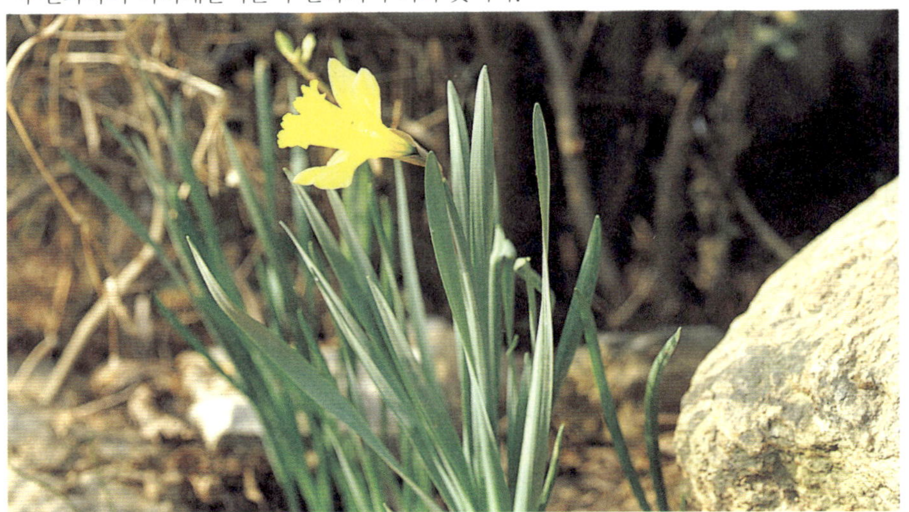

형태

줄기의 높이가 30~45cm이며, 너비가 1~1.8cm로 수염뿌리가 많은 백색을 띤다. 땅속줄기가 검은색으로 양파처럼 둥글고 잎이 난초 잎처럼 가늘게 자란다.

채취 및 제법

6~11월 휴면기나 영양기에 채취해 깨끗이 씻은 다음 절편해 신선한 것을 사용한다.

성분

비늘줄기에 alkaloid. 花~ ethereal oils.

기미

맛이 쓰고 매우며, 성질이 차갑다. 독이 약간 있다.

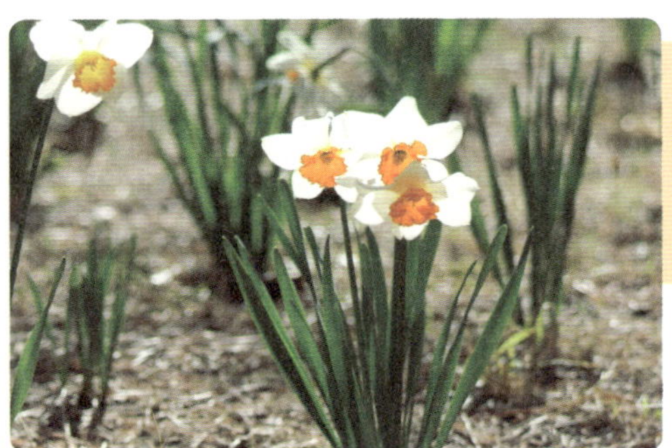

효능

선염, 몸의 표층과 장부가 곪는 옹과 모낭과 그에 부속된 피지선이 감염된 절로피부가 붉게 부어오르는 병에 효능이 있다.

수소초(모수도)

꿀풀과의 여러해살이풀 모수도의 전초이다.

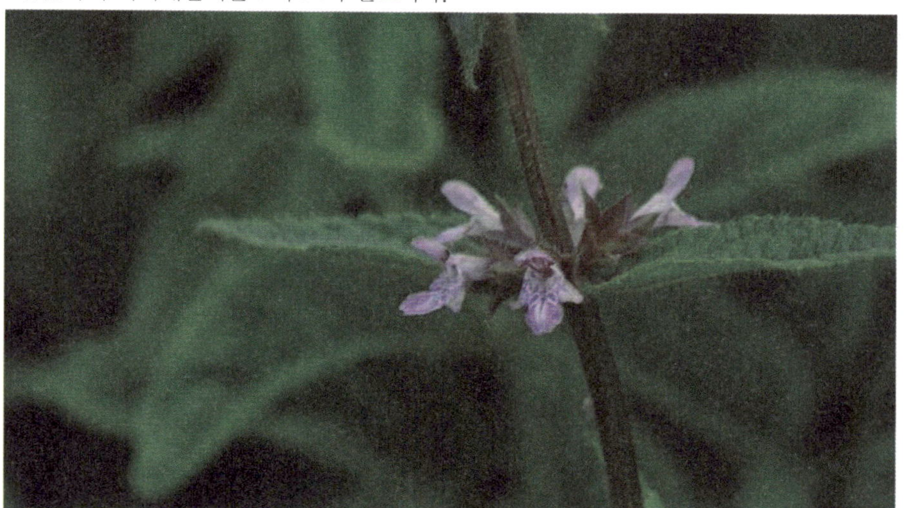

형태

높이가 30~100cm이다. 줄기뿌리는 담황색으로 가로로 뻗고 줄기는 곧바로 자란다. 단면은 네모지고 능각과 마디위에는 거꾸로 향한 뻣뻣한 털이 밀생한다.

분포: 밭 주변이나 습지, 도랑가에서 자생한다.

채취 및 제법

여름과 가을철에 채취해 햇볕에 말린다.

기미

맛이 달고 매우며, 성질이 약간 따뜻하다.

효능

풍을 제거하고 해독하는 효능, 지혈. 목구멍이 붓고 아픈 병, 피를 토하는 병, 월경주기와 무관하게 불규칙적인 질 출혈이 일어나는 병에 효능이 있다.

용량

10~15g.

외용 시에는 적량을 찧어서 환부에 붙인다.

수평(개구리밥)

개구리밥과의 여러해살이풀 개구리밥 전초이다.

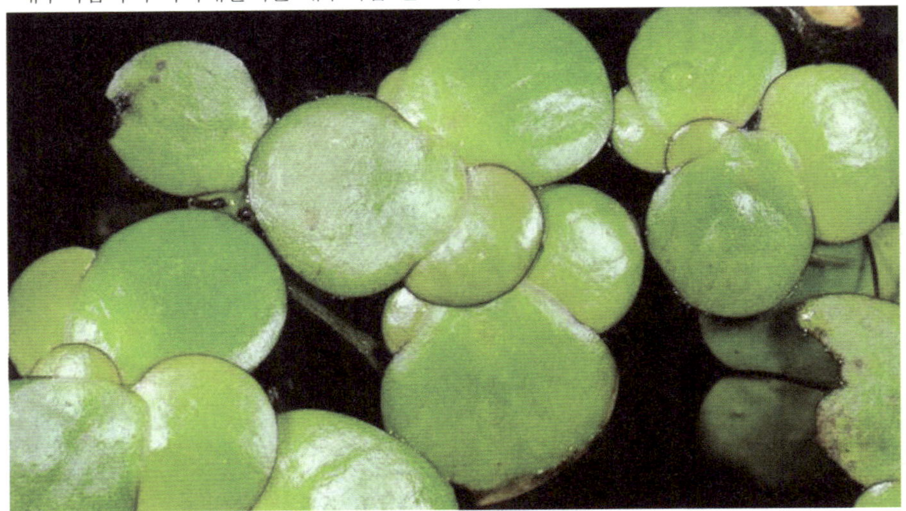

형태

뿌리는 길이가 3~5cm인데, 뒷면 가운데서 5~11개가 나오고 1개의 관다발이 있으며, 끝에 뿌리골무가 있다. 물위에 떠 있는 식물체는 잎처럼 생긴 넓은 거꿀 달걀모양이다.

분포: 논이나 연못의 물위에서 자생하는데, 온대에서 열대까지 널리 분포되어 있다.

채취 및 제법: 6~9월경에 채취해 깨끗이 씻은 다음 햇볕에 말려서 사용한다.

성분: orientin, vitexin 등.

기미: 맛이 매우면서 시고 성질이 차가우며, 독이 없다.

효능

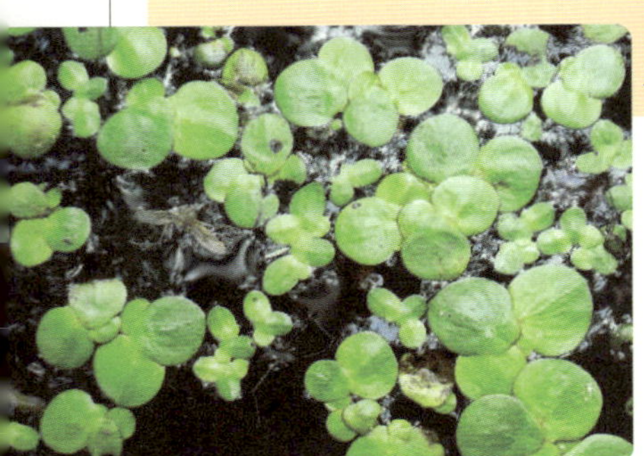

풍열사를 받아서 생긴 감기, 가려움을 수반하는 진피 상층의 국한성 부종에 효능이 있다.

용량

3~6g.

외용 시에는 적량을 사용한다.

승마

미나리아재비과의 여러해살이풀 승마의 뿌리이다.

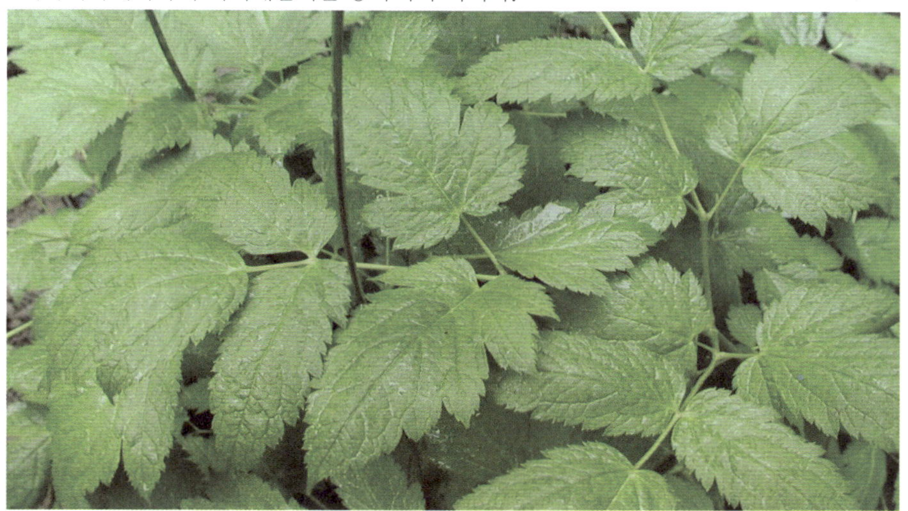

형태

속이 빈 줄기는 1m정도까지 자라고 뿌리는 굵고 자흑색을 띤다. 잎은 타원형으로 두세 개로 갈라진다.

채취 및 제법

가을철에 채취해 수염뿌리를 제거하고 햇볕에 말린다.

성분

뿌리에 alkaloid cimicifugine이 함유되어 있다.

기미

맛이 약간 달고 쓰며, 성질이 약간 차갑다.

효능

풍습으로 머리가 아픈 병, 잇몸이 붓고 아픈 병증, 목구멍이 붓고 아프며 입안이 허는 증상, 비기가 허해 생기는 오랜 설사에 효능이 있다.

용량

1.5~4.5g.

시호

산형과의 여러해살이풀 시호 뿌리이다.

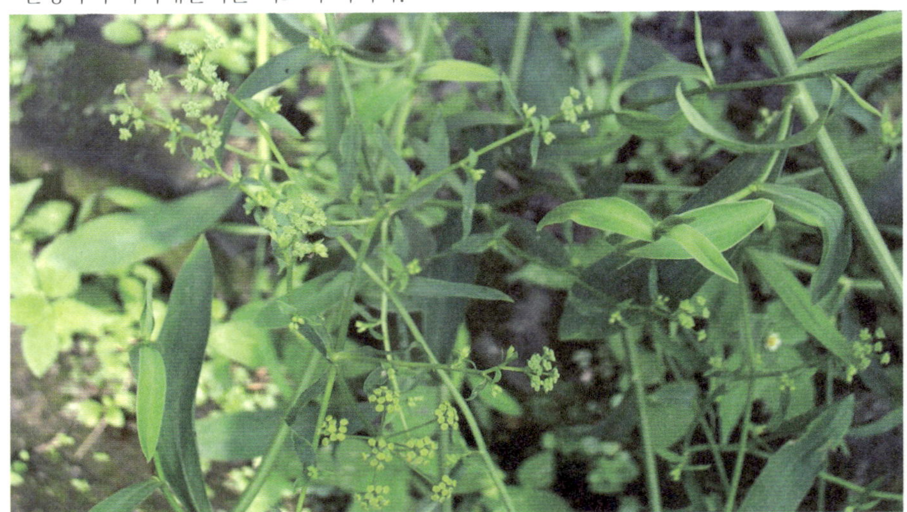

형태

줄기의 높이가 1m정도이고 단단하면서 곧게 자란다. 잎은 어긋맞게 나면서 잎맥이 나란하다.

채취 및 제법

봄과 가을에 채취해 줄기와 잎을 제거하고 햇볕에 말린다.

성분

saikosides A, B, C.

기미

맛이 쓰고 성질이 서늘하다.

효능

감기 때문에 열이 나는 증상, 추웠다 열이 났다 하는 것이 번갈아 나타나는 증상, 월경의 주기가 일정치 않는 상태에 효능이 있다.

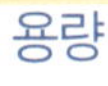

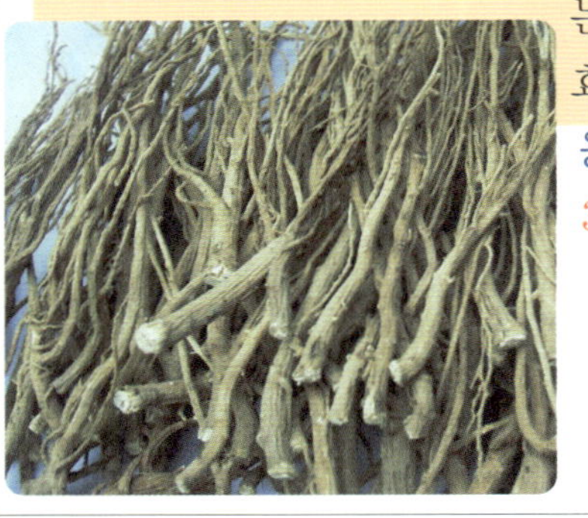

용량

3~9g.

신이(자목련)

목련과의 갈잎큰키나무 자목련의 꽃봉오리다.

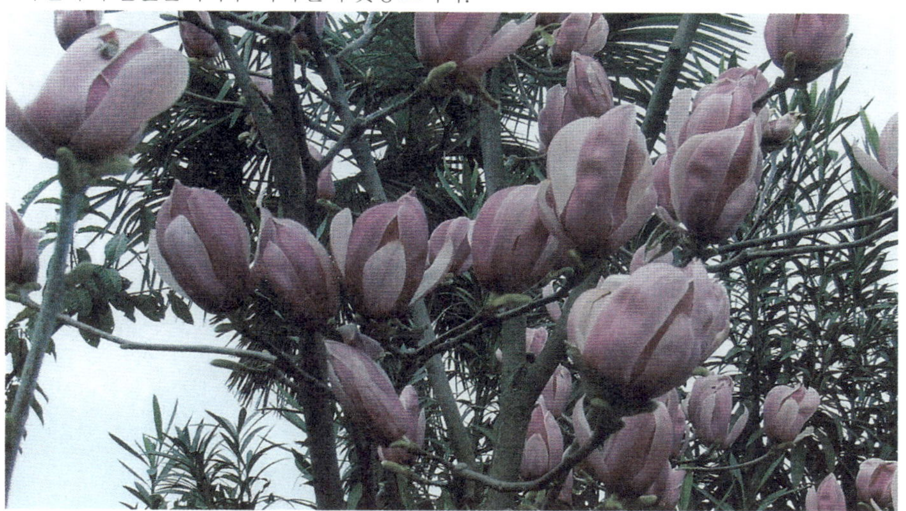

형태

키가 15m저도 자라고 줄기거 곧게 서면서 가지를 뻗는다. 피목은 회갈색이고 잎자루가 붙은 흔적은 삼각모양의 반달형이고 눈에는 가는 털이 있다.

채취 및 제법

봄철 꽃봉오리가 벌어지기 전에 채취해 햇볕에 말린다.

성분

volitile oils 주성분은 citral, eugenol, cinnamic acid 등.

기미

맛이 맵고 성질이 따뜻하다.

효능

두통, 코에서 끈적끈적하고 더러운 콧물이 흘러나오는 병, 콧속이 막혀 숨쉬기가 곤란한 병증이 뚫리지 않은 것, 과민성 비염에 효능이 있다.

용량

3~9g.

아마자

아마과의 한해살이풀 아마의 종자이다.

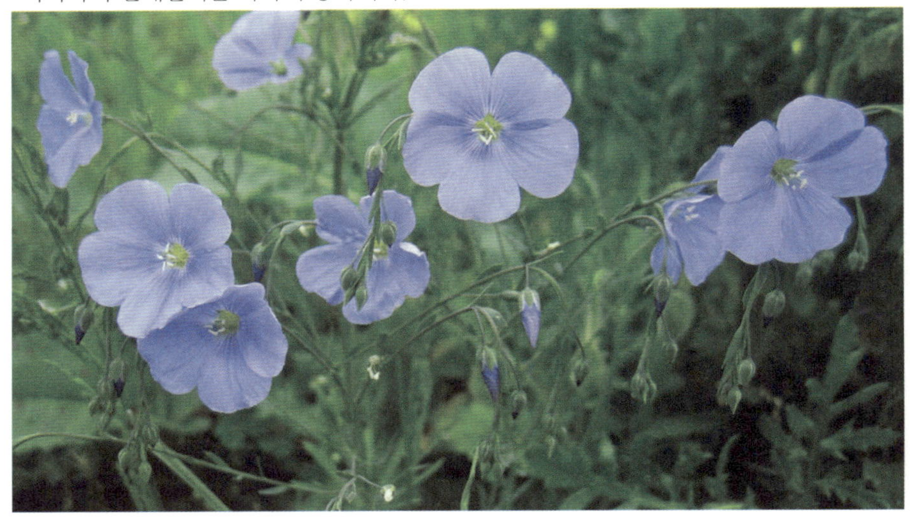

형태

줄기가 1m정도이고 곧게 자라며, 위쪽에서 가지가 나눠진다. 잎은 어긋나고 잎자루가 약간 있거나 아예 없으며, 선형 또는 선상 바소꼴로 매끈하다.

분포: 각지에서 재배한다.

채취 및 제법

가을철에 열매가 익었을 때 베어서 손질한 다음 햇볕에 말려 털어서 종자를 얻는다.

성분: 대부분 지방유로 주성분이 linolenic acid, linoleic acid, oleic acid, palmitic acid 등이고 vitamin A, linamarin 등도 함유한다.

기미

맛이 달고 성질이 평하다.

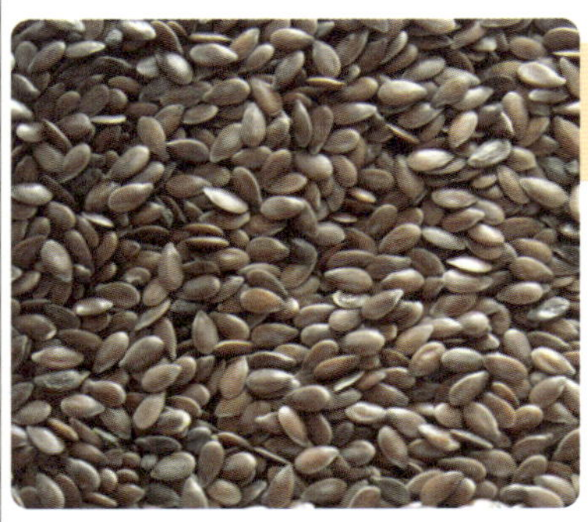

효능

풍한, 풍열 등의 사기로 피부에 생기는 가려운 증상, 어지러움, 변비에 효능이 있다.

용량

4.5~9g.

아위

산형과 여러해살이풀 부강아위의 수지이다.

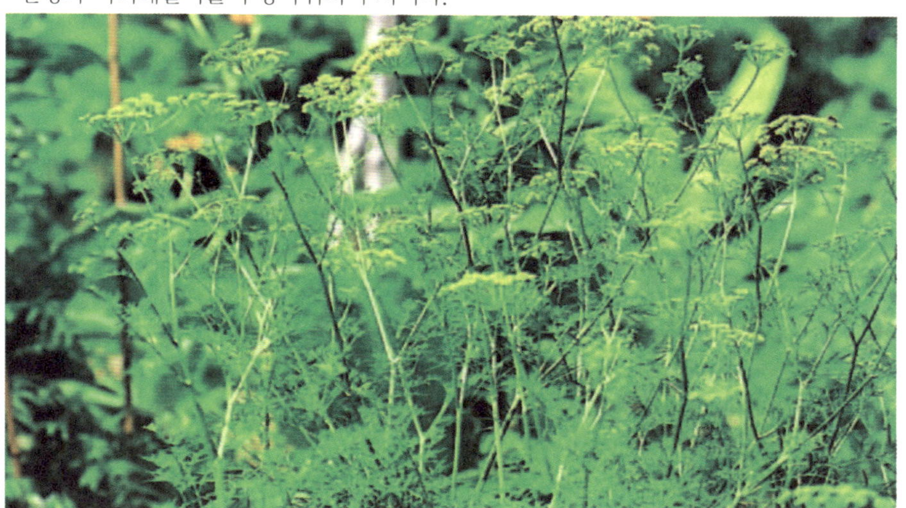

형태

높이가 1.5m정도로 자란다. 줄기가 굵고 단단하며, 밑동 가까이에서 가지를 뻗어 둥근모양이 된다.

분포: 말라버린 강에서 자생한다.

채취 및 제법

늦은 봄과 초여름, 꽃이 왕성하게 필 때부터 첫 열매가 달릴 때까지 순차적으로 줄기상부에서 하부까지 비스듬히 줄기를 잘라 흘러나오는 유상의 수지를 채취해 응달에서 말려 사용한다.

성분: volatile oils.

기미

맛이 쓰고 매우며, 성질이 따뜻하다.

효능

음식물이 소화되지 않고 위에 머물러 있는 증, 어혈로 인해 뱃속에 덩어리가 생기는 병, 뱃속에 생긴 덩어리에 효능이 있다.

용량

1~1.5g.

아출

생강과의 여러해살이풀 아출의 덩이뿌리이다.

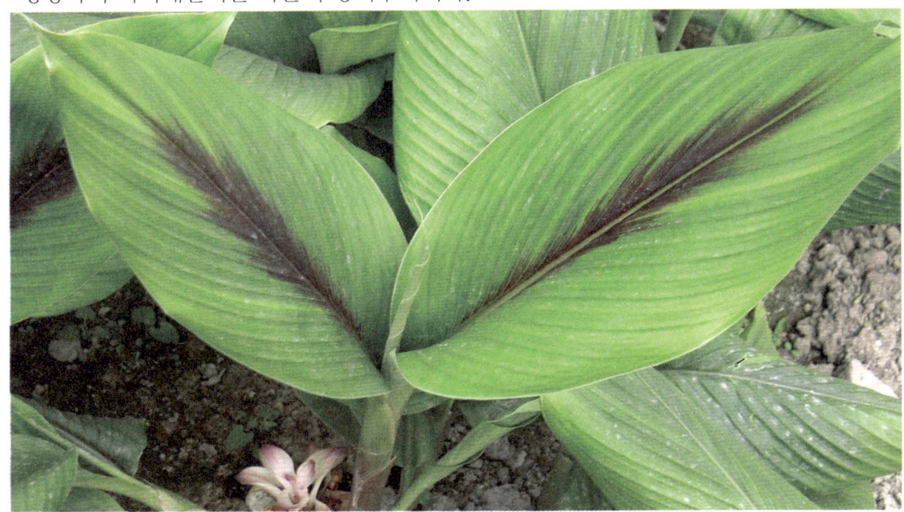

형태

줄기의 높이가 약 1m이고 뿌리가 생강과 비슷한데, 속이 연노랑 또는 흰색이다. 수염뿌리는 끝으로 갈수록 팽대하고 단면이 황록색 또는 흰색이다.

채취 및 제법

가을과 겨울에 채취해 진흙을 털어내고 깨끗이 씻어 증기로 찐 다음 햇볕에 말린다.

성분: volatile dils.

기미

맛이 쓰고 매우며, 성질이 따뜻하다.

효능

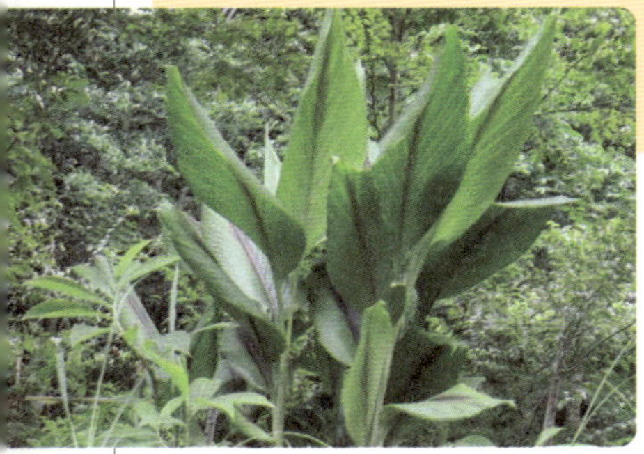

기를 돌게 하고, 체내에 뭉쳐 있는 나쁜 피를 약을 써서 없어지게 하며 가슴과 배가 답답한 것을 없애며 통증을 그치게 하는 효능이 있다.

용량

5~10g. 덩이뿌리는 3~10g.

안식향

때죽나무과의 늘푸른큰키나무 안식향나무의 수지이다.

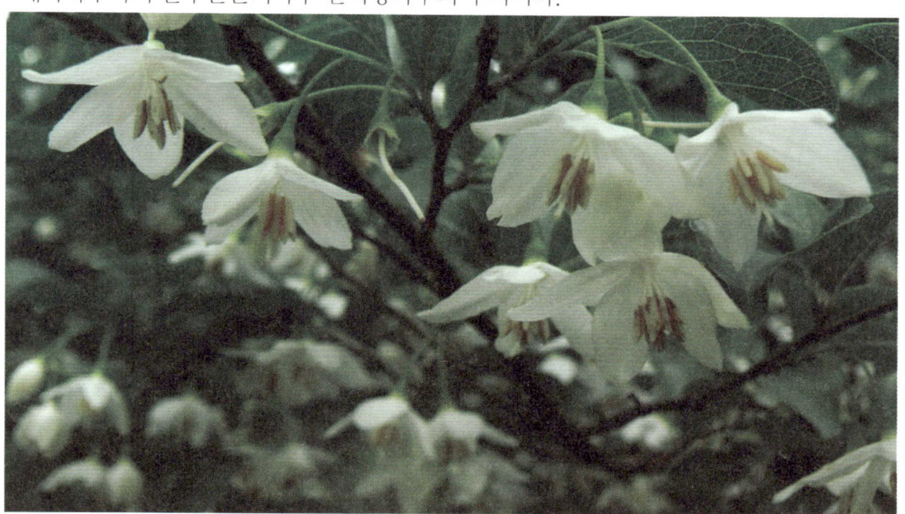

형태

높이가 25m정도로 자라고 어린가지에는 별모양의 털이 있다. 잎은 단엽으로 어긋나고 긴 타원형이며, 가장자리가 매끈매끈하고 끝부분에 작은 톱니가 있다.

분포: 산지의 활엽수 2차림 속에서 자생한다.

채취 및 제법:

여름과 가을에 나무줄기에 상처를 내어 흘러나오는 수지를 받아 응달에서 말린다.

성분: siaresinolic acid, benzoic acid.

기미: 맛이 맵고 쓰며, 성질이 평하다.

효능

중풍으로 담이 성하여 기가 막힘으로써 팔다리가 차고 심지어 기절하는 병, 기울이 폭궐에 이른 것, 중풍에 혼미, 가슴과 배에 통증이 있는 증상에 효능이 있다.

용량

0.6~1.5g.

보편적으로 환제나 산제로 만들어 복용한다.

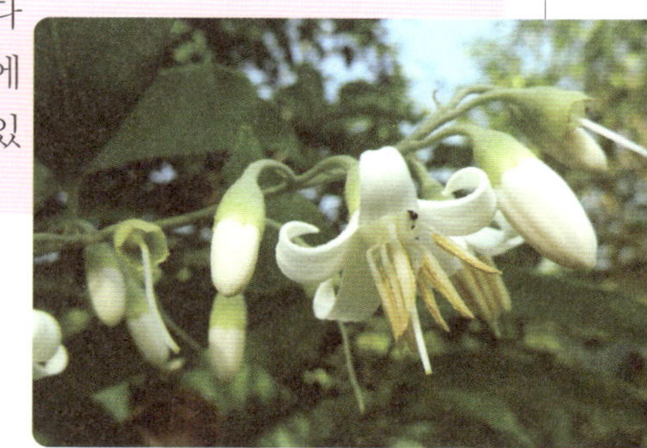

아욱(동규자)

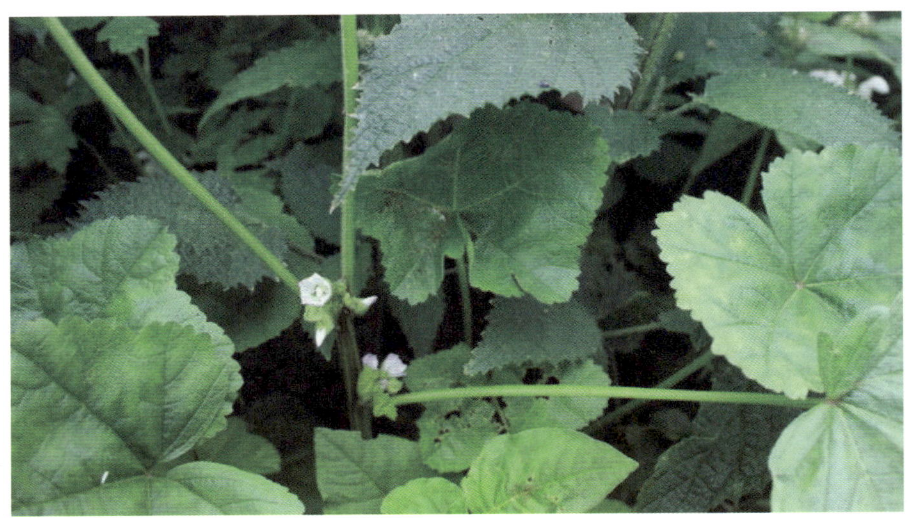

형태

일년생 관목 모양의 초본 식물이고 높이는 1~2m이다. 줄기에 가볍고 부드러운 털이 있다. 잎은 대생엽이다. 개화기는 7~8월이다.

채취 및 제법

여름에 채취하여 신선하게 사용하거나 햇볕에 말린다.

약용부위: 씨앗

기미

맛은 쓰고 약성은 평하다. 대장경, 소장경, 간경, 폐경, 위경, 방광경에 속한다.

효능

열을 없애주고 습을 다스린다. 해독과 열리게 하는 작용을 한다. 주로 이질, 중이염 이명이농, 고환염, 화농성 편도체염, 종기, 종독을 치료한다.

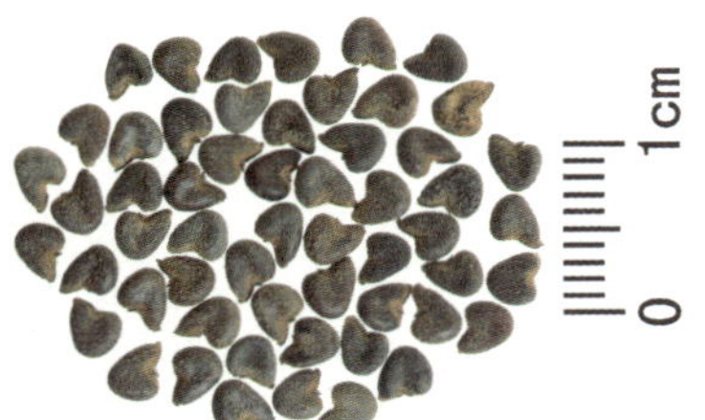

용량

말린 약제 5~15g에 물 700ml를 넣고 약한 불에서 반으로 줄 때까지 달여 하루 2~3회로 나누어 마신다.

비수리(야관문)

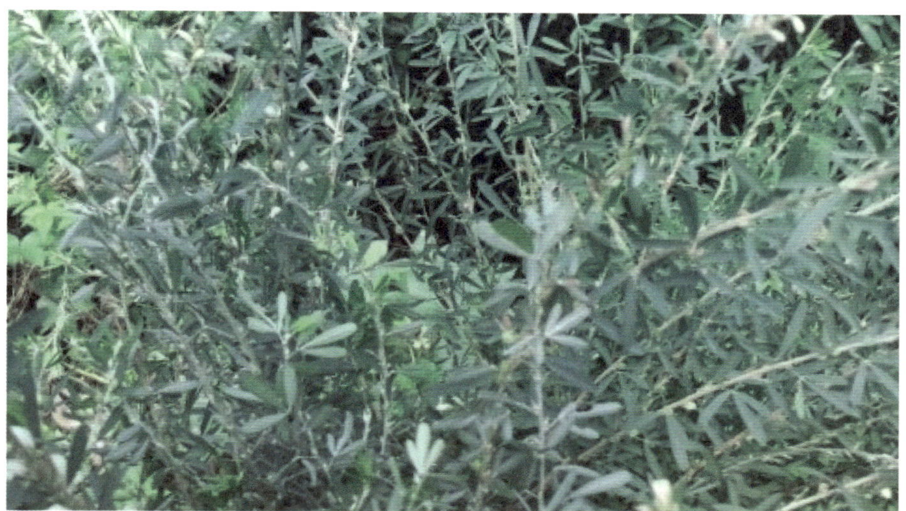

형태

산기슭 이하에서 자란다. 줄기는 곧게 서고 가늘고 짧은 가지는 능선과 더불어 털이 있다. 높이 50~100cm까지 자라며 가지가 많다.

채취 및 제법: 꽃이 필 때 체취하여 말려서 사용하지만 생초를 사용하는 것이 약효가 더 좋다.

약용부위: 뿌리를 포함하여 전초를 쓴다.

기미: 서늘하고 약간 쓰고 매우며 독이 없다.

효능:

야관문은 피로회복과 기력회복, 신장기능 개선을 해주며 남성 정력강화에 아주 좋고 허약체질개선에 도움을 주며 간을 튼튼하게 하고 당뇨합병증으로 인한 시력 저하를 개선시키고 기관지염, 가래, 천식, 어혈을 풀어주고 붓기를 제거하며 노인들이나 양기가 부족한 사람에게 좋다.

용량

비수리 20~30g 정도를 깨끗하게 씻어서 물 2리터에 비수리를 넣어준 후 끓여 물이 끓기 시작하면 약불에서 30분~1시간 정도 더 달여서 차갑게 식힌 후 하루 2~3잔정도 마신다.

으름덩굴(목통)

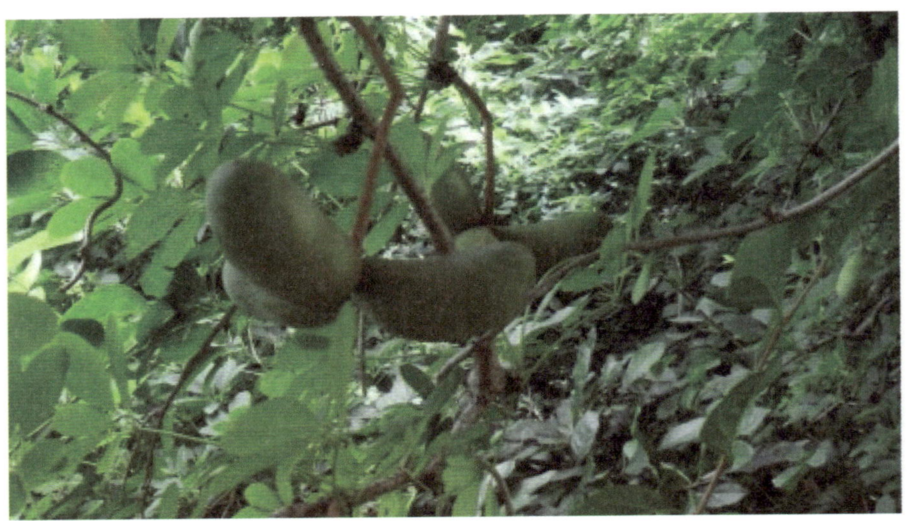

형태

낙엽 덩굴 식물이며 길이는 3~15m이다. 털이 없다. 잎은 복엽이다. 작은 줄기는 회녹색이다. 개화기는 4~5월이고 결실기는 8월이다.

채취 및 제법: 심은 지 5~6년부터 열매를 맺는다. 가을이나 겨울에 묵은 덩굴을 베서 햇볕에 말리거나 온돌에 말린다.

약용부위: 줄기

기미

맛은 쓰고 차가운 성질이 있다. 심경, 소장경, 방광경에 속한다.

효능

열을 내려주고 소변을 잘 나오게 한다. 혈과 맥을 잘 통하게 한다. 주로 소변이 붉고 잘 나오지 않고, 수종, 가슴이 열나며 답답한 것, 인후통증, 혀와 입속의 염증, 류머티즘, 젖이 나오지 않을 때, 폐경, 생리통 등을 치료한다.

용량

말린 약제 2~5g에 물 800ml를 넣고 약한 불에서 반으로 줄 때까지 달여 하루 2~3회로 나누어 마신다.

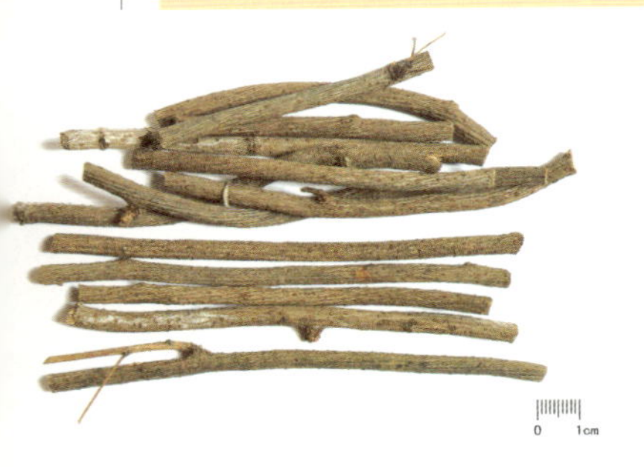

인진쑥

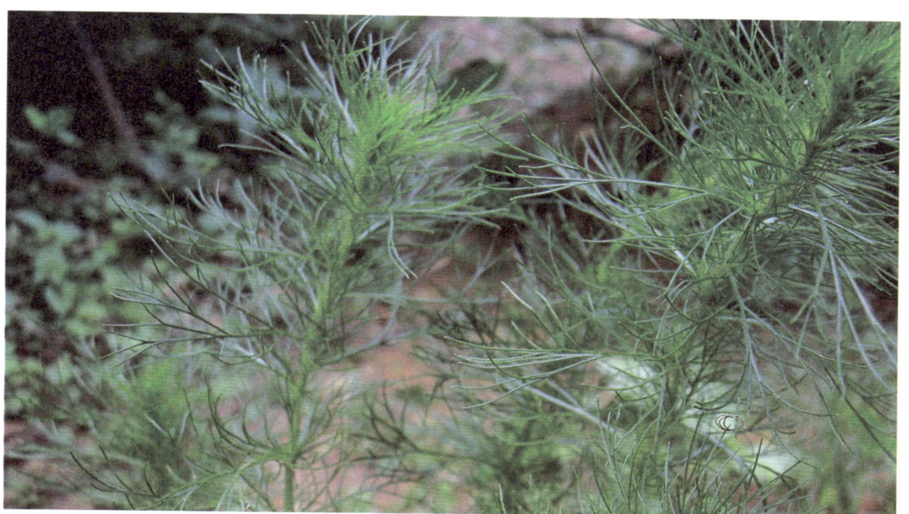

형태

반관목 다년생 초본 식물이다. 뿌리에는 가지가 있다. 어린 포기에는 회백색 부드러운 털이 있고, 자라면 높이는 45~100cm이 된다. 개화기는 8~9월이고 결실기는 9~10월이다. 습한 모래땅, 길가, 얕은 산비탈에 자란다.

채취 및 제법: 심은 지 2년이 된 3~4월에 바로 연한 가지를 채취한다. 3~4년 연속으로 채취할 수 있다.

약용부위 : 지상부분

기미

맛은 쓰고 약간 맵다. 약간 차가운 성질이 있다. 비경, 위경, 간경, 담경에 속한다.

효능

습열을 내려주고, 황달을 없애준다. 주로 황달과 소변 량이 적은 것, 습창궤양, 전염성 황달간염 등을 치료한다.

용량

말린 약제 10~15g에 물 800ml를 넣고 약한 불에서 반으로 줄 때까지 달여 하루 2~3회로 나누어 마신다.

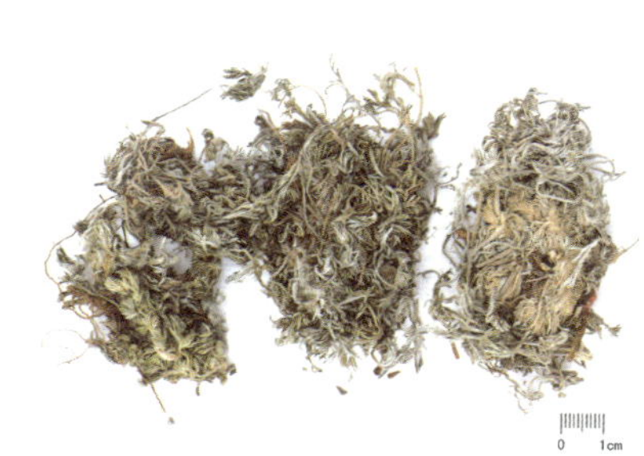

압척초(닭의장풀)

닭의장풀과의 한해살이풀 닭의장풀(달개비)의 지상부이다.

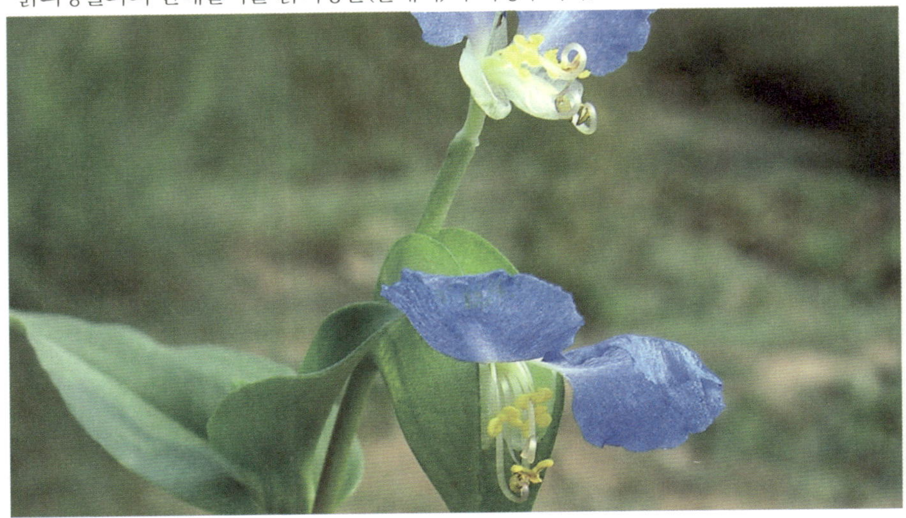

형태

줄기의 높이가 30~60cm아다. 육질의 줄기는 가로로 기어서 뻗고 많은 가지가 있다.

분포

각 지역에 분포되어 있다.

채취 및 제법:

여름과 가을에 지상부만 채취해 신선한 채로 사용하거나 햇볕에 말린다.

성분: delphin, commelinin.

기미

맛이 달고 담담하며, 약간 차갑다.

효능

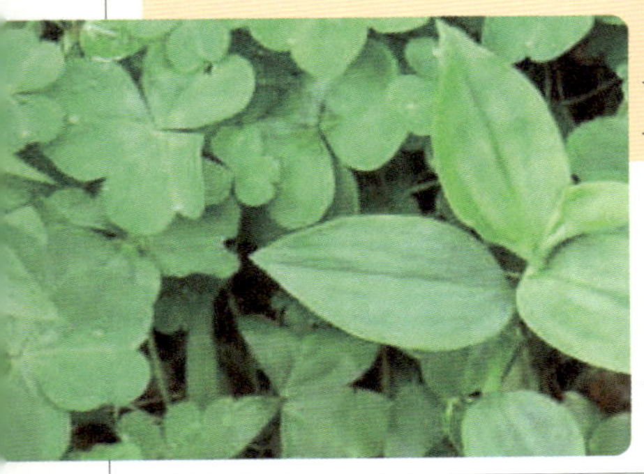

열독 병증을 열을 내리고 독을 없애는 방법으로 치료하는 것, 소변을 잘 나오게 해서 부기를 없애주는 효능이 있다.

용량 및 용법

30~60g.

외용할 때는 적량으로 신선한 것을 찧어서 환부에 붙여준다.

애엽(쑥)

국화과의 여러해살이풀 쑥, 약쑥, 산쑥, 황해쑥 등의 잎이다.

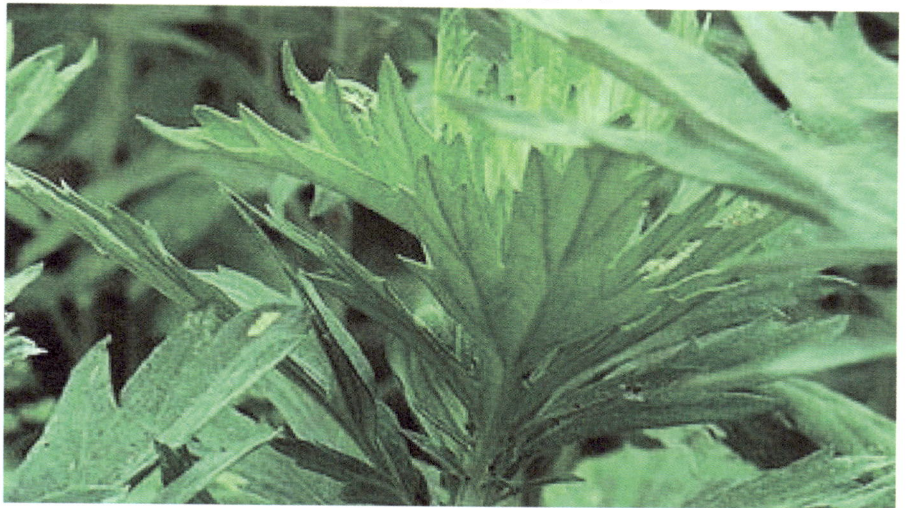

형태

줄기의 높이가 60~120cm이며 종선이 있다. 줄기전체가 거미줄 같은 털로 덮여 있다. 뿌리가 옆으로 뻗으면서 싹이 나와 번식한다.

채취 및 제법

봄철에 잎을 채취해 응달에서 말린다.

성분

cadinene, thujyl alcohol, 정유성분 phellandrene 등이다.

기미

맛이 쓰고 매우며, 성질이 따뜻하다.

효능

기와 혈을 통하게 하는 효능과 습한을 없애고 자궁을 따뜻하게 하는 효능, 기침을 멎게 하며 가래에 효능이 있다.

용량

3~10g.

앵도

장미과의 갈잎떨기나무 앵두나무의 열매이다.

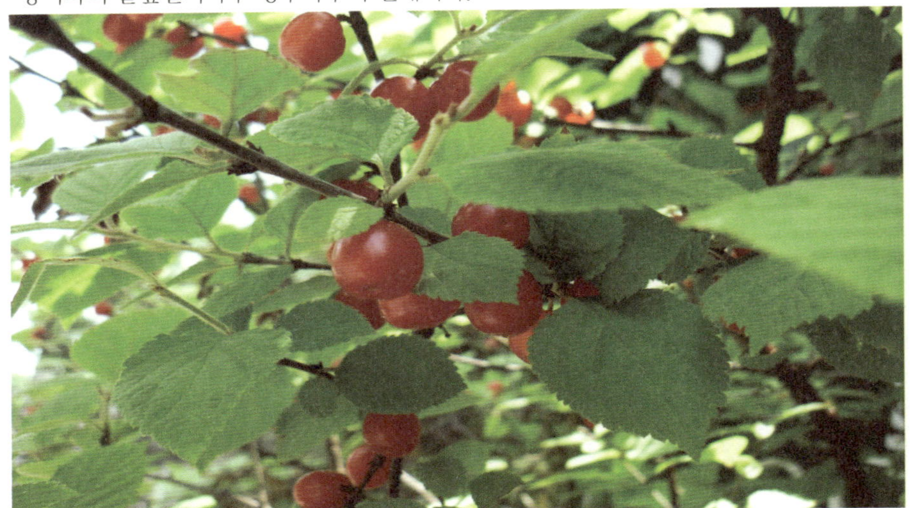

형태

높이가 1~3m정도이고 가지가 많이 갈라지며, 뚜렷한 껍질눈이 있다. 잎은 어긋나고 탁엽 가장자리에는 선상의 톱니가 있다.

채취 및 제법

여름에 열매가 성숙했을 때 채취해 과육을 제거하고 과핵을 얻어서 깨끗이 씻어 햇볕에 말린다.

성분

종자는 cyanophoric glycoside.

기미

맛이 맵고 성질이 평하다.

효능

땀을 내서 표에 있는 사기를 없애고 반진을 체표로 배출시키는 효능이 있다.

용량

4~9g.

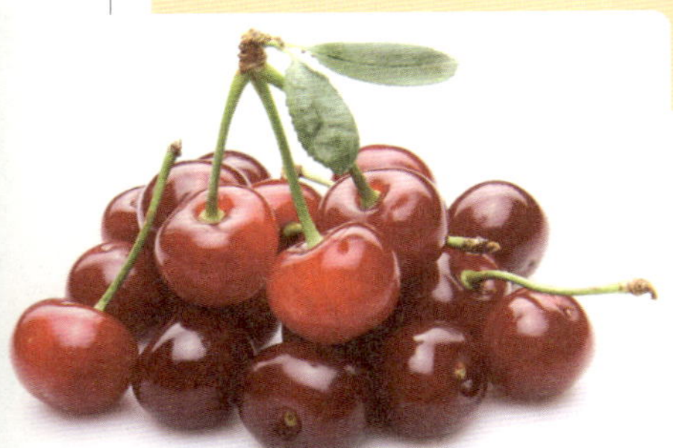

오랫동안 설사하는 이질에 좋은

앵속(양귀비)

양귀비과의 한두해살이풀 양귀비의 성숙한 열매와 종자이다.

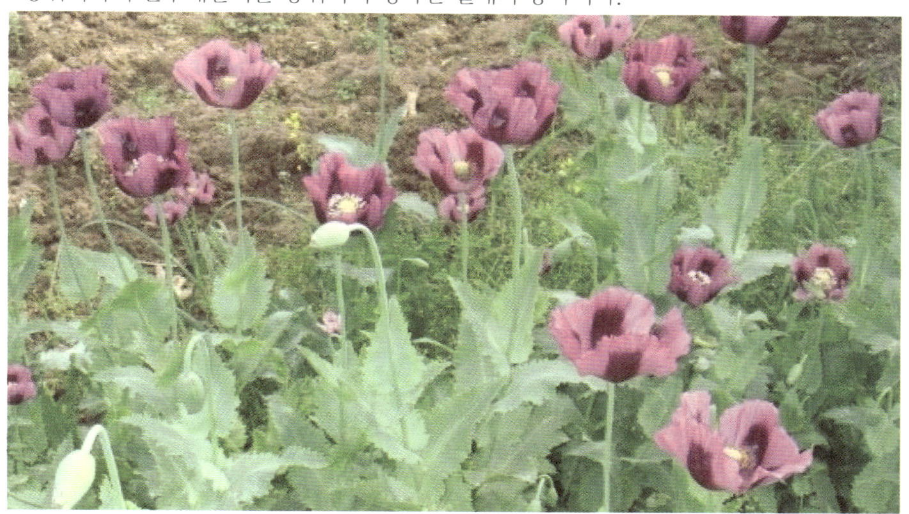

형태

유즙이 있고 높이가 150cm정도 자란다. 잎은 어긋나고 장원형 또는 장난형이다. 엽저는 원저 또는 심장저이고 잎자루가 없으며, 잎 가장자리에는 불규칙한 톱니가 있다.

분포: 밭이나 정원 안에서 재배한다.

채취 및 제법

열매가 덜 익었을 때 열매나 종자를 채취해 햇볕에 말린다.

성분: narcotoline, papaverine 등을 함유하고 있다.

기미

맛이 시고 떫으며, 성질이 약간 차갑다.

효능

오래 낫지 않는 기침, 원기하함으로 대장을 다스리지 못하거나, 비기가 허해 생기는 오랜 설사, 낫지 않고 오랫동안 설사하는 이질에 효능이 있다.

용량

3~6g.

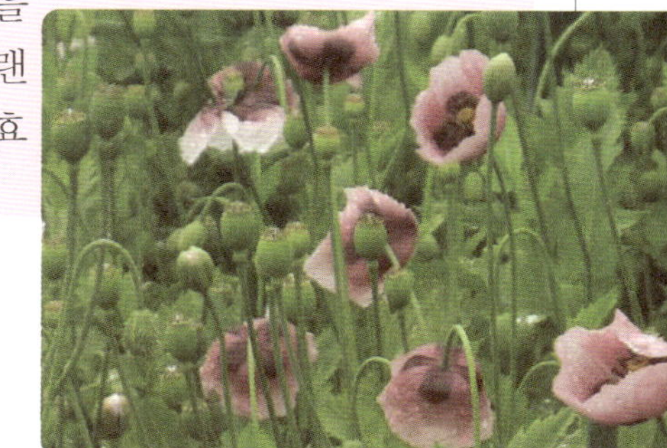

야유채

십자화과의 한해살이풀 또는 두해살이풀 유채의 전초이다.

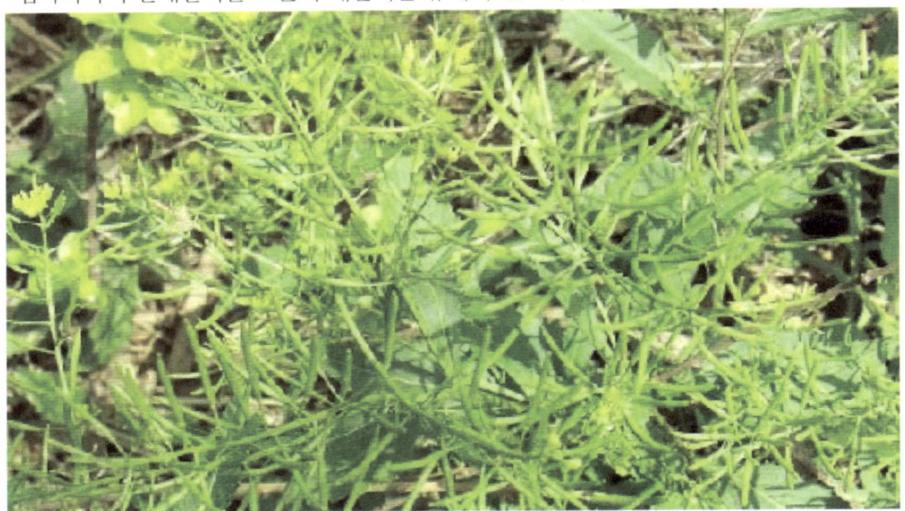

형태

높이가 25~60cm이고 털이 없으며 옅은 자색을 띤다. 뿌리 잎은 방사상으로 모여서 달린다. 줄기 잎은 어긋나고 엽편은 보통 대두상으로 갈라진다.

분포: 길가, 비옥한 음습지에서 자란다.

채취 및 제법

여름과 가을에 전초를 채취해 햇볕에 말린다.

성분: 전초 rorifone $C_{12}H_{12}NO_2S$, hydroxy rorifone. 종자 fatty oil.

기미

맛이 달고 담담하며, 성질이 서늘하다.

효능

감기 때문에 열이 나는 증상, 목구멍이 붓고 아픈 병, 폐에 생긴 여러 가지 열증으로 기침이 나는 것, 만성기관지염, 급성풍습성관절염, 간염에 효능이 있다.

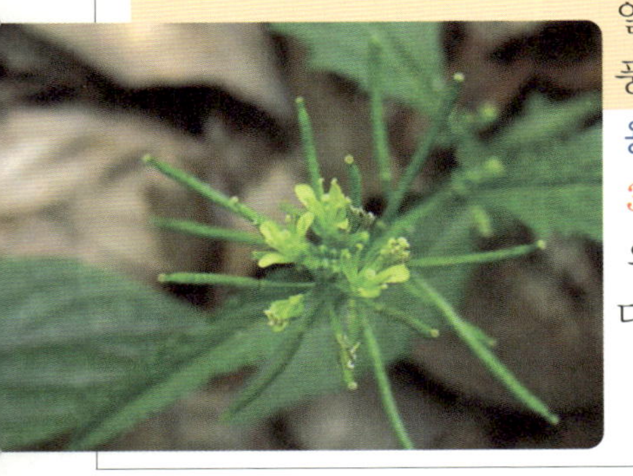

용량

30~60g.

외용 시는 생것을 적량으로 해서 환부에 바른다.

양(기장)

벼과의 한해살이풀 기장의 종자와 뿌리, 줄기이다.

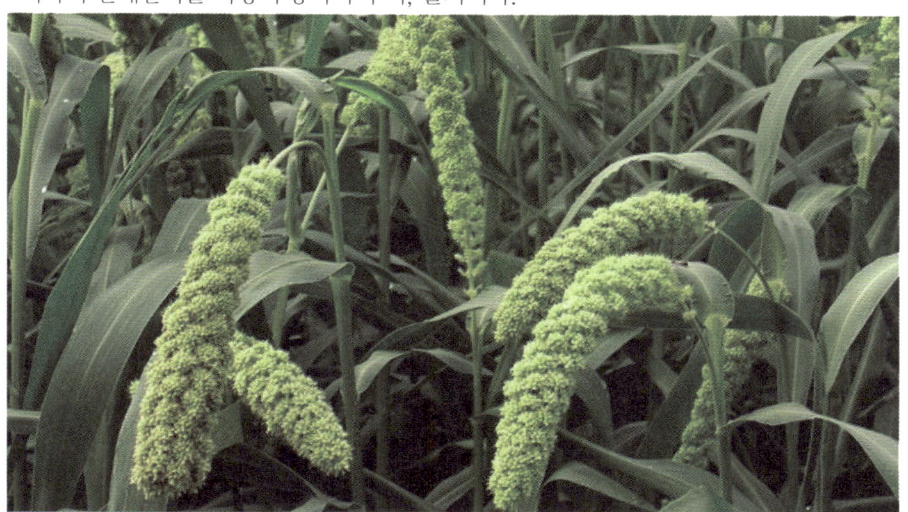

형태

줄기는 곧게 서는데, 높이가 60~120㎝이고 마디가 있으며, 마디위에는 털이 나 있다. 잎과 잎혀에는 부드러운 털이 있고 잎 몸은 선상 바소꼴이다.

분포: 우리나라에서는 한때 많이 재배했지만, 지금은 그렇지 않다.

채취 및 제법

가을에 종자와 뿌리, 줄기를 채취해 잡질을 제거하고 햇볕에 말린다.

성분: maliacin.

기미

종자는 맛이 달고 성질이 평하다. 뿌리와 줄기는 맛이 맵고 성질이 뜨거우며, 독이 약간 있다.

효능

종자는 설사, 가슴에 열감이 있으면서 입 안이 마르고 갈증이 나는 병. 뿌리와 줄기는 수종에 효능이 있다.

용량

25~50g.

종자는 가루로 만들어 복용한다.

양매(소귀나무)

소귀나무과의 늘푸른큰키나무 소귀나무의 열매이다. 뿌리가 양매근이다.

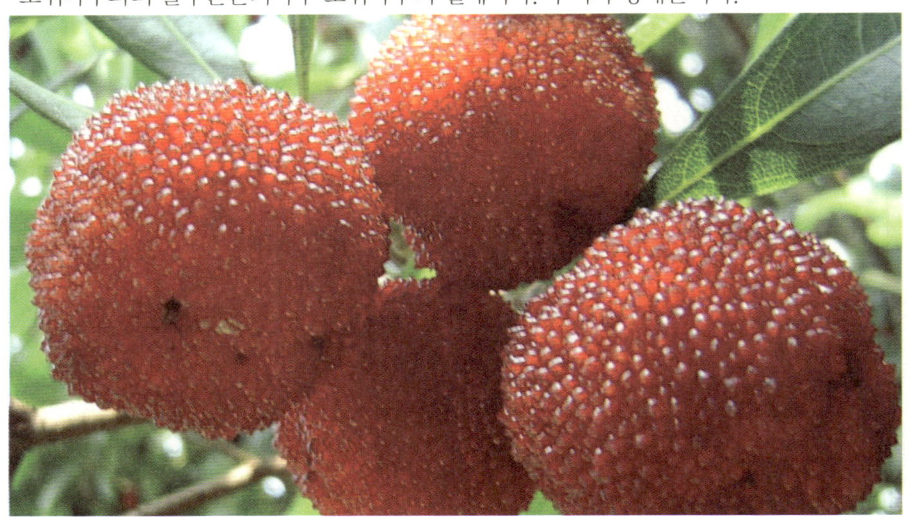

형태

키가 10m까지 자라고 나무껍질이 회갈색이다. 잎은 어긋나고 혁질이며, 가장자리가 밋밋하고 잎 끝에 톱니가 있다.

분포: 산비탈 잡목 숲에서 자생하는데, 한라산에서 자란다.

채취 및 제법

열매가 성숙했을 때 채취한다.

성분: glucose, 다종의 유기산과 Myricetin 등이다.

기미

맛이 달고 시며, 성질이 따뜻하다.

효능

가슴에 열감이 있으면서 입 안이 마르고 갈증이 나는 병, 배가 아프고 속이 켕기면서 뒤가 무직하며 곱이나 피고름이 섞인 대변을 자주 누는 병에 효능이 있다.

용량

15~30g.

술에 담가 복용해도 된다.

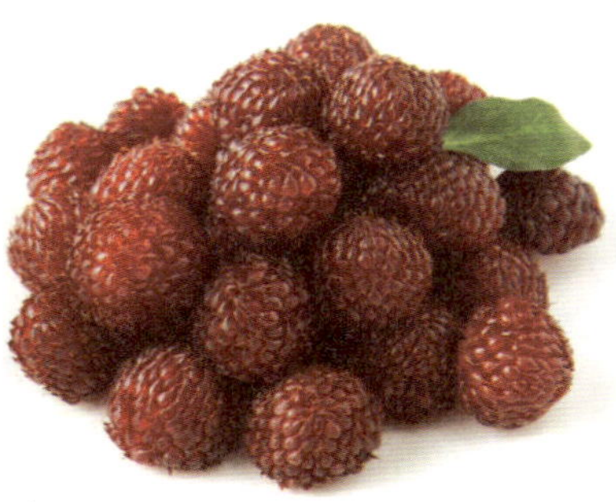

양제(참소리쟁이)

마디풀과의 여러해살이풀 참소리쟁이의 뿌리이다.

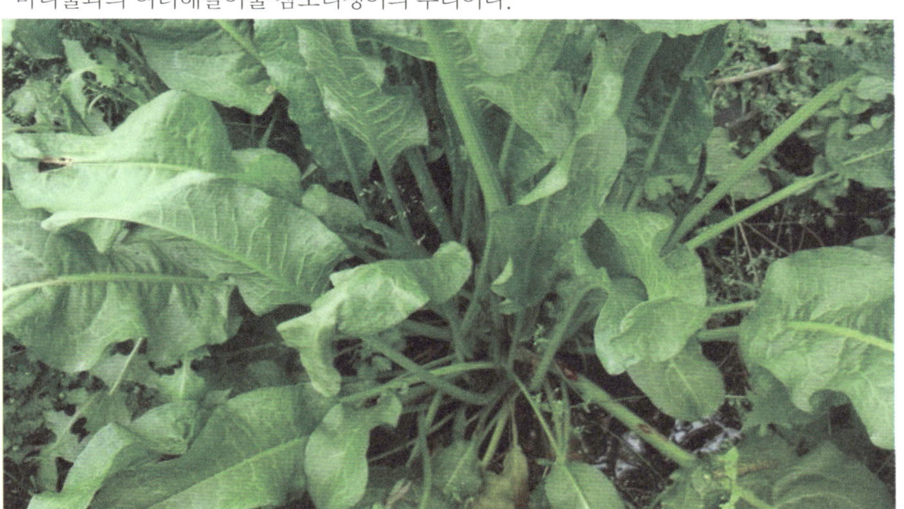

형태

높이는 약 1m정도이다. 뿌리 잎은 모여서 나고 긴 원형이며, 가장자리가 물결꼴이다. 줄기 잎은 비교적 작고 엽저는 심장형 총상꽃차례이다.

분포: 야산, 도로변 혹은 습지 등에서 자생한다.

채취 및 제법

봄과 가을에 채취해 절편해서 햇볕에 말린다.

성분: chrysophanic acid, emodin.

기미

맛이 쓰고 성질이 차가우며, 독이 약간 있다.

효능

대변 보기가 아주 힘들거나 사나흘이 넘도록 대변을 보지 못하는 병, 온 몸과 눈, 소변이 누렇게 되는 병, 피를 토하는 증상, 기능성 자궁출혈, 국부적으로 일어나는 종창에 효능이 있다.

용량

10~15g.

외용 시에는 적량을 사용한다.

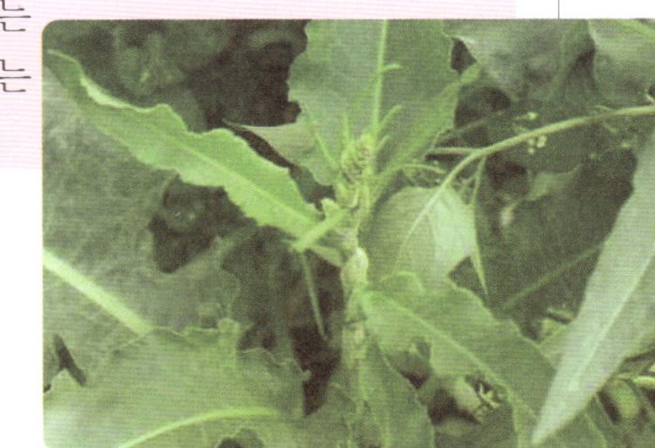

양척촉(노랑만병초)

진달래과의 늘푸른떨기나무 노랑만병초의 잎이다.

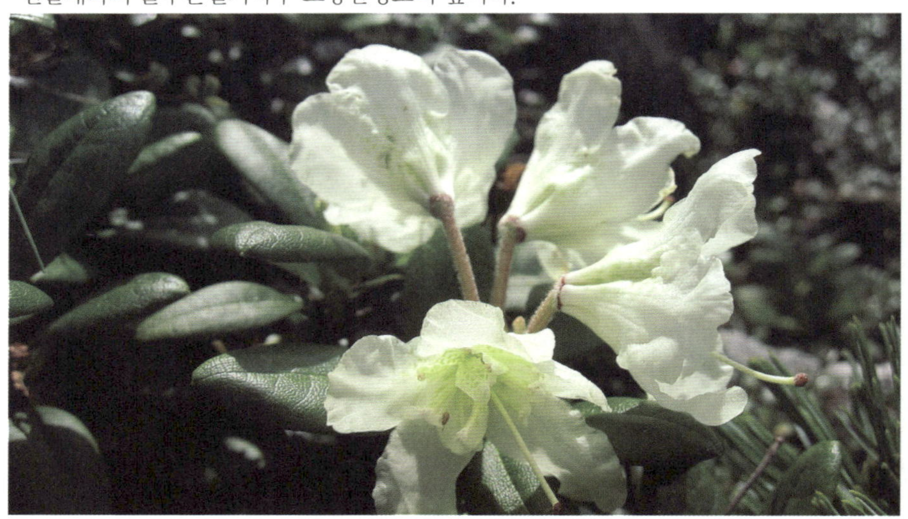

형태

높이가 10~60cm정도이고 줄기는 옆으로 자라며, 가지가 비스듬히 자란다. 당해에 자란 가지는 녹색으로 부드러운 털이 성기게 나 있고 눈은 계란형이며, 갈색을 띤다.

분포

고산지대 숲이나 계곡에서 자생한다.

채취 및 제법

여름과 가을에 잎을 채취해 깨끗이 씻어 응달에서 말린다.

성분

flavonoid glycoside, triterpenes, saponin.

효능

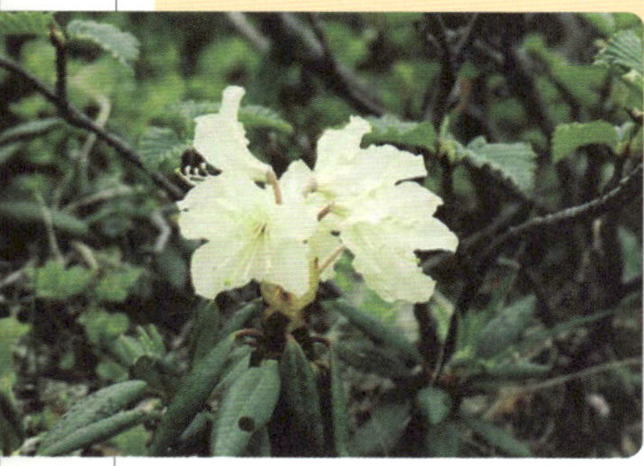

배가 아프고 속이 켕기면서 뒤가 무직하며 곱이나 피고름이 섞인 대변을 자주 누는 병, 허리와 대퇴 관절이 아픈 증에 효능이 있다.

용량

3~6g.

어성초(약모밀)

삼백초과의 여러해살이풀 약모밀의 전초이다.

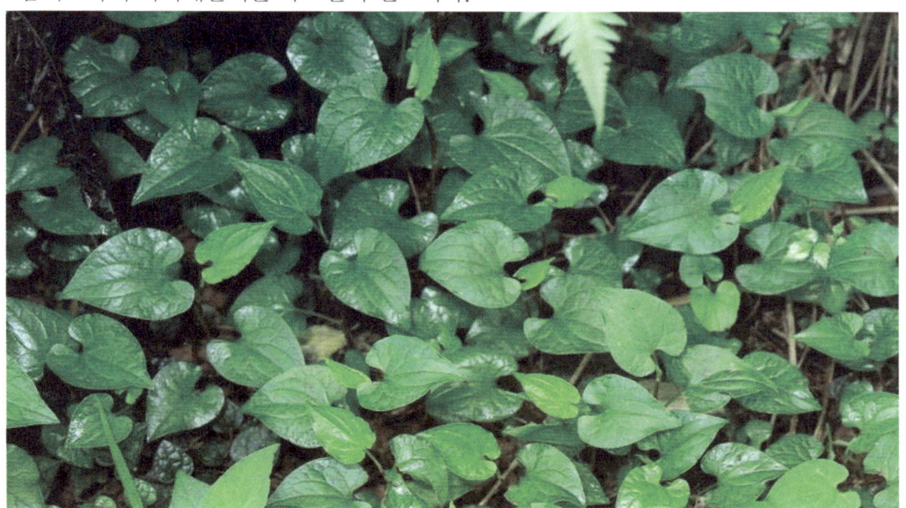

형태

높이가 15~30cm 정도이고 전초에서 생선비린내가 난다. 잎은 어긋나고 심장형이며, 뒷면은 때때로 자주색을 띤다. 턱잎의 밑동은 줄기가 싸고 있다.

분포: 음습지나 물가의 낮은 곳에서 자생한다.

채취 및 제법

여름과 가을철에 채취해 잡질을 제거하고 깨끗이 씻어 말리거나 신선한 생으로 사용한다.

성분: houttnyninum, cordarine.

기미

맛이 맵고 성질이 서늘하다.

효능

폐부에 생긴 옹양, 백일해, 편도선염, 기관지염, 위의 염증으로 인한 부종, 장염에 효능이 있다.

용량

15~30g.

외용 시에는 적량을 사용한다.

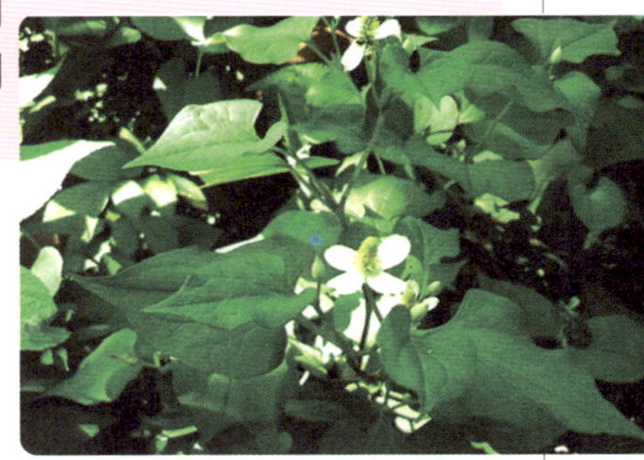

피부염 또는 염증에 좋은

여(명아주)

명아주과의 한해살이풀 명아주의 어린잎과 줄기이다.

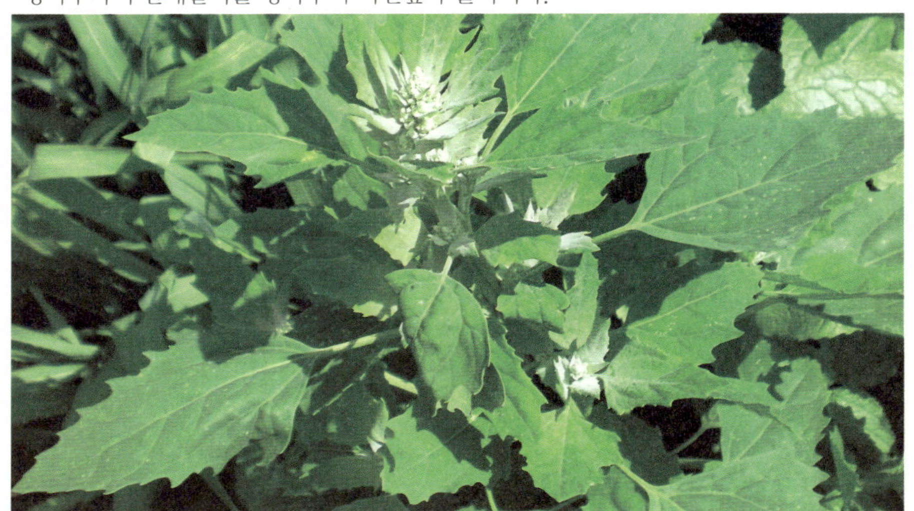

형태

높이 1~2m정도 자라고 줄기에 녹색 줄이 있다. 잎은 어긋나고 삼각상 난형이며, 어릴 때 가운데에 붉은빛을 띠고 가장자리에 물결모양의 톱니가 있다.

분포: 우리나라에 각 지역에서 자생한다.

채취 및 제법: 어린 전초를 5~6월 꽃 이삭이 나오기 전에 채취해 햇볕에 말리거나 신선한 것을 사용한다.

성분: 정유, 중성지방 68%, palmitic acid, carnauba acid, olein acid, oleyl alchol 등이다.

기미: 맛이 달고 성질이 평하며, 독이 약간 있다.

효능

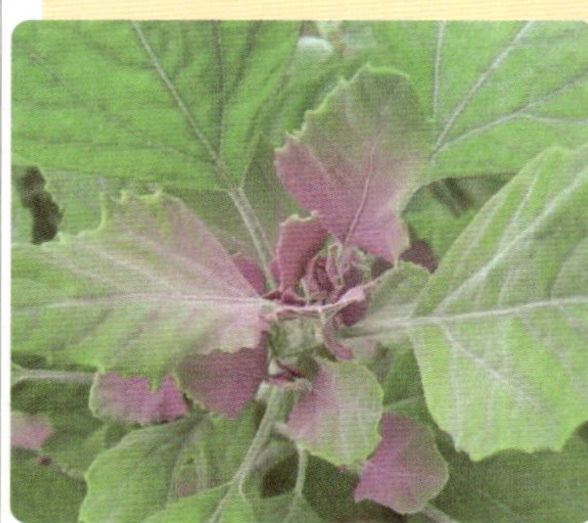

발열, 기침, 복통, 하복부 통증, 충치, 풍, 습, 열 3가지 사기가 피부를 침습하여 발생하는 피부염 또는 염증에 효능이 있다.

용량

15~30g.

외용으로는 전탕한 액으로 김을 쐬면서 씻거나, 짓찧어 환부에 붙인다.

여로

백합과의 여러해살이풀 여로의 뿌리와 줄기이다.

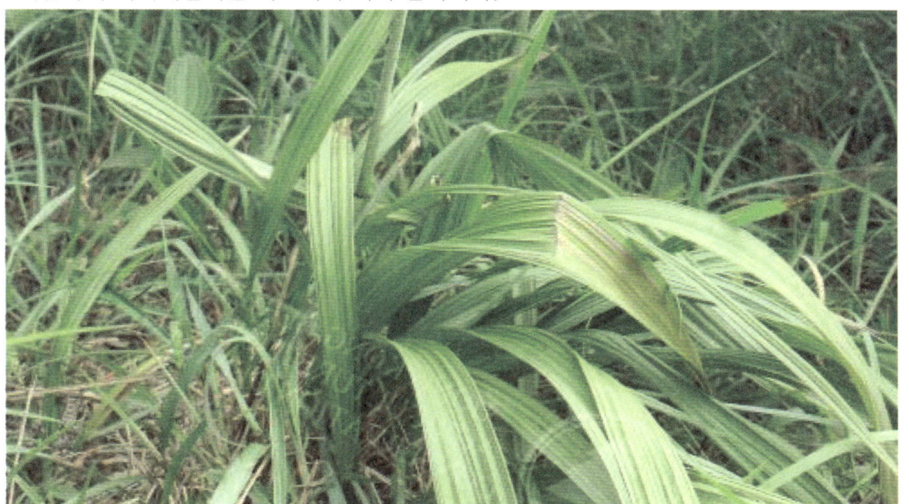

형태

줄기의 높이가 60~100㎝정도이다. 뿌리는 짧고 원주형이며, 수염뿌리는 가는 기둥모양의 육질이고 외피는 황색을 띤다.

분포

산비탈, 숲속, 숲 주변, 풀이 왕성한 저습지 등에서 자생한다.

채취 및 제법

봄과 여름에 채취해 깨끗이 씻어 햇볕에 말리거나, 끓는 물에 중탕 한 다음 햇볕에 말린다.

성분: 다종의 alkaloid.

기미: 맛이 쓰고 매우며, 성질이 차갑고 독이 있다.

효능

중풍으로 담이 뭉쳐 기가 막히는 병, 근본이 허하여 쌓인 열이 있었는데 다시 풍사가 올라오거나 간경에 열이 있어 발생하는 간질에 효능이 있다.

용량

0.3~0.6g.

외용 시에는 적량을 사용한다.

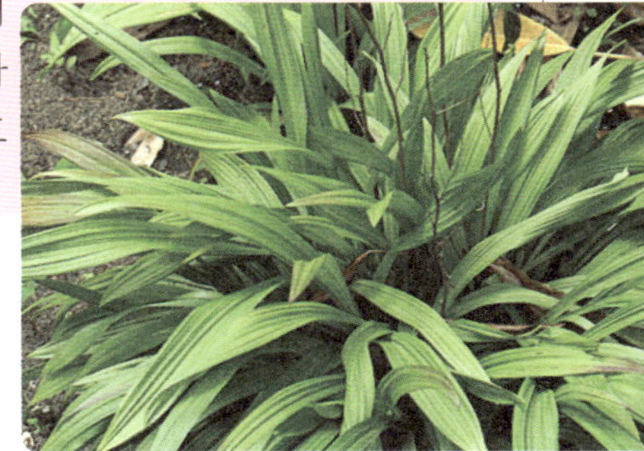

여지

무환자나무과의 늘푸른큰키나무 여지나무의 가종피이다.

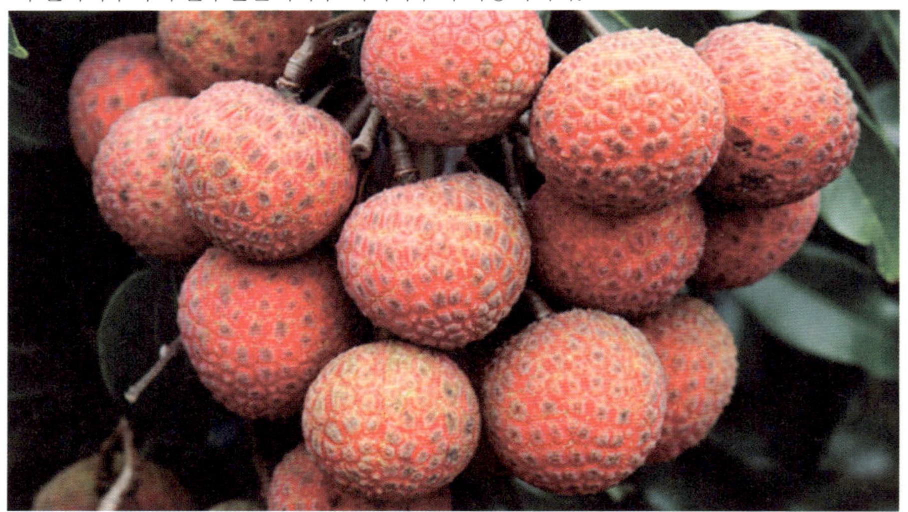

형태

작은 가지에는 보편적으로 흰색의 껍질눈이 있다. 잎은 우수우상복엽으로 어긋나고 작은 잎은 2~3개가 대칭하거나 4개가 대칭되기도 한다. 혁질이고 양면에 털이 없으며, 광택이 있다.

채취 및 제법

여름에 채취해 깨끗하게 손질해 햇볕에 말려 사용한다.

성분

서당, 포도당, 단백질, 지방, vitamin C, 구연산 등이 함유되어 있다.

기미

맛이 달고 시며, 설빙이 따뜻하다.

효능

병후체약, 비위가 허약하여 생긴 만성 설사에 효능이 있다.

용량

9~15g.

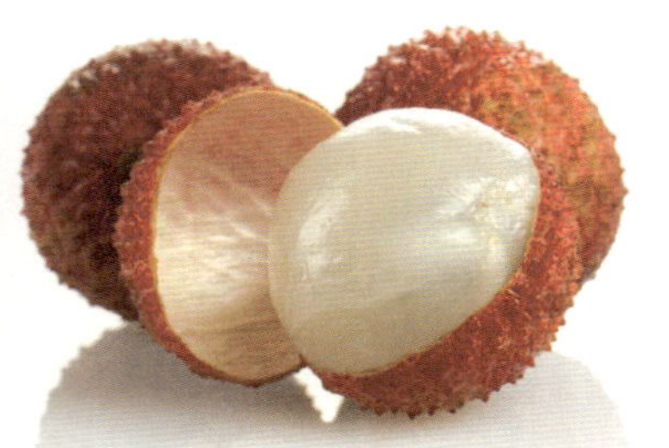

연교(개나리)

물푸레나무과의 갈잎떨기나무 개나리의 열매이다.

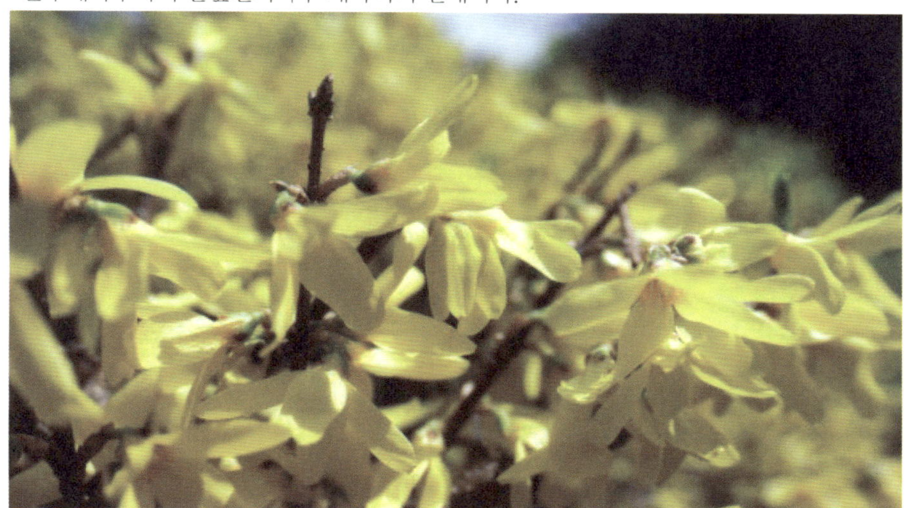

형태

높이가 2~4m 정도이고 작은 가지는 사릉현이며, 마디사이가 비어 있으며 껍질눈이 있다.

분포

산과 들의 황무지에서 자생한다.

채취 및 제법

열매가 처음 익었거나, 완전히 익었을 때 채취해 햇볕에 말려 사용한다.

성분

phillyrin, phillygenin, arctiin 과 sythoside.

기미

맛이 쓰고 성질이 서늘하다.

효능

열독 병증을 열을 내리고 독을 없애는 방법으로 치료하는 것, 뭉친 것을 풀어주어 부은 종기나 상처를 치료하는 효능이 있다.

용량

5~10g.

외용 때는 적량을 사용한다.

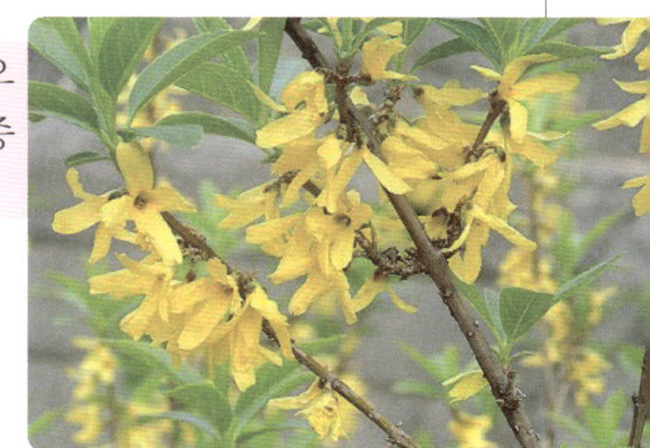

연미(자주붓꽃)

붓꽃과 의 여러해살이풀 자주붓꽃의 줄기뿌리이다.

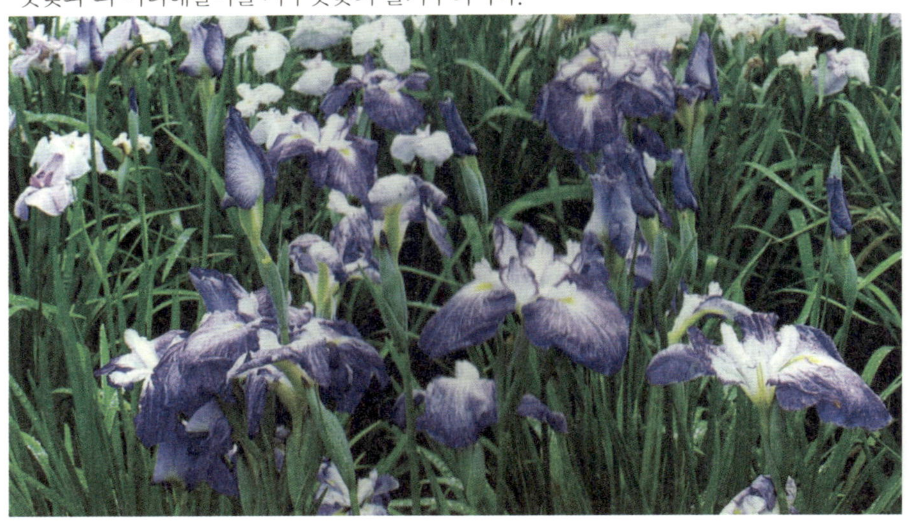

형태

높이가 40~60cm정도이다. 줄기뿌리는 굵고 짧으며 마디가 많다. 잎은 어긋나고 엽저는 줄기를 감싼다. 칼 모양이고 길이가 30~45cm에 너비가 2cm이며, 여러 개의 평행 맥이 있다.

분포: 관목림주변에서 자생하거나 재배된다.

채취 및 제법:

사시사철 채취가 가능하다. 줄기와 잎, 수염뿌리 등을 제거하고 깨끗이 씻어 적당하게 잘라 햇볕에 말린다.

성분: tectoridin등.

기미

맛이 쓰고 매우며, 성질이 평하다.

효능

외상으로 인한 온갖 병, 풍습에 의한 통증, 목구멍이 붓고 아픈 병, 식적으로 그득한 증상에 효능이 있다.

용량

3~15g.

외용 시에는 적량을 사용한다.

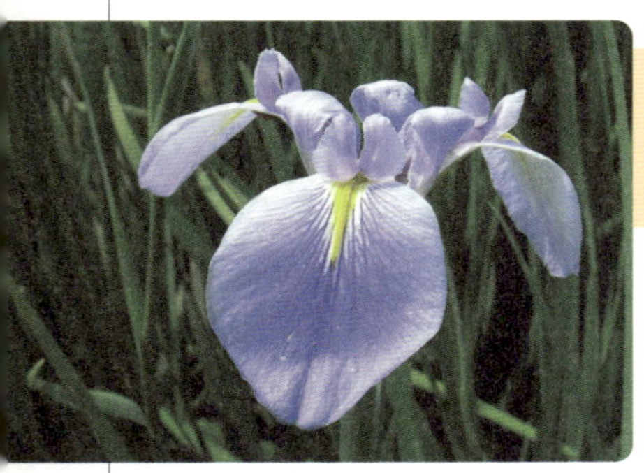

연우(연꽃의 열매)

연꽃의 열매와 종자이다. 종자 안에 있는 녹색배아를 연자심이라 한다.

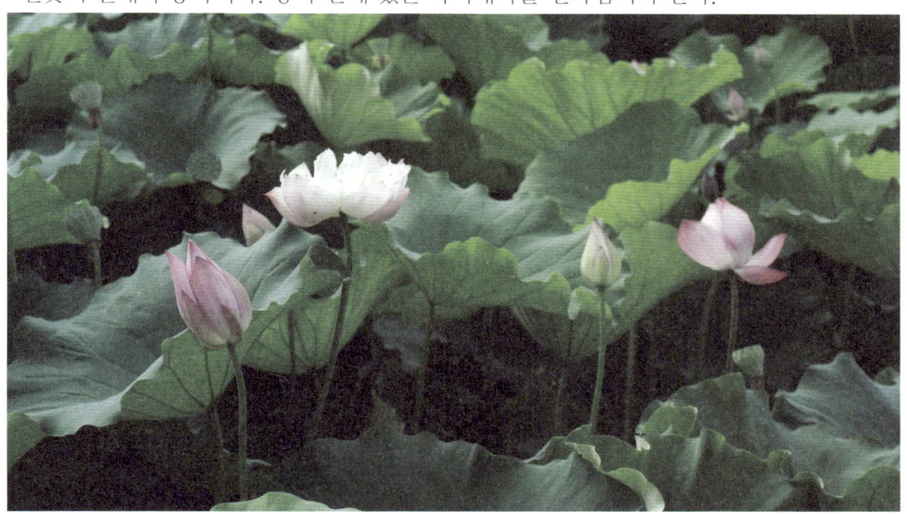

형태

줄기뿌리는 물밑 해속에서 옆으로 기면서 자라고 살이 쪄 있으며, 마디가 매우 많다. 잎은 마디에서 돋는데, 큰 원형이고 녹색이며, 가시가 많은 긴 잎자루가 가운데에 있다.

분포: 늪, 연못, 얕은 호수에서 자생한다.

채취 및 제법: 9~10월 사이 열매가 성숙되었을 때 과방을 잘라 열매를 고른 다음 햇볕에 말린다. 또는 신선할 때 겉껍질을 벗기고 햇볕에 말려서 사용한다.

성분: 다량의 starch와 raffinose, protein, fat, 광물질 등이 함유되어 있다.

기미: 맛이 달고 떫으며, 성질이 평하다.

효능

비허가 허해 대변이 묽고 횟수가 많은 병, 정액이 저절로 나오는 증상, 꿈이 많아서 숙면을 취하지 못함에 효능이 있다.

용량

6~15g.

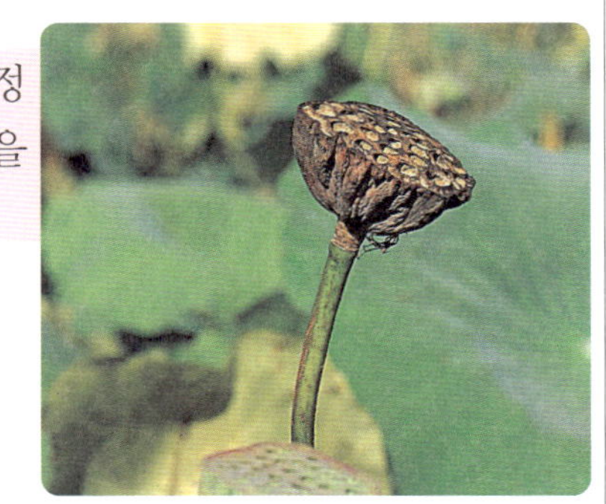

연호색

현호색과의 여러해살이풀 선엽동북연호색의 덩이줄기이다.

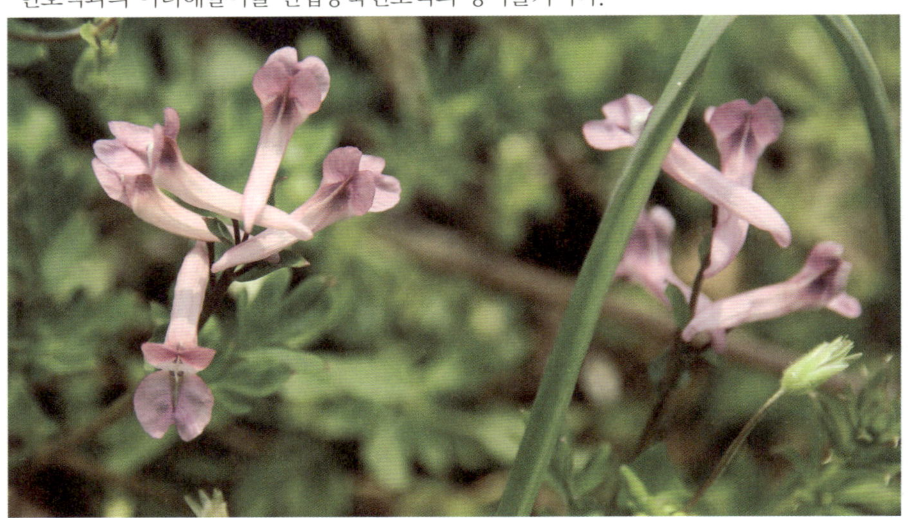

형태

높이가 10~25㎝정도 자라고 덩이줄기는 공 모양으로 백색 또는 담황색을 띤다. 지상의 줄기는 단일하거나 가지를 낸다.

분포: 관목 숲이나, 잡목 숲이나, 음습한 계곡 등에서 자생한다.

채취 및 제법

입하 후에 줄기와 잎이 말랐을 때 채취하는데, 껍질을 문질러 깨끗이 씻어 끓는 물에 넣어 중탕한다. 이때 내부의 백심이 황색으로 변할 때 꺼내어 햇볕에 말린다. 초재 후에 사용하면 된다.

성분: 다종의 alkaloid.

기미

맛이 쓰고 약간 매우며, 성질이 따뜻하다.

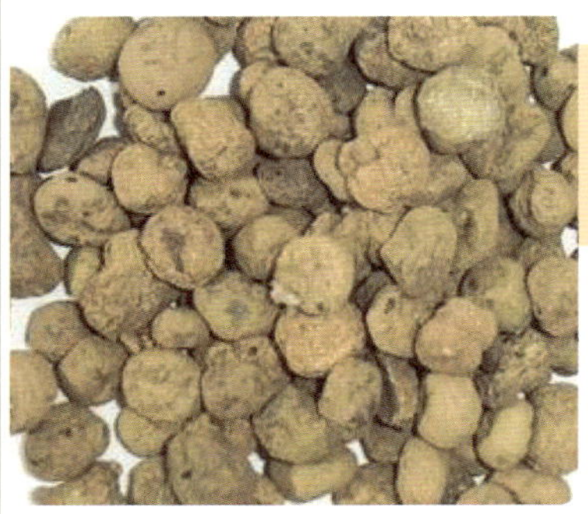

효능

위통, 흉복통, 월경 중에 또는 월경 전후에 아랫배나 허리가 아픈 병, 출산 후에 남은 어혈로 인해 복통이 있는 것에 효능이 있다.

용량

3~9g.

영실(찔레나무)

장미과의 갈잎떨기나무 찔레나무의 열매이다.

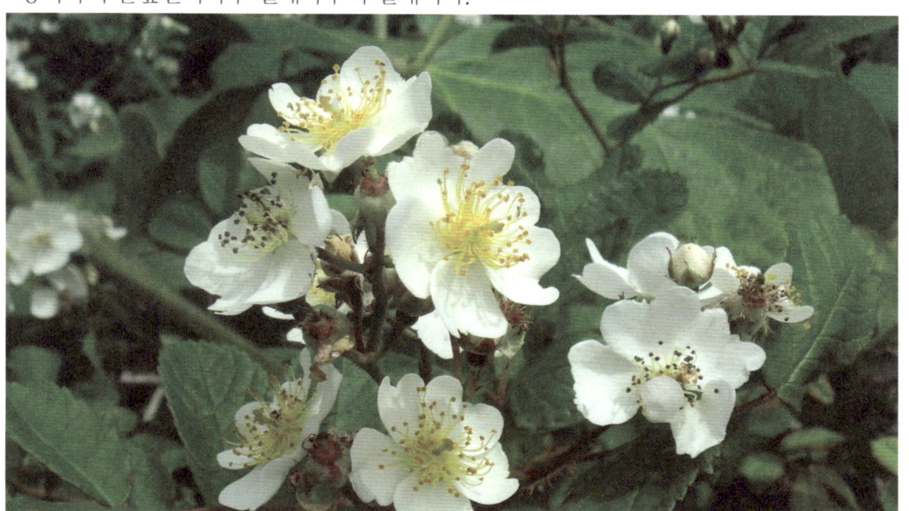

형태

높이는 2m까지 곧추서서 자라고 가시가 있다. 가지 끝이 밑으로 처지고 어린 가지에 털이 없거나 있는 것도 있다.

분포: 양지바른 곳이나 물가에 자생하는데, 우리나라 전국 각지, 일본 등에 분포한다.

채취 및 제법: 8~9월경에 반쯤 익은 열매를 채취해 깨끗이 씻은 다음 응달에서 말려 사용한다.

성분: 시아닌, 물티플로린, 헤네이코산, 디코산, 코리코산 헥산코산, 펠라프곤알데히드 등.

기미: 맛이 쓰고 떫으며, 성질이 서늘하다.

효능: 폐옹, 이질, 풍습관절통, 안면신경탄탄, 반신불수, 토혈, 코피, 변혈, 월경부조, 대하, 유조, 소변빈삭, 질타손상, 창정, 구창개선에 효능이 있다.

용량

4.5~12g.

외상출혈과 화상치료에는 가루로 만들어 기름에 개어서 환부에 바른다.

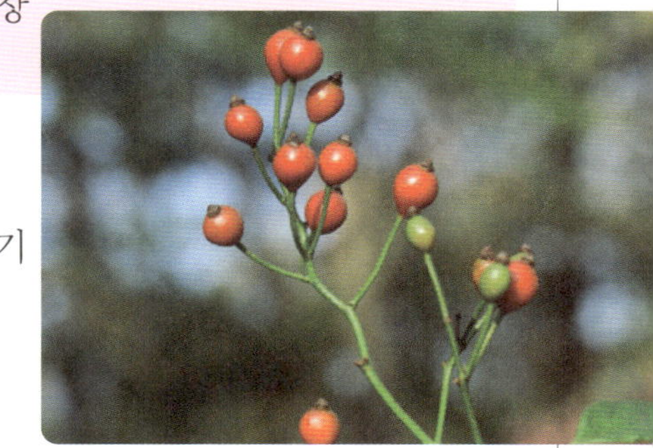

영춘화

물푸레나무과의 갈잎떨기나무 영춘화의 줄기와 잎이다.

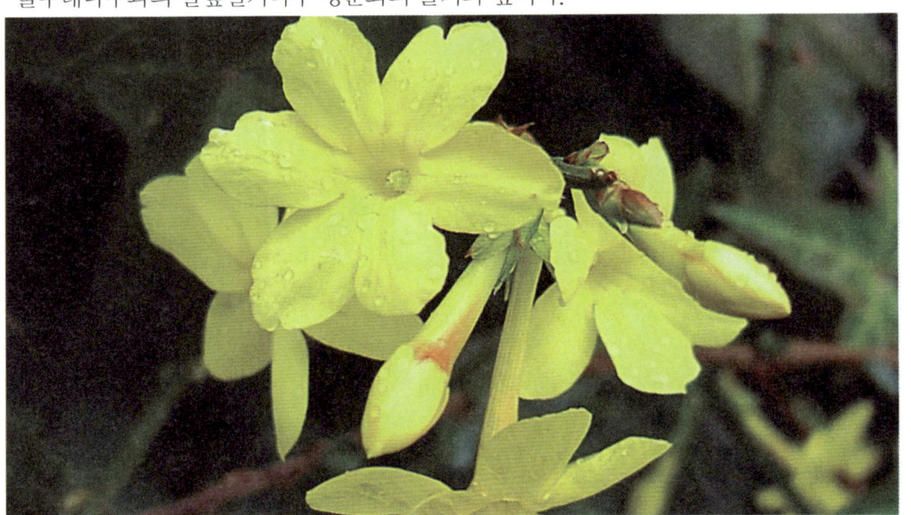

형태

가지의 속이 비어있고 옆으로 퍼지면서 밑으로 휘어지는데, 땅에 닿으면 뿌리를 내린다.

채취 및 제법

봄과 여름철에 줄기와 잎을 채취해 불에 볶아서 말린다.

성분

syringin, jasmiflorin, jasmipicrin.

기미

맛이 쓰고 성질이 평하다.

효능

혈의 운행을 활발히 하여 독을 없애주는 효능, 옹저나 상처가 부은 것을 삭아 없어지게 하고 통증을 없애는 효능, 악성 종기에 효능이 있다.

용량

6~9g.

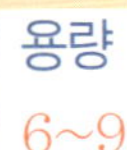

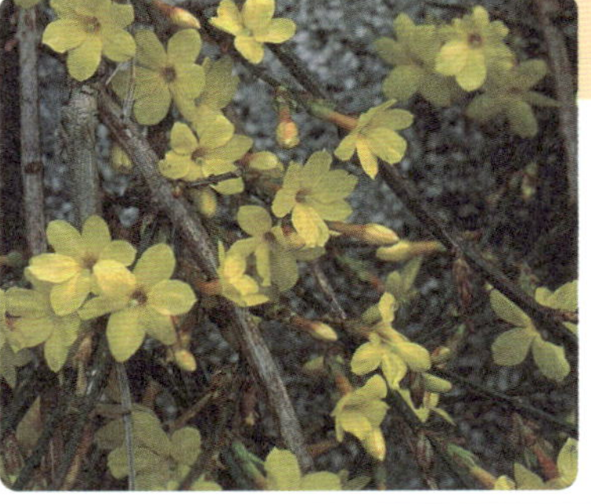

오가피

두릅나무과의 갈잎떨기나무 오갈피나무의 줄기 껍질과 뿌리이다.

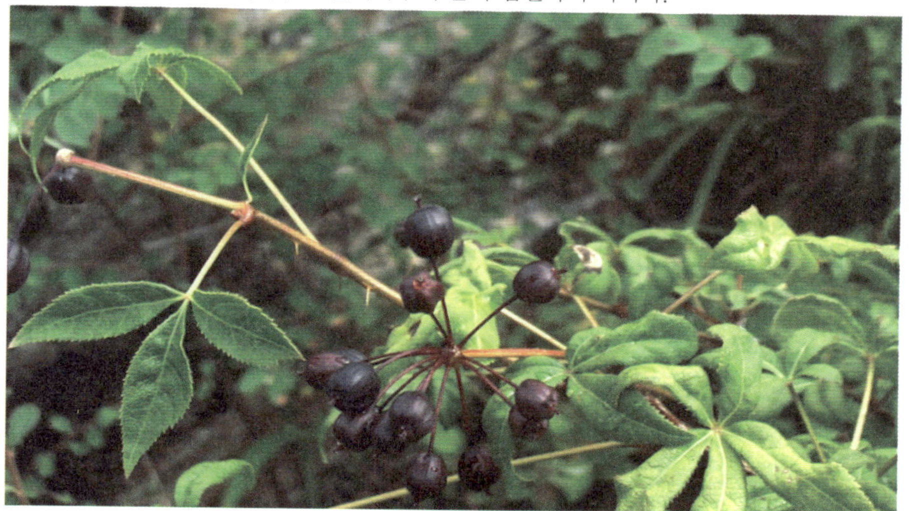

형태

높이가 3~4m정도이다. 가지와 줄기는 짧으면서 굵고 길게 굽은 가시가 돋아 있다.

분포

산비탈이나 계곡, 관목 숲에서 자생한다.

채취 및 제법

여름과 가을에 채취해 껍질을 제거하고 적당한 크기로 썰어서 햇볕에 말린다.

성분

4-methoxysalicyl aldehyde 등.

기미

맛이 맵고 성질이 따뜻하다.

효능

풍습으로 인한 통증, 허리와 대퇴부위가 시큰거리고 아픔, 반신불수에 효능이 있다.

용량

10~15g.

오두

미나리아재비과의 여러해살이풍 오두의 덩이뿌리이다.

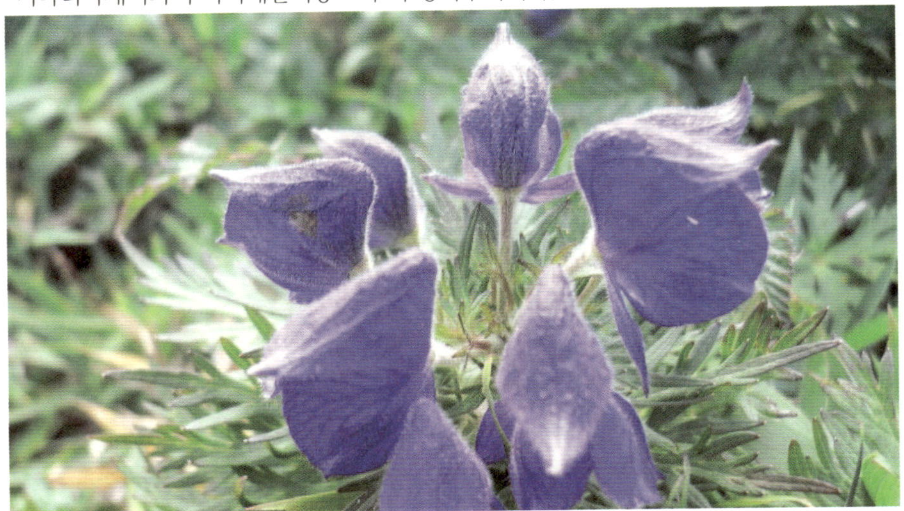

형태

높이가 60~130cm정도 자라는데, 땅속 덩이뿌리는 2~5개로 연결되어 있다.

분포

산지의 비탈진 풀밭이나 관목 숲속에서 자생하는데, 재배하기도 한다.

채취 및 제법

하지에서 소서사이에 뿌리를 채취해 잡뿌리와 수염뿌리, 진흙을 제거하고 햇볕에 말린다.

성분: hyacontine, aconitine, mesaconitine.

기미: 맛이 맵고 쓰며, 뜨겁다. 독이 약간 있다.

효능

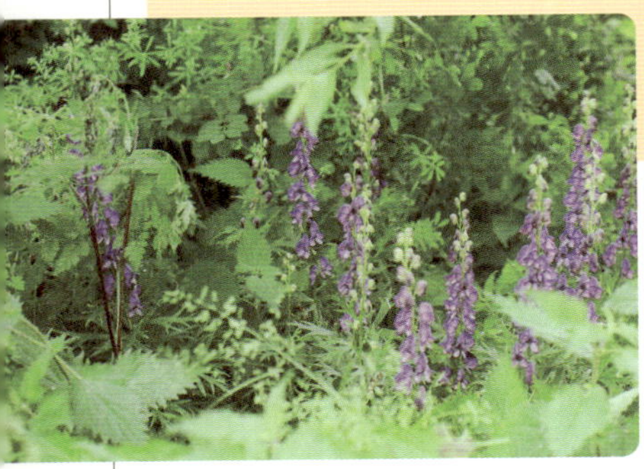

풍, 한, 습 3기가 뒤섞여 혈기를 울체로 몰아 신중, 두통, 수족마비 등의 증상에 효능이 있다.

용량

1.5~4.5g.

내복약으로 사용할 때는 신중해야 한다.

오렴매(거지덩굴)

포도과의 여러해살이풀 거지덩굴의 지상부이다.

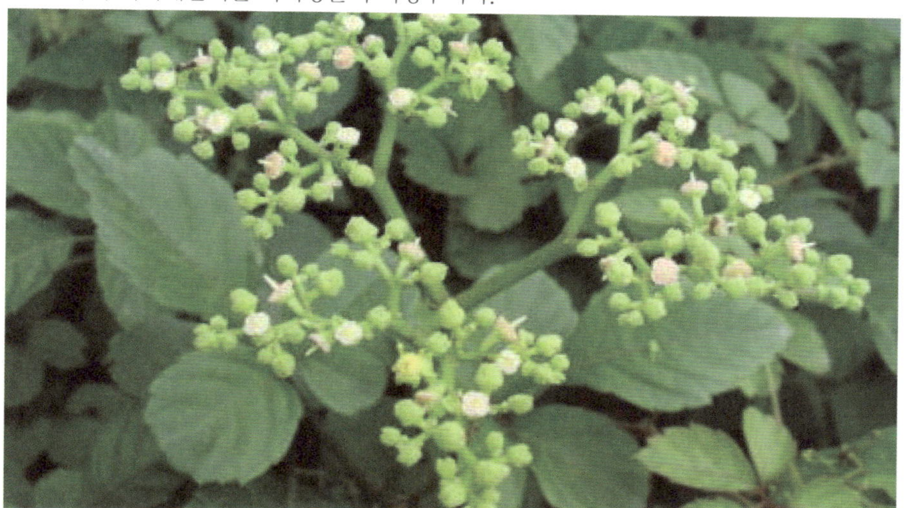

형태

줄기에 덩굴손이 있고 어린가지에 털이 있다. 잎은 손바닥 모양의 겹잎으로 작은 잎이 5장 있는데, 새의 발모양으로 배열한다.

분포: 교외의 넓은 들판, 계곡, 숲속 등에서 자생한다.

채취 및 제법

여름과 가을에 채취해 깨끗이 씻어 햇볕에 말린다.

성분: 지상부는 araban, mucilage, sterol. potassium nitrate, amino acids, flavonoid. 종자는 alkaloid. 열매는 cayratinin.

기미: 맛이 쓰고 시며 성질이 차갑다.

효능

내복은 온 몸과 눈, 소변이 누렇게 되는 병, 배가 아프고 속이 켕기면서 뒤가 무직하며 곱이나 피고름이 섞인 대변을 자주 누는 병, 요로감염 및 풍습 통에 효능이 있다.

용량

15~30g.

외용 시에는 적량을 찧어서 낸 즙을 환부에 바른다.

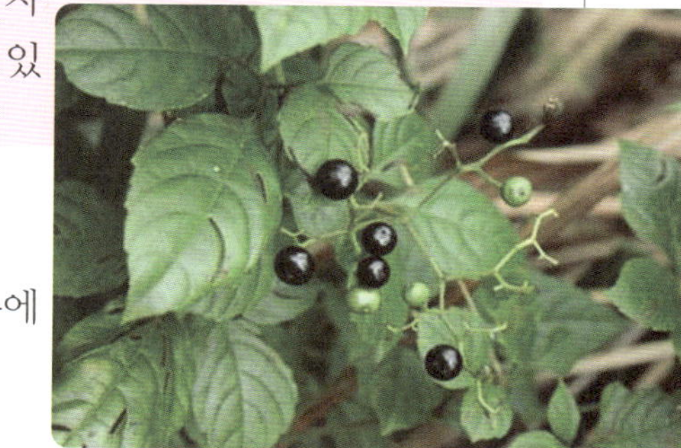

오미자

목련과의 낙엽 덩굴나무 오미자의 익은 열매이다.

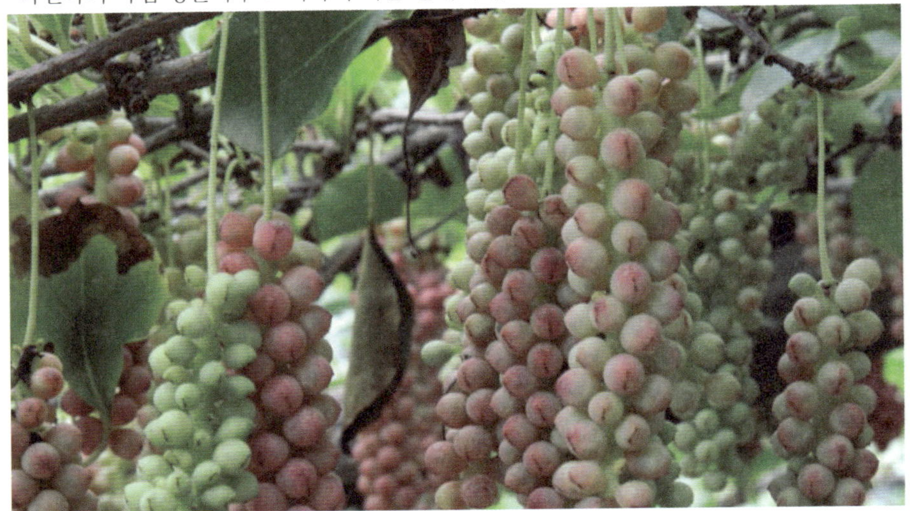

형태

높이가 8m정도까지 자라고 전신에 털이 없다. 줄기는 회갈색이고 피복이 뚜렷하며, 작은 가지는 갈색이고 작은 모서리가 있다.

분포

활엽수림과 혼효림의 숲 가장자리에서 다른 나무를 휘어 감고서 자란다.

채취 및 제법

가을에 열매가 익을 때 채취해 깨끗이 씻어 햇볕에 말린다.

성분: ligran, volatile oils, phosphatide류, 당고순, arginin 등.

기미

맛이 시고 성질이 따뜻하다.

효능

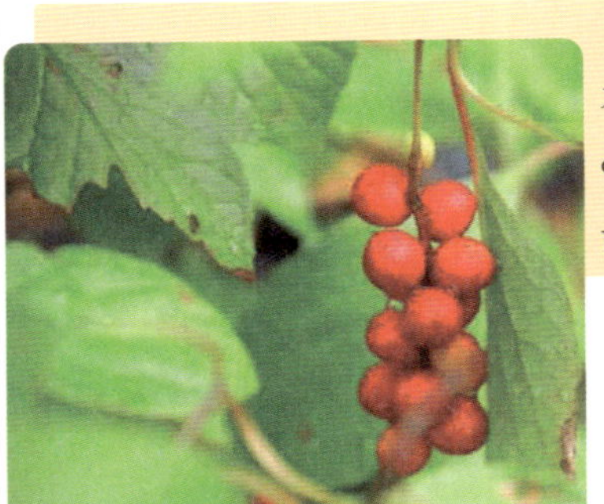

폐허로 인한 기침, 저절로 땀이 나는 병, 만성적으로 대변이 묽고 횟수가 많은 병, 신경쇠약, 머리가 어지럽고 잘 잊어버림에 효능이 있다.

용량

1.5~15g.

오수유

운향과의 갈잎큰키나무 오수유의 열매이다.

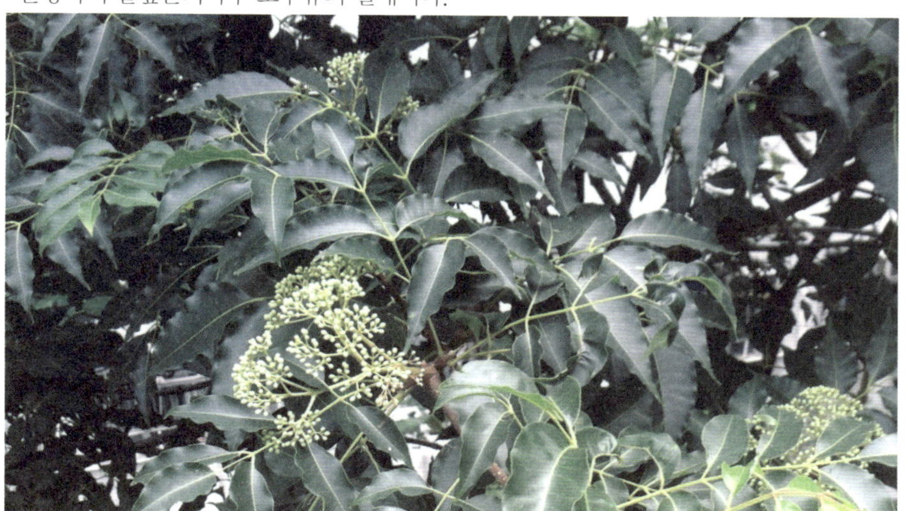

형태

높이가 3~10m정도이고 전체에 옅은 황갈색의 부드러운 털이 난다. 앞은 마주나고 깃꼴 겹잎인데, 작은 잎은 5~9개이고 계란모양에 굵은 유선점이 있다.

채취 및 제법

열매가 녹황색일 때 채취해 깨끗이 씻어 햇볕에 말린다.

성분

evodiamine, evodene, evodol.

기미

맛이 맵고 성질이 뜨거우며, 독이 약간 있다.

효능

완복부위가 차가운 듯한 통증이 있는 것, 구토가 나고 대변이 묽고 횟수가 많은 병, 가슴이 아파서 참을 수 없는 것에 효능이 있다.

용량

1.5~6g.

외용 시에는 적량을 사용한다.

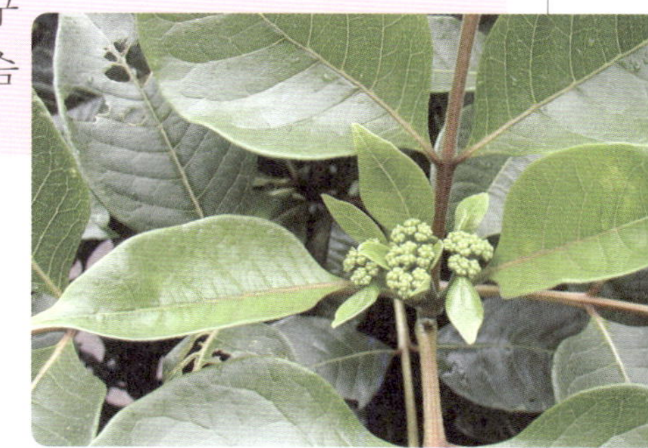

오약

녹나무과의 늘푸른떨기나무 오약의 뿌리이다.

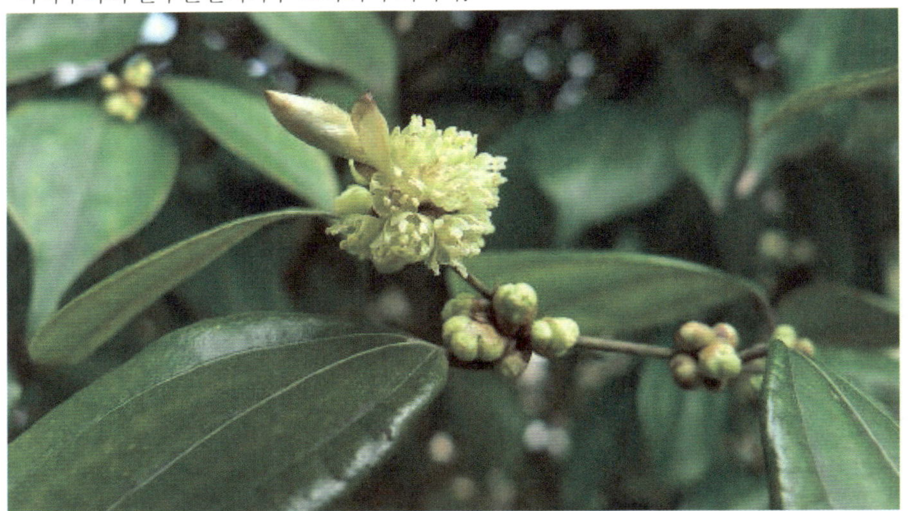

형태

뿌리는 구부러진 방추형 또는 중간부분이 염주모양이고 양끝이 뾰족하다. 높이가 5m정도로 자란고 가지에 짧은 부드러운 털이 덮여있거나 없는 것도 있다.

분포: 햇볕이 잘 드는 산비탈의 관목 숲속이나 숲 가장자리, 넓은 들판 등에서 자생한다.

채취 및 제법

겨울과 봄에 채취해 깨끗하게 씻어 햇볕에 말린다.

성분: Lindestrene, Lindestrenolide, Linderene, Linderoxide, Isolinderalactone 등

기미

맛이 맵고 성질이 따뜻하다

효능

완복부의 붓고 아픈 통증, 병적으로 월경을 못하는 것을 치료하여 월경을 하게하고, 음낭이 차고 아픈데 효능이 있다.

용량

4.5~9g

오우(올방개)

사초과의 여러해살이풀 올방개의 덩이줄기이다.

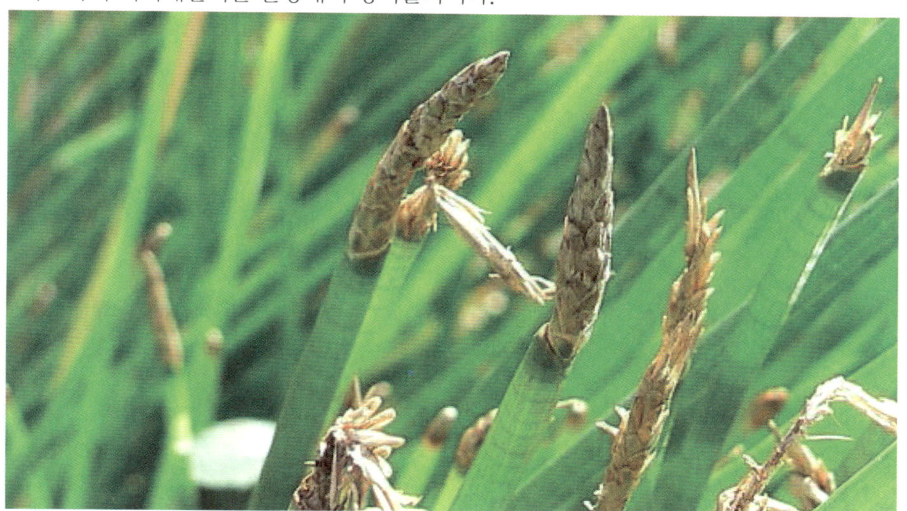

형태

덩이줄기가 옆으로 길게 벋고 끝에 둥근 덩이줄기가 달린다. 줄기는 뭉쳐 나고 원추형으로 속이 비어 있으며, 격막이 있다.

채취 및 제법

가을에 덩이줄기를 채취해 잔뿌리를 다듬고 물에 깨끗이 씻어 햇볕에 말린다.

성분: adevin, trigonerin, cholin 등을 함유하고 있다.

기미

맛이 달고 성질이 차갑다.

효능

온병에 걸려 열이 심하게 나고 갈증, 목구멍이 붓고 아픈 병, 담열병으로 인해 발생하는 기침, 눈이 붉어지는 병에 효능이 있다.

용량

6~14g 전탕해서 복용한다.

짓찧거나 즙을 마시거나 술에 담가 마신다.

외용은 분말을 살포하거나 생것을 짓찧어 바른다.

옥미수(옥수수)

벼과의 한해살이풀 옥수수의 꽃술이다.

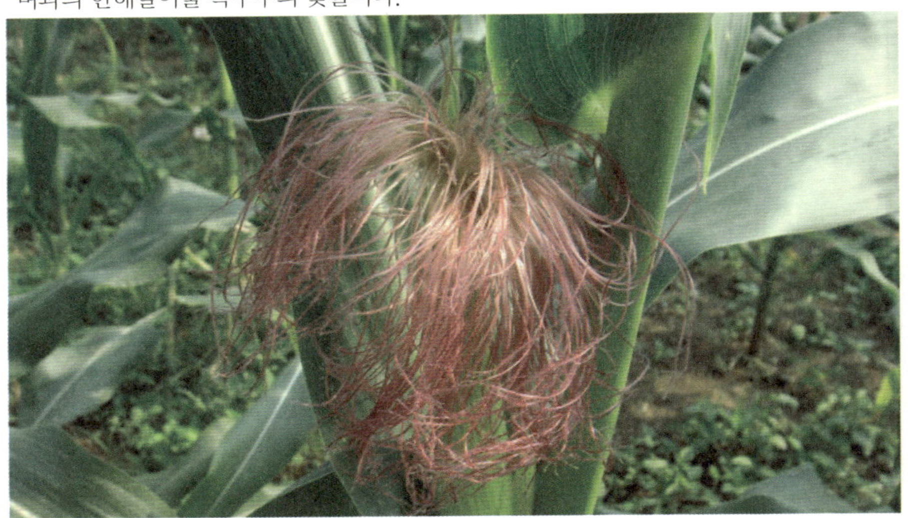

형태

줄기의 높이가 1~4m정도 자라고 원기둥 모양에 가까우며, 마디가 뚜렷하고 약간 부풀어 있다. 잎은 2줄로 어긋나고 칼 모양 또는 선상 바소꼴이다.

분포

우리나라 각지에서 재배한다.

채취 및 제법

여름과 가을에 채취해 생으로 사용하거나 햇볕에 말린다.

기미

맛이 달고 성질이 평하다.

효능

온 몸과 눈, 소변이 누렇게 되는 간염, 요로감염, 발열, 담낭염, 담석에 효능이 있다.

용량

15~24g.

옥잠화

백합과의 여러해살이풀 옥잠화의 꽃, 잎, 뿌리이다.

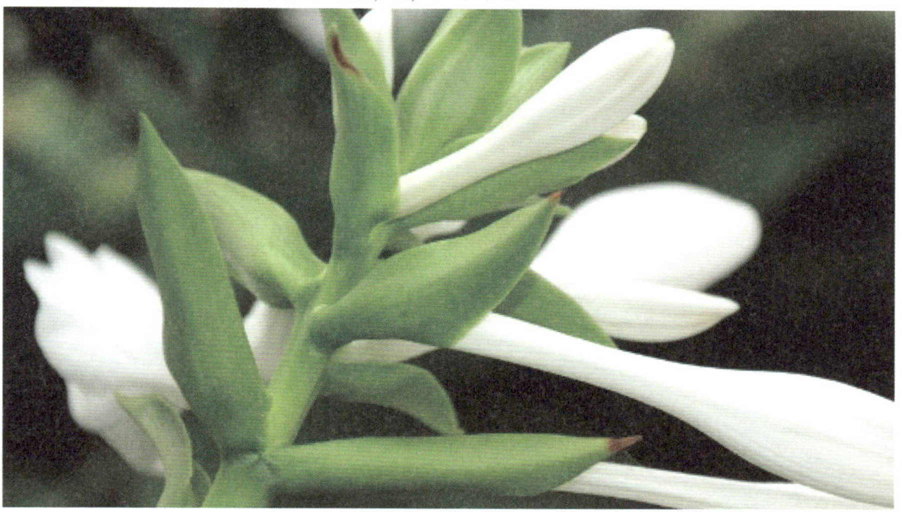

형태

굵은 뿌리줄기가 있다. 잎은 뿌리에서 자라고 모여서 달린다. 잎 조각은 난형에서 심장형 난형까지 있다. 꽃대는 무성한 잎 속에서 나오고 정단에 엽상 포편이 있다.

분포: 음습지에서 자란다.

채취 및 제법

가을에 채취해 깨끗이 씻어 햇볕에 말린다.

성분: 뿌리는 향두정유, triterpenoid성분, 다당류.

기미

뿌리와 잎은 맛이 달고 매우며 성질이 차갑다. 독이 있다. 꽃은 맛이 달고 성질이 서늘하다.

효능

뿌리는 악성종기, 목구멍이 붓는 병, 피를 토하는 병 . 잎은 부스럼, 뱀에 물린 상처, 국부적으로 일어나는 종창에 효능이 있다.

용량

뿌리와 잎 15~30g. 꽃 2.5~3.5g.

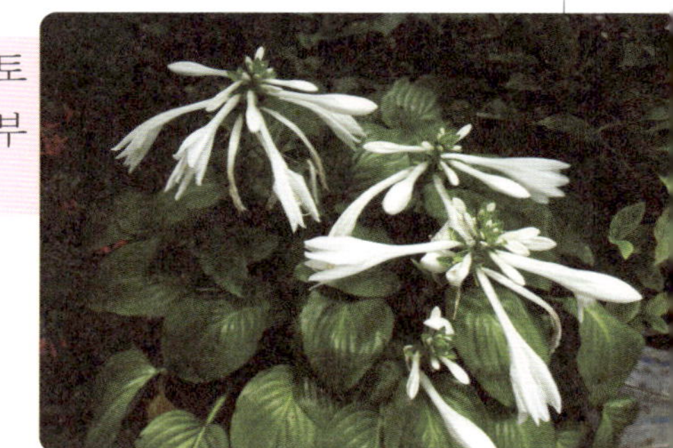

옥죽(둥굴레)

백합과의 여러해살이풀 둥굴레의 뿌리줄기이다.

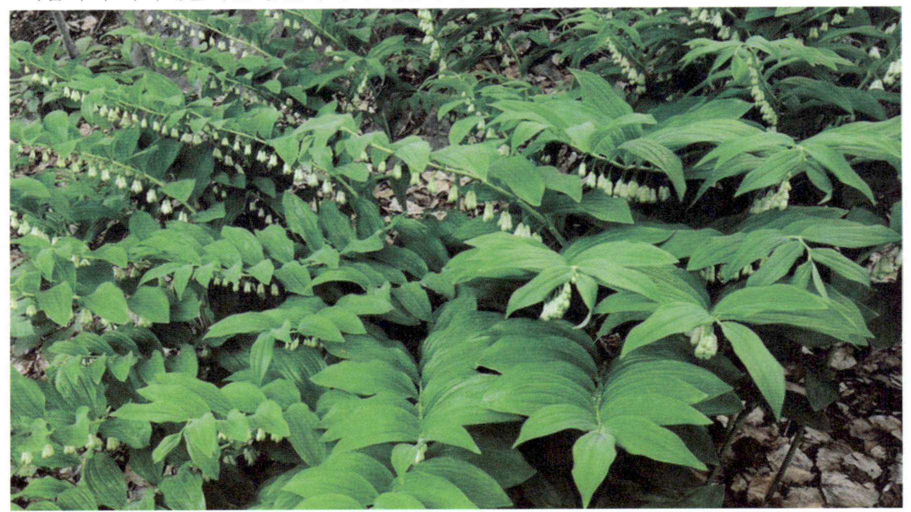

형태

줄기의 높이가 20~60cm로 한쪽으로 치우쳐 자란다. 잎이 어긋나고 잎자루가 없으며, 타원형이다. 꽃은 1~3송이가 달리고 수술이 6개이다.

채취 및 제법

봄과 가을에 채취해 끓는 물에 살짝 데친다. 서늘한 곳에 늘어 반쯤 말린 다음 투명하고 부드러워질 때까지 비벼 햇볕에 말린다.

성분

근경은 일종의 mucopolysaccharide인 odoraton와 함께 4종의 옥죽과취당을 함유한다.

기미

맛이 달고 성질이 평하다.

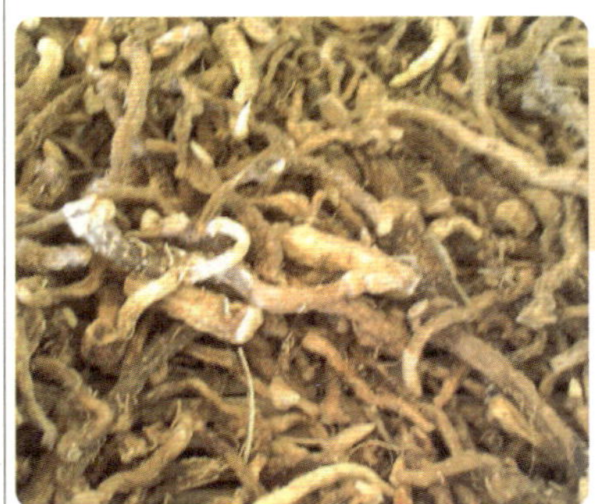

효능

마른 기침을 하고 가래는 적은 병, 목이 마르고 입안이 조여드는 것 같은 증 및 당뇨병에 효능이 있다.

용량

9~15g.

오줌에 피가 섞여 나오는 병에

와거(상추)

국화과의 한해살이 또는 두해살이풀 상추의 종자와 줄기와 잎이다.

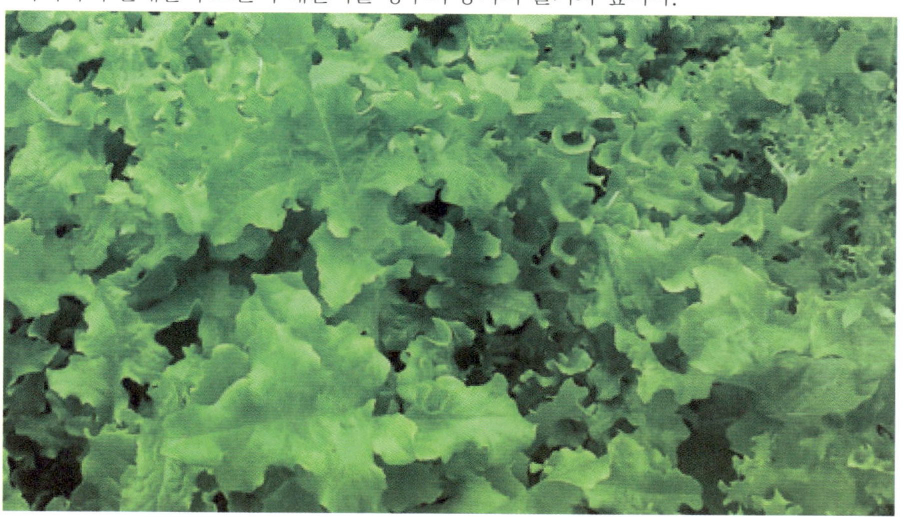

형태

높이가 30~100cm정도이고 줄기가 두터운 육질로 곧게 자란다. 뿌리 잎은 큰 타원형이지만, 줄기 잎은 둥근 모양 또는 삼각형태의 계란모양으로 점점 작아진다.

분포: 전역에 재배되고 있으며 야생종도 있다.

채취 및 제법: 봄에 줄기와 잎을 채취하고 가을에 종자를 채취한다.

성분: 종자는 phenolase.

기미

종자는 맛이 쓰고 매우벼 성질이 약간 따뜻하다. 줄기와 잎은 맛이 쓰고 달며 성질이 서늘하다.

효능

종자는 산후에 젖이 잘 나오지 않는 것. 줄기와 잎은 소변량이 줄거나 잘 나오지 않거나 심지어 막혀서 전혀 나오지 않는 병, 오줌에 피가 섞여 나오는 병에 효능이 있다.

용량

종자는 30g을 달여서 복용한다. 줄기와 잎은 용량에 구애되지 않는다.

와송(바위솔)

꿩의비름과의 여러해살이풀 바위솔의 뿌리를 제외한 전초이다.

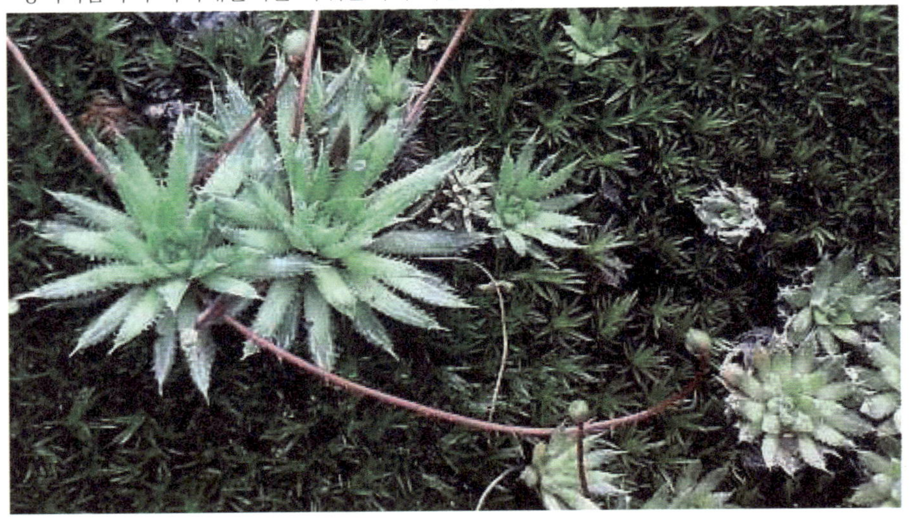

형태

줄기 높이가 30㎝정도이다. 풀 전체가 분백색이고 홍자색의 가는 점이 촘촘히 분포한다.

분포

산의 정상, 산비탈 암석이나 돌이 있는 마른 곳에서 자생한다.

채취 및 제법

여름과 가을에 채취해 뿌리와 흙 등을 제거하고 깨끗이 씻어 햇볕에 말린다.

성분: oxalic acid.

기미

맛이 시고 성질이 평하며, 독이 있다.

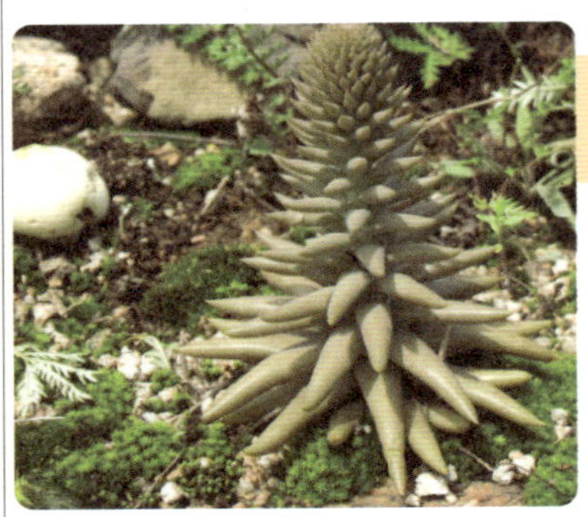

효능

설사, 대변과 함께 피가 항문으로 나오는 병, 치질출혈, 공능성자궁 출혈에 효능이 있다.

용량

1.5~3g.

완두

콩과의 한해살이풀 완두의 종자이다.

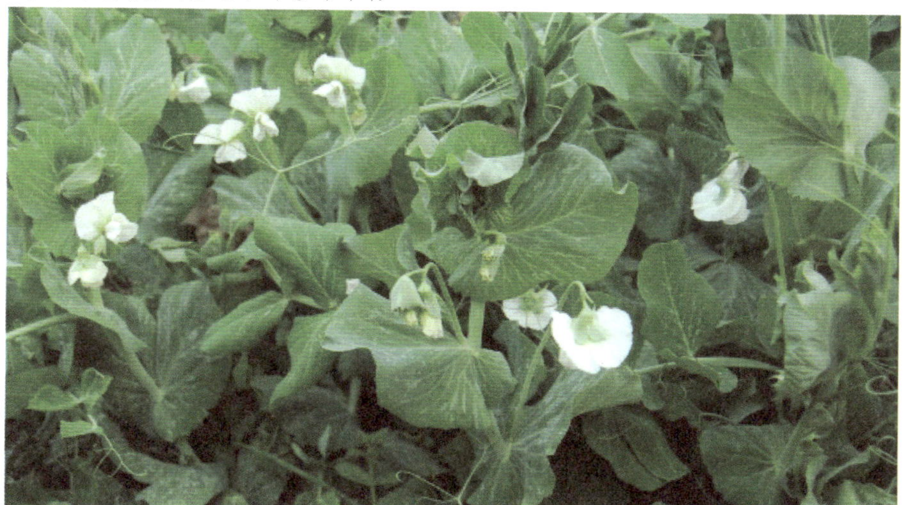

형태

길이는 2m정도이다. 잎은 한 꼭지에 3개식 나고 엽축의 끝이 깃꼴로 분지한 말린 형태의 털이 있다. 잎은 토끼풀처럼 잔잎 3장으로 이뤄진 겹잎으로 서로 어긋난다.

분포: 각지에서 재배한다.

채취 및 제법

열매가 익은 후 지상부를 잘라 햇볕에 말려 타작으로 종자를 얻는다. 얻어진 종자를 햇볕에 말려 사용한다.

성분: phytagglutinin.

기미

맛이 달고 성질이 평하다.

효능

다리가 나무처럼 뻣뻣하여지는 병, 국부적으로 일어나는 종창, 팔다리근맥에 경련이 일어 뒤틀리는 것 같이 아픈 증상에 효능이 있다.

용량

적량을 사용한다.

왕과근

박과의 여러해살이 덩굴풀 하눌타리의 뿌리이다. 열매를 괄루 또는 과루라고 한다.

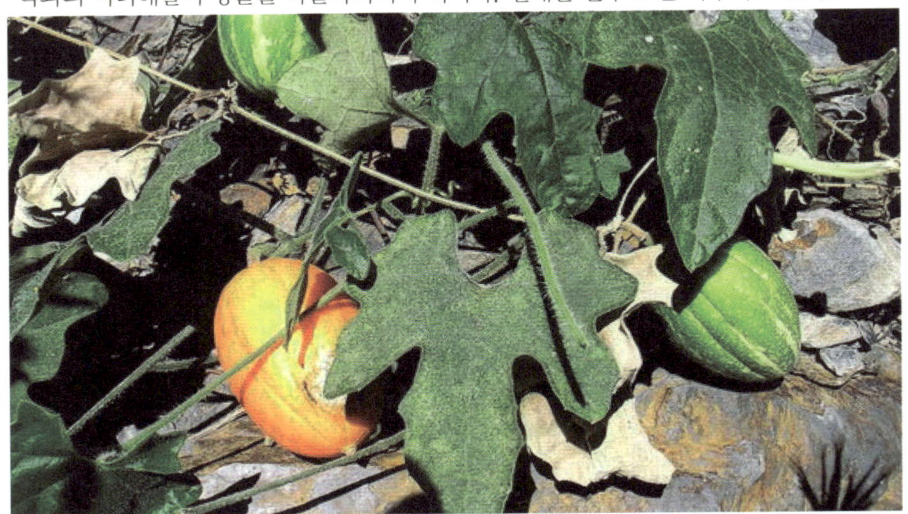

형태

줄기 전체에 털이 없고 덩굴손이 2회 나눠 가닥진다. 잎은 넓은 난형 심장 모양으로 길이가 7~20㎝이다.

분포

산이나 길가의 관목 숲에서 자생한다.

채취 및 제법

여름과 가을에 채취해 깨끗이 씻은 다음 햇볕에 말린다.

기미

맛이 쓰고 성질이 차갑다.

효능

종기가 나거나 종독, 종창으로 인한 통증, 고름을 없애고 기육을 생기게 하는 효능, 근육과 뼈가 아픈 것에 효능이 있다.

용량

6~15g.

왕불류행(장구채)

석죽과의 두해살이풀 장구채의 종자이다.

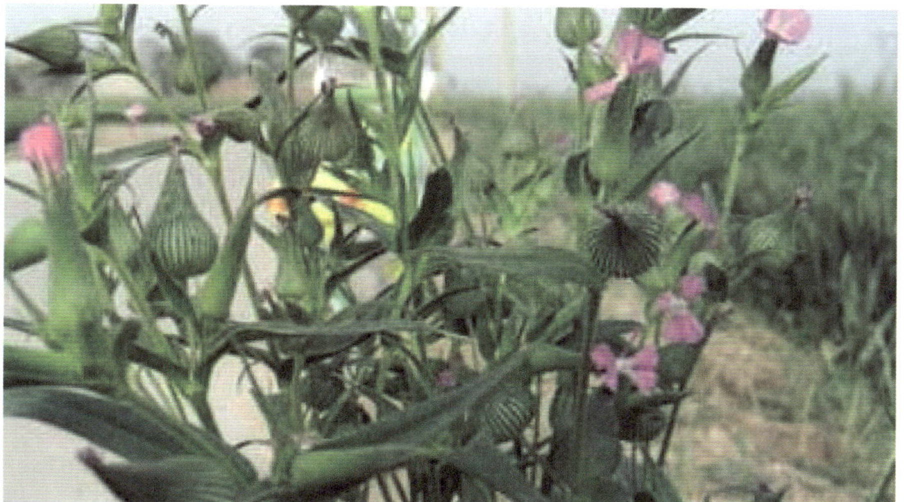

형태

키가 30~80cm로 전초가 녹색이며 털이 없다. 잎은 마주나고 긴 타원형이며, 가장자리에 털이 있다.

분포: 전국각지에 고르게 분포한다.

채취 및 제법

4~5월 보리가 익을 때 채취해 전초를 베어 햇볕에 말린 다음 털어서 종자를 떨어낸다. 잡질을 제거하고 햇볕에 말려 사용한다.

성분: 종자는 다종의 saponin이고, 이밖에 starch이다.

기미

맛이 쓰고 성질이 평하다.

효능

인체를 순회하는 경락, 낙맥을 소통시켜 잘 운행되게 하는 효능, 아이를 쉽게 빨리 낳도록 하는 분만촉진하고 산모의 젖이 잘 나오게 하는 효능이 있다.

용량

4~9g.

용규(까마중)

가지과의 한해살이풀 까마중의 지상부이다.

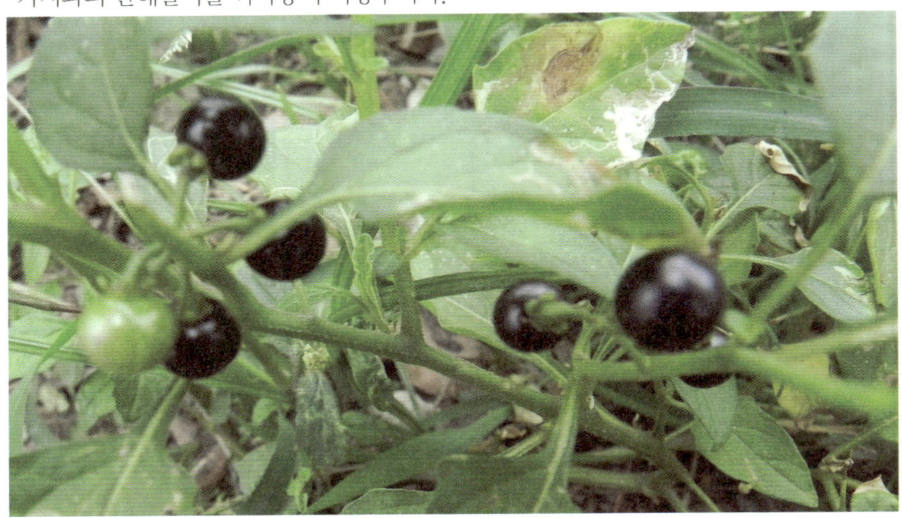

형태

줄기의 높이가 20~90cm로 줄기의 밑 부분이 목질화이다. 잎은 어긋나고 잎자루가 있으며 계란모양 또는 타원형이다.

채취 및 제법

여름과 가을에 잎과 줄기를 채취하여 신선한 것으로 사용하거나 햇볕에 말린다.

성분: 전초에 solamargine, solasonine이 함유되어 있다.

기미

맛이 쓰고 성질이 차갑다.

효능

열독 병증을 열을 내리고 독을 없애는 방법으로 치료하는 것과 소변을 잘 나오게 해서 부기를 없애는 효능이 있다.

용량 및 용법

9~15g(신선한 것은 24~30g)

용뇌향(빙편)

용뇌향과의 늘푸른큰키나무 용뇌수의 원줄기를 짓찧어 증류, 냉각시킨 결정체이다.

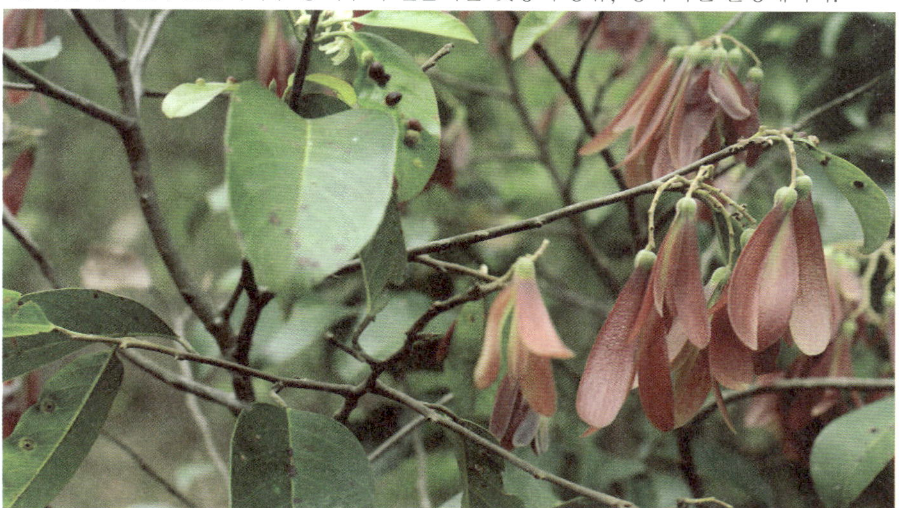

형태

높이가 50m가지 자란다. 두꺼운 잎은 달걀꼴이고 끝이 뾰족하며 어긋난다. 꽃은 가지 끝에 원추꽃차례로 달리고 흰색이며, 꽃잎은 5장으로 향기가 난다.

채취 및 제법: 나무껍질에 구멍을 뚫거나 벌목한 목재를 짓찧어 얻은 수지를 증류, 냉각해서 얻는다.

성분: α-borneol, cineol, l-camphor, humulene 등이다.

기미

맛이 맵고 쓰며, 성질이 약간 차갑다.

효능

눈이 붉어지는 병, 입 안이 허는 병, 목구멍이 붓고 아픈 병, 이도에서 농이 흘러나오는 병에 효능이 있다.

용량

0.03~0.3g을 환산제로 만들어 복용한다.

외용 시에는 적당량을 사용하고 탕제로는 사용하지 않는다.

부주

허증과 임산부는 먹는 약이나 달임 약을 처방하지 않는다.

용담

용담과의 여러해살이풀 용담의 뿌리이다.

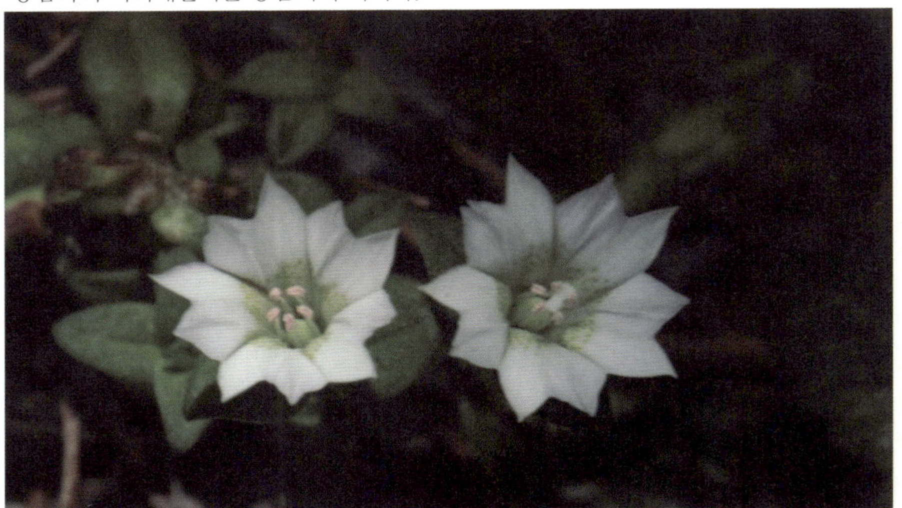

형태

줄기의 키가 30~50cm로 줄기에 가는 줄이 있고 굵은 뿌리를 가진다. 바소꼴 잎은 마주나지만 잎자루가 없고 2개의 잎 밑동에서 만나 서로 줄기를 감싸며, 잎 가장자리는 밋밋하다.

분포: 여러 지역에 분포한다.

채취 및 제법

봄가을에 채취해 줄기와 잎을 제거하고 햇볕에 말린다.

성분: gentianine, gentiapicrin, gentianose.

기미

맛이 쓰고 성질이 차갑다

효능

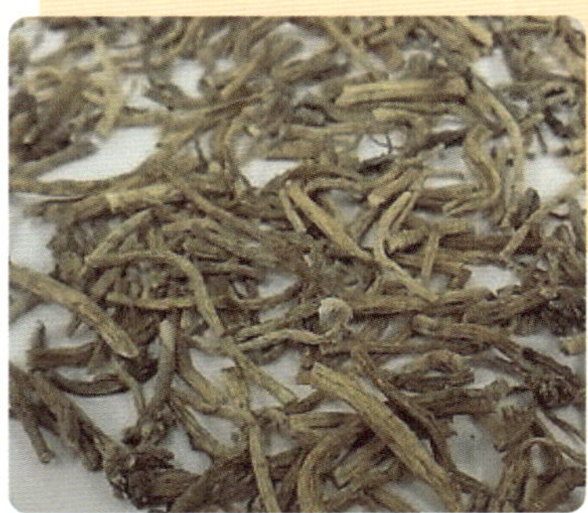

습열의 사기로 인해 온 몸과 눈, 소변이 누렇게 되는 것으로, 그 색이 밝은 황색을 띠는 병, 풍, 습, 열 3가지 사기가 피부를 침습하여 발생하는 피부염에 효능이 있다.

용량

3~6g.

우방자(우엉

국화과의 두해살이풀 우엉의 성숙한 열매이다. 뿌리를 우방근이라고 부른다.

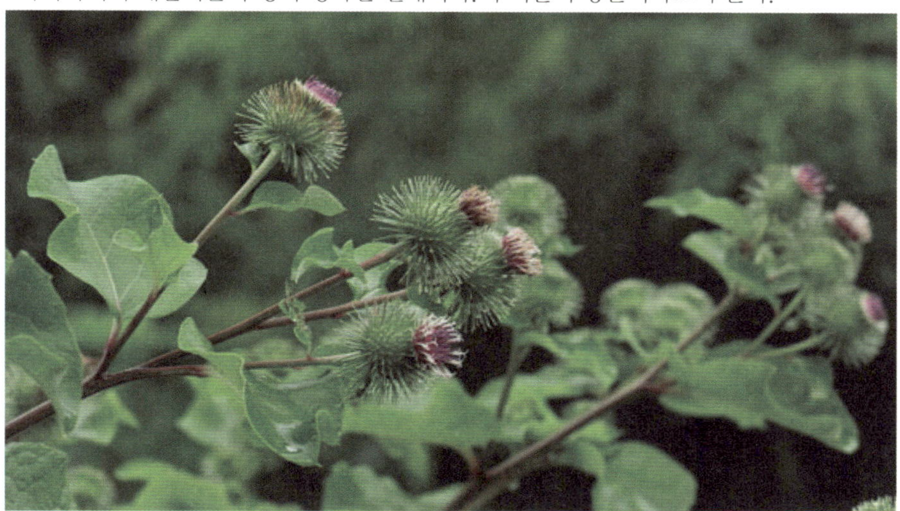

형태

줄기의 높이가 50~150cm정도까지 자라며, 뿌리가 육질이다. 줄기는 굵고 단단하며 상부에 가지가 많다.

분포

길 주변이나 산비탈 초지에서 자라는데, 보편적으로 재배를 한다.

채취 및 제법

늦가을에 채취해 잡질을 제거한 다음 햇볕에 말린다.

성분: 열매는 arctin, glucose, 종자는 비타민 A, B.

기미

맛이 맵고 쓰며, 성질이 차갑다.

효능

풍열사를 풀어주고, 폐기를 잘 통하게 하여 반진이 체표로 배출, 인후에 감염성 질환으로 인하여 적체현상을 제거하고 가래를 삭이는 효능이 있다.

용량

5~15g.

부주

뿌리도 약으로 사용한다.

우슬(쇠무릎)

비름과의 여러해살이풀 우슬, 쇠무릎, 천우슬의 뿌리이다.

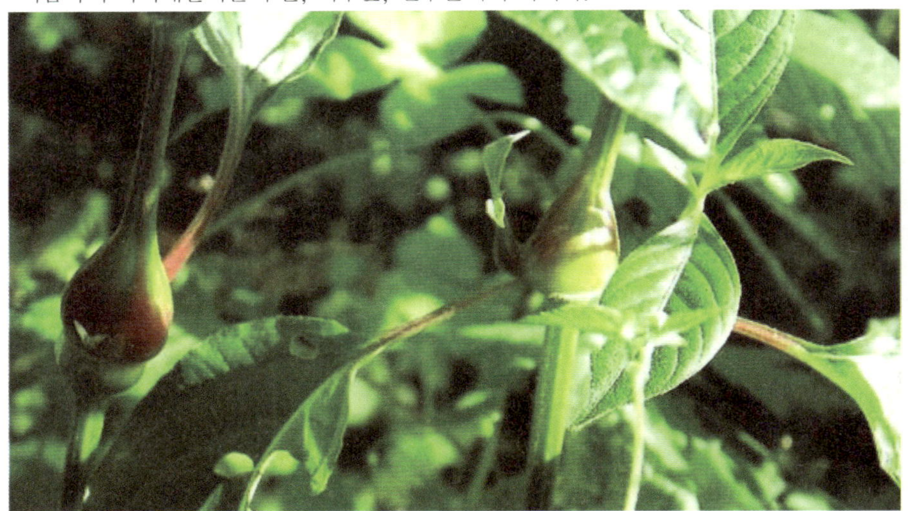

형태

줄기의 높이가 1m정도 자란다. 뿌리는 가늘고 길며 원줄기가 네모이다. 뿌리엔 성긴 부드러운 털이 덮여 있다.

채취 및 제법

겨울철에 뿌리를 채취해 수염뿌리를 제거한 다음 햇볕에 말린다.

성분

ecdysterone, inokosterone.

기미

맛이 약간 시고 성질이 평하다.

효능

어혈을 제거하고 부종을 가라앉히는 효능, 간과 신을 보하는 효능, 근육과 뼈를 강하고 튼튼하게 하는데 효능이 있다.

용량

9g.

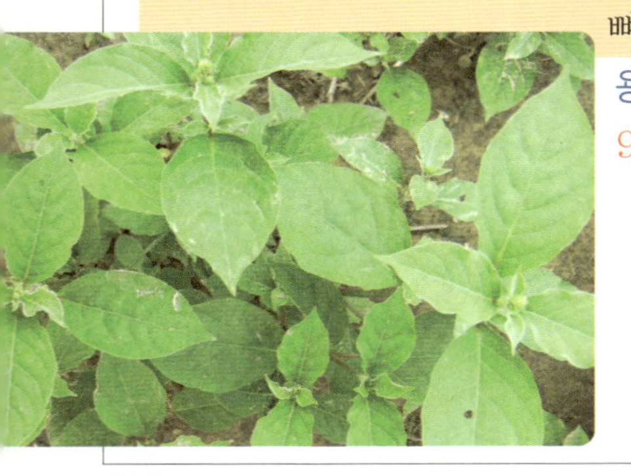

욱리인

장미과의 갈잎떨기나무 이스라지나무의 종자이다.

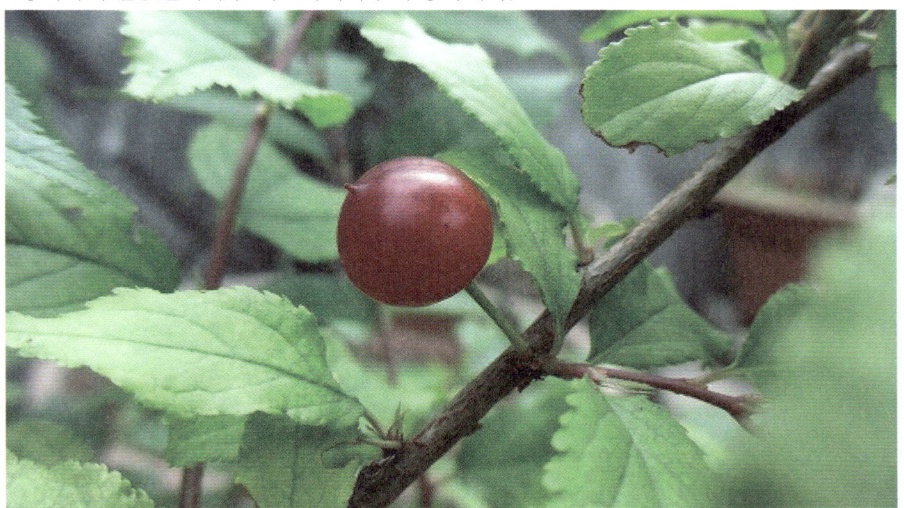

형태

높이가 1~1.5m정도로 자라며, 어린가지는 황종색이다. 잎은 계란모양 또는 타원형의 바소꼴이고 어긋나며, 잎 가장자리에 예리한 톱니가 있다.

분포:

산비탈이나 관목 숲, 길가에서 자생한다.

채취 및 제법

8~10월에 익은 열매를 채취해 음습한 곳에 쌓아두고 과육이 문드러질 때까지 기다렸다가 핵을 얻는다. 핵의 껍질을 부셔 종자를 얻는다.

성분:

saponin, fat와 휘발성 유기물.

기미

맛이 맵고 쓰며, 성질이 평하다.

효능

몸 안에 진액이 고갈 되어 장이 마르는 증상, 음식이 소화되지 않고 오랫동안 정체되어 기가 순환되지 못하고 머물러 있는 것에 효능이 있다.

용량

3~9g.

운실

두과의 갈잎큰키나무 덩굴성식물인 운실의 종자와 뿌리이다.

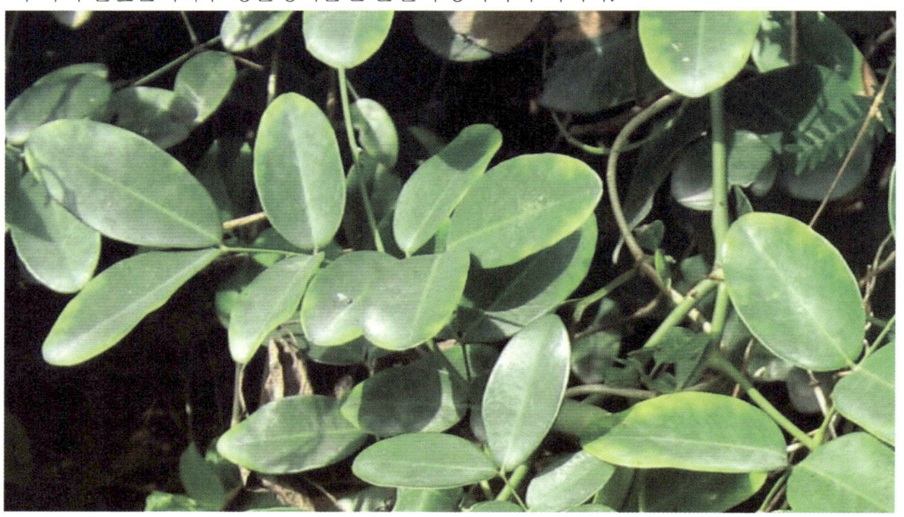

형태

높이가 10m정도이다. 가지에는 털이 빽빽한데 어린 가지와 잎 뒷면이 흰색이다.

분포

길 주변과 냇가, 숲가와 관목 숲에서 자생한다.

채취 및 제법

가을철에 열매를 채취해 종자만 얻어 햇볕에 말린다. 가을과 겨울철에 뿌리를 채취해 깨끗이 씻은 다음 어섯 쓸어 햇볕에 말린다.

기미

종자는 맛이 맵고 성질이 따뜻하며 동기 없다. 뿌리는 맛이 맵고 성질이 따뜻하다.

효능

종자는 배가 아프고 속이 켕기면서 뒤가 무직하며 곱이나 피고름이 섞인 대변을 자주 누는 병, 풍습으로 인한 통증에 효능이 있다.

용량

종자는 3~9g. 뿌리는 15~30g.

울금

생강과 여러해살이풀 울금의 덩이뿌리이다.

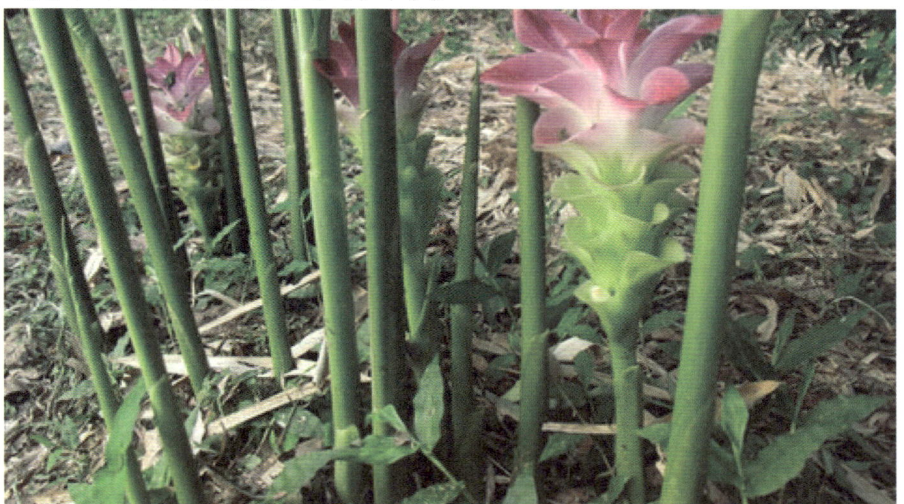

형태

난구형의 뿌리줄기가 비대하고 심황색이다. 잎은 크고 자루가 있으며, 길이가 30~60㎝이고 끝이 가늘면서 뾰족하다.

채취 및 제법

겨울에 덩이뿌리를 채취해 깨끗이 씻어 솥에 넣고 익을 때까지 삶은 다음 햇볕이나 불에 말린다.

성분

volatile dils 약 6%, cucurmol, curdione 등.

기미

맛이 맵고 쓰며, 성질이 차갑다.

효능

가슴이 답답하고 초조하며 옆구리가 아픈 것, 위복부가 부어오르고 아픈 병, 온 몸과 눈, 소변이 누렇게 되는 병, 피를 토하는 병에 효능이 있다.

용량

4.5~9g.

잘 놀라고 불안해하며 잘 잊어버린 증상에

원지

원지과의 여러해살이풀 원지의 뿌리이다.

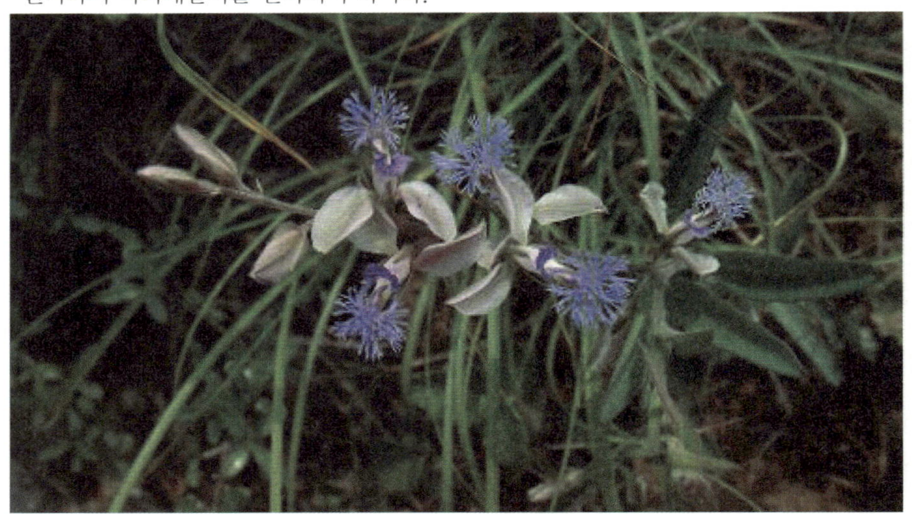

형태

산과 들에 자생하는데, 뿌리줄기는 단단하고 끈 모양이다. 잎은 어긋나고 가는 선 모양이다.

채취 및 제법

봄과 가을에 뿌리를 캔 다음 문지르고 비벼서 나무부분을 제거하거나 또는 제거하지 않는다.

기미

맛이 쓰고 매우며, 성질이 따뜻하다.

효능

잘 놀라고 무서워하며 불안해하며 잘 잊어버림, 꿈이 많아서 숙면을 취하지 못함과 한담이 폐에 침범하여 기침하는 병, 담습으로 인한 종기에 효능이 있다.

용량

3~9g.

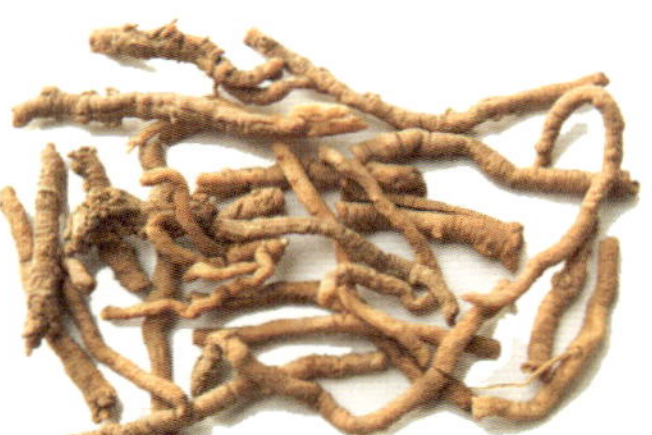

피지선이 감염된 절에 의한 독기에 좋은

원화(팥꽃나무)

팥꽃나무과의 갈잎떨기나무 팥꽃나무의 꽃봉오리와 뿌리껍질이다.

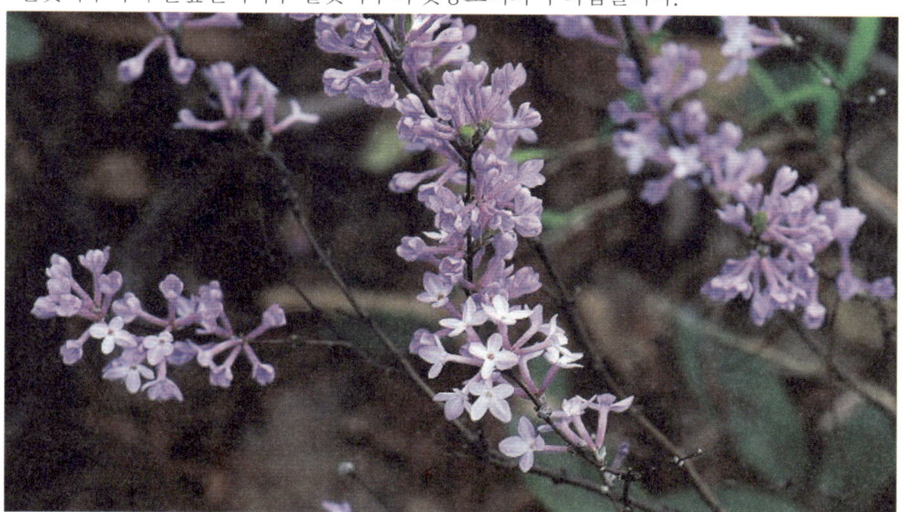

형태

뿌리와 줄기 껍질은 섬유를 풍부하게 함유하고 있다. 줄기는 어릴 때 그물 모양의 털이 밀생한다.

분포: 산비탈이나 길가에서 자생한다.

채취 및 제법: 봄과 여름사이에 꽃이 반쯤 피었을 때, 채취해 손질한 다음 햇볕에 말린다. 가을철에 뿌리의 흰 껍질 두 겹을 벗겨 햇볕에 말린다.

성분: 꽃은 genkwanin, apigenin, sitosterol, benzoic acid 및 자극성 유상물질.

기미: 꽃은 맛이 맵고 성질이 따뜻하며 독이 있다. 뿌리껍질은 맛이 맵고 쓰며, 성질이 평하고 독이 있다.

효능

꽃은 몸이 붓고 배가 몹시 불러오면서 속이 그득한 증상, 담음으로 인하여 기가 위로 치밀어 올라와서 나는 소리로 딸꾹질, 협통. 뿌리껍질은 몸의 표층과 장부가 곪는 옹, 모낭과 그에 부속된 피지선이 감염된 절에 의한 독기에 효능이 있다.

용량

꽃 1.53g.

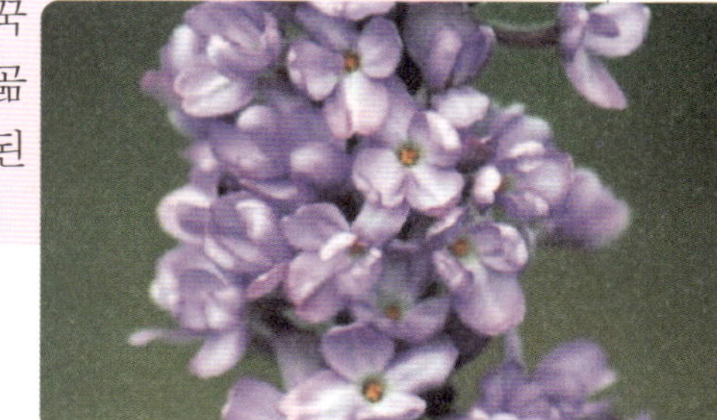

월계화

녹나무과의 늘푸른떨기나무 월계수의 꽃봉오리와 잎과 뿌리이다.

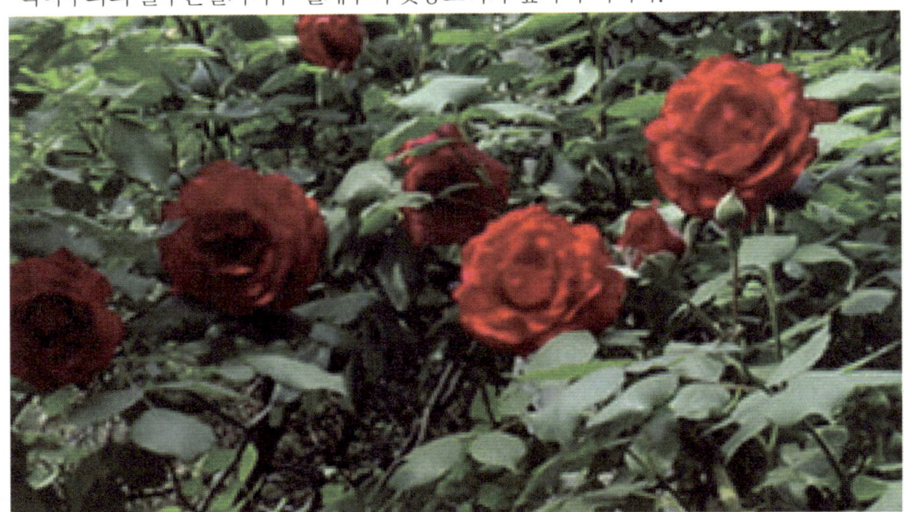

형태
작은 가지에는 갈고리 모양의 가시가 있지만 때로는 없는 것도 있다. 잎은 깃꼴 겹잎이고 소엽은 3~7장으로 타원형이다.

분포
각지에서 보편적으로 재배한다.

채취 및 제법
겨울철에 뿌리를 채취하고 여름과 가을에 반쯤 핀 꽃봉오리를 채취해서 깨끗이 씻어 응달에서 말리거나 약한 불로 말린다.

성분: 휘발성 정유.

기미
꽃봉오리는 맛이 달고 성질이 따뜻하다. 뿌리와 잎은 맛이 달고 성질이 따뜻하다.

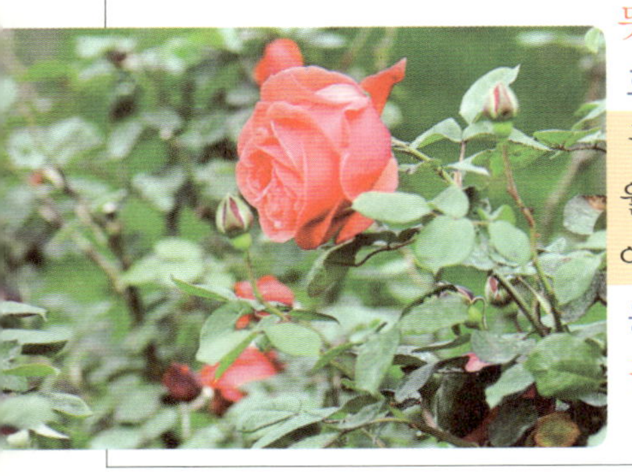

효능
꽃봉오리는 월경 때의 출혈량이 부족한 병, 월경 중에 또는 월경 전후에 아랫배나 허리가 아픈 병에 효능이 있다.

용량
꽃봉오리는 3~6g, 뿌리는 10~5g.

위령선(으아리)

미나리아재비과의 여러해살이풀 으아리의 뿌리와 잎이다.

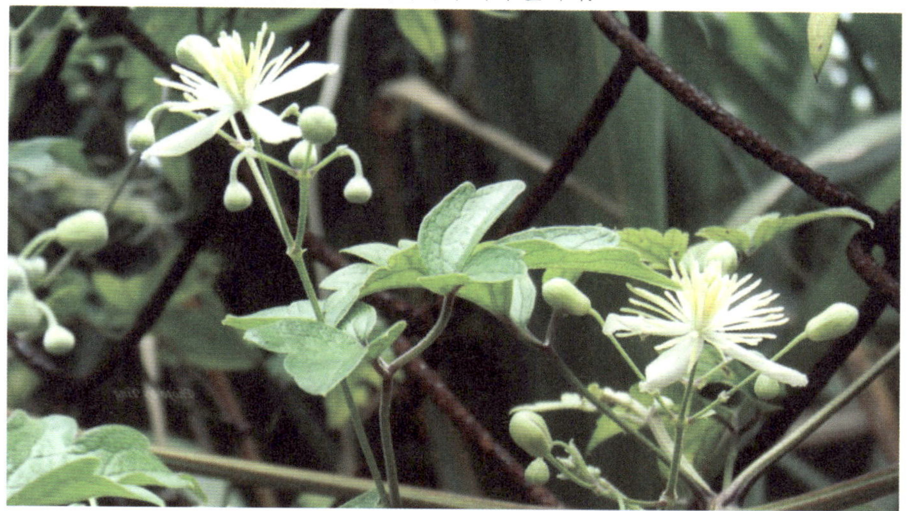

형태

줄기에는 털이 거의 없다. 잎은 깃꼴 복엽이고 작은 잎은 3~5장으로 협란성이다. 잎 가장자리는 매끈하고 털은 없다. 원추화서로 액생 또는 전생하고 꽃은 흰색이다.

분포: 산의 관목 숲에서 자생한다.

채취 및 제법: 가을에 뿌리를 채취하고, 여름과 가을에 잎을 따서 햇볕에 말린다.

성분: anemonin 등.

기미

뿌리는 맵고 약간 쓰며 성질이 따뜻하다. 잎은 맛이 맵고 쓰며, 성질이 평하다.

효능: 뿌리는 풍, 한, 습 3기가 뒤섞여 혈기를 울체로 몰아 신중, 두통, 수족마비 등의 증상이 나타나는 것, 편두선염. 잎은 인후염에 효능이 있다.

용량

뿌리는 3~9g. 잎은 15~30g.
외용 시에는 적량을 사용한다.

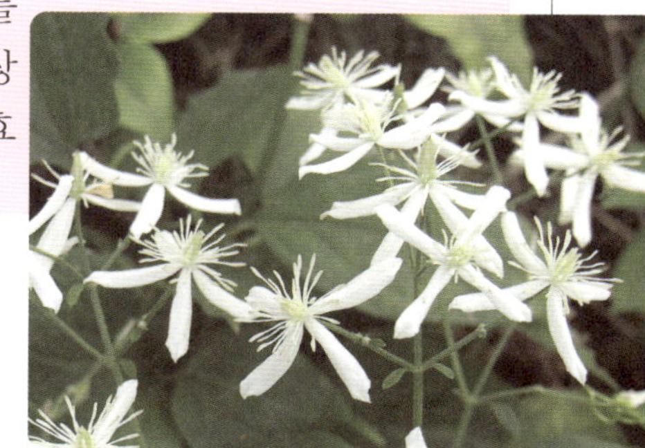

위모(귀전우, 화살나무)

노박덩굴과의 갈잎떨기나무 화살나무의 가지이다.

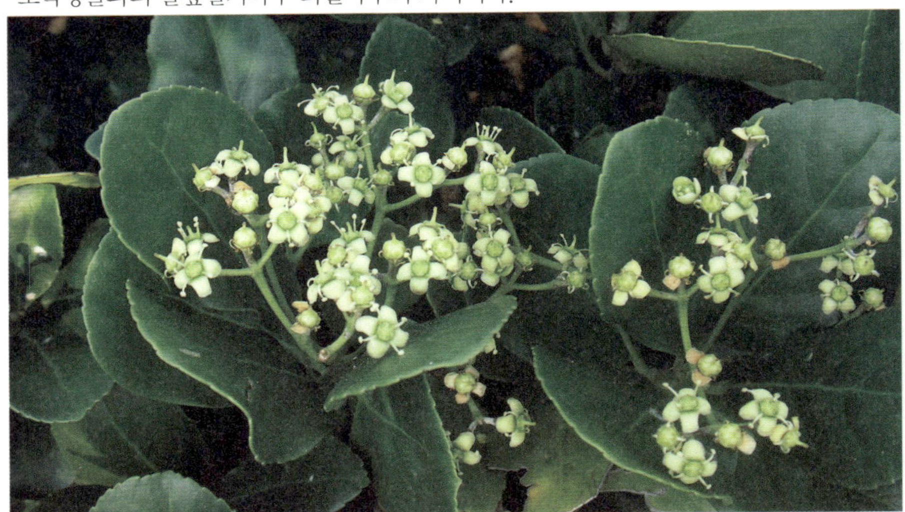

형태

높이가 3m까지 자란다. 작은 가지는 네모지고 각진 부분에는 화살처럼 생긴 코르크의 날개가 발달한다.

분포

숲속이나 숲 가장자리에서 자생한다.

채취 및 제법

사시사철 채취가 가능한데, 가지를 베어 어린 가지와 잎을 제거한 다음 햇볕에 말려서 사용한다.

기미

맛이 쓰고 성질이 차갑다.

효능

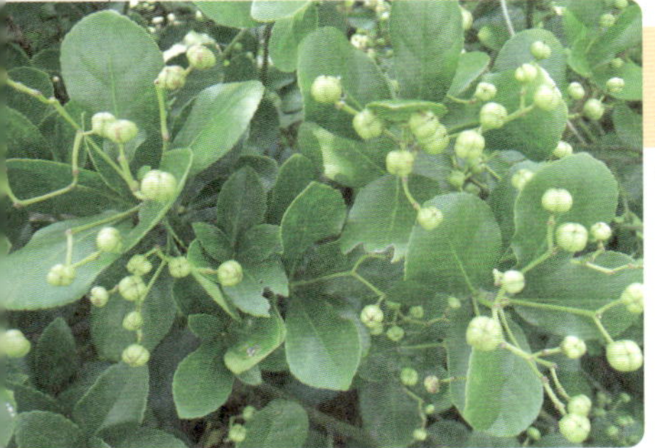

월경이 있어야 할 시기에 월경이 없는 것, 출산 후에 어혈이 막아 복통이 있는 것에 효능이 있다.

용량

5~9g.

유기노초(절국대)

현삼과의 여러해살이풀 절국대의 지상부이다.

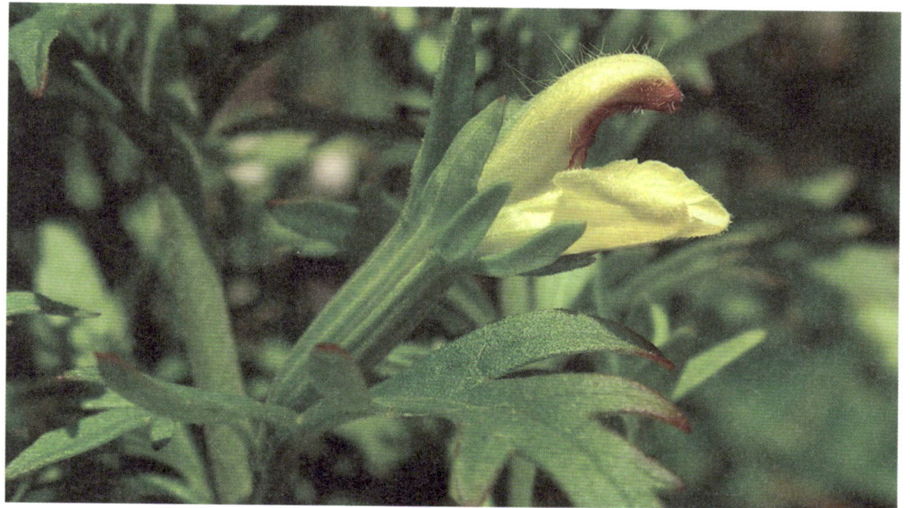

형태

높이가 30~60cm이고 뭉툭한 네모진 줄기에는 짧은 털이 있다. 타원형의 잎은 마주나고 잎 가장자리가 밋밋하다.

채취 및 제법

8~9월에 지상부를 채취해 응달에서 말린 다음 썰어서 사용한다.

성분

정유 0.43% 및 Saponin을 함유하였다.

기미

맛이 쓰고 성질이 따뜻하며, 독이 없다.

효능

어혈을 제거하고 통증을 멈추는 효능, 상처를 낫게 하고 지혈, 음식을 소화시키고 적취를 제거하는 효능이 있다.

용량

3~10g.

외용으로 사용할 때는 적량이 없다.

유동

대극과의 갈잎큰키나무 유동의 종자와 잎, 뿌리이다.

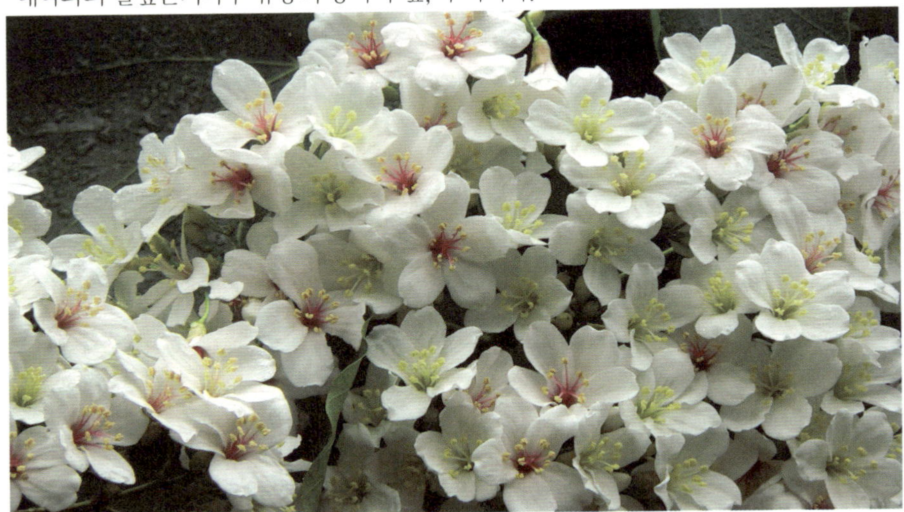

형태

높이가 3~10m정도이며, 어린가지는 껍질눈을 가지고 있다. 잎은 어긋나고 심장모양이다.

분포

산비탈과 도랑가에서 자생하거나 재배한다.

채취 및 제법

가을에 종자를 채취한다. 뿌리와 잎은 사시사철 채취가 가능하다.

성분: 열매와 잎은 파두 와 종려류의 화합물.

기미

잎은 쓰고 성질이 차가우며, 독이 있다. 종자는 달고 성질이 차갑다.

효능

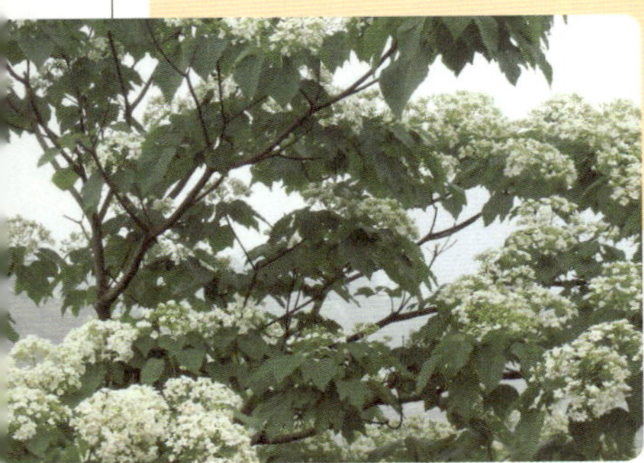

옹저나 상처가 부은 것을 삭아 없어지게 하고 해독, 고름을 없애고 기육을 생기게 하며, 풍을 제거 하고 통증을 진정시키는데 효능이 있다.

용량

25~50g.

유(수양버들)

버드나무과의 갈잎큰키나무 수양버들의 가지이다.

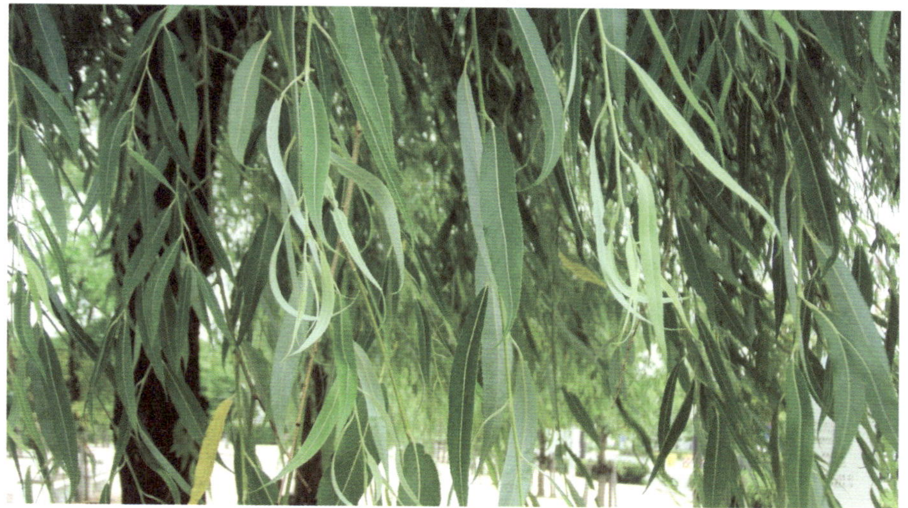

형태

키가 20m까지 자란다. 작은 가지는 가늘고 길면서 밑으로 처져 있다. 잎은 어긋나고 바소꼴 또는 선상 바소꼴이며, 가장자리에는 가는 톱니가 나 있고 끝이 뾰족하며, 뒷면에 흰 빛이 돈다.

분포

물가 습지에서 분포한다.

채취 및 제

사시사철 채취가 가능하며, 신선한 것을 사용한다.

성분: 목질부분에 Salicin이 함유되어 있다.

기미

맛이 쓰고 성질이 차갑다.

효능

풍습으로 인해 팔이 아픈 증상, 오줌이 잘 나오지 않으면서 아프고 방울방울 끊임없이 떨어지며, 전염성 간염에 효능이 있다.

용량

30~60g.

외용 시에는 달인 물로 양치질 또는 훈증하여 씻는다.

유(참느릅나무)

느릅나무과의 갈잎큰키나무 참느릅나무의 나무껍질과 뿌리껍질이다.

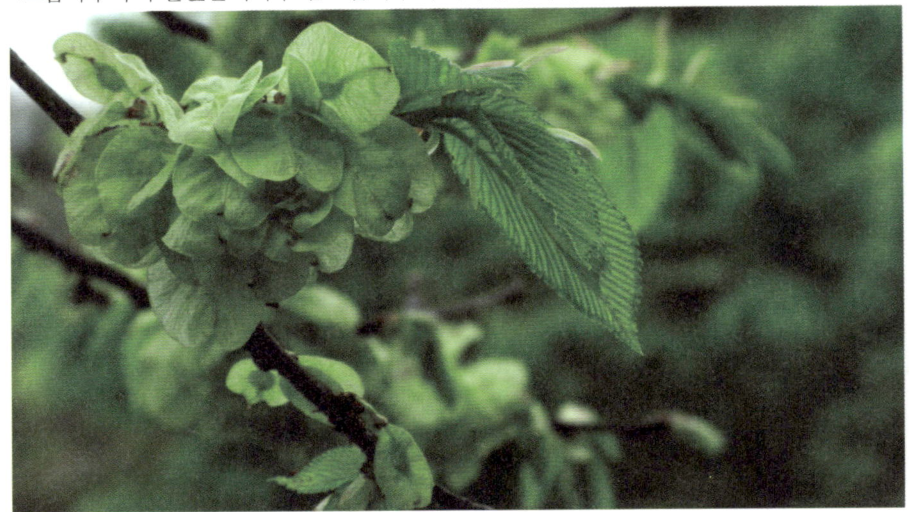

형태

키가 10~18m정도까지 자라는데, 나무껍질은 회갈색이고 비늘조각모양처럼 벗겨진다. 오래된 가지의 색상은 회백색이고 작은 가지는 홍갈색으로 솜털이 많이 나 있다.

분포

평지나 구릉산지, 성긴 숲에서 자생한다.

채취 및 제법

가을과 겨울에 채취해 신선한 것을 사용하거나 햇볕에 말린다.

성분

나무껍질에 tannin, phytosterol, starch, mucilage 등이 함유되어 있다.

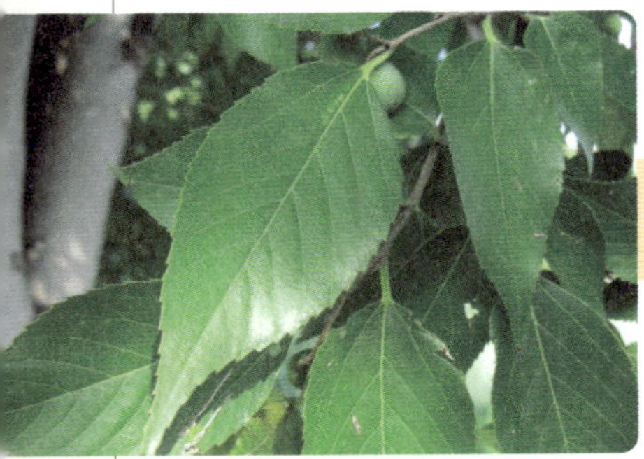

기미

맛이 달고 성질이 차갑다.

효능

유방에 옹이 생긴 병, 풍사에 의한 발병의 원인에 효능이 있다.

용량

30~90g.

유자

운향과의 늘푸른떨기나무 유자나무의 열매이다. 껍질은 유피이다.

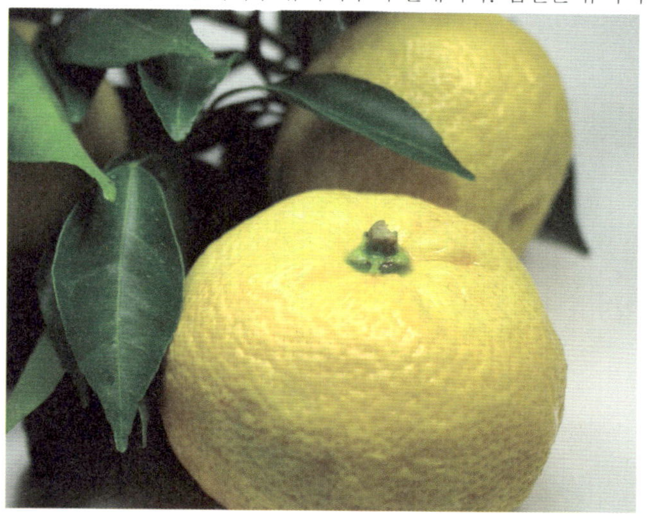

형태

높이가 4m가량 자라고 줄기와 가지에 가시가 있다. 잎은 긴 타원형이고 잎 끝이 둥글거나 오목할 凹자 모양이다. 가장자리에 둥근 톱니가 있고 광택이 있으며, 뒷면에 성긴 털이 나 있다.

채취 및 제법

가을에 성숙한 열매를 채취한 다음 껍질을 5~7조각으로 잘라 햇볕 또는 그늘에서 말린다.

성분: naringin, poncirin, neohesperidin 등.

기미

맛이 맵고 달며 쓰다. 성질은 따뜻하다.

효능

간기가 울결되어 생기는 울증 가슴이 답답한 증, 완복 부위가 차가운 듯한 통증, 음식에 체해 위장이 상한 병, 기침에 효능이 있다.

용량

6~9g.

유향

감람과의 늘푸른큰키나무 매적유향의 수지이다.

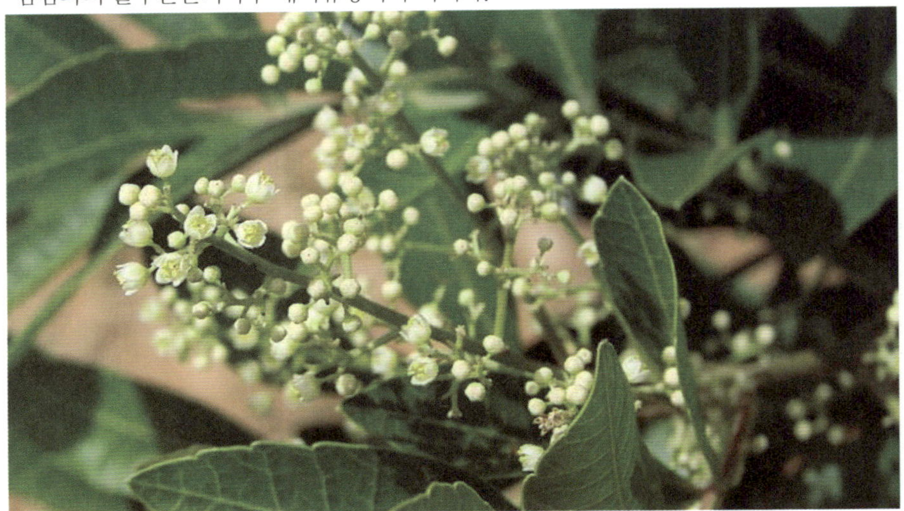

형태

높이가 5~6m정도 자란다. 잎은 기수우상복엽으로 어긋나고 줄기의 맨 끝에서 성기게 난다.

채취 및 제법

봄과 여름에 나무를 벌목해서 나오는 수지를 채취하여 햇볕에 말려서 사용한다.

성분

boswellic acid, olibanoresene, araban 등.

기미

맛이 맵고 쓰며, 성질이 따뜻하다.

효능

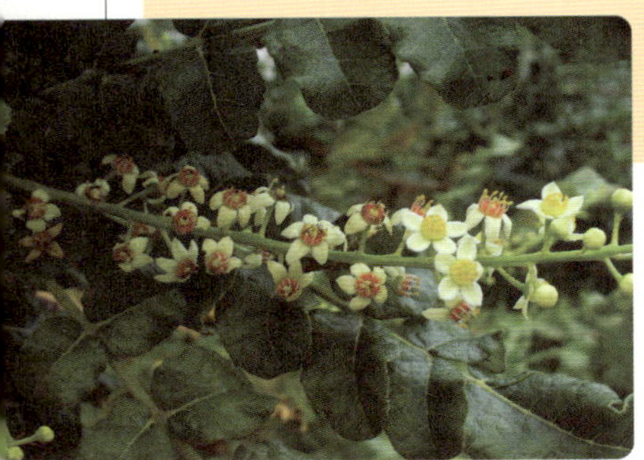

가슴과 배 부위가 전체적으로 아픈 것, 근맥이 경련하고 통증이 있는 증상, 외상으로 인한 온갖 병에 효능이 있다.

용량

3~10g.

육두구

늘푸른큰키나무 육두구나무의 종자이다.

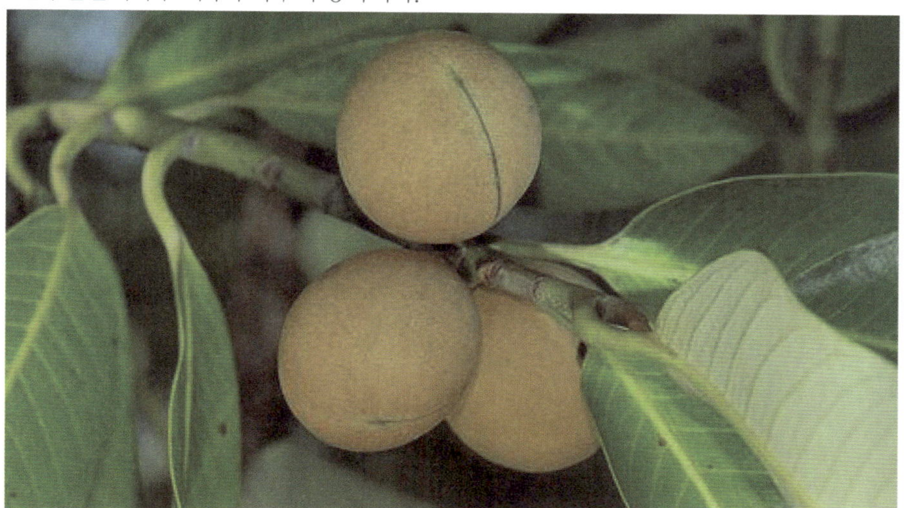

형태

나무의 키가 20m정도까지 자라는데, 씨를 뿌린 뒤 8년이 지난 후에 열매가 맺는다. 25년이 되면 가장 번성하고, 60년 또는 그 이상까지 열매를 수확할 수 있다.

채취 및 제법

익은 열매를 채취해 씨의 껍질을 벗긴 다음 씨만 약한 불에 말린다.

성분

volitile oils 5~15%, fatty oils.

기미

맛이 맵고 성질이 따뜻하다.

효능

정기가 허한데다가 한증을 겸하여 오랜 설사가 나는 병, 식욕부진에 효능이 있다.

용량

2.5~5g.

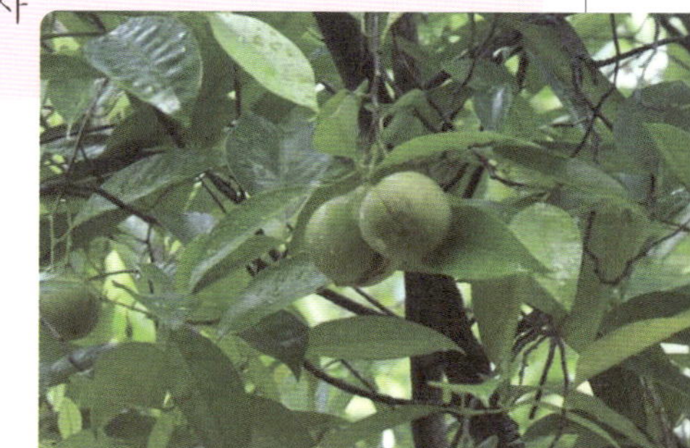

육종용

열당과의 여러해살이풀 육종용의 육질 줄기이다.

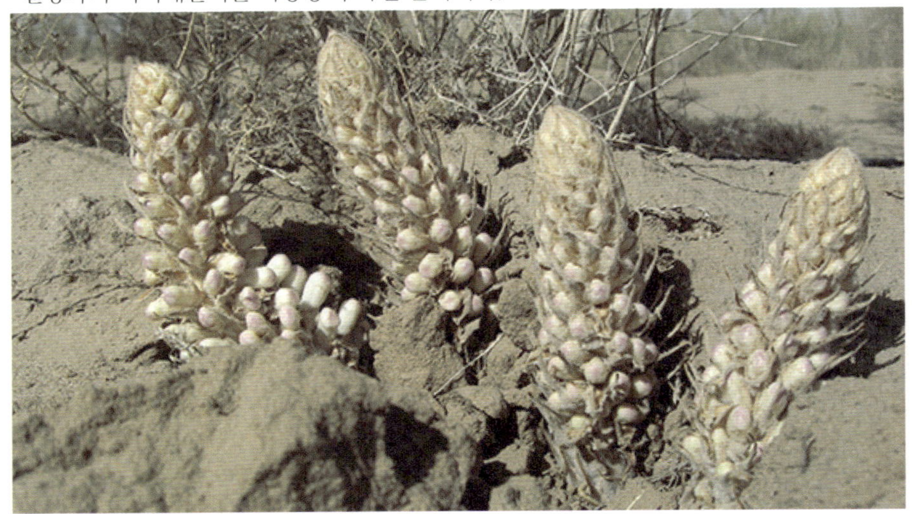

형

줄기의 높이가 15~30cm이고 잎은 모여서 나며, 비늘 모양으로 뱀가죽처럼 생겼다. 줄기는 두터운 육질의 원통형이고 황색이다.

분포

중국 내몽고에 분포한다.

채취 및 제법

여름철에 자랐을 때 채취해 꽃라레를 제거한 다음 햇볕에 말린다.

기미

맛이 달고 짜며, 성질이 따뜻하다.

효능

발기부전, 불임, 허리와 무릎이 시큰거리고 힘이 없어지는 증상, 근골에 힘이 없는 것, 장의 진액이 부족하여 대변을 보기 어려운 것에 효능이 있다.

용량

6~9g.

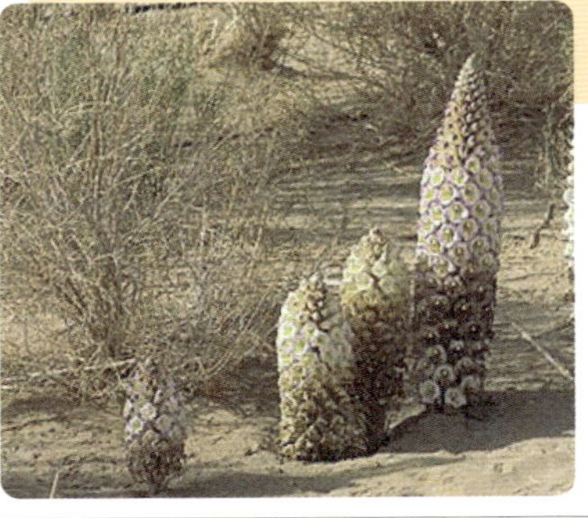

율자(밤나무)

참나무과의 갈잎큰키나무 밤나무의 열매이다.

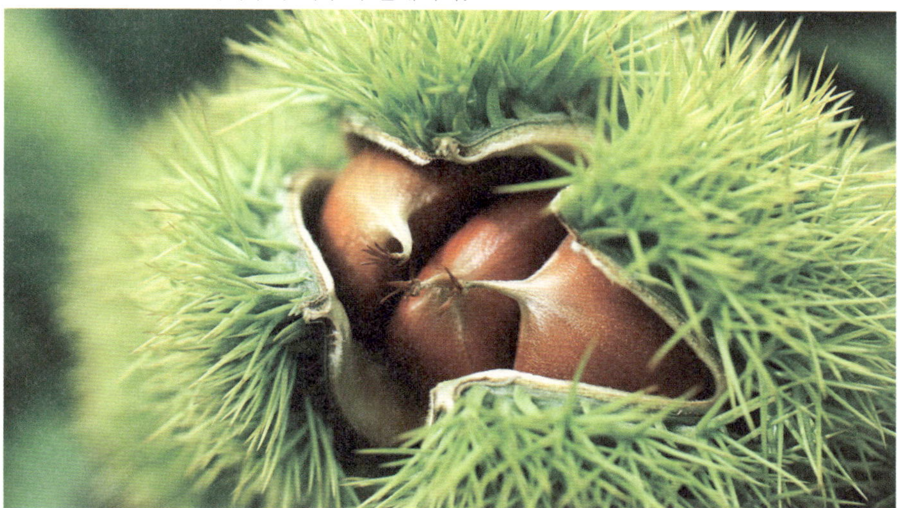

형태

높이가 15~20m정도로 자라고 나무껍질이 진한 회색이다. 잎은 홑잎으로 어긋나고 얇은 혁질이며, 길고 둥근 모양이다.

분포

건조한 모래언덕에서 자생한다.

채취 및 제법

가을에 채취해 깨끗이 씻어 햇볕에 말린다.

성분

열매는 protein 5.7%, fat 2.0%, 탄수화물 62%.

기미

맛이 달고 성질이 따뜻하다.

효능

음식물이 들어가면 토하는 병, 설사, 구토, 변비에 효능이 있다.

율초(한삼덩굴)

뽕나무과의 덩굴성 한해살이풀 한삼덩굴의 지상부이다.

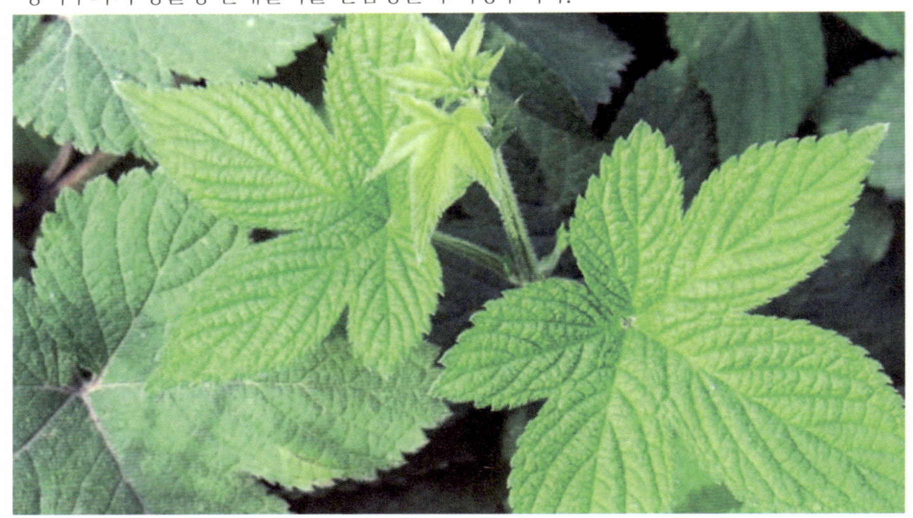

형태

길이가 2~3m까지 자라고 식물전체에 갈고리 모양의 가시가 돋아있다. 잎은 마주나고 손바닥모양이며, 5갈래로 깊게 갈라진다.

분포: 도랑가, 길가 또는 거친 땅에서 자생한다.

채취 및 제법

여름과 가을에 채취해 깨끗이 씻어 햇볕에 말린다.

성분: 지상부는 luteolin, 포도당 배당체, choline, asparamide 등.

기미

맛이 달고 쓰며, 성질이 차갑다.

효능

오줌이 잘 나오지 않으면서 아프고 방울방울 끊임없이 떨어지며, 늘 오줌이 급하게 나오면서 짧고 자주 마려운 병, 소변량이 줄거나 잘 나오지 않거나 심지어 막혀서 전혀 나오지 않는 병에 효능이 있다.

용량

15~30g.(신선한 것을 쓰는 경우 100~400g을 사용한다)

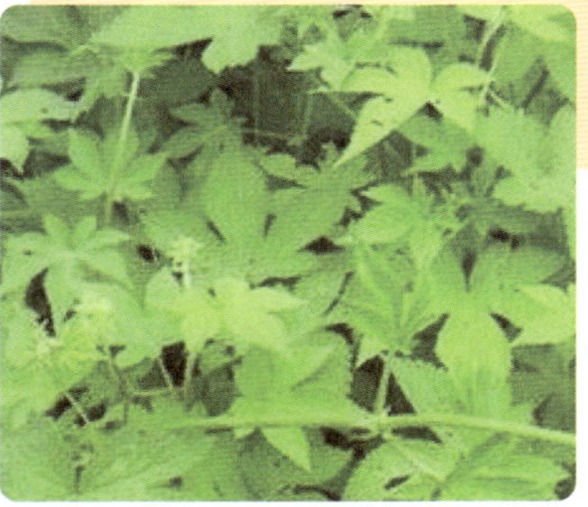

음양곽(삼지구엽초)

매자나무과의 여러해살이풀 삼지구엽초의 잎과 뿌리이다.

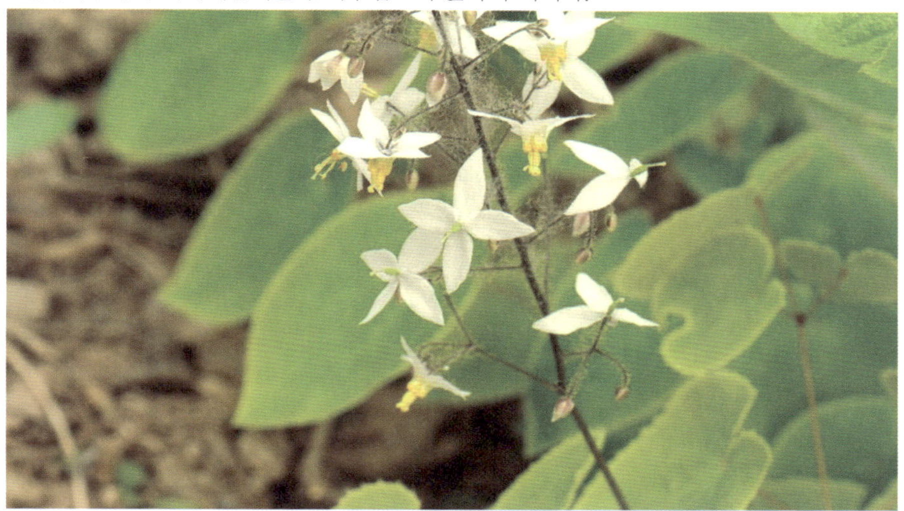

형태

줄기의 높이가 30㎝정로로 자라고 잎은 보통 2회 삼출 겹잎이며, 기본 잎이 1~3개인데, 가는 톱니가 있다.

채취 및 제법

여름과 가을에 채취해 햇볕에 말린다.

성분

lcariin, 뿌리는 des~o~methylicariin.

기미

맛이 맵고 달며, 성질이 따뜻하다.

효능

발기부전, 배뇨 횟수가 잦으나 소변이 잘 나오지 않고 방울방울 떨어지는 증, 반신불수, 풍습으로 인해 팔이 아픈 증상에 효능이 있다.

용량

5~10g.

의이인(율무)

벼과의 한해살이풀 율무의 종자이다.

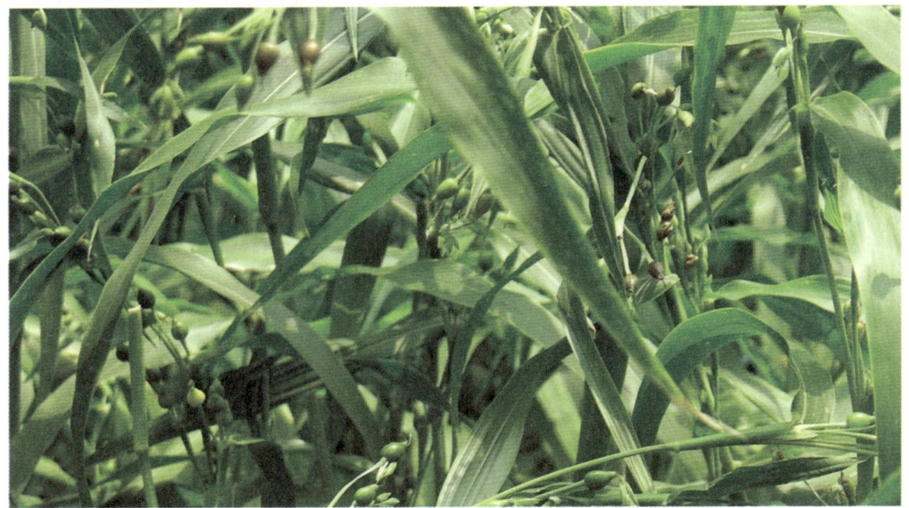

형태

높이가 1~1.5m정도이고 줄기가 곧게 서며 약 10개의 마디가 있다. 밑동 마디에서 뿌리가 나오고 잎은 어긋나며, 세로 2줄로 배열한다, 잎혀는 얇은 막질이고 잎 모양은 바소꼴이며, 엽저가 줄기를 감싸고 있다.

분포

강가나 물이 흐르는 음습한 산골짜기에서 자란다.

채취 및 제법

가을에 수확해 잡질을 제거하고 햇볕에 말린 다음 겉껍질을 제거한다.

성분: coixenolid 등.

기미: 맛이 달고 담담하며, 약간 차갑다.

효능

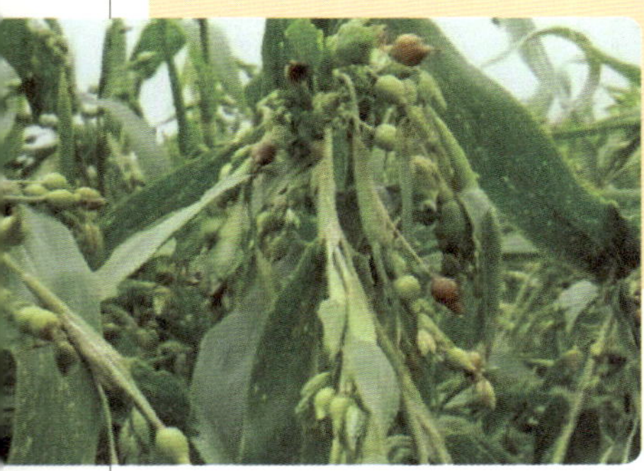

비허에 의한 설사, 습이 오래 되어 열로 바뀌어 다리에 유주해 일어나며 소변이 잘 통하지 않고, 다리가 부음, 음도에서 항상 흰색의 끈끈한 액이 끈처럼 끊임없이 흘러나오는 것에 효능이 있다.

용량

10~30g.

이(배나무)

장미과의 갈잎큰키나무 배나무의 열매이다.

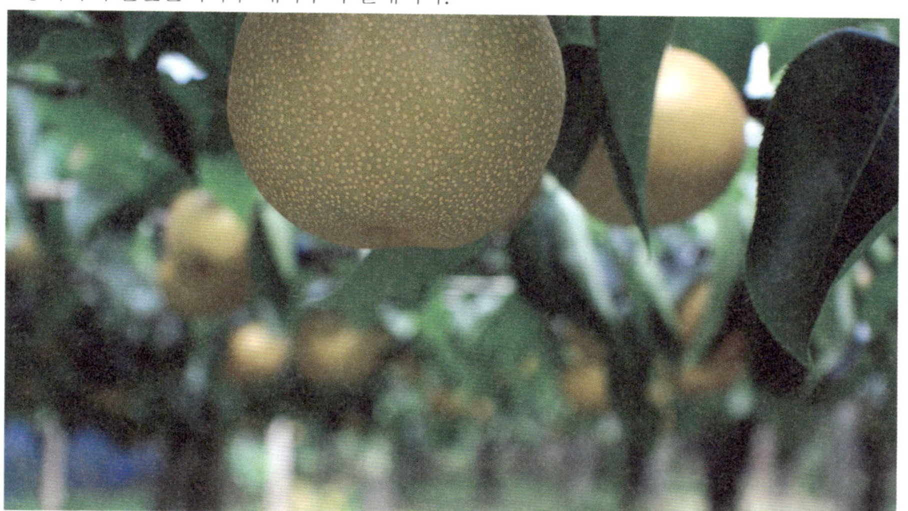

형태

높이가 5~10m정도로 자란다. 어린 가지는 갈색으로 처음에는 털이 있지만 자라면서 없어진다.

채취 및 제법

8~9월 성숙한 열매를 채취해 생용 또는 잘라서 햇볕에 말린 다음 사용한다.

성분

malic acid, citric acid, 과당, glucose, sucrose 등이다.

기미

맛이 달고 성질이 평하다.

효능

폐가 건조해서 나는 기침, 열병으로 가슴에서 열이 나 답답하며 안절부절 못하는 병, 목이 말라 물이 자꾸 먹히는 병에 효능이 있다.

용량

생식이나 짓찧어 먹거나, 달여서 엿처럼 만들어 복용한다.

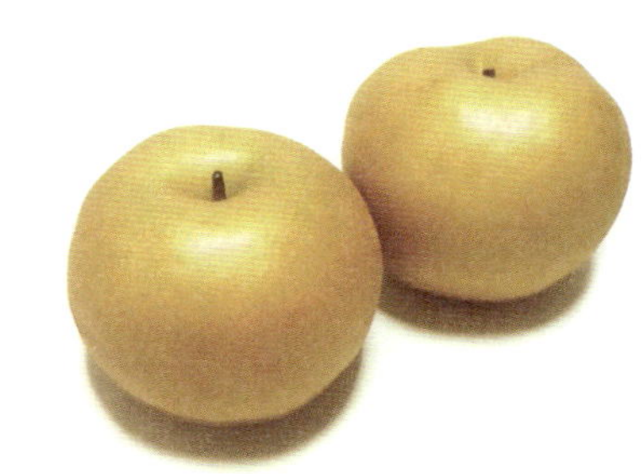

이자(자두나무)

장미과의 갈잎큰키나무 자두나무의 성숙한 과실이다.

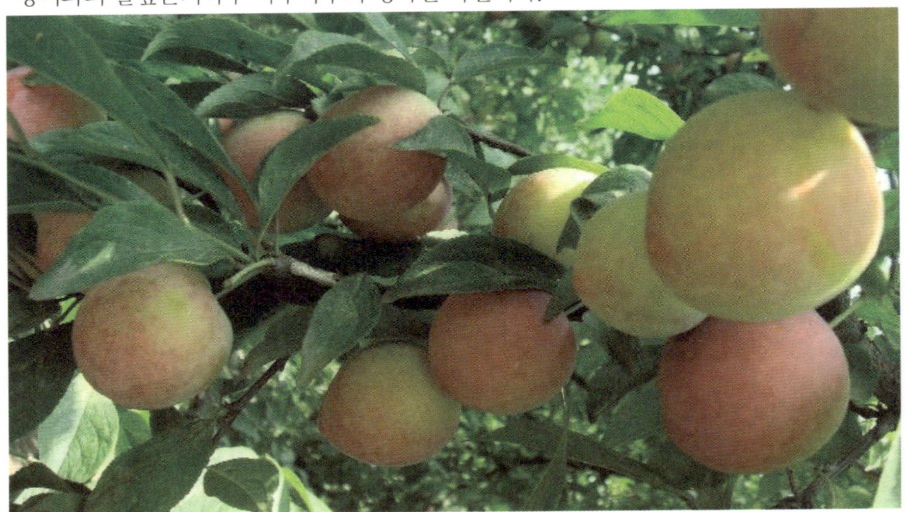

형태

높이가 10m까지 자라고 작은 가지는 적갈색이며 털이 없고 반들거린다. 잎은 어긋나는데, 긴 거꿀 계란모양 또는 타원상 긴 계란모양이다.

분포

과수로 재배하고 있다.

채취 및 제법

열매가 익었을 때 채취한다.

기미

맛이 달고 시며, 성질이 평하다.

효능

허로로 인한 골증, 목이 말라 물이 자꾸 먹히는 병에 효능이 있다.

용량

적량을 신선한 채로 먹는다.

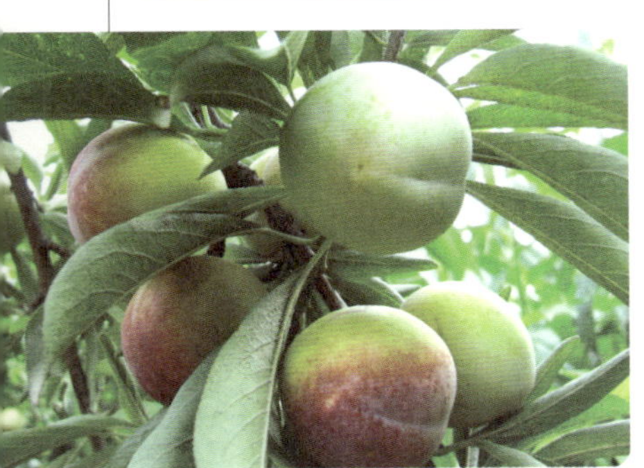

어혈을 제거하고 새로운 피를 생기게 하는

익모초

꿀풀과의 두해살이풀 익모초의 지상부이다.

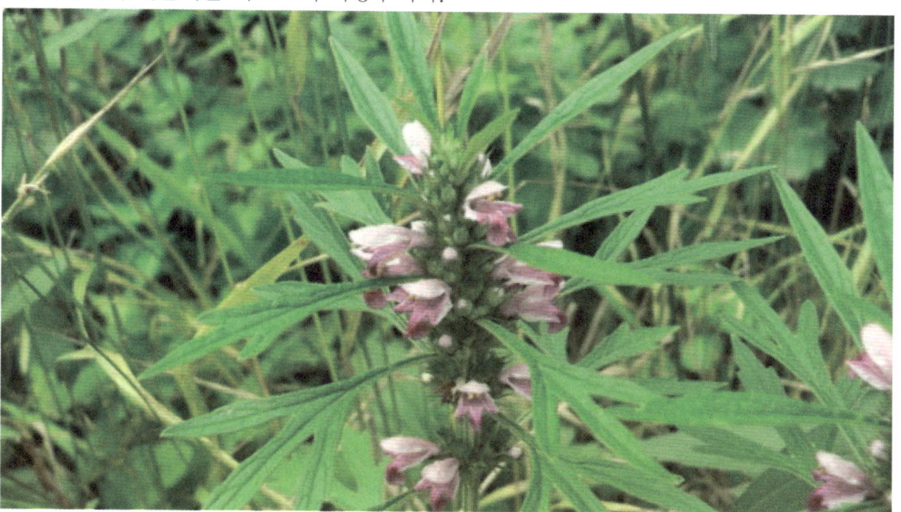

형태

줄기의 높이가 60~120cm로 역방향의 털로 덮여있다. 잎은 마주나고 손바닥모양으로 3갈래로 갈라져 있다.

분포

전역에 분포한다.

채취 및 제법

여름철에 꽃이 피기 전에 채취해 햇볕에 말린다.

성분: 지상부는 leonurine, stachydrine.

기미

맛이 쓰고 매우며, 약간 차갑다.

효능

혈의 운행을 활발히 하여 월경을 순조롭게 하는 효능, 어혈을 제거하고 새로운 피를 생기게 하는 효능이 있다.

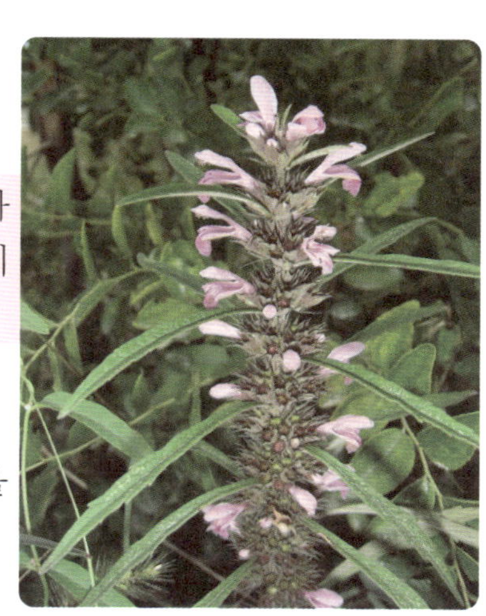

용량

10~30g.

외용으로 사용할 때는 신선한 것으로 적량을 사용한다.

익지인

생강과의 여러해살이풀 익지의 열매이다.

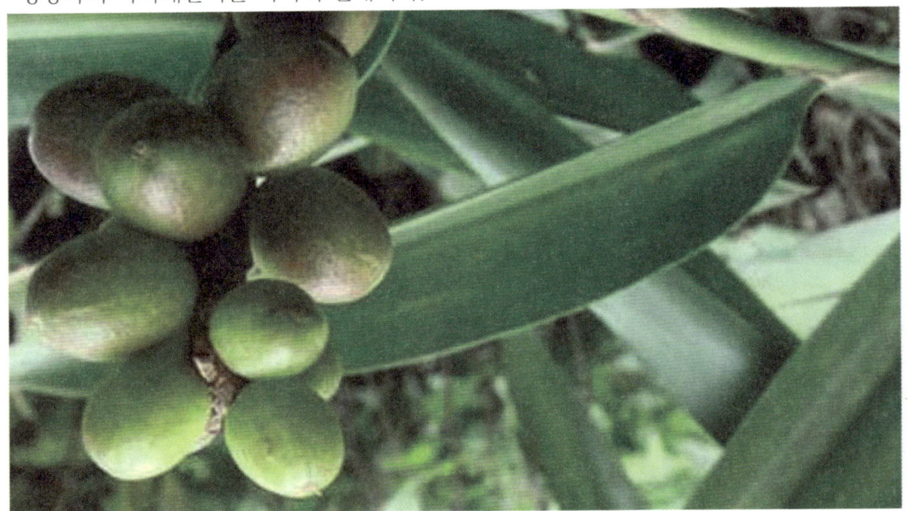

형태

줄기의 높이가 1~3m정도이다. 줄기와 잎이 빽빽하게 연결되면서 뻗고 곧게 자라며, 무더기로 붙어난다.

채취 및 제법

열매가 익을 때 채취해 깨끗이 씻어 햇볕에 말린다.

성분

volatile oil 약 0.7% 이고 cineole이 55%이다.

기미

맛이 맵고 성질이 따뜻하다.

효능

복통, 설사, 정액이 저절로 나오는 증상, 소변이 저절로 나오는 병, 배뇨 횟수가 잦은 것에 효능이 있다.

용량

3~9g.

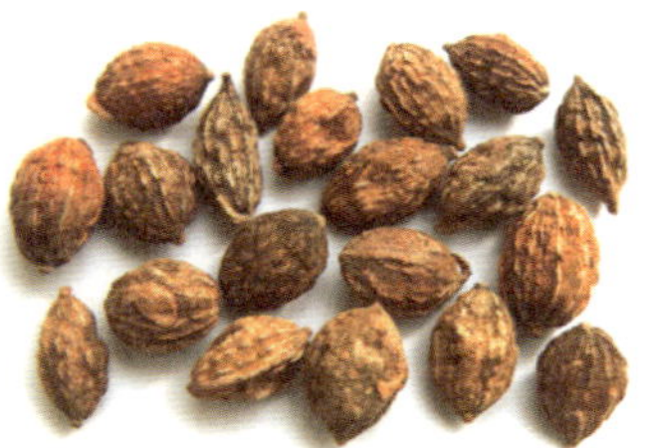

인삼

두릅나무과 여러해살이풀 인삼의 뿌리를 건조한 것이다.

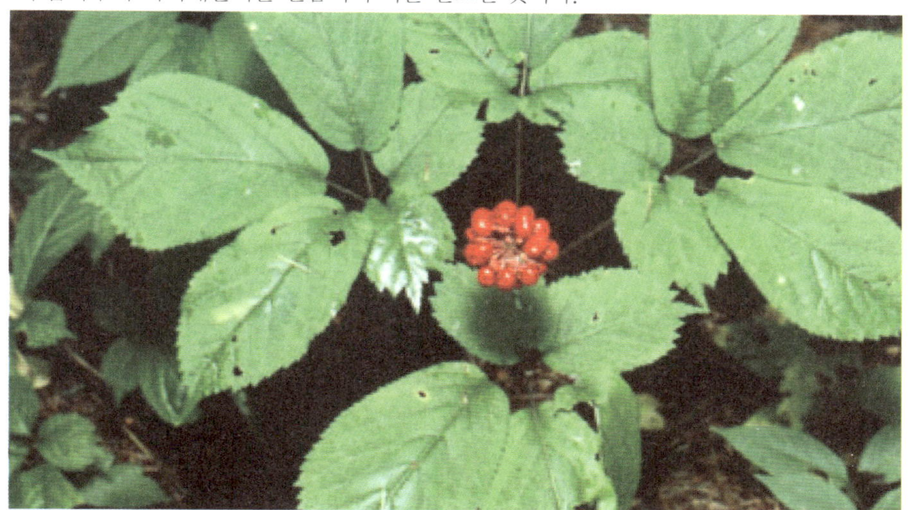

형태

줄기의 높이가 65cm정도이고 해마다 1개가 곧게 자라며, 끝에는 서너 개가 돌려난다. 깊은 산에서 야생하며, 인공으로도 재배한다.

채취 및 제법: 야생품은 6~9월에 많이 채취하는데, 골침을 사용해 헝클어진 뿌리와 흙을 다듬고 굵은 뿌리와 수염뿌리가 절단되지 않게 흙을 깨끗이 털어내며, 줄기와 잎을 제거한다.

성분: 31종의 인삼saponin이 유효성분, panaxadiol, panaxatriol, oleanolic acid, polypeptide, amino acid, 단당, 이당, 다당, starch, pectin 등이다.

기미: 맛이 달고 약간 쓰며, 성질이 따뜻하다.

효능: 인체의 원기를 크게 보하고, 비가 허한 것을 튼튼하게 하고 폐를 좋게 한다, 탈진된 상태를 회복시켜서 진액을 생기게 하는 효능과 지혜를 더하고 정신을 안정시킨다.

용량: 5~15g.

허탈위증에는 25~50g을 쓸 수 있다.

부주:본 식물의 금경, 근경상의 부정근, 잔뿌리와 수염뿌리, 잎, 꽃, 열매 역시 약용으로 사용한다.

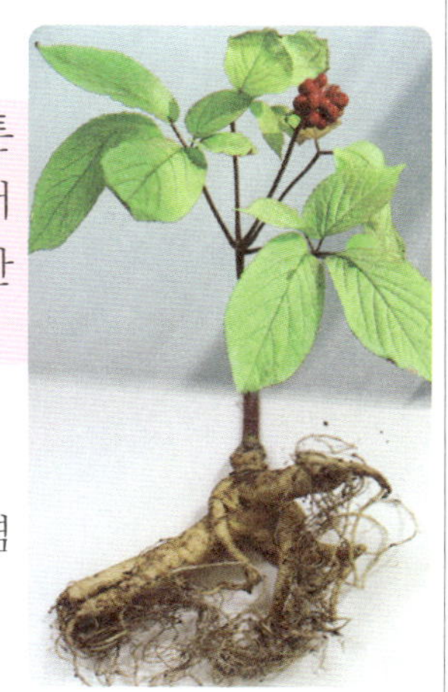

임금(능금나무)

장미과의 갈잎큰키나무 능금나무의 열매이다.

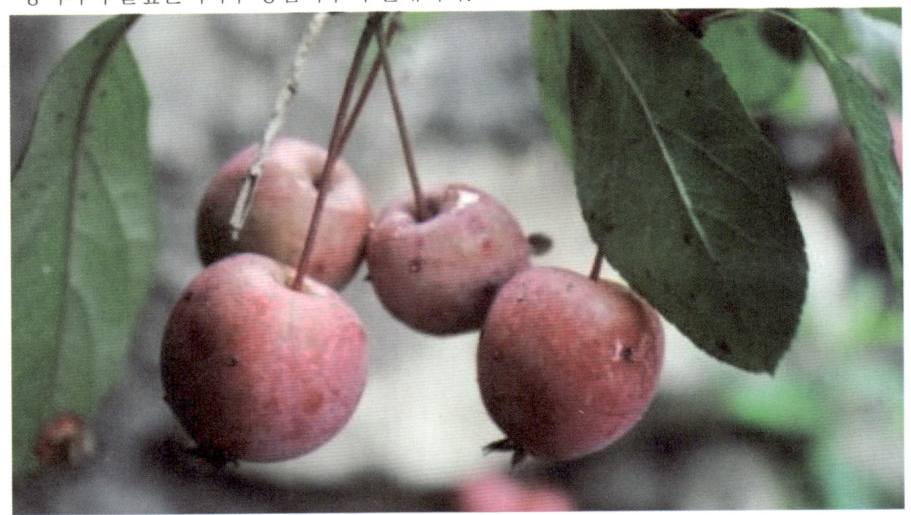

형태
높이가 10m정도로 자란다. 작은 가지가 어릴 때는 부드러운 털이 밀생한다. 잎은 둥근 모양의 계란형이고 잎 가장자리에는 가늘고 예리한 톱니가 있으며, 뒷면에는 짧은 털이 밀생한다.

분포
산비탈 양지바른 곳, 평원의 사지에서 자란다.

채취 및 제법
열매가 잘 익을 때 채취해 햇볕에 말린다.

성분: folic acid, vitamine C.

기미
맛이 시고 말며, 성질이 평하다.

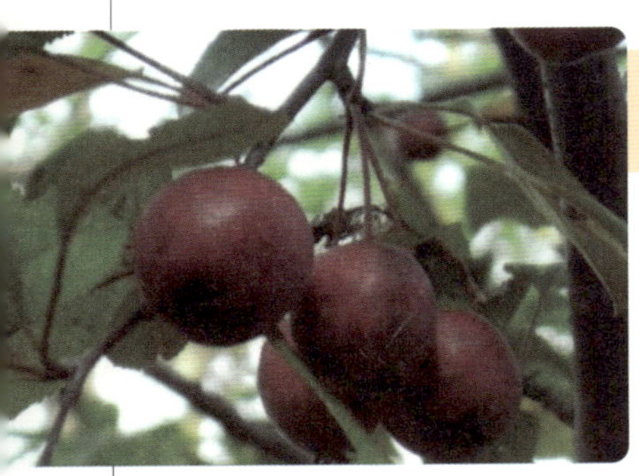

효능
목이 말라 물이 자꾸 먹히는 병, 설사, 정액이 저절로 나오는 증상에 효능이 있다.

용량
내복하거나 적량을 사용한다.

자고(보풀)

택사과의 여러해살이풀 보풀의 구경이다.

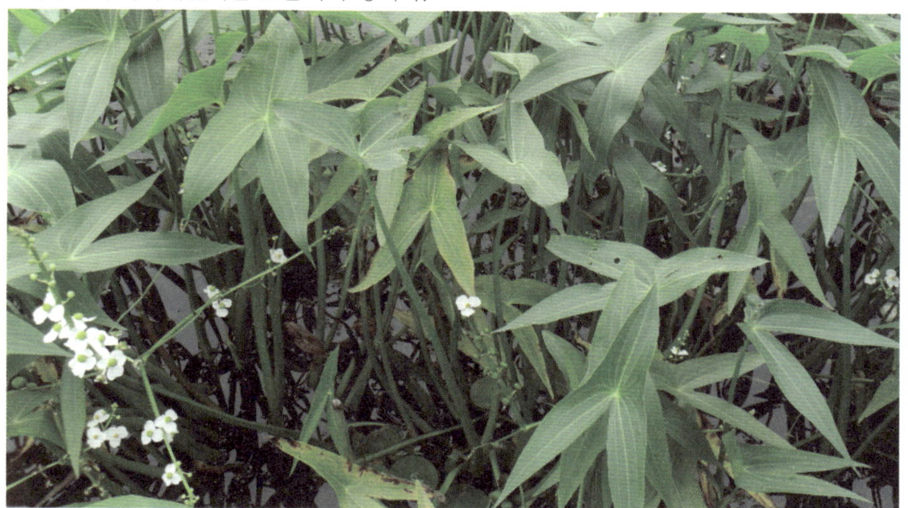

형태
뿌리줄기의 잎이 나온 자리에 작은 구슬줄기가 돋아 옆으로 뻗으면서 자란다. 가지 끝이 팽대해져 감자나 고구마 모양의 구경을 이룬다.

분포
연못, 소택지, 습초지 등에서 자란다.

채취 및 제법
가을에 구경을 채취해 깨끗이 씻어 햇볕에 말려 사용한다.

성분
trypsin억제풀, vitamin B.

기미
맛이 쓰고 달며, 성질이 약간 차갑다.

효능
월경주기와 무관하게 불규칙적인 질 출혈 및 분비물이 있는 병, 소변이 잘 나오지 않으면서 아프고 결석이 섞여 나오는 병에 효능이 있다.

용량
9~15g.

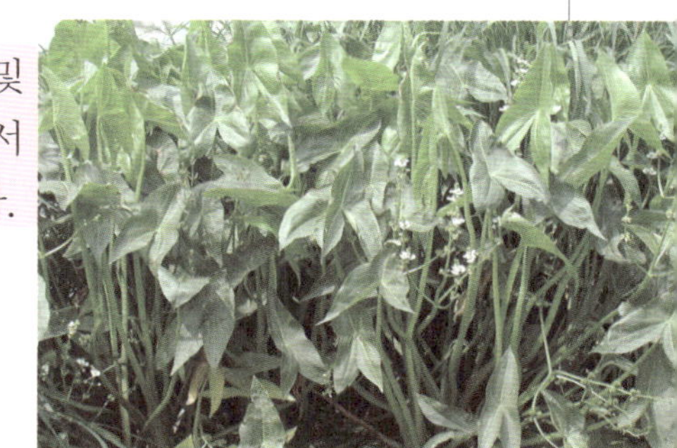

자삼(주목)

주목과의 늘푸른큰키나무 주목의 가지와 잎이다.

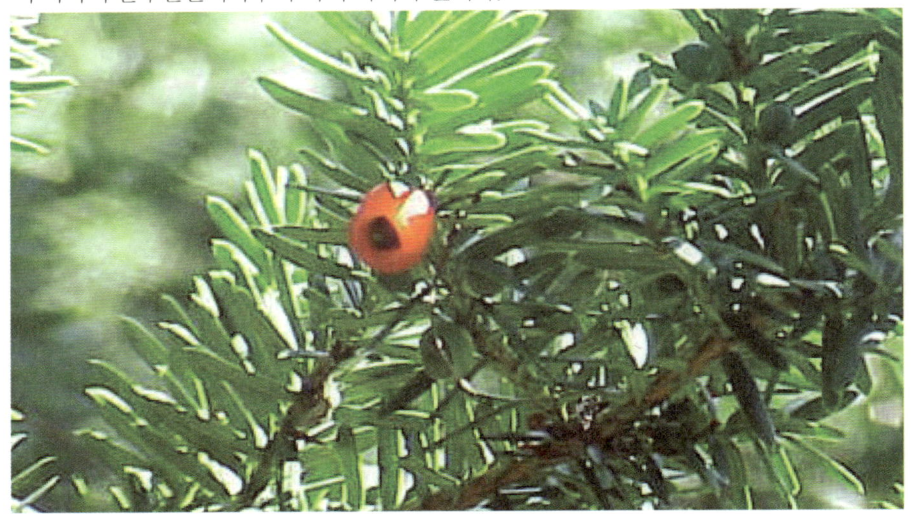

형태

줄기의 높이가 17m, 지름이 1m이다. 이식이 잘되기 때문에 관상수로 많이 심는다. 가지는 옆으로 퍼지고 줄기는 큰 가지와 함께 적갈색을 띤다.

채취 및 제법

여름과 가을에 자기와 잎을 채취해 손질한 다음 햇볕에 말린다.

성분

잎은 diterpenes화합물, taxinine, ponasterone A, ecdysterone 등이고, 눈지는 taxin.

효능

신의 염증으로 인한 부종, 소변량이 줄거나 잘 나오지 않거나 심지어 막혀서 전혀 나오지 않는 병, 당뇨병에 효능이 있다.

용량

5~10g.

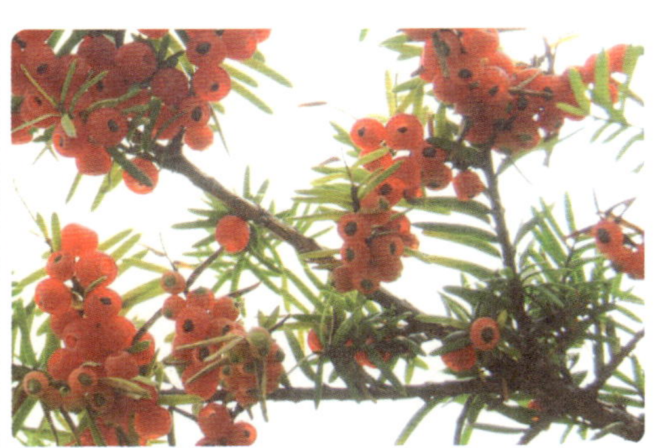

자소

꿀풀과의 한해살이풀 소엽의 잎과 줄기, 종자이다.

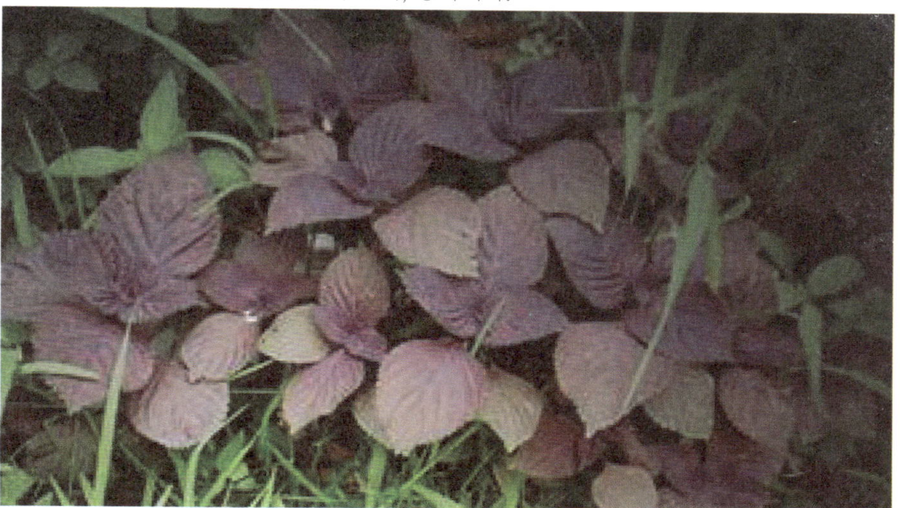

형태

줄기에는 4개의 뾰족한 모서리가 있고 높이가 30~100㎝까지 자라며, 보드라운 털이 성기게 있다.

채취 및 제법

가을철에 줄기, 잎과 종자를 수확해 구별한 다음 응달에서 말린다.

성분

perilladehyde, (L)Limonene, α~pinene.

기미

잎은 맛이 맵고 성질이 따뜻하다.

효능

땀을 내어서 표에 있는 사기를 없애주고 차가운 기운을 없애주며 기를 통하게 한다. 기침에 효능이 있다.

용량

6~10g.

자완(개미취)

국화과의 여러해살이풀 개미취, 벌개미취의 뿌리이다.

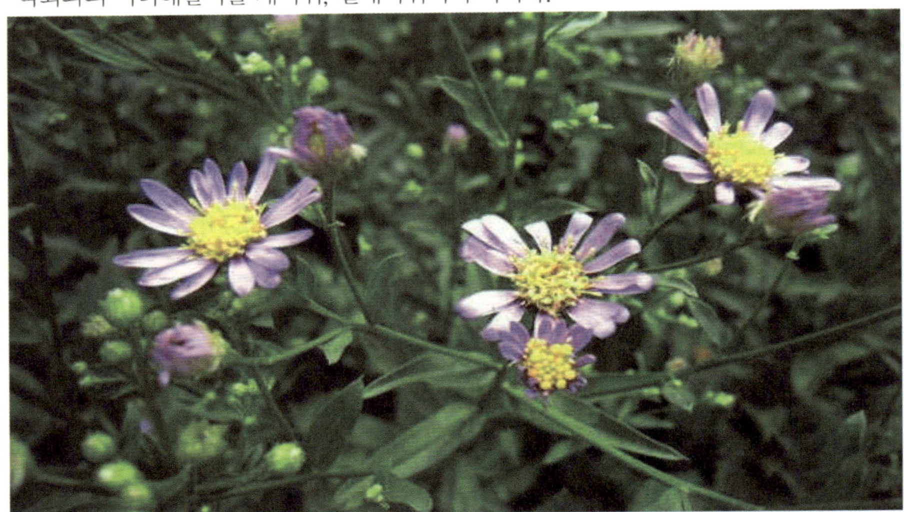

형태

높이는 1.5~2m정도로 자란다. 뿌리에서 나온 잎은 꽃이 필 때 없어지고 줄기 잎은 어긋나면서 난다.

채취 및 제법

봄에 어린 순, 가을에 뿌리는 채취해 손질한 다음 햇볕에 말린다.

성분

echinocystic acid~3~o~glucuronopyranoside, astersaponin, quercetin, friedelin

기미

맛이 쓰고 달며, 약간 따뜻하다.

효과

기침을 멈추고, 기가 위로 치민 것이 가라앉는 것과, 담을 삭히는 효능이 있다.

용량

전탕으로 5~10g.

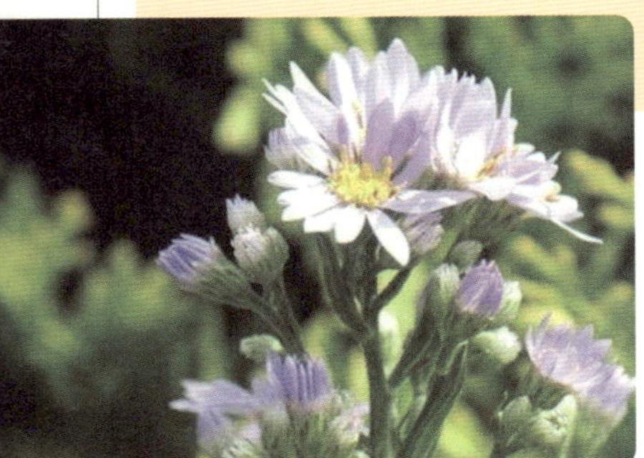

자질려(남가새)

남가새과의 한두해살이풀 남가새의 열매이다.

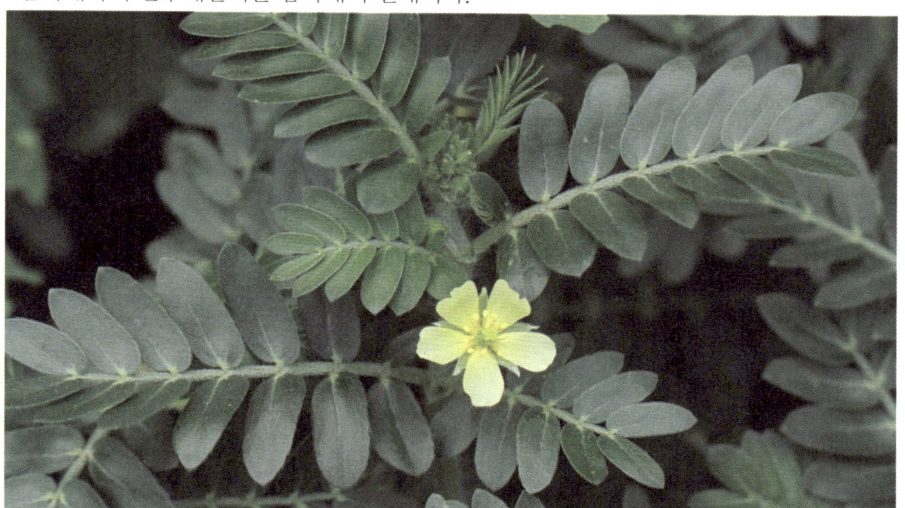

형태

전초에 회백색의 부드러운 털이 밀생하고 줄기는 밑동에서 나와 누워서 자란다. 잎은 깃꼴 복엽으로 어긋나거나 마주난다.

분포

황폐한 구릉, 밭 주변, 길가풀밭에서 자생한다.

채취 및 제법

가을철에 성숙한 열매를 채취해 깨끗이 씻어 사용한다.

성

0.2% diosgenin, tribuloside 등의 flavonoid 화합물.

기미

맛이 쓰고 달면서 성질이 따뜻하다.

효능

풍사를 흐트러뜨리고, 눈을 맑게 하고, 기가 위로 치민 것이 가라앉는 것에 효능이 있다.

용량

5~10g.

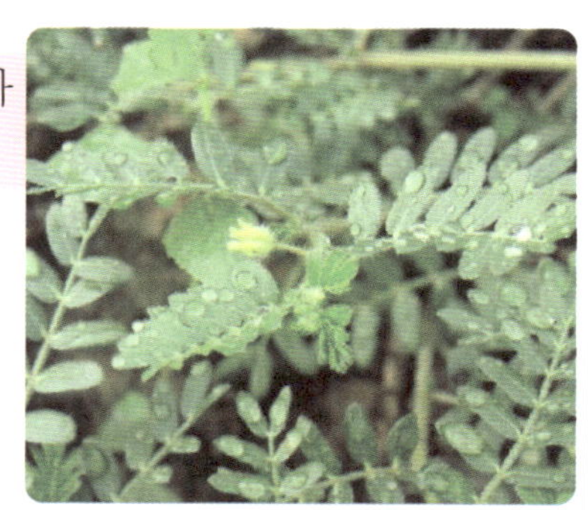

자초(지치)

지치과의 여러해살이풀 지치의 뿌리이다.

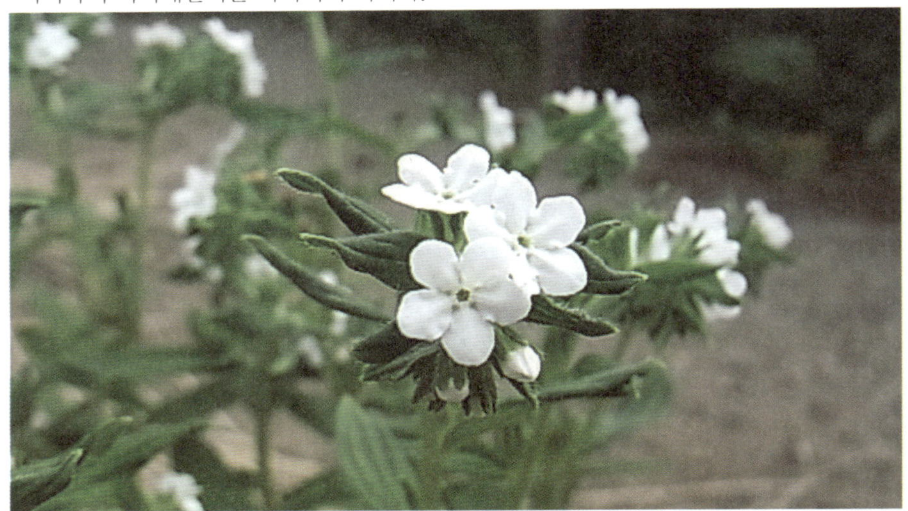

형태

뿌리가 굵고 자색을 띠며, 한쪽으로 비스듬히 자란다. 줄기의 높이가 50~90cm정도이고 잎은 피침형인데, 두껍고 어긋난다.

분포: 각지에 분포한다.

채취 및 제법

가을에 채취해 잔뿌리와 진흙을 제거한 다음 햇볕이나 약한 불에 말린다. 주의할 점은 퇴색 방지를 위해서는 물에 씻지 말아야 한다.

성분

내혼류색소 중 acetylshikonin.

기미

맛이 달고 성질이 차다.

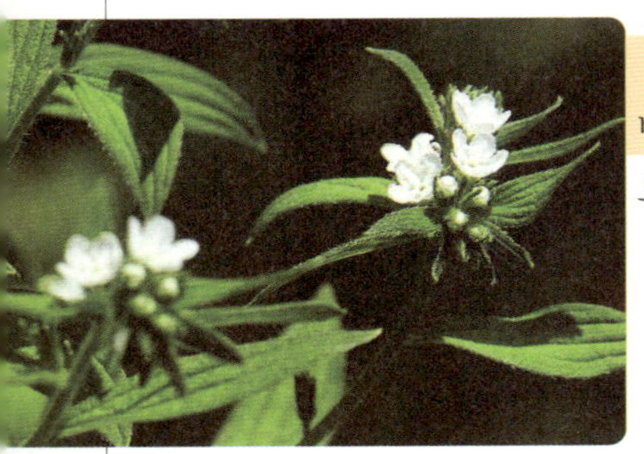

효

열병이 진행되는 과정에서 살갗에 피어나는 반과 진, 혈열이 극심한 것, 유행성이하선염, 요로감염, 급만성간염에 효능이 있다.

용량

5~15g.

분비물이 생기고 붓고 통증이 일어나는 것에

자형(박태기나무)

콩과의 갈잎떨기나무 박태기나무의 나무껍질이다.

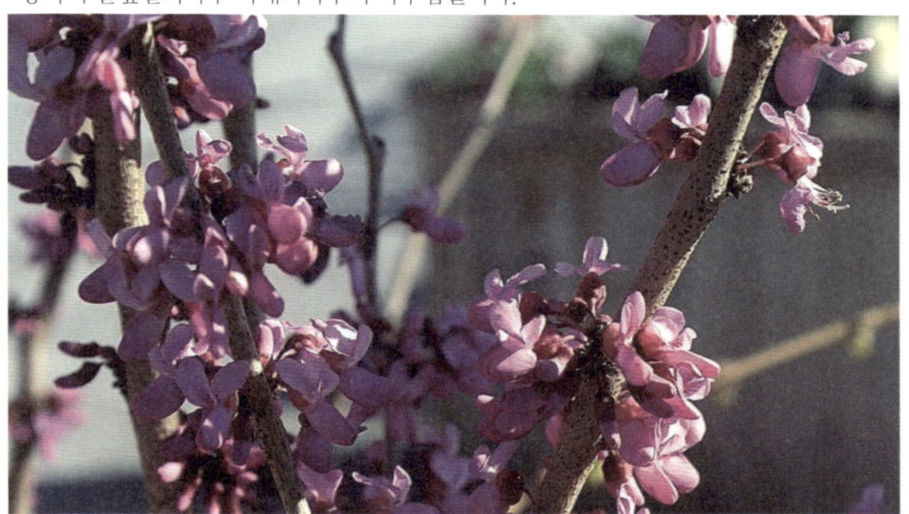

형태

높이가 3~5m정도 자란다. 심장형의 잎은 어긋나고 긴 자루가 있는데, 두꺼운 혁질의 둥근 모양으로 길이가 6~14㎝이다.

분포: 산비탈, 개울가, 관목 숲에서 야생하거나 재배된다. 관상용으로 널리 심고 있다.

채취 및 제법: 7~8월에 나무껍질을 채취해 햇볕에 말린다.

성분: tannin.

기미

맛이 쓰고 성질이 평하다.

효능

월경의 주기, 양, 색, 질의 이상, 병적으로 월경을 못하는 것을 치료하여 월경을 하게 하는 방법, 풍습성관절염, 목구멍이 붓고 아픈 병. 외용은 항문에 군살이 밖으로 비집고 나오면서 분비물이 생기고 붓고 통증이 일어나는 것에 효능이 있다.

용량

3~9g.

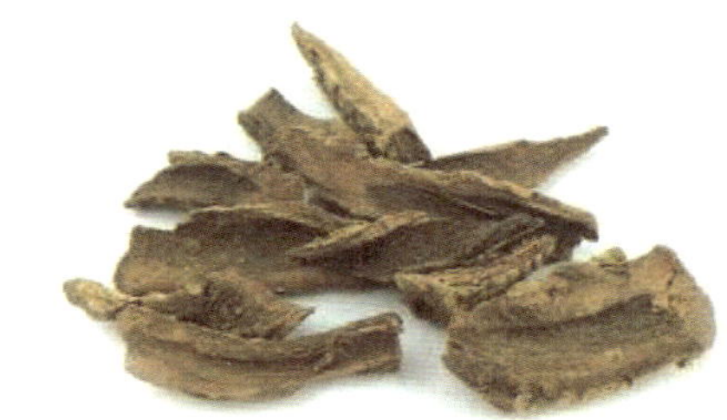

작목(떡갈나무)

참나무과의 갈잎큰키나무 떡갈나무의 나무껍질이다.

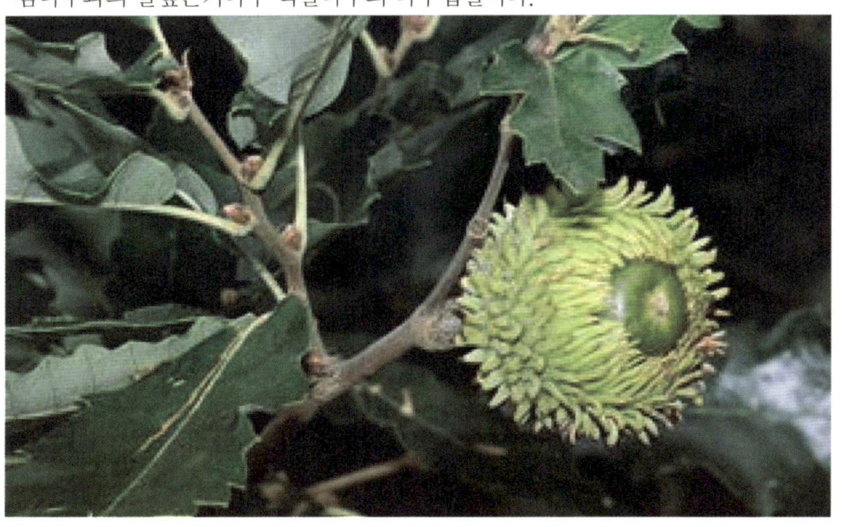

형태

높이가 20m까지 자란다. 나무껍질은 갈색이고 깊은 홈이 있으며, 어린가지에는 별모양의 황갈색 털이 있다.

분포

양지바른 산비탈에서 자생한다.

채취 및 제법

사시사철 껍질을 벗길 수 있는데, 벗긴 후에는 햇볕에 말린다.

성분

tannin 3.70~14.44%정도가 함유되어 있다.

기미

맛이 쓰고 성질이 평하다.

효능

악성 종기, 배가 아프고 속이 켕기면서 뒤가 무직하며 곱이나 피고름이 섞인 대변을 자주 누는 병에 효능이 있다.

용량

10~30g.

외용 시에는 적량을 사용한다.

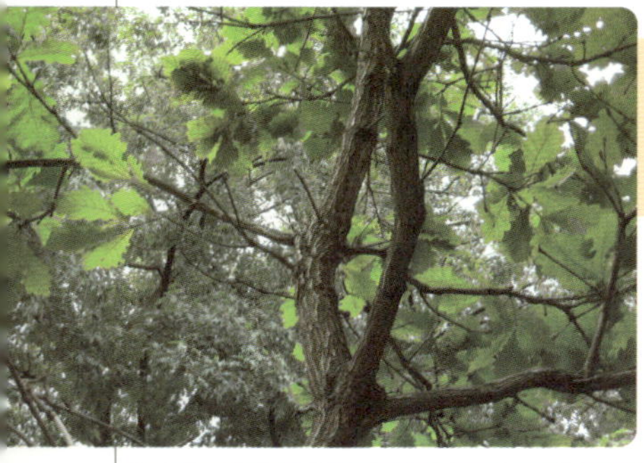

작약

미나리아재비과의 여러해살이풀 작약의 뿌리이다.

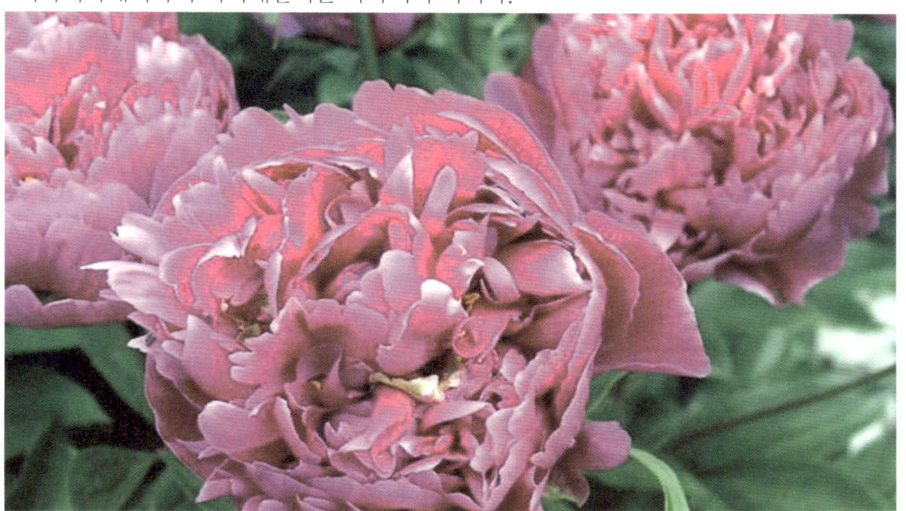

형태

줄기의 키가 50~80㎝이고 뿌리가 방추형이다. 뿌리 잎은 1~2번 날개처럼 갈라지고 윗부분은 3개로 갈라진다.

분포: 각지에 분포한다.

채취 및 제법

여름가을철에 채취해 수염뿌리를 제거하고 거친 껍질을 깎아내는 등 깨끗이 손질해 씻어서 끓는 물에 넣어 삶는다. 건더기를 건져내 햇볕에서 말린다.

성분: 뿌리는 paeoniflorin, paeonal, paeonin 등이 함유되어 있다.

기미

맛이 쓰고 시며, 성질이 서늘하다.

효능

설사를 하며 복통이 있는 것, 음혈이 저절로 손상되거나 신수가 쇠갈하여 발생하는 발열, 저절로 땀이 나는 병에 효능이 있다.

용량

6~12g.

장(녹나무)

녹나무과의 늘푸른큰키나무 녹나무의 줄기와 가지, 잎과 뿌리이다.

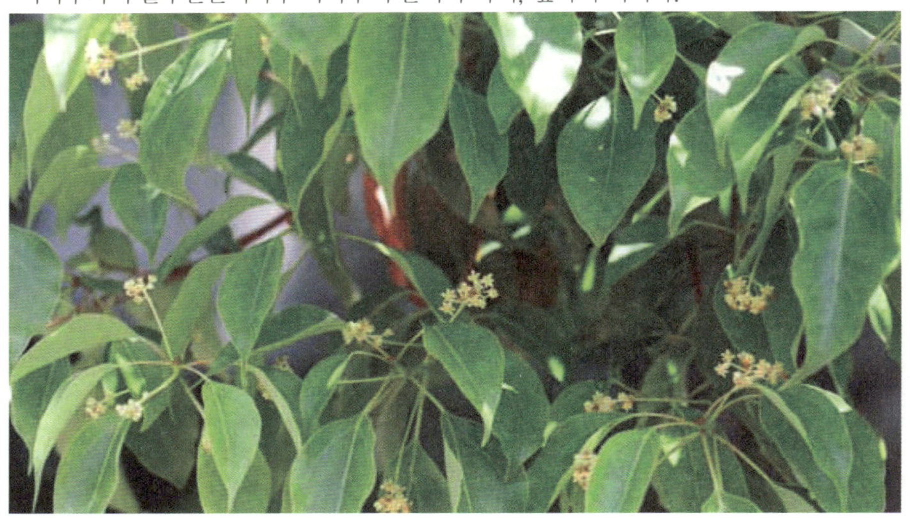

형태

높이가 20m이상 자란다. 가지와 잎은 장뇌(녹나무를 증류해서 얻어지는 특유한 향기)의 맛이 있다.

분포: 자생하거나 평원의 낮은 산비탈에서 재배한다.

채취 및 제법

사시사철 채취가 가능한데, 줄기, 가지, 잎, 뿌리를 찍어서 채취한 다음 증류하여 냉각하면 장뇌를 얻을 수 있다. 이것을 다시 정제해서 가루 또는 덩어리로 만든다.

성분: camphor, 방향유.

기미: 맛이 맵고 성질이 뜨겁다.

효능

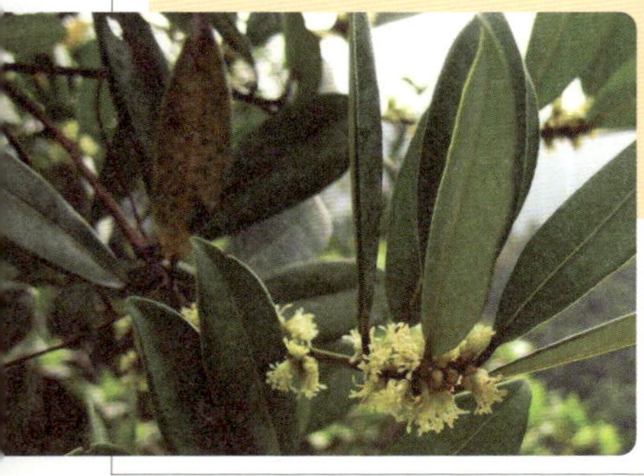

심복부가 부어오르고 아픈 병, 이가 아픈 증세, 다리가 나무처럼 뻣뻣하여지는 병, 몸 겉에 생기는 여러 가지 외과적 질병과 피부병에 효능이 있다.

용량

0.5~1.5g.

외용 시에는 적량을 사용한다.

장홍화(사프란 꽃)

붓꽃과의 여러해살이풀 사프란 꽃이다.

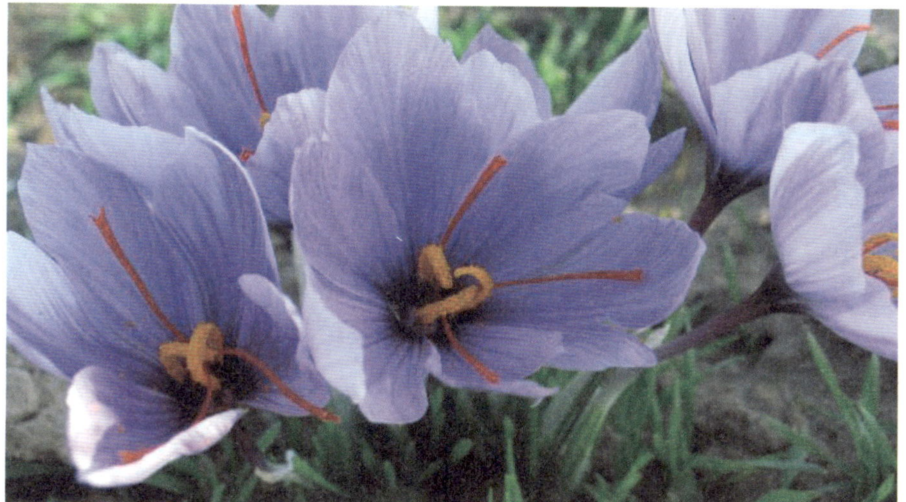

형태

줄기의 높이가 23cm정도로 땅속 비늘줄기의 모양은 둥글다. 잎은 9~15개로 비늘줄기에서 나온다.

채취 및 제법

11월에 붉은색 암술의 향기가 날아가지 않도록 해뜨기 전에 채취해 불에 말린다.

성분

safranal, crocin, crocetindimethylester, picrocrocin, picrocrocin.

기미

맛이 달고 성질이 평하다.

효능

혈의 운행을 활발히 하여 어혈을 없애는 효능, 염증을 가라앉히고 통증을 멎게 하는 효능, 막힌 것을 풀고 맺힌 것을 푸는 효능이 있다.

용량

3~5g.

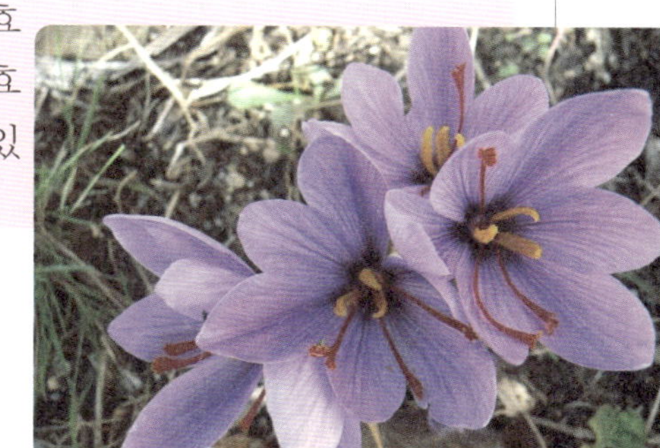

재(가래나무)

가래나무과의 갈잎큰키나무 가래나무의 종인과 청과와 나무껍질이다.

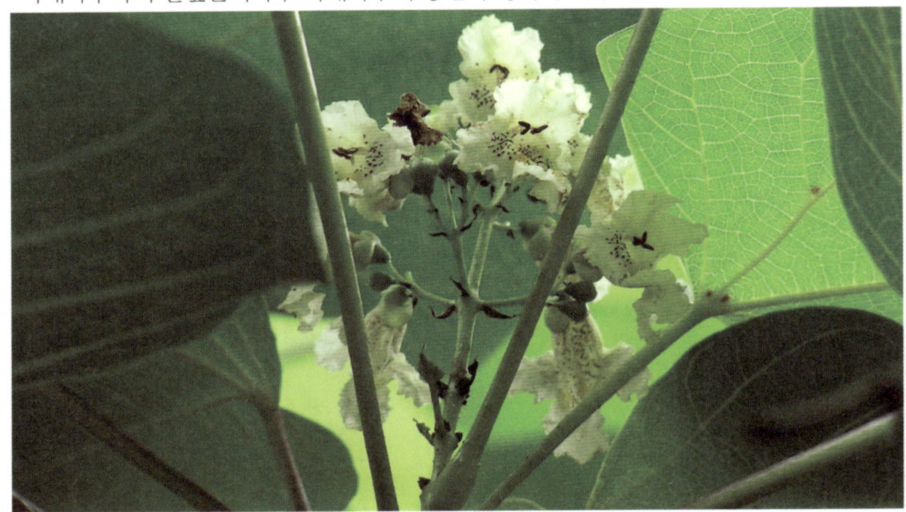

형태

높이가 20m정도이고 곧게 자라며, 수피는 회색으로 세로로 갈라진다. 잎은 기수우상복엽이고 어긋난다.

분포: 토질이 비후하거나 습윤한 토양에서 자생하지만, 재배도 한다.

채취 및 제법

여름에는 신선한 열매를 채취하고 가을에는 핵을 채취하며, 봄에는 나무껍질을 채취해 햇볕에 말린다.

성분: 나무껍질은 glucoside, tannin. 열매와 잎은 vitamin C. 종자는 지방유 등이 함유되어 있다.

기미: 종인은 맛이 달고 성질이 따뜻하다. 푸른 열매와 나무껍질은 맛이 쓰고 매우며, 성질이 평하다.

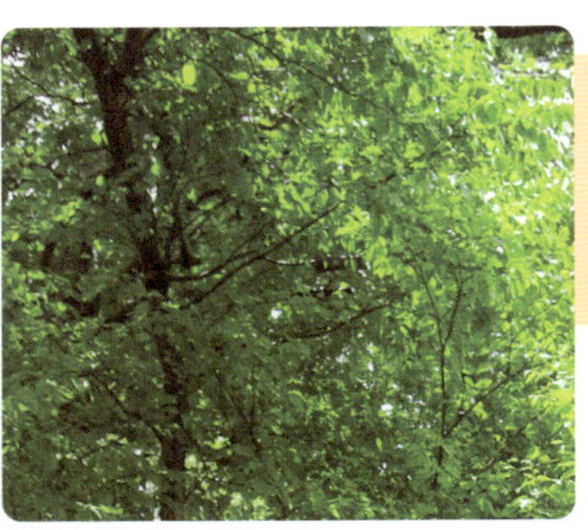

효능

종인은 폐허로 인한 기침, 신장의 기능이 허약해져서 나타나는 요통, 정액이 저절로 나오는 증상. 푸른 열매는 위궤양. 외용은 신경성피부염에 효능이 있다.

용량

3~9g.

저령

구멍장이버섯의 진균인 저령의 균핵이다.

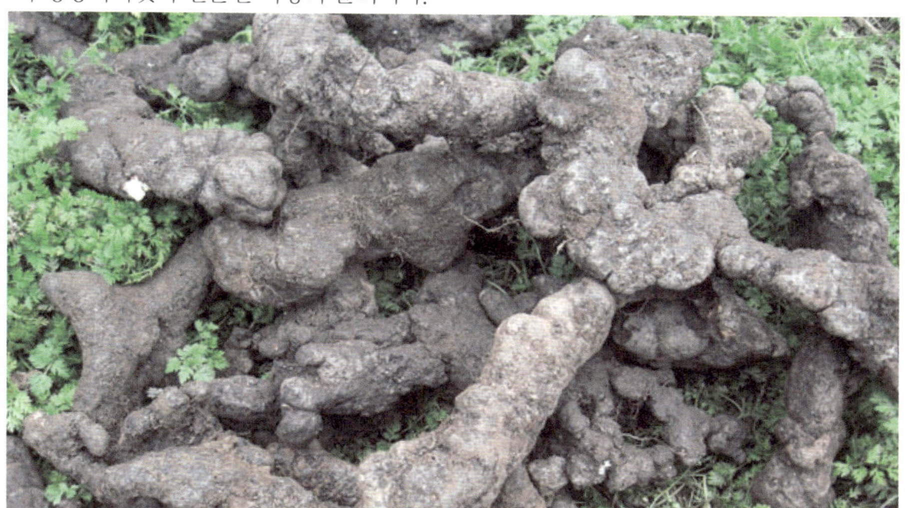

형태

균핵은 타원형의 덩어리모양 또는 불규칙한 덩어리로 약간 납작하다. 표면은 들쭉날쭉하고 종흑색 또는 흑살색을 띠며, 주름 무늬와 혹 모양의 돌기가 나 있고 무게가 비교적 가볍다.

분포

떡갈나무, 단풍나무, 자작나무, 상수리나무 등의 뿌리에서 자란다.

채취 및 제법: 사시사철 채취가 가능한데, 채취하면 잡질을 제거하고 햇볕에 말려서 사용한다.

성분: erogosterol, biotin등.

기미

맛이 달고 담담하며, 성질이 평하다.

효능

소변량이 줄거나 잘 나오지 않거나 심지어 막혀서 전혀 나오지 않는 병, 몸 안에 수습이 고여 얼굴과 눈, 팔다리, 가슴과 배, 심지어 온몸이 붓는 질환에 효능이 있다.

용량

6~12g.

저마(모시풀)

쐐기풀과의 여러해살이풀 모시풀의 뿌리이다.

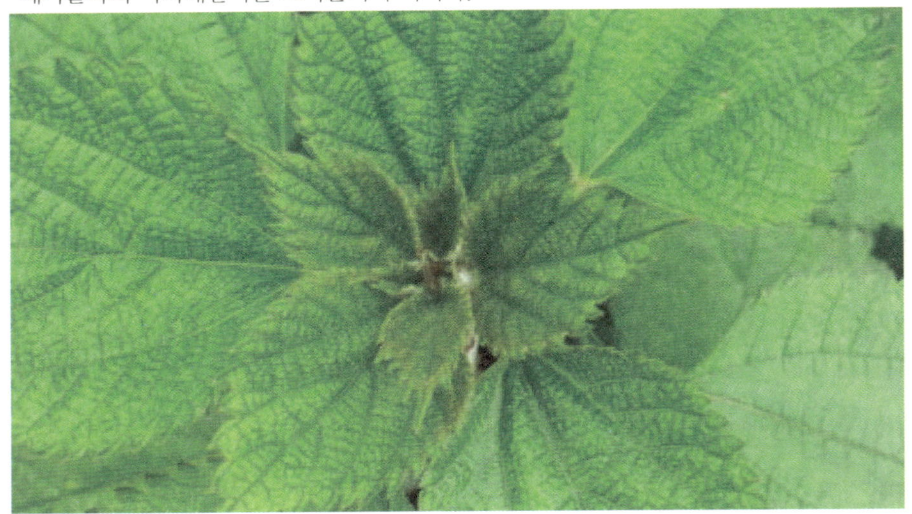

형태

줄기의 높이가 2m정도로 곧게 자라고 가지가 많으며 부드러운 털이 있다. 잎은 단엽으로 어긋나고 모양이 둥근 계란형으로 점점 뾰족해지면서 가장자리엔 톱니가 있다.

분포

각지에 분포한다.

채취 및 제법

겨울과 봄에 뿌리를 채취해 햇볕에 말린다.

성분

뿌리는 phenils, terpenes. 잎에는 rutin 등.

기미

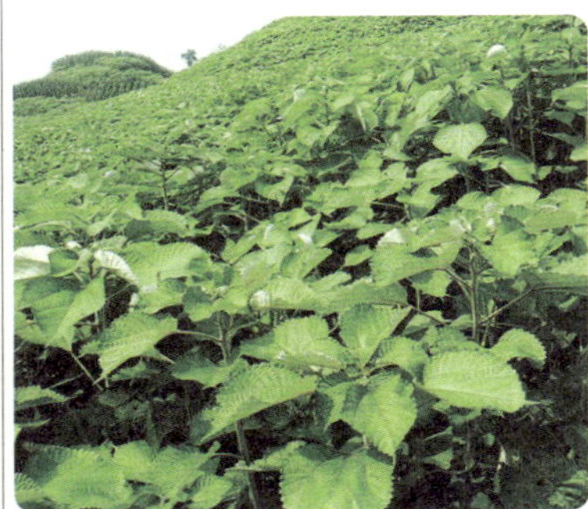

맛이 달고 성질이 차가우며 독이 없다.

효능

혈분의 열사를 제거하는 치법, 지혈, 산어, 해독에 효능이 있다.

용량

10~20g.

적소두(팥)

콩과의 한해살이풀 팥의 종자이다.

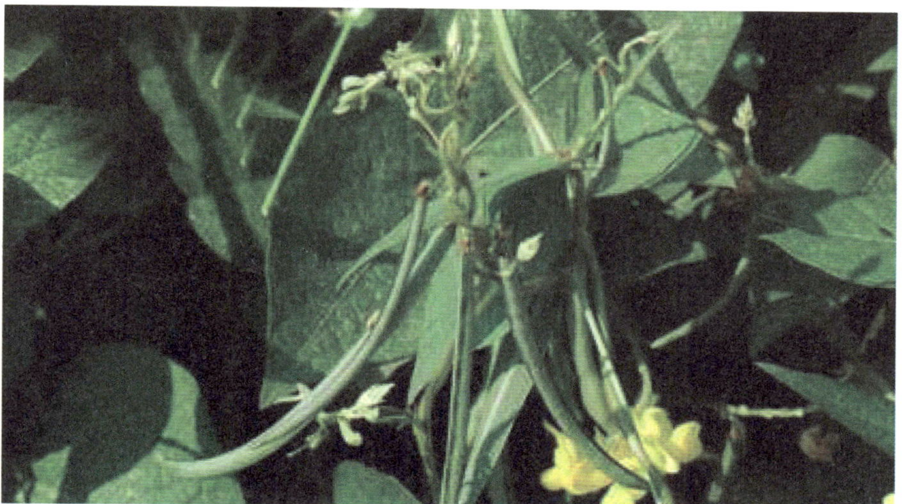

형태

잎은 3출 복엽으로 어긋나고 소엽은 계란형 또는 마름모꼴 계란형으로 길이가 5~10cm, 너비가 3~7cm이다.

분포: 각지에 골고루 재배된다.

채취 및 제법

가을에 열매가 익고 갈라지지 않았을 때 전초를 뽑아 햇볕에 말린다. 햇볕에 말린 전초를 타작해 종자를 얻은 다음 햇볕에 말린다.

성분: 알파, 베타~globulin, 지방 등.

기미

맛이 달고 시며, 성질이 평하다.

효능

소변을 잘 나오게 해서 습을 제거하는 효능, 혈의 운행을 조화롭게 하는 효능 수종, 다리가 나무처럼 뻣뻣하여지는 병, 온 몸과 눈, 소변이 누렇게 되는 병, 설사에 효능이 있다.

용량

9~30g.

외용 시에는 적량을 사용한다.

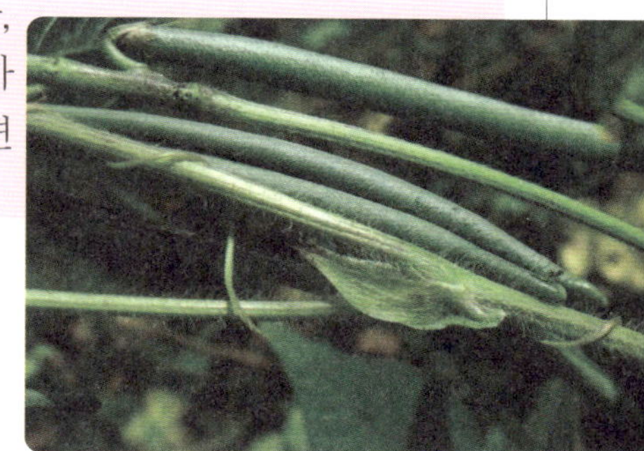

전호(바디나물)

산형과의 여러해살이풀 백화전호(바디나물)의 뿌리이다.

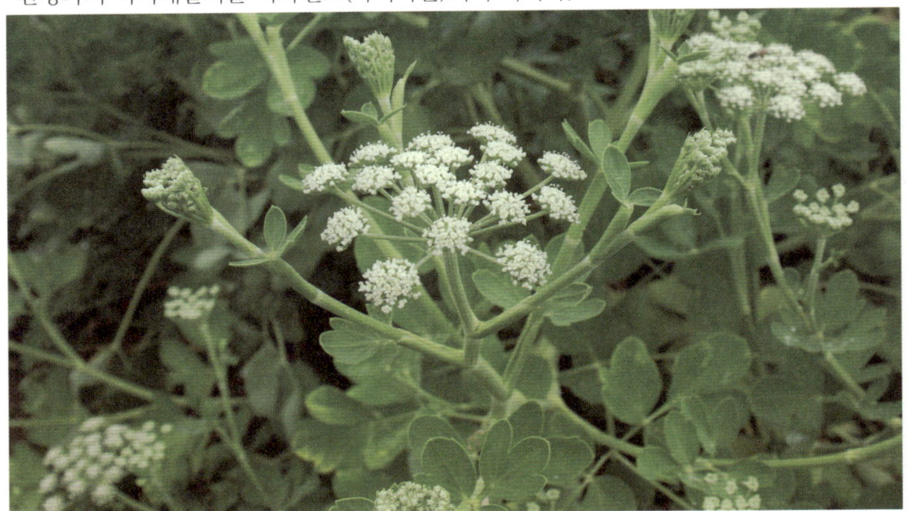

형태

줄기의 높이가 약 1m까지 자란다. 줄기에 세로줄이 발달하고 뿌리 잎과 밑동의 잎은 잎자루가 길다.

분포

각지에 분포한다.

채취 및 제법

가을에 채취해 흙을 제거하고 햇볕에 말린다.

성분: praeruptorin A 등의 다종의 coumarin.

기미

맛이 쓰고 매우며, 성질이 약간 차갑다.

효능

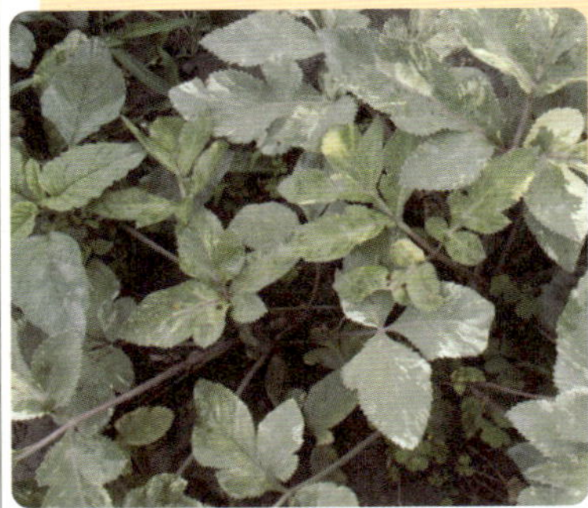

풍열사가 폐에 침입하여 생기는 기침, 가래가 많고 주기적으로 호흡곤란이 일어나는 병, 가슴이 답답하고 그득하며 번민한 증상에 효능이 있다.

용량

4.5~9g

정력자(다닥냉이)

십자화과의 여러해살이풀 다닥냉이의 종자이다.

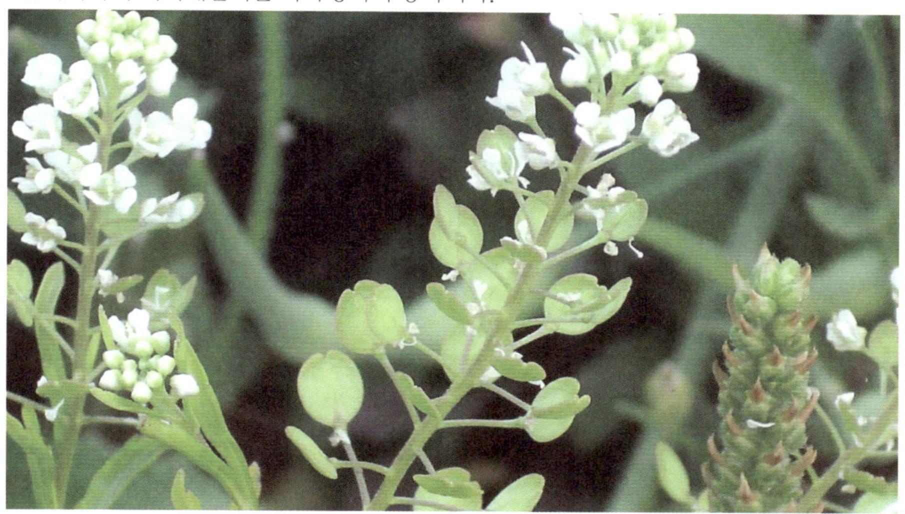

형태

키가 30~60㎝정도이다. 줄기가 곧게 자라고 윗부분에 가지가 많이 갈라진다. 뿌리 잎은 방사상으로 퍼지고 깃꼴겹잎이다.

채취 및 제법:

4~5월에 씨가 황록색일 때 채취해 햇볕에 말린다.

성분

종자에 지방유, sinalbin, 단백질, 당류가 함유되어 있다.

기미

맛이 몹시 맵고 성질이 차갑다.

효능

폐에 몰린 열을 없애고 기가 치밀어 오르는 것을 내리는 효능, 가래를 없애고 기침을 멎게 하는 효능, 소변을 잘 나오게 해서 부기를 없애는 것에 효능이 있다.

용량

3~10g.

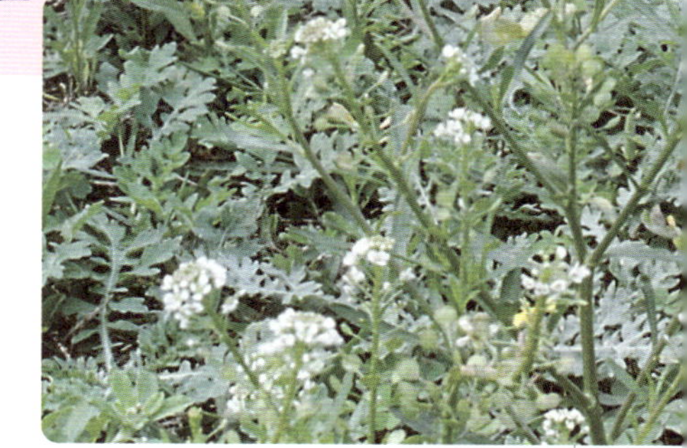

풍습성 관절염에 좋은

정류

위성류과의 갈잎떨기나무 위성류의 어린(햇가지)가지이다.

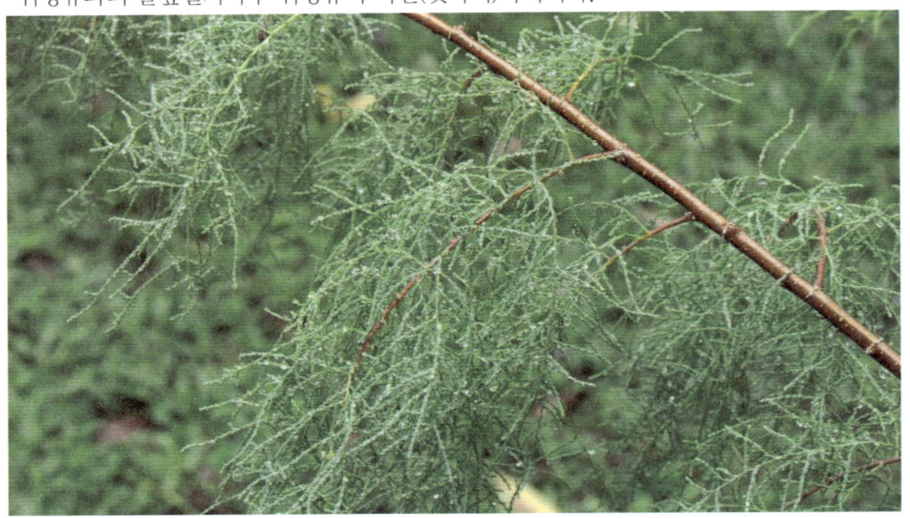

형태

키가 5~7m까지 자란다. 나뭇가지는 가늘고 길어지면서 밑으로 처진다.

분포

산야의 습윤하고 알칼리성 모래땅과 강변의 충적지에서 자생하거나 집주변이나 정원에서 심기도 한다.

채취 및 제법

5~6월 꽃이 필 때 햇가지를 채취한 다음 절단해 응달에서 말린다.

성분: querietii monomethylether.

기미

맛이 달고 성질이 평하다.

효능

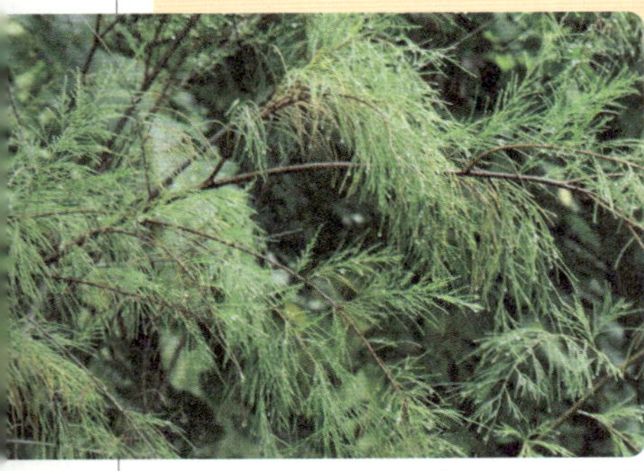

풍습성 관절염, 소변량이 줄거나 잘 나오지 않거나 심지어 막혀서 전혀 나오지 않는 병. 외용 시에는 풍진으로 전신의 피부가 가려운 증상에 효능이 있다.

용량

3~9g.

외용 시에는 적량을 사용한다.

정향(정향나무)

늘푸른큰키나무 정향나무의 꽃봉오리, 꽃을 증기로 쪄서 얻어지는 휘발유와 열매이다.

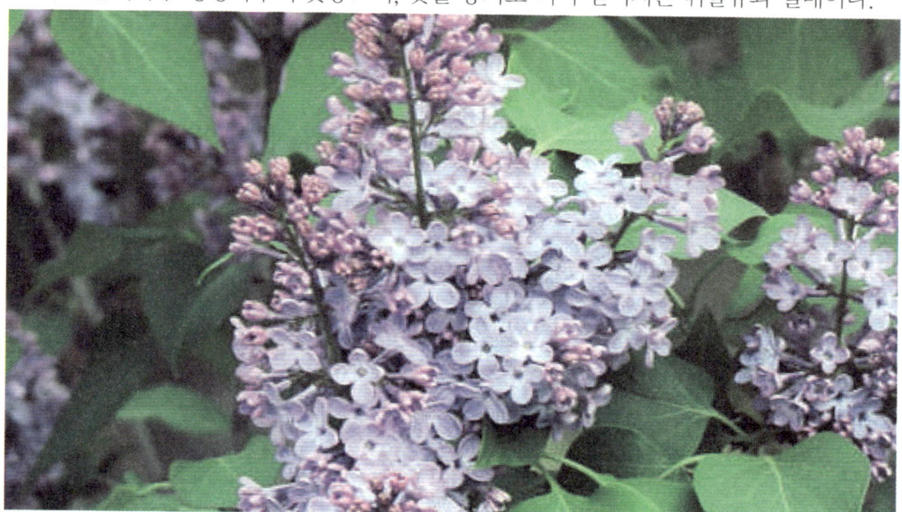

형태

높이가 10m정도 자란다. 잎은 마주나고 잎 조각의 길이가 5~10㎝, 너비가 3~5㎝이다. 꽃은 향기가 있고 꽃차례는 취산꽃차례로 줄기와 가지 끝에 달린다.

분포: 각지에 분포한다.

채취 및 제법

꽃봉오리가 자홍색일 때 채취해 꽃자루를 흔들어 잡질을 제거하고 햇볕에 말린다.

성분

eugenol, acetyl eugenol, 베타 caryophyllene.

기미

맛이 맵고 성질이 따뜻하다.

효능

구토, 복부에 냉감이 있는 통증. 외용은 버짐에 효능이 있다.

용량

1~3g.

외용 시에는 적량을 사용한다.

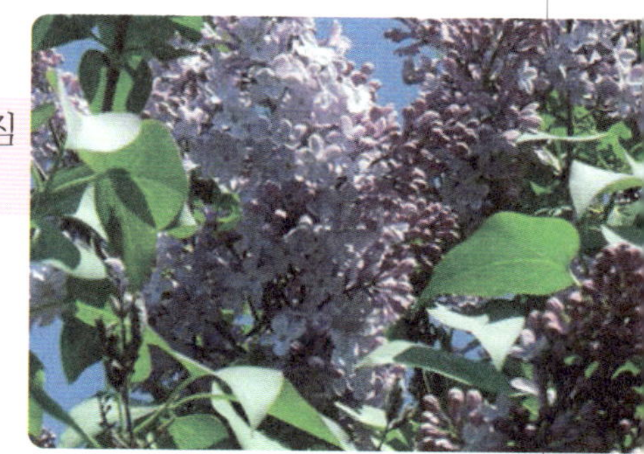

제채(냉이)

십자화과의 한두해살이풀 냉이의 전초이다.

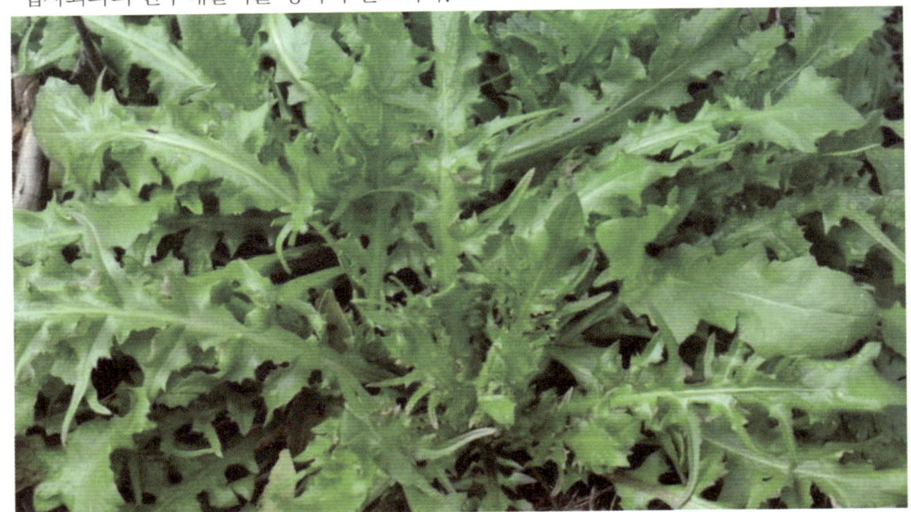

형태

높이가 30~40㎝정도이도 줄기가 곧게 서면서 가지를 뻗는다. 뿌리 잎은 모여서 나고 깃 모양으로 깊게 갈라지며, 드물게 밋밋한 것도 있다. 잎 끝 부분의 갈라진 조각은 삼각형이다.

분포: 전역에 골고루 분포되어 있다.

채취 및 제법

3~5月에 채취해 손질한 다음 깨끗이 씻어 햇볕에 말린다.

성분: 다양한 유기산, amino acid, 무기염, flavone 등.

기미

맛이 달고 성질이 평하다.

효능

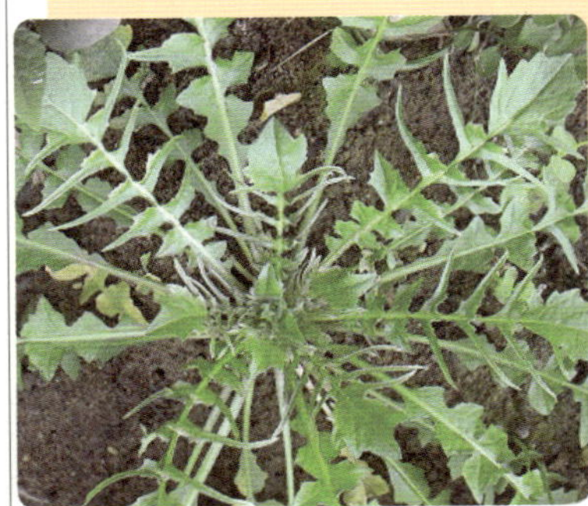

배가 아프고 속이 켕기면서 뒤가 무직하며 곱이나 피고름이 섞인 대변을 자주 누는 병, 몸 안에 수습이 고여 얼굴과 눈, 팔다리, 가슴과 배, 심지어 온몸이 붓는 질환에 효능이 있다.

용량

9~15g.

조협(조각자나무)

콩과의 갈잎큰키나무 조각자나무에 기형으로 생긴 열매이다.

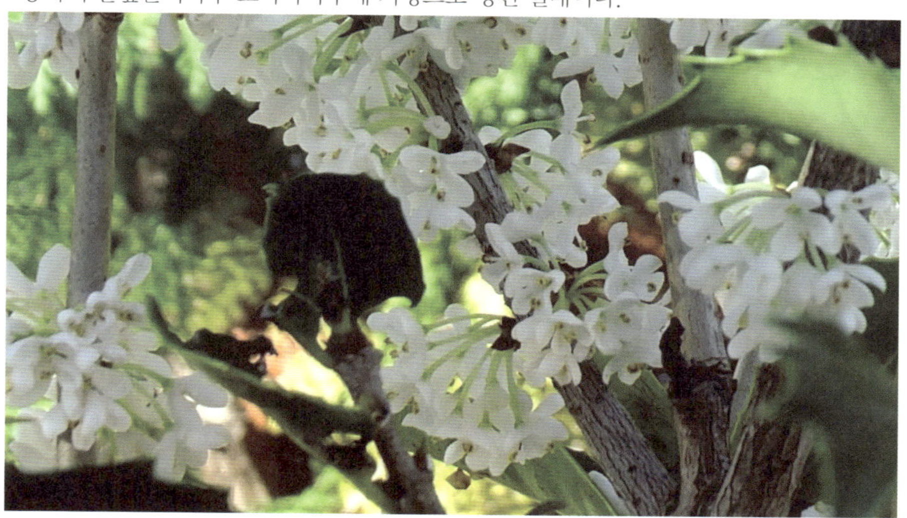

형태

높이가 20~30m까지 자라는데, 나무껍질이 흑회색이고 줄기나 가지에는 가지처럼 생긴 가시가 있다.

분포: 온난하고 양지바른 산야나 개울가에서 자생한다.

성분

여러 종류의 saponind를 함유하는데, 나무껍질과 잎에는 saponin과 flavonoid glycoside 등이 들어 있다.

기미

맛이 맵고 성질이 따뜻하며, 약간 독이 있다.

효능: 갑자기 정신을 잃고 넘어지면서 팔다리가 싸늘해지는 것, 중풍으로 입아귀가 경직되어 입이 열리지 않는 것, 기침으로 담이 몰려서 특정 부분의 순환, 소통을 방해하는 병에 효능이 있다. 외용은 살갗에 생기는 외옹이 곪아 터진 뒤 오래도록 낫지 않아 부스럼이 되는 병에 효능이 있다.

용량

1~1.5g,

외용 시에는 적량을 사용한다.

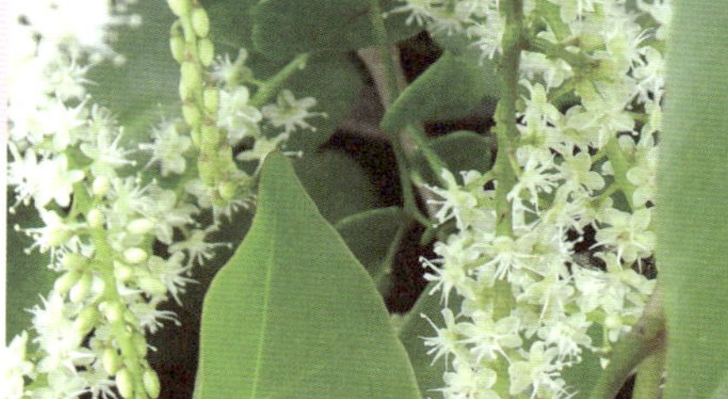

종려

종려과의 종려나무의 잎자루와 잎자루 끝에 있는 질긴 털이다.

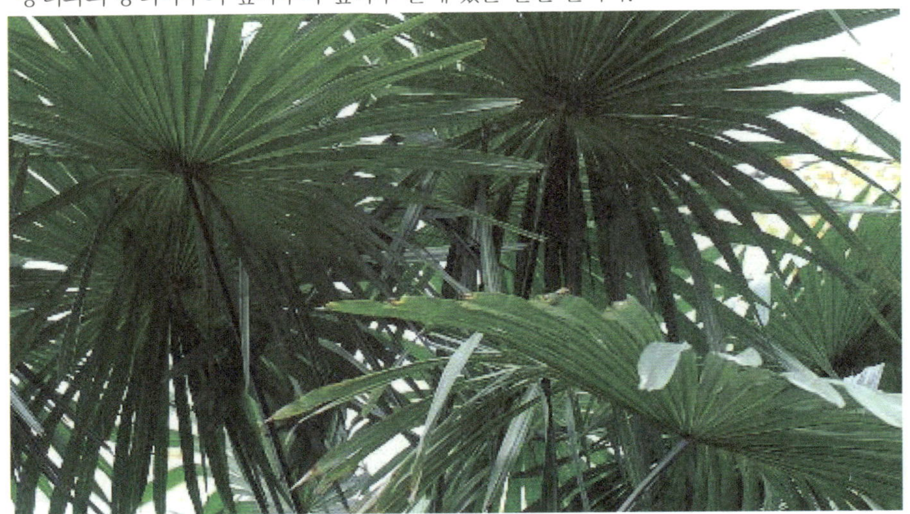

형태

높이가 15m정도 자란다. 잎은 윗부분에서 무더기로 붙어서 나고 바깥을 향해 펼쳐지며, 손바닥모양으로 찢어진다.

분포

양지바른 산비탈이나 숲 속에서 자생하며, 마을주변이나 정원에 심기도 한다.

채취 및 제법

잎자루와 잎자루 밑 부분의 섬유를 채취해 껍질을 제거하고 햇볕에 말린다.

기미

맛이 쓰고 떫으며, 성질이 평하다.

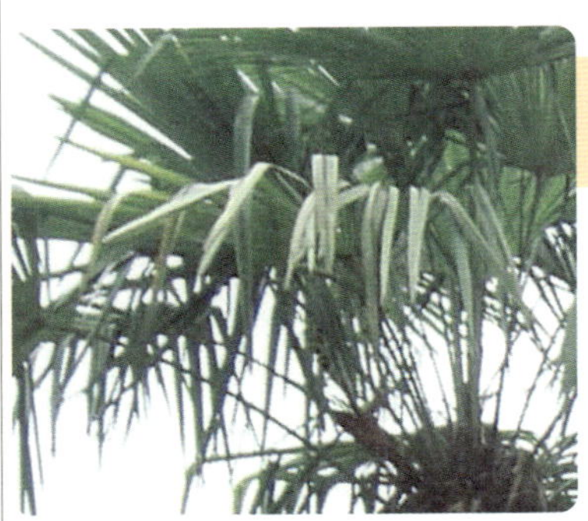

효능

구토, 대변과 함께 피가 항문으로 나오는 병에 효능이 있다.

용량

6~12g.

죽순

벼과의 늘푸른큰키나무 분죽(솜대)의 땅속줄기에서 돋아나는 어린 싹이다.

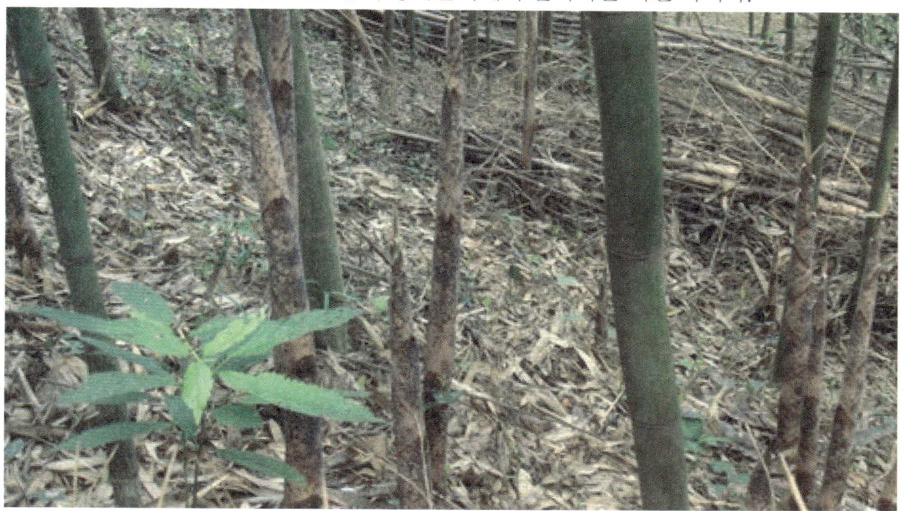

형태

높이가 10m미터 이상으로 자란다. 줄기의 마디 고리는 2개이고 버들잎 모양의 잎이 1~5개씩 달린다.

채취 및 제법

4~5월에 채취해 껍질을 벗기고 햇볕에서 말린다.

성분

섬유질, 탄수화물, 단백질, 무기질 등이다.

기미

맛이 달고 성질이 차며, 독이 없다.

효능

머리가 아프고 열이 나는 기세가 무척 드센 것, 두통(신경성), 이유 없이 제풀에 놀라 가슴이 두근거려 불안한 병에 효능이 있다.

용량

3~9g.

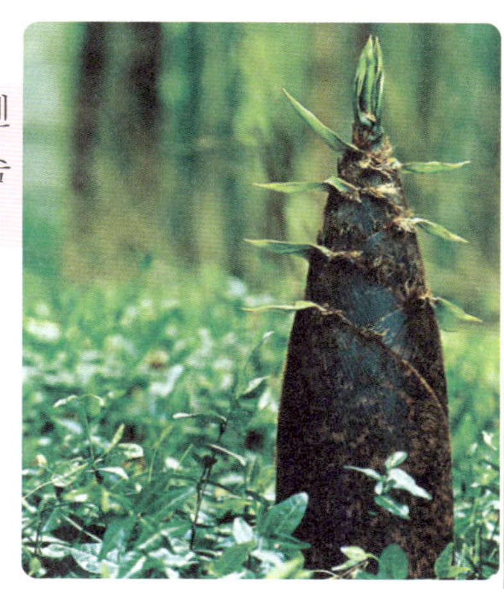

당뇨병, 고혈압에 좋은
지골피(구기자)

가지과의 갈잎떨기나무 구기자나무의 부리껍질이다.

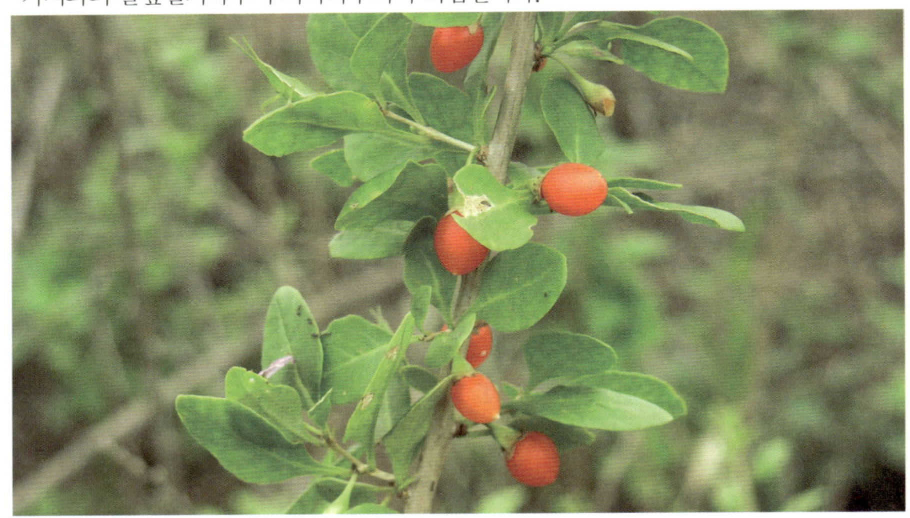

형태
높이가 1m까지 자라고 전체에는 털은 없다. 가지에는 가시가 있고 가지 끝은 뾰족한 가시모양을 이룬다.

분포
황무지에서 자생하거나 채소로 많이 재배된다.

채취 및 제법
봄과 가을철에 채취해 깨끗이 씻어 햇볕에 말린다.

성분
뿌리껍질 Betaine, Saponin. 잎 Insosine, Sugiol, 5알파-stigmastane-3, 6-dione, Asparagic acid 등 20여 종의 Amino acid.

기미
맛이 달고 성질이 차갑다.

효능
폐결핵저열, 폐에 생긴 여러 가지 열증으로 기침이 나는 것, 당뇨병, 고혈압에 효능이 있다.

용량
6~12g.

지구자(헛개나무)

갈매나무과의 갈잎떨기나무 헛개나무의 종자이다.

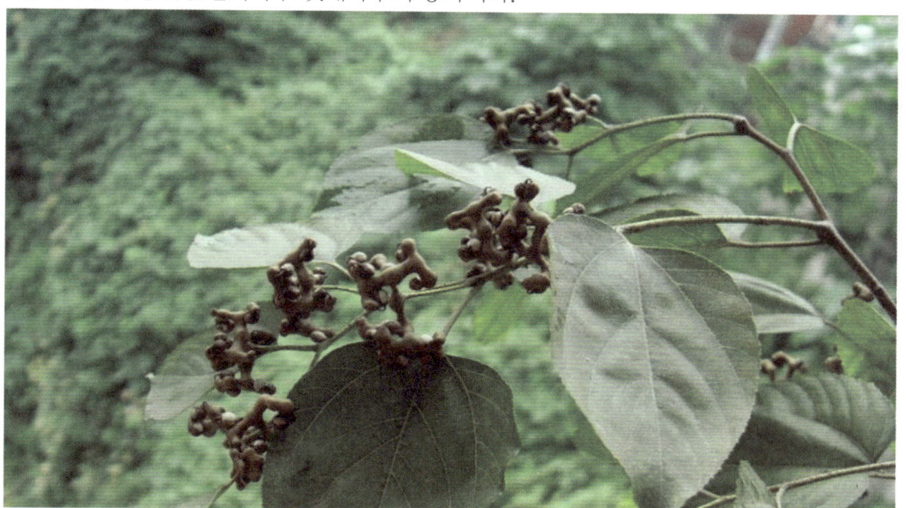

형태

키가 10m정도 자란다. 잎은 마주나고 난형으로 길이가 8~15㎝이고 너비가 6~10㎝이며, 끝은 뾰족하다.

분포: 전역에 골고루 분포되어 있다.

채취 및 제법

10~11월 열매가 성숙했을 때 채취해 겉껍질을 벗기고 종자를 햇볕에 말려서 사용한다.

성분

단백질, 지방, 섬유, 탄수화합물, 유안소, 포도당, 칼슘 등이다.

기미

맛이 달고 성질이 평하다.

효능

음주중독, 가슴에 열감이 있으면서 입 안이 마르고 갈증이 나는 병, 구토, 대소변불하에 효능이 있다.

용량

6~15g을 전탕해 복용하거나 불에 복아서 복용한다.

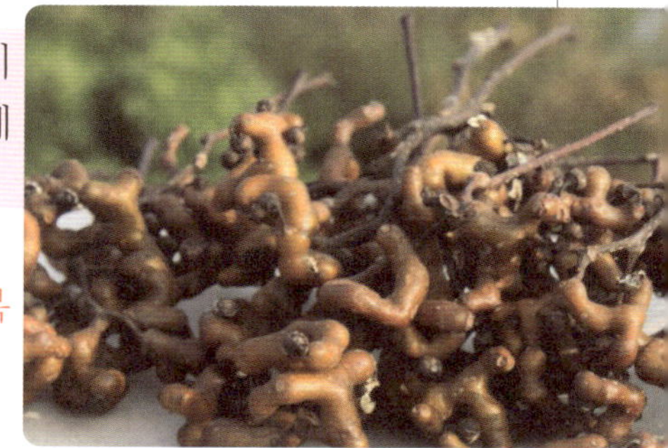

지금초(땅빈대)

대극과의 한해살이풀 땅빈대의 전초이다.

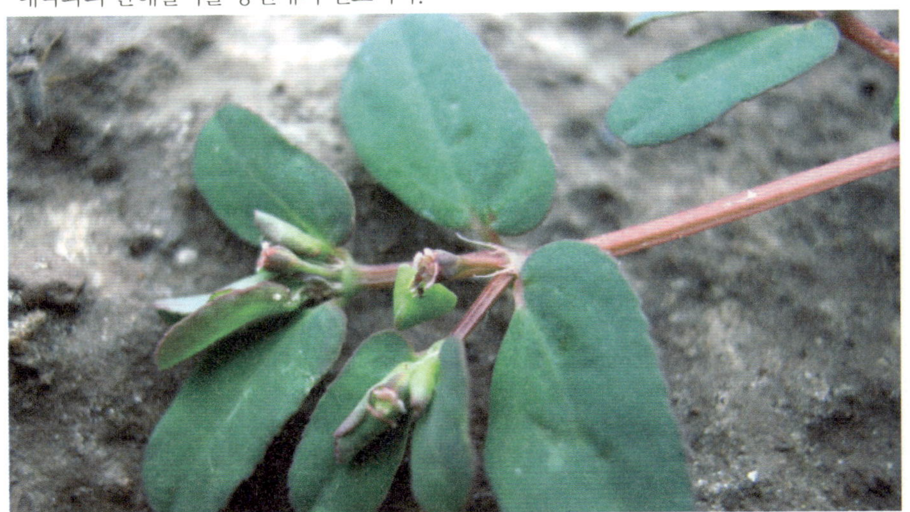

형태

백색의 유즙이 있다. 줄기와 가지는 섬세하고 옅은 홍자색을 띠며, 가는 털이 나있다.

분포

밭두렁, 황무지, 길가 등에서 자생한다.

채취 및 제법

가을철에 전초를 채취해 손질한 다음 깨끗이 씻어 햇볕에 말린다.

성분: flavonoid 화합물과 gallic acid.

기미

맛이 쓰고 매우며, 성질이 평하다.

효능

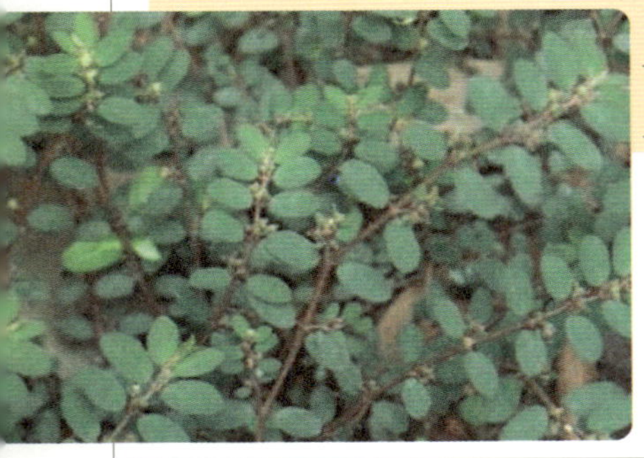

장염, 온 몸과 눈, 소변이 누렇게 되는 병, 피를 토하는 병, 대변과 함께 피가 항문으로 나오는 병에 효능이 있다.

용량

9~15g.

외용 시에는 신선한 것을 적량으로 갈아서 환부에 붙인다.

지모

백합과의 여러해살이풀 지모의 뿌리줄기이다.

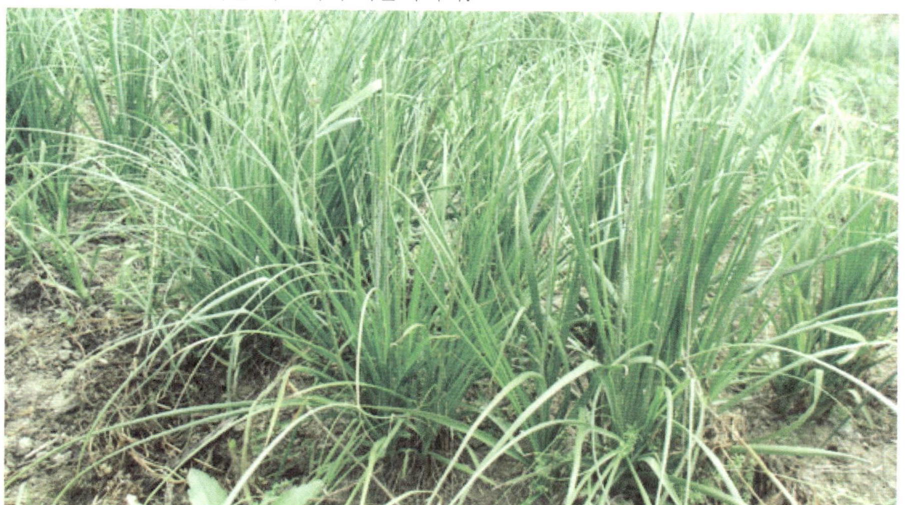

형태

옆으로 뻗는 뿌리줄기에서 좁고 긴 모양의 잎이 뭉쳐난다. 6~7월에 옅은 자줏빛 꽃이 2~3개씩 수상 꽃차례로 모여서 달린다.

분포: 전역에 골고루 분포되어 있다.

채취 및 제법

가을에 채취해 수염뿌리를 제거한 다음 햇볕에 말린다.

성분

6종의 timosaponin.

기미

맛이 쓰고 성질이 차답다.

효능

가슴이 답답하고 열이 나서 물이나 음식을 많이 섭취해서 몸이 마르고 소변을 많이 보는 증상, 폐에 열사가 침범하여 기침이 나는 증상에 효능이 있다.

용량

6~15g.

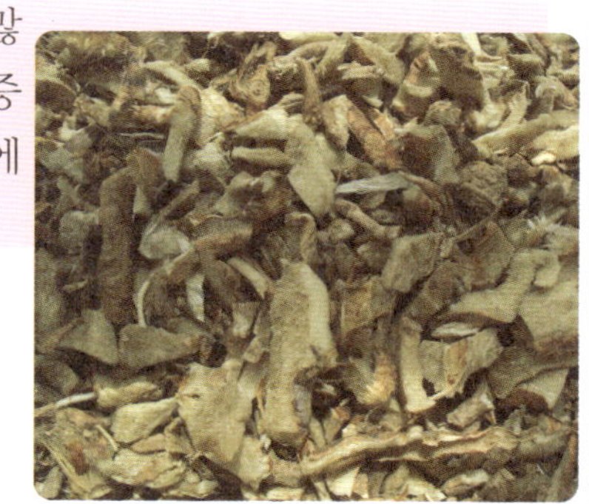

지부자(댑싸리)

명아주과의 한해살이풀 댑싸리의 종자이다.

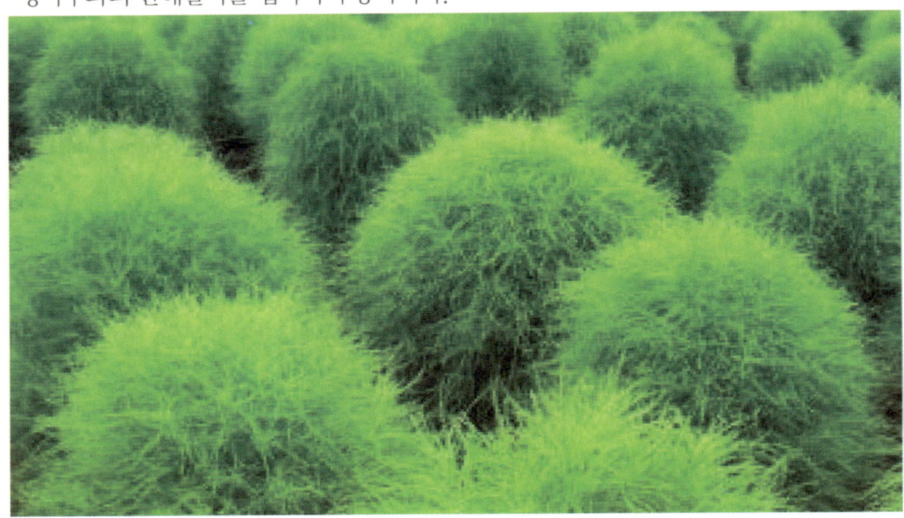

형태

줄기의 키가 곧게 서서 1m까지 자란다. 가지가 많고 녹색 또는 옅은 홍색이며 부드러운 털이 있다.

분포: 전역에 골고루 분포되어 있다.

채취 및 제법

가을에 식물체를 베어서 햇볕에 말린 다음 털어서 종자를 얻는다.

성분: triterpenoid saponin.

기미

맛이 달고 쓰며, 성질이 차갑다.

효능

열을 내려주고 습사를 제거하는 효능, 열기를 식히고 소변을 잘 나가게 하여 이를 통해 열기를 빼내는 효능. 풍한, 풍열 등의 사기로 피부에 생기는 가려운 증상에 효능이 있다.

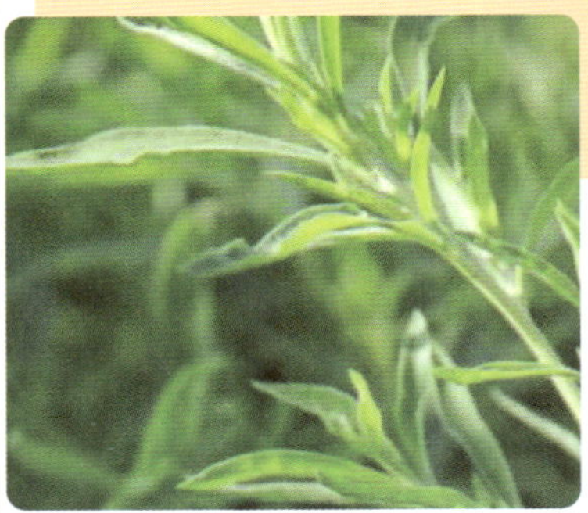

용량

9~15g.

외용으로 사용할 때는 적량을 지켜야 한다.

지유(긴오이풀)

장미과의 여러해살이풀 긴오이풀의 뿌리이다.

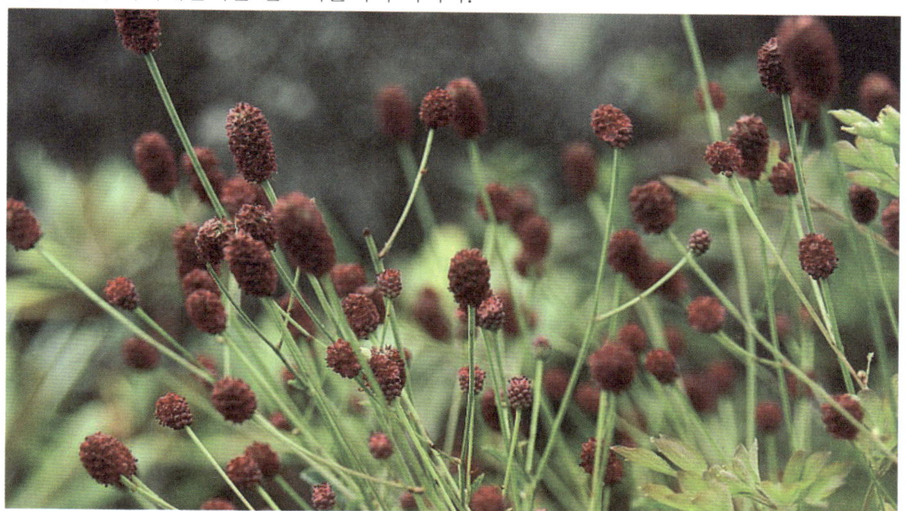

형태

줄기의 높이가 1m정도이고 잎이 어긋나면서 깃꼴 겹잎이다. 꽃이 작고 빽빽이 모여 짧은 원기둥모양의 수상 꽃차례를 이루며, 여러 개가 줄기 끝에 드문드문 달린다.

분포: 전역에 골고루 분포되어 있다.

채취 및 제법

봄과 가을에 캐낸 다음 잔뿌리를 제거해 햇볕에 말린다.

성분

ziyu~glycoside I과 ziyo~glycoside II.

기미

맛이 쓰고 시며, 약간 차다.

효능

대변과 함께 피가 항문으로 나오는 병, 피가 섞인 대변을 누거나 순 피만 누는 이질, 살갗에 생기는 외옹이 곪아 터진 뒤 오래도록 낫지 않아 부스럼이 되는 병에 효능이 있다.

용량

9~15g.

지의초

균류와 조류가 한곳에 어울려 복합체 바위 표면에 붙어 기생하는 이끼인 바위 옷이다.

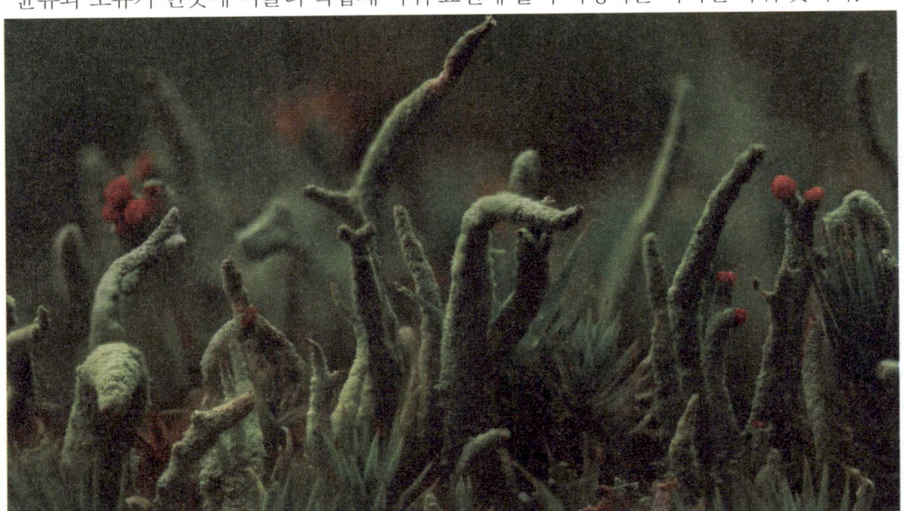

형태

외부형태로 구분하면, 딱지모양 등으로 나눠진다. 엽상은 전체가 편평하고 양면의 구별이 뚜렷한 것이다. 수상은 식물체가 직립해 나뭇가지 모양으로 갈라지는 것이다. 딱지모양(고착지의)은 바위 위나 나무껍질 등에 붙어서 자라는 것이다. 엽상의 대부분은 뒷면에 헛뿌리가 달려 있어 바위에 착생하기가 쉽다.

분포

지구상에 약 20,000여종이 분포되어 있다.

채취 및 제법

6~7월 비가 온 다음에 채취해 잡질을 제거하고 햇볕에 말린다.

성분: usnic acid.

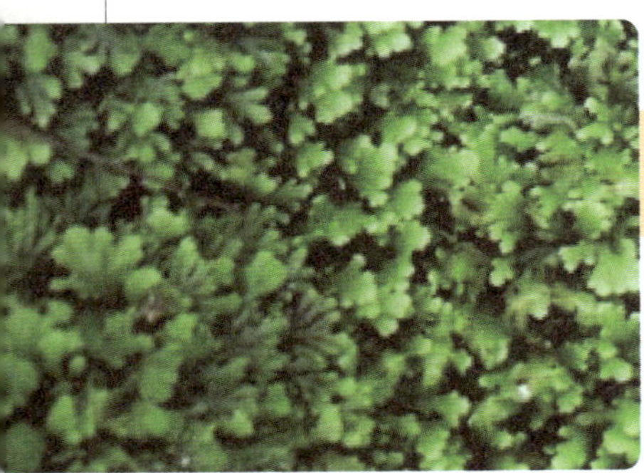

기미: 맛이 달고 성질이 차가우며, 독이 있다.

효능

지혈, 염증을 가라앉히고, 진통, 심통, 속창, 작목, 화창. 외상출혈에 효능이 있다.

용량

3~6g.

지정(제비꽃)

제비꽃과의 여러해살이풀 호제비꽃의 전초이다.

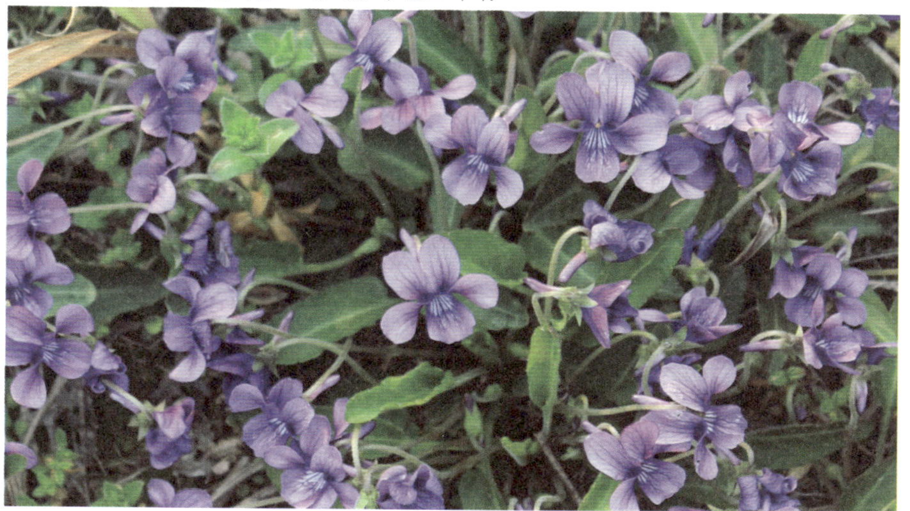

형태

높이가 7~15㎝ 정도이다. 전초에 흰색의 짧은 털이 밀생하고 땅속의 줄기는 짧다. 잎은 뿌리에서 나고 좁은 바소꼴 또는 계란모양의 바소꼴이다.

분포

산비탈, 초지 등에서 자생한다.

채취 및 제법

늦봄에서 초여름에 채취해 깨끗이 씻어 햇볕에 말리거나 생으로 사용한다.

성분

배당체류, flavonoid, 파라핀.

기미

맛이 쓰고 성질이 차갑다.

효능

열을 내려주고 습사를 제거하는 효능, 옹저나 상처가 부은 것을 삭아 없어지게 하고 해독하는 효능이 있다.

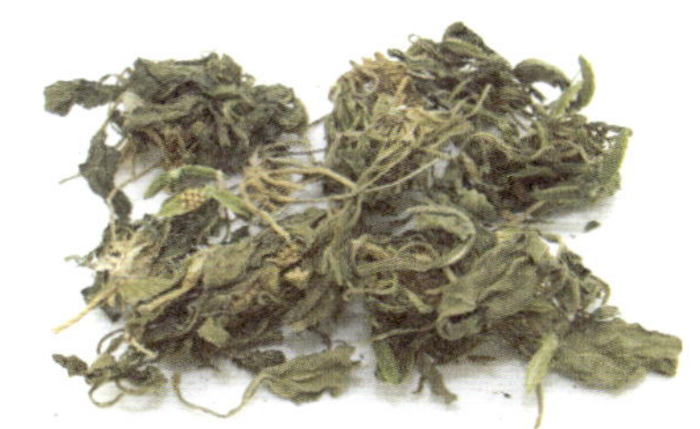

지(탱자나무)

운향과의 늘푸른떨기나무 탱자나무의 열내와 잎이다.

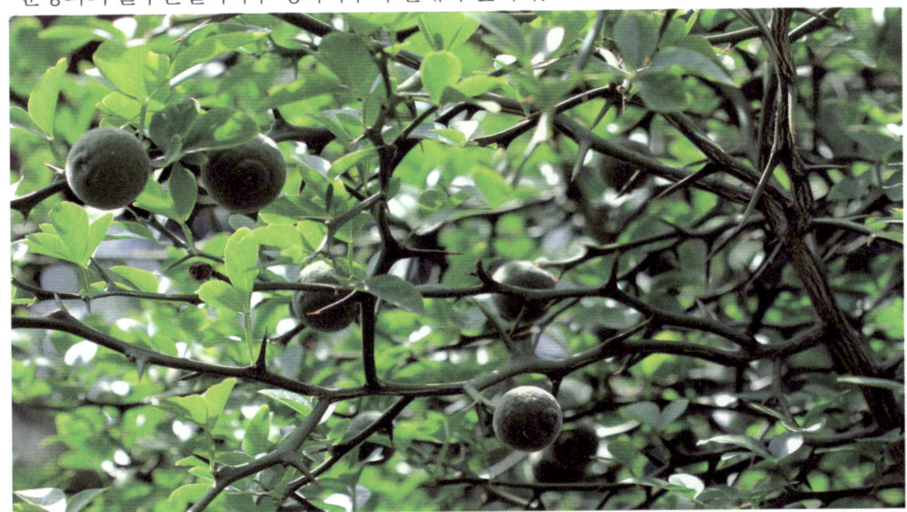

형태
줄기의 높이가 2~3m정도 자란다. 어린가지는 많은 가지를 내고 편평하다. 능각이 있고 딱딱한 가시가 많으며, 밑둥이 납작하다.

분포
길가나 밭 주변을 비롯해 정원수로 많이 심는다.

채취 및 제법
늦여름에 미성숙 열매를 채취해 반으로 잘라 응달에서 말리고 잎은 신선한 것을 그대로 사용한다.

성분: 열매와 잎은 flavonoid glycoside, poncirin.

기미
맛이 맵고 쓰며, 성질이 따뜻하다.

효능
열나는 위통, 소화불량, 흉복이 창만하며 통증, 구토에 효능이 있다.

용량
열매 10~15g. 잎 6~15g.

열을 꺼주면서 동시에 음액을 보태주는데

지황

현삼과의 여러해살이풀 지황, 회경지황의 뿌리이다.

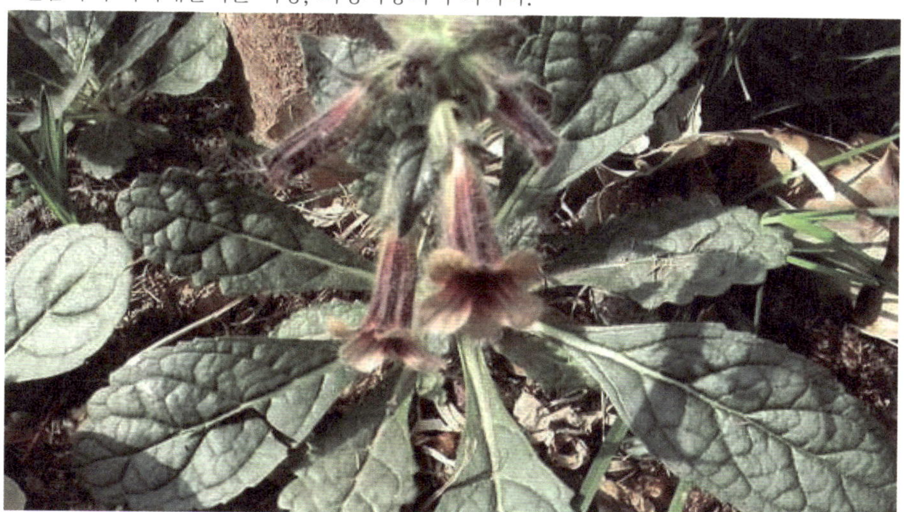

형태

줄기의 높이가 15~18cm이고 전체가 회백색의 긴 부드러운 털이 있다. 뿌리 잎은 모여서 달리고 바소꼴이며 양면에는 가시가 많다.

채취 및 제법: 가을에 채취한 뿌리가 신선한 생지인데, 불에 찐 후에 두드려 흙덩이 모양으로 만든 것을 생지라고 한다. 뿌리를 술에 넣고 여러 번 쪄서 말린다.

성분: catalpol, mannit, mannitol, stachyose, glucose 등이다.

기미

생지황은 맛이 달고 쓰며, 성질이 차갑다. 건지황은 단 맛이 쓴맛보다 강하며, 성질이 차갑다. 숙지황은 맛이달고 성질이 약간 따뜻하다.

효능

생지황은 열증을 해소하고 혈분의 열을 없애주고, 소모된 진액을 자양시키는 방법. 건지황은 속의 열을 꺼주면서 동시에 음액을 보태주는데 효능이 있다.

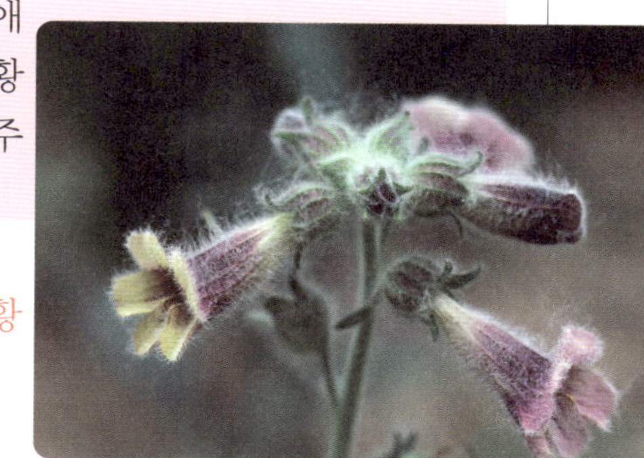

용량

생지황은 12~30g. 건지황은 9~15g. 숙지황은 9~15g.

진교(큰잎용담)

용담과의 여러해살이풀 큰잎용담의 뿌리이다.

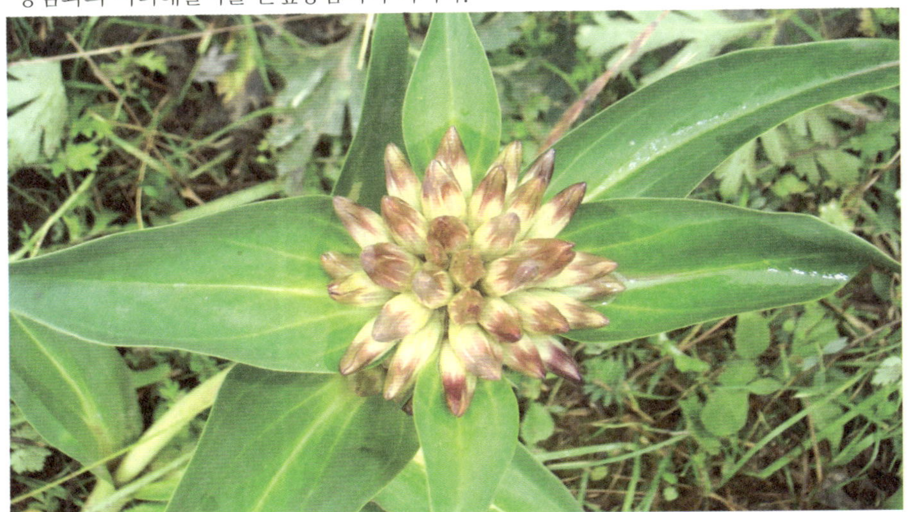

형태

원뿌리가 굵고 길면서 굽어져 있다. 줄기는 직립 또는 한쪽으로 기울어져 자란다. 잎은 바소꼴 또는 타원형 바소꼴이고 줄기에서 3~4쌍의 잎이 마주난다.

채취 및 제법

봄과 가을에 뿌리를 채취해 햇볕에서 말린다.

성

gentianine, gentianidine, gentianine C 등.

기미

맛이 쓰고 매우며, 성질이 평하다.

효능

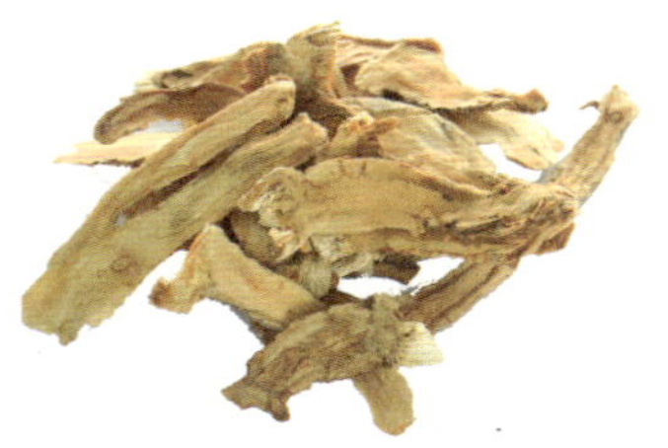

풍습으로 인한 관절 부위의 통증, 결핵병 발열이 주기적으로 나타나는 병, 감질로 나는 열 증상. 발열로 몸이 여위고, 먹은 것이 살로 가지 않음, 온 몸과 눈, 소변이 누렇게 되는 병에 효능이 있다.

용량

5~10g.

진자(개암나무)

자작나무과의 갈잎떨기나무 개암나무의 열매이다.

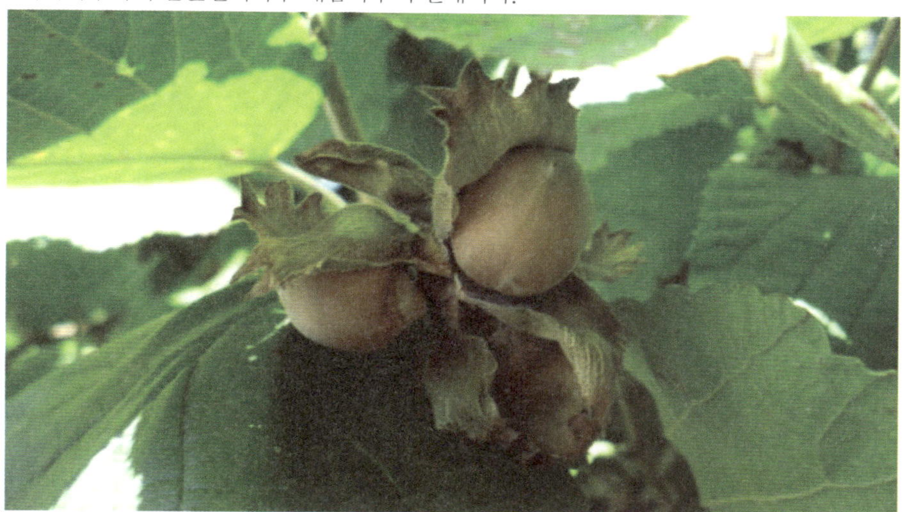

형태

높이가 1~7m까지 자라고 둥근 계란모양 또는 넓은 거꿀 계란모양으로 길이가 4~13cm이다. 잎 끝은 갑자기 뾰쪽해지는 피침형이고 엽저는 심장모양이다. 잎 가장자리에는 불규칙한 작은 톱니가 있다.

분포

산지에 햇살이 잘 비치지 않고 비탈진 숲에서 자란다.

채취 및 제법

열매가 익은 후에 채취해 햇볕에 말리는데, 이때 총포와 과곡을 제거한다.

성분

oil 48%, protein, 탄수화물.

기미

맛이 달고 성질이 평하다.

효능

중초를 조화롭게 하는 효능, 위의 소화기능을 돕고 눈을 밝게 하는 효능이 있다.

용량

50~100g.

진피(물푸레나무)

물푸레나무과의 갈잎큰키나무 물푸레나무의 나무껍질이다.

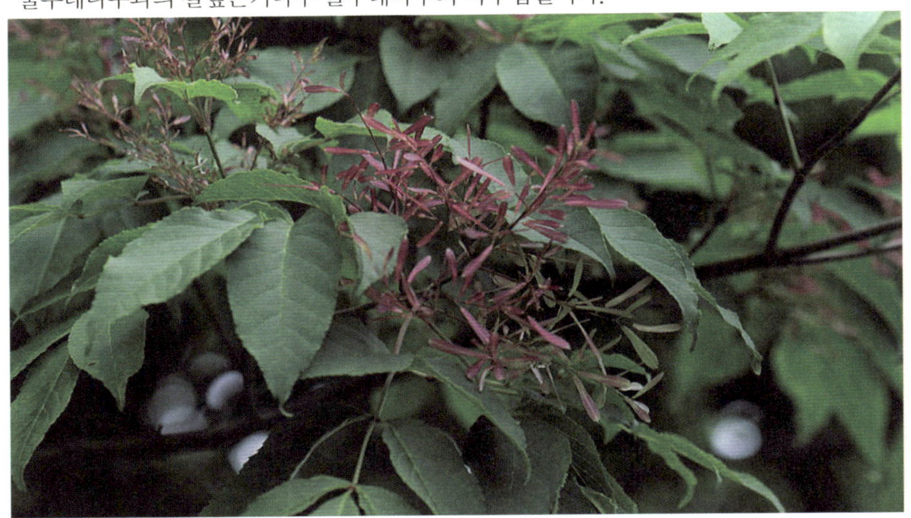

형태

키가 10m가지 자라고 나무껍질이 회갈색을 띤다. 어린가지는 회색빛을 띤 갈색이다. 잎은 마주나고 날개깃처럼 갈라진 목엽이다, 작은 잎은 보통 5개이고 넓은 계란모양 또는 거꿀 계란모양이다.

분포: 활엽수림에서 자라거나 산지에서 자생한다.

채취 및 제법: 봄과 가을에 나무껍질 또는 가지껍질을 벗겨 햇볕에 말린다.

성분: aesculin, aesculetin.

기미

맛이 쓰고 성질이 차갑다.

효능: 장염, 배가 아프고 속이 켕기면서 뒤가 무직하며 곱이나 피고름이 섞인 대변을 자주 누는 병, 만성기관지염, 눈의 흰자위에 붉게 핏발이 서고 부으며 뜨거운 눈물이 나오고 아픈 것에 효능이 있다. 외용은 피부가 몹시 가렵고 두꺼워지는 피부병에 효능이 있다.

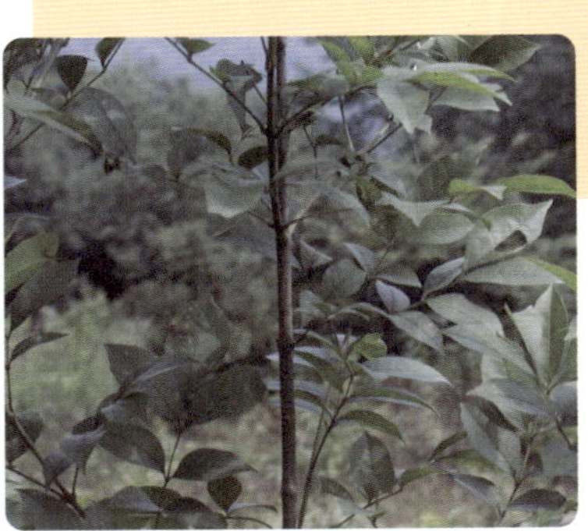

용량

5~9g.

외용 시에는 적량을 사용한다.

차전자(질경이)

질경이과의 여러해살이풀 질경이의 종자이다.

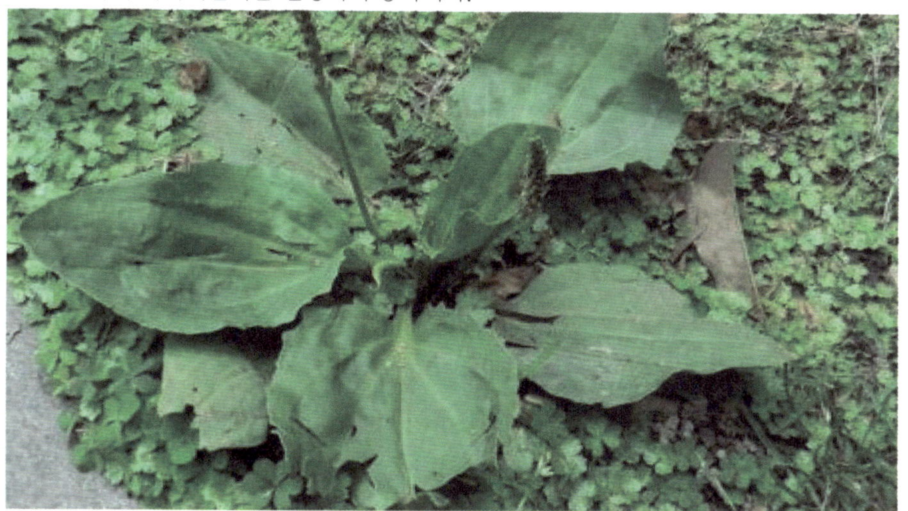

형태

키가 10~30㎝인데, 원줄기가 없고 뿌리에서 잎이 나와 비스듬히 퍼져 자란다. 뿌리줄기는 짧고 수염뿌리가 많다.

분포: 각지에 분포한다.

채취 및 제법

늦여름에 꽃이 피기 전, 전초를 채취해 털어서 종자를 얻는다. 종자를 햇볕에 말려 사용한다.

성분

전초는 plantagin., aucubin. 종자는 다종의 단당류.

기미

맛이 달고 성질이 차갑다.

효능

열기를 식히고 소변을 잘 나오게 하는 효능, 가래를 없애고 기침을 그치고 눈을 맑게 하는 효능이 있다.

용량

3~9g.

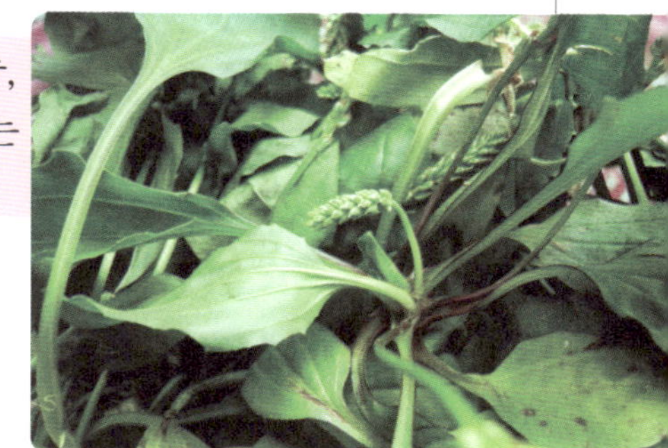

창이자(도꼬마리)

국화과의 한해살이풀 도꼬마리의 열매이다.

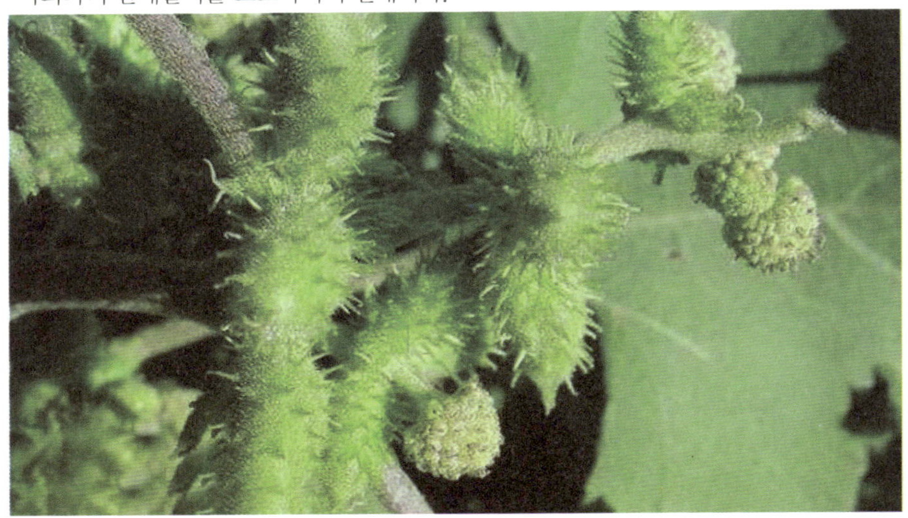

형태

줄기의 높이가 150cm이고 전체에 백색이 짧은 털이 있다. 줄기는 곧추서면서 자라며, 굵고 단단하다.

분포: 각지에 분포되어 있다.

채취 및 제법:

가을에 익은 열매를 채취해 손질해 깨끗이 씻어 햇볕에 말리거나, 여름과 가을에 지상부를 채취해 햇볕에 말린다.

성분: 열매는 xanthostrumarin, xanthonol, xanthumin. 지방유, protain, alkaloid, vitamin C.

기미

맛이 쓰면서 맵고 달며, 성질이 따뜻하다. 독이 약간 있다.

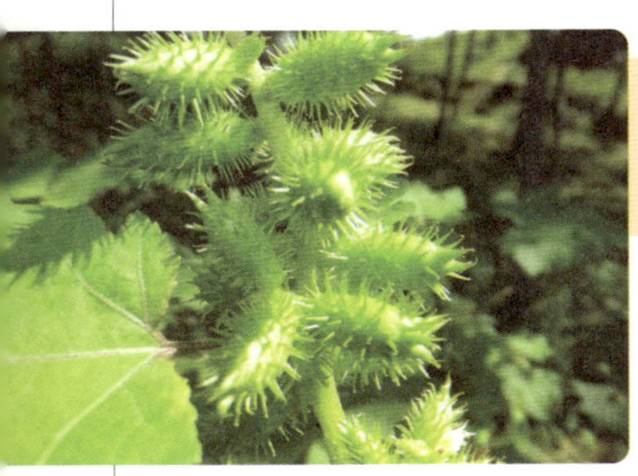

효능

땀을 내고 코가 막히고 목이 쉬고 냄새를 맡을 수 없는 증상, 풍사를 흩뜨리고 습사를 없애는 치료에 효능이 있다.

용량:

열매는 5~10g. 지상부는 6~12g.

창포

천남성과의 여러해살이풀 창포의 뿌리줄기이다.

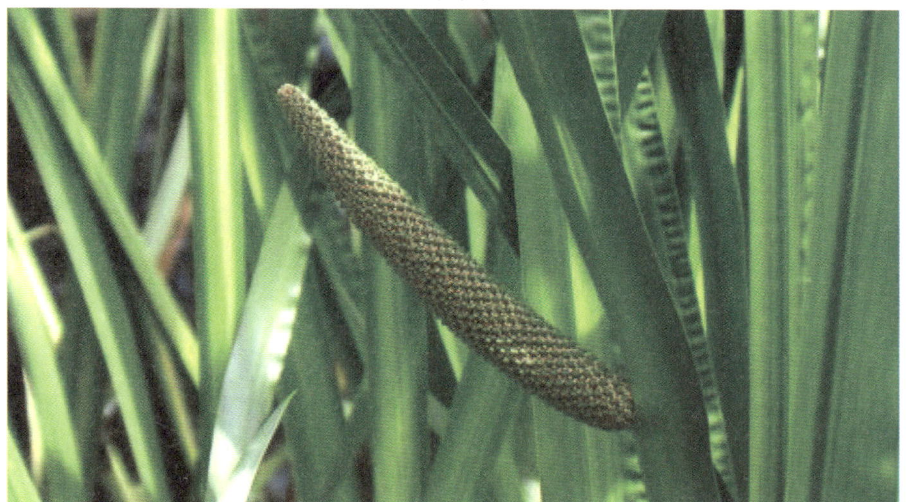

형태

높이가 50~70cm 정도이고 전초에 독특한 향기가 난다. 뿌리줄기는 굵고 단단하며, 옆으로 자란다.

분포: 물가의 늪지 및 얕은 물에서 자생한다.

채취 및 제법

여름과 가을에 채취해 수염뿌리를 제거하고 깨끗이 씻어 햇볕에 말린다.

성분

뿌리줄기 volatile oils, tannin, vitamin C, Acorin $C_{36}H_{60}O_6$, starch.

기미

맛이 맵고 쓰며, 성질이 따뜻하다.

효능

습담이 심규를 장애하여 의식이 장애된 증, 만성기관지염, 기침, 장염, 배가 아프고 속이 켕기면서 뒤가 무직하며 곱이나 피고름이 섞인 대변을 자주 누는 병에 효능이 있다.

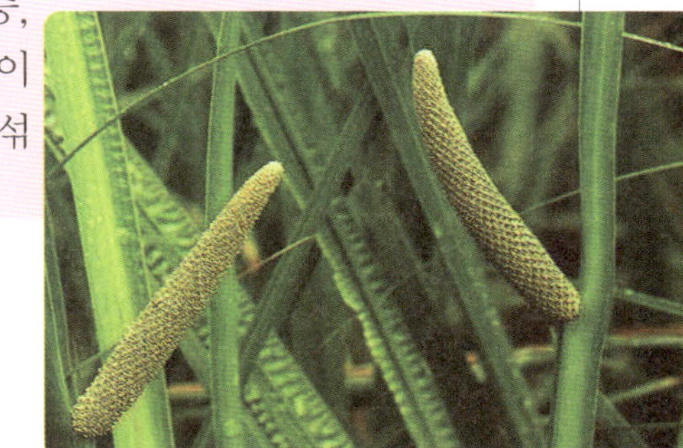

용량

5~10g.

천궁

산형과의 여러해살이풀 천궁의 뿌리줄기이다.

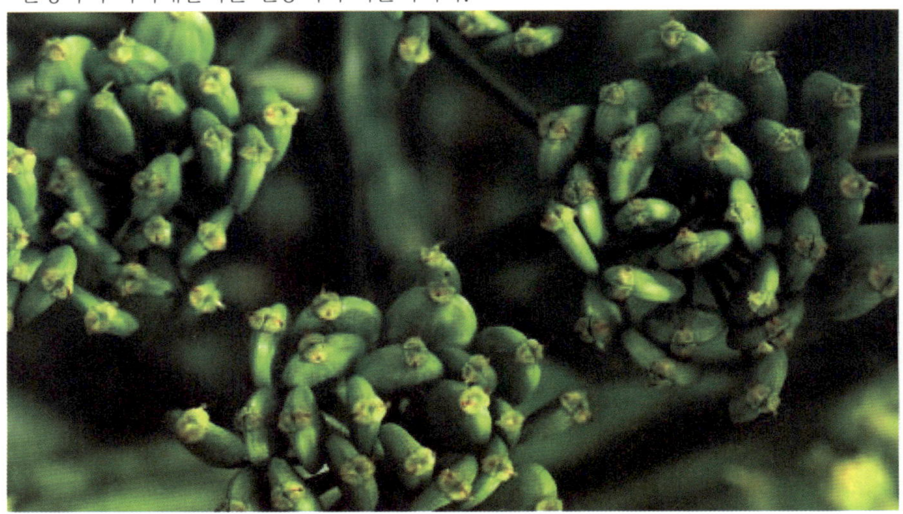

형태

줄기의 높이가 30~60cm로 곧추 자라면서 가지가 갈라진다. 잎은 어긋나고 깃 모양의 2회 우상복엽이다.

채취및 제법

여름가을에 채취해 줄기와 잎과 수염뿌리를 제거하고 깨끗이 씻어 햇볕에 말린다. 아니면 불로 볶기도 한다.

성분

volatile oils, alkaloid, ferulic acid.

기미

맛이 매우며, 성질이 따뜻하다.

효능

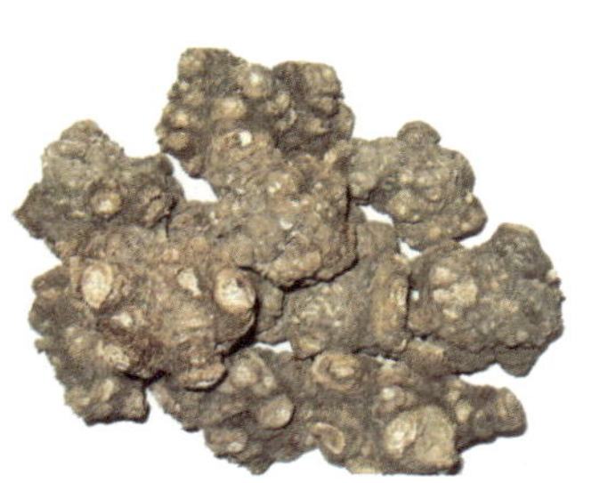

월경의 주기, 양, 색, 질의 이상, 월경이 있어야 할 시기에 월경이 없는 것, 복통, 흉협에 찌르는 듯한 통증이 있음, 다쳐서 오는 온갖 병으로 붓고 통증에 효능이 있다.

용량

3~9g.

천남성

천남성과의 여러해살이풀 천남성의 덩이줄기이다.

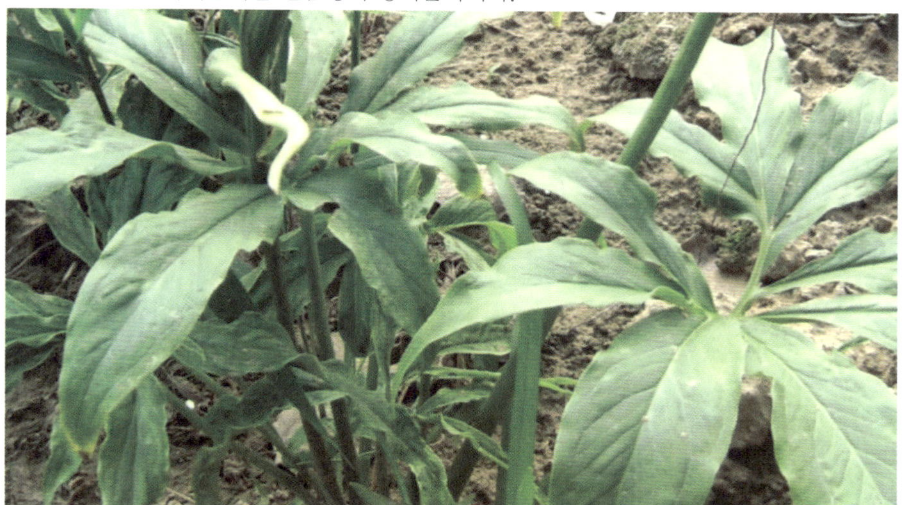

형태: 덩이줄기는 편구형이다. 잎은 방사상으로 분열하고 낱 조각은 7~20장이다. 잎자루는 잎 조각보다 긴 바소꼴이고 길이가 7~24㎝, 너비가 2~5㎝이다.

분포: 숲속이나 음습지에서 자생한다.

채취 및 제법: 가을철에 채취해 햇볕에 반쯤 건조시킨 다음 유황으로 훈증하여 백색이 되면 햇볕에 건조시킨다.

성분: β~sitosterol, glucose glycoside.

기미

맛이 쓰고 매우며 성질이 따뜻하다. 독이 있다.

효능

끈끈하고 잘 나오지 않는 담으로 인해 기침, 간질, 중풍으로 담이 뭉쳐 기가 막히는 병, 입과 눈이 한쪽으로 비뚤어지는 것에 효능이 있다.

용량

3~9g.

임산부는 신중히 사용한다. 보통 법제 후 내복하고 신선한 것은 외용으로 사용한다.

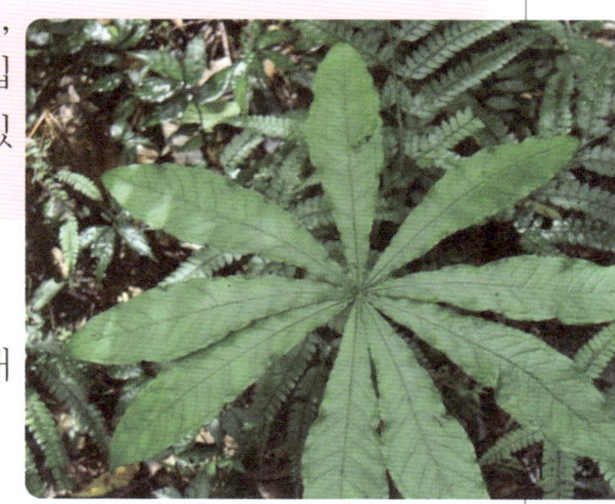

부은 것을 삭아 없어지게 하고 해독시키는

천두(누에콩)

콩과의 한해살이풀 누에콩의 성숙한 종자이다.

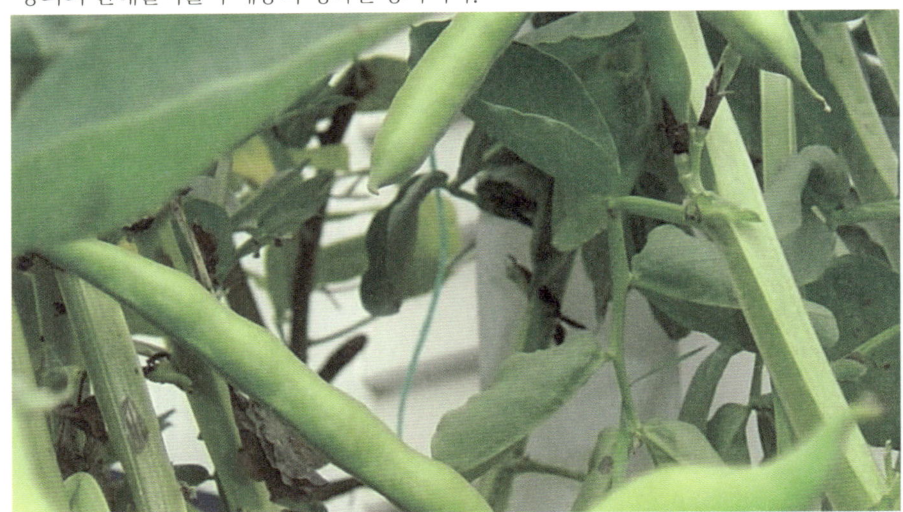

형태

높이가 1m정도 자란다. 5개의 작은 잎으로 된 깃꼴 겹잎이 어긋나게 달린다. 이른 봄에 흑색 반점이 있는 백색 또는 담자색의 꽃이 핀다.

분포: 계곡의 응달이나 습한 바위나 고목의 밑동에서 자란다.

채취 및 제법

5~6월경 성숙한 열매를 채취해 햇볕에 말려 종자를 얻는다.

성분: 단백질, 당질, 지질, 철분, 칼륨, 칼슘, 인, 비타민.

기미

맛이 달고 성질이 평하며 독이 없다.

효능

옹저나 상처가 부은 것을 삭아 없어지게 하고 해독시키는 효능이 있다.

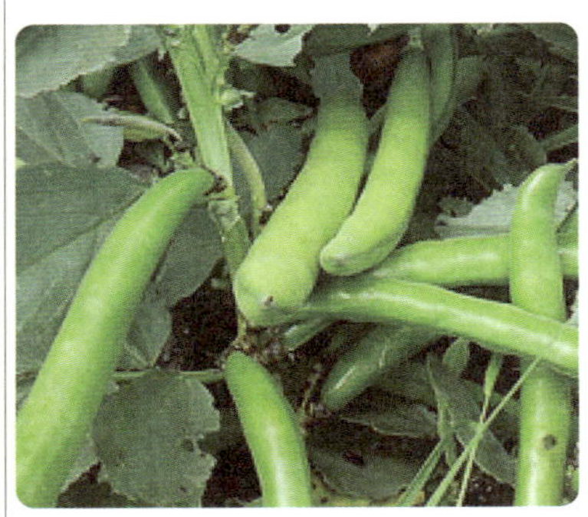

용량

전탕 10~20g.

외용 시에는 8~15g을 사용한다.

부주

암환자는 먹지 말아야 한다.

천리광

국화과의 덩굴성 여러해살이풀 천리광의 전초이다.

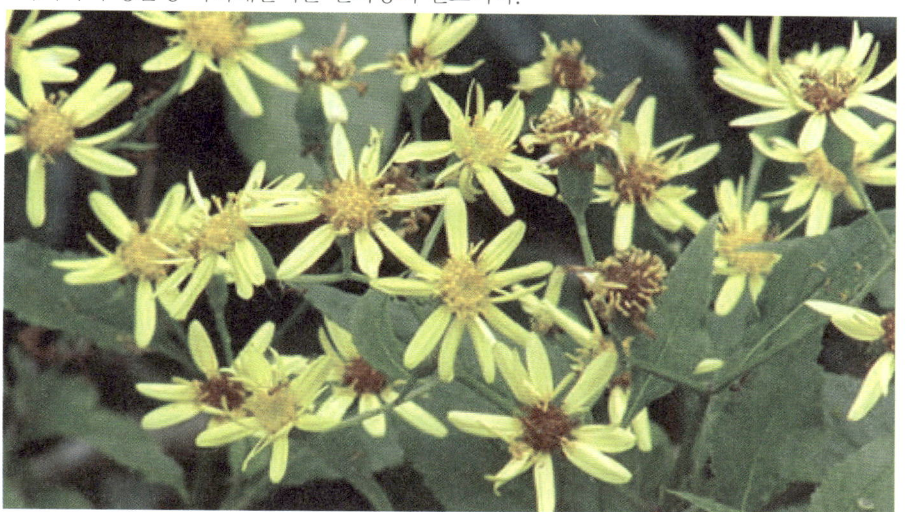

형태

어린 가지에는 털이 있다. 잎은 난형 또는 난상 바소꼴로 양면에 털이 고르게 나있다. 가장자리에 거친 톱니가 있거나 약간 피침이이다.

분포: 수풀 가장자리, 도랑가, 길가에서 자생한다.

채취 및 제법

여름과 가을에 채취해 깨끗이 씻어 햇볕에 말린다.

성분: hydroquinone, salicylic acid, flavoxanthin.

기미

맛이 쓰고 매우며, 성질이 서늘하다.

효능

배가 아프고 속이 켕기면서 뒤가 무직하며 곱이나 피고름이 섞인 대변을 자주 누는 병. 외용은 안결막염, 풍, 습, 열 3가지 사기가 피부를 침습하여 발생하는 피부염 또는 염증에 효능이 있다.

용량

15~30g.

외용 시에는 적량을 사용한다.

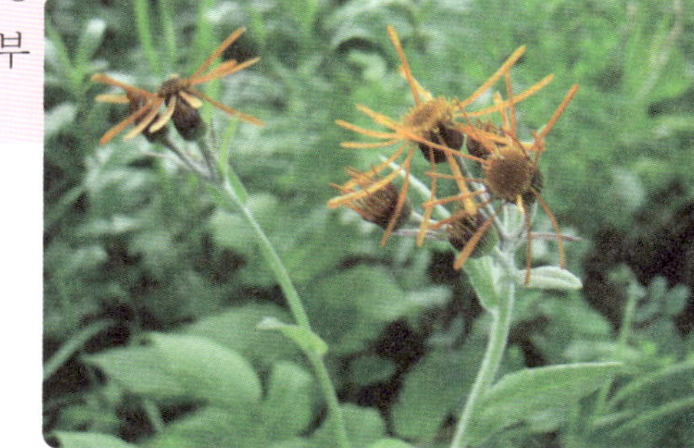

천마

난과의 여러해살이풀 천마의 뿌리이다.

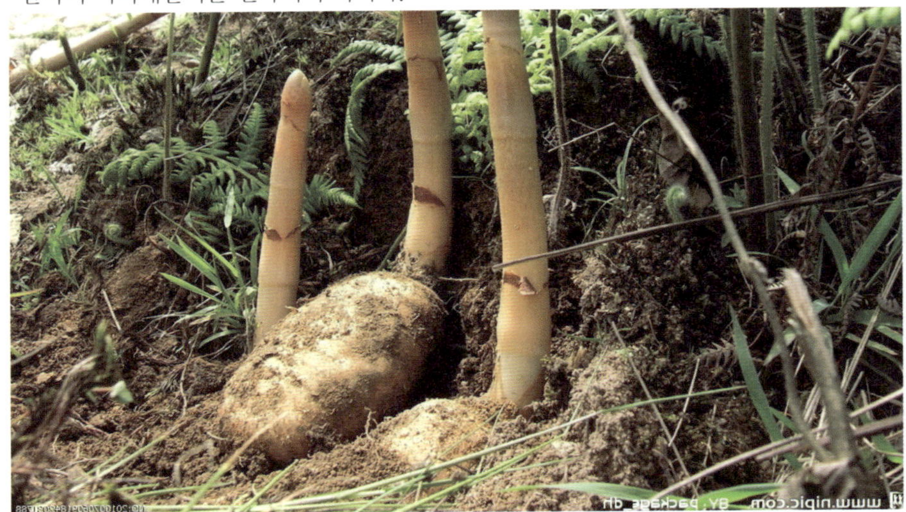

형태

줄기의 높이가 60~100cm이고 대황갈색을 띤다. 잎이 없고 감자처럼 생긴 덩이줄기가 붙어 있다.

채취 및 제법

겨울에 싹이 마른 후 또는 봄에 싹이 트기 전에 채취해 외피를 제거하고 푹 찐 다음 불에 말린다.

성분

vanillylacohol, gastrodin.

기미

맛이 달고 성질이 약간 따뜻하다.

효능

머리가 어지럽고 눈앞이 아찔한 것, 소아가 갑자기 의식을 잃고 경련이 나타나는 증상, 팔다리와 몸의 살갗의 감각 기능이 제대로 발휘되지 못하는 병에 효능이 있다.

용량

3~9g.

천명정(담배풀)

국화과의 두해살이풀 담배풀의 지상부이다.

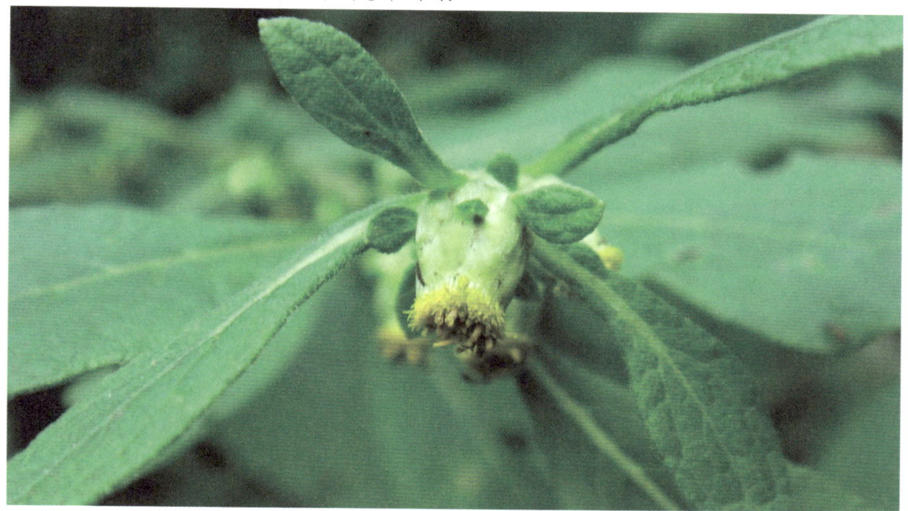

형태

줄기의 높이가 50~100cm 정도이다. 줄기에서 나는 잎은 둥근모양의 바소꼴로 길이가 9~24cm이고 잎 끝은 점점 뾰족해지며 옆저는 점차 좁아진다.

채취 및 제법

여름에 채취해 깨끗이 손질한 다음 햇볕에 말린다.

성분

carpesia lacton, carabrone.

기미

맛이 쓰고 매우며, 성질이 차갑다.

효능

열독 병증을 열을 내리고 독을 없애는 방법으로 치료하고, 옹저나 상처가 부은 것을 삭아 없어지게 하고 통증을 없애는 효능이 있다.

용량

6~10g.

외용으로 사용할 때는 적량을 지켜야 한다.

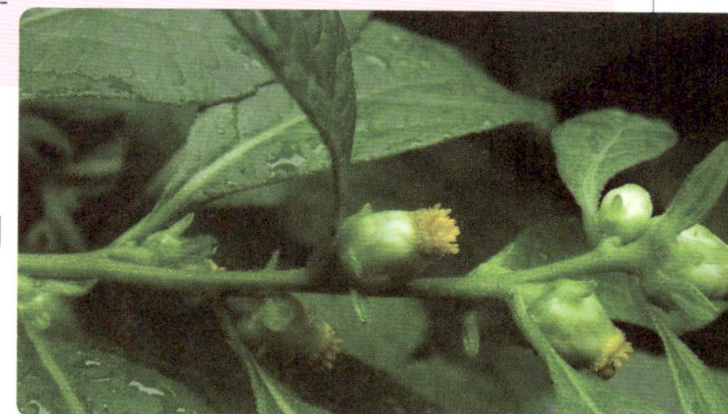

천문동

백합과의 여러해살이풀 천문동의 덩이뿌리이다.

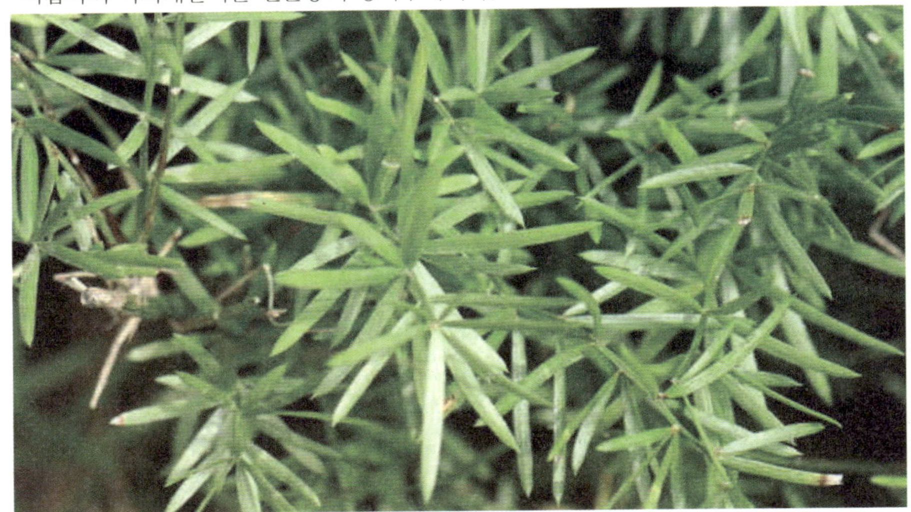

형태

덩이뿌리는 육질이고 족생하며, 장원형 또는 방추형으로 길이는 4~10㎝이고 회황색이다. 줄기는 가늘고 길어 2m에 달하며 세로로 파인 무늬가 있다.

분포

산야에서 자라거나 정원에서 재배하기도 한다.

채취 및 제법

겨울철에 덩이뿌리를 채취해 깨끗이 씻어 수염뿌리를 제거하고 여러 개로 나눈다. 솥에 넣어 삶거나 찐 후 찬물에 담가 외피를 제거하고 깨끗이 씻어 약한 불에 말린다.

성분: Asparagine, muulage.

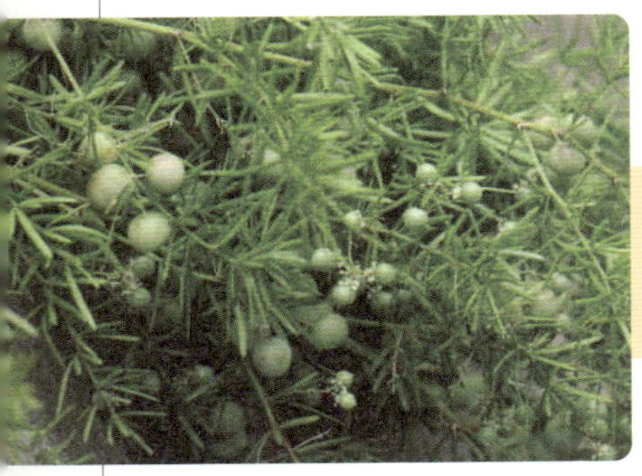

기미

맛이 달고 약간 쓰며 성질이 차갑다.

효능

음혈이 저절로 손상되거나 신수가 쇠갈하여 발생하는 발열, 기침과 함께 피를 토하는 증상, 기관지염, 폐결핵에 효능이 있다.

천초(꼭두서니)

꼭두서니과의 여러해살이풀 꼭두서니의 뿌리와 뿌리줄기이다.

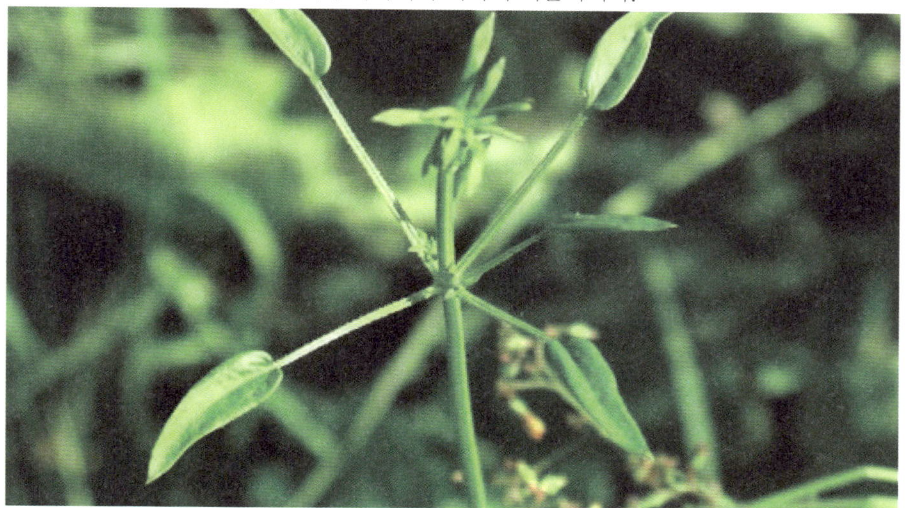

형태

줄기의 길이가 1~3m정도이고 사각형이며, 4개의 능각과 능각 위에는 거꾸로 달린 가시가 있다.

분포

숲가 및 관목 숲에서 자생한다.

채취 및 제법

봄과 가을에 채취하고 캐내어 줄기와 싹, 진흙을 제거하고 햇볕에 말려 사용한다.

성분: 뿌리는 purpurin, alizarin.

기미

맛이 쓰고 성질이 차갑다.

효능

기침과 함께 피를 토하는 증상, 소변에 피가 섞여 나오는 병, 대변과 함께 피가 항문으로 나오는 병, 풍습으로 인해 팔이 아픈 증상에 효능이 있다.

용량

6~10g.

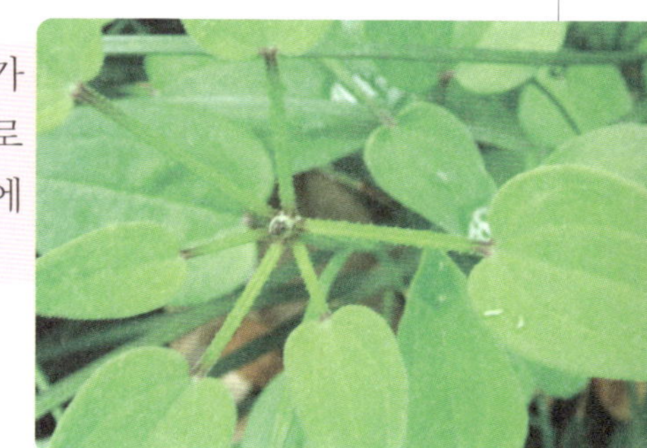

첨과(참외)

박과의 덩굴성 한해살이풀 참외의 열매꼭지이다.

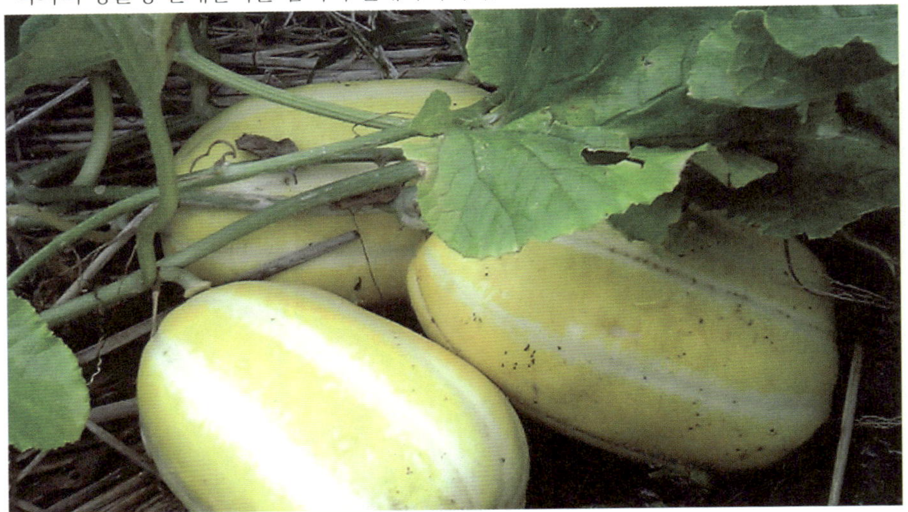

형태

땅으로 포복하면서 자란다. 줄기에는 가시 같은 털이 있고 덩굴손은 앞부분의 끝이 말리거나 다른 물체를 감아서 뻗는다.

분포

전 지역에서 재배한다.

채취 및 제법

열매가 성숙했을 때 채취해 햇볕에 말린다.

성분: elaterin.

기미

맛이 쓰고 성질이 차가우며, 독이 있다.

효능

음식이 위장에 정체되고 쌓여 오랫동안 소화되지 않는 병, 습열의 사기로 인해 온 몸과 눈, 소변이 누렇게 되는 것에 효능이 있다.

용량

1.5~3g.

청대

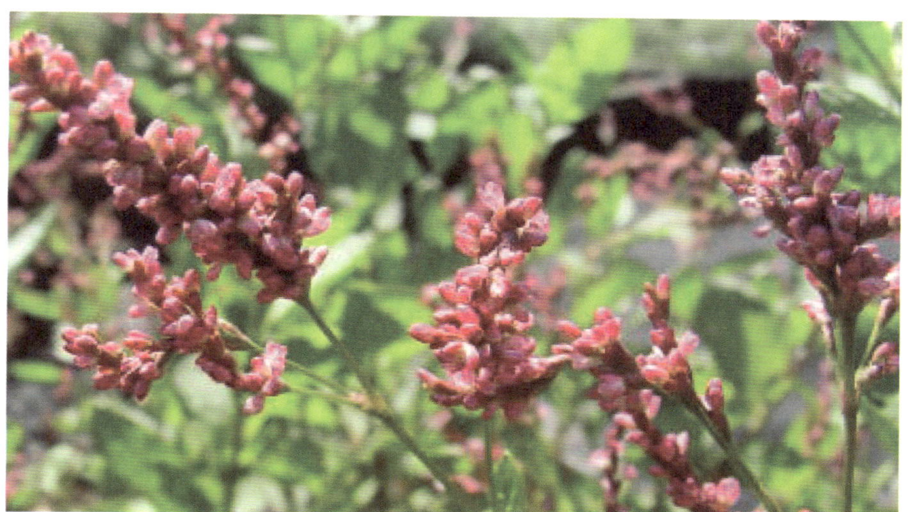

형태

줄기는 높이가 50~60㎝이고 붉은 자줏빛을 띠며, 가지가 갈라졌다. 잎은 어긋나고 잎자루가 짧은 긴 타원형이다.

채취 및 제법

7~8월에 쪽 잎을 두서너 차례 채취해 2~3일 동안 물에 담갔다가 건져 절구에 넣고 충분히 찧는다. 찌꺼기를 버리고 즙과 석회를 10대1로 섞는데, 이때 생긴 거품을 제거한 나머지 액체를 햇볕에 말린 다음 가루로 만들어 사용한다. 가볍고 진한 청색을 띤다.

성분: indigotin, indirubin.

기미

맛이 짜고 성질이 차갑다.

효능: 인체 내의 기생충을 제거하고 놀란 것을 그치게 하는 효능, 혈을 맑게 하여 종기를 없애는 효능이 있다.

용량

1.5~3g. 3~5g.

부주

위장이 차가운 사람은 복용하지 말아야 한다.

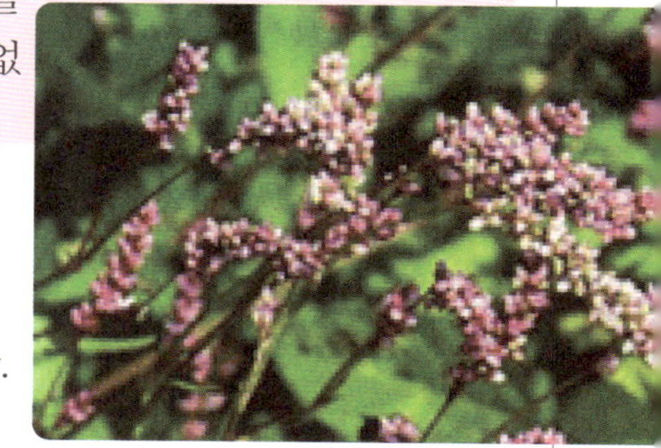

청상자(개맨드라미)

비름과의 한해살이풀 개맨드라미의 종자이다.

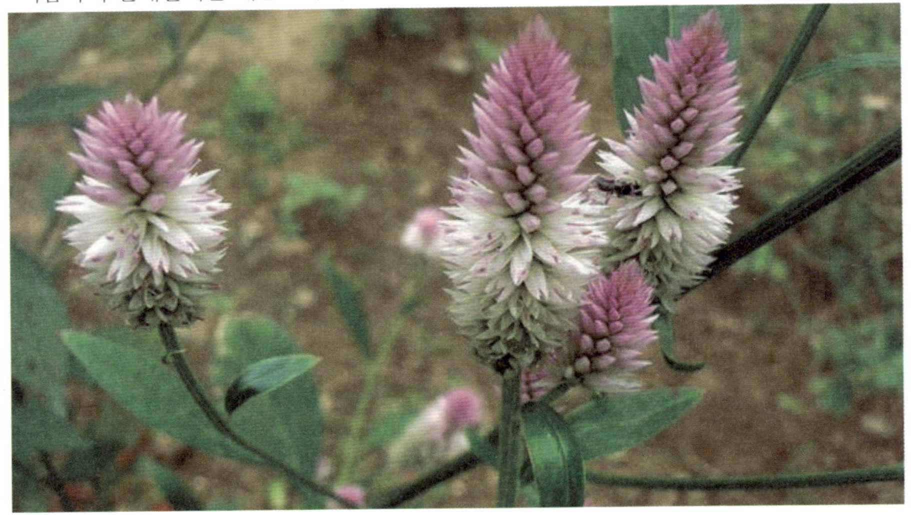

형태

줄기의 높이가 0.3~1m로 잎은 어긋나고 지질인데, 바소꼴로 가장자리는 톱니가 없고 매끈하다.

분포

각 지방에서 광범위하게 분포한다.

채취 및 제법

가을철에 지상부 전체를 자르거나, 열매가 있는 가지만을 꺾어 햇볕에 말린 다음 털어서 종자를 얻는다.

성분: fatty oils, 니코틴산.

기미

맛이 쓰고 성질이 약간 차갑다.

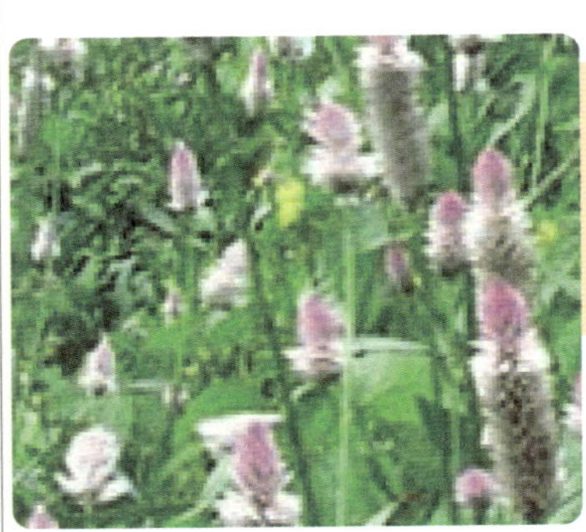

효능

간을 식혀주며 눈을 맑게 해주는 효능, 혈압을 낮추는 효능. 눈의 흰자위에 붉게 핏발이 서고 부으며 뜨거운 눈물이 나오고 아픈 것에 효능이 있다.

용량

4.5~9g.

청풍등(덩굴나무)

나도밤나무과의 낙엽 덩굴나무 분방기의 뿌리이다.

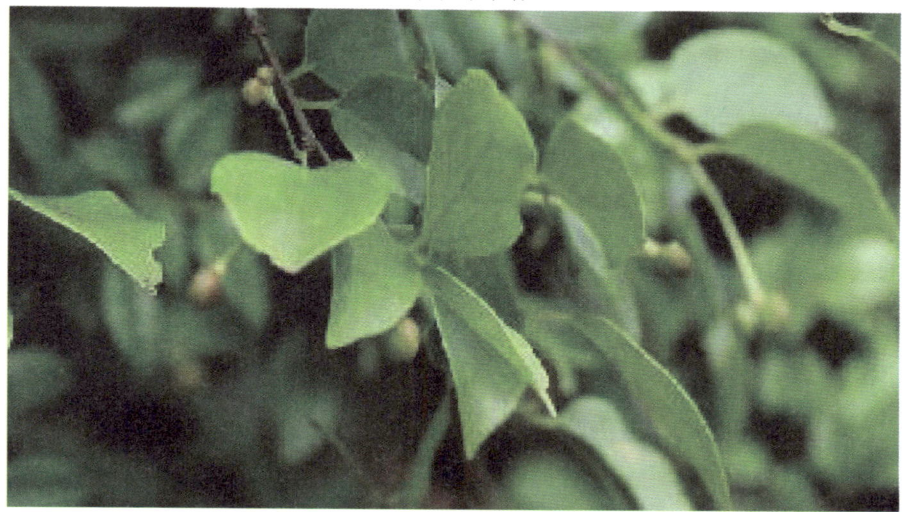

형태

잎은 긴 원형 또는 긴 난형 또는 거의 피침형이다. 길이가 5~13.5cm이고 너비가 1~4cm이며, 잎끝이 점점 뾰족해진다.

분포

산골짜기의 숲이나 관목숲속에서 자생한다.

채취 및 제법

사시사철 채취가 가능하며 채취 후에는 깨끗이 씻어 햇볕에 말린다.

효능

외상으로 인한 온갖 병, 인후통, 비염, 기관지염에 효능이 있다.

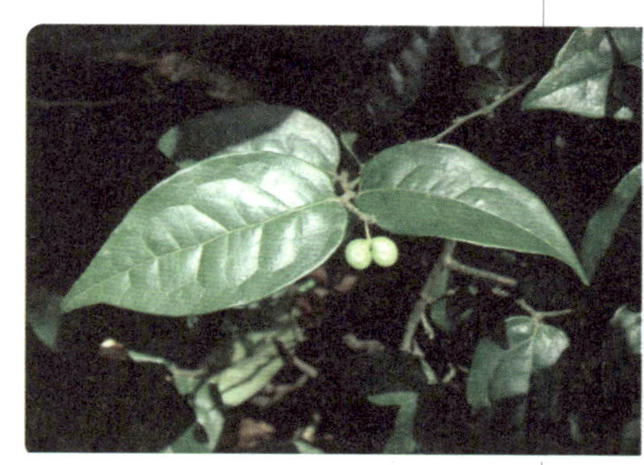

초석잠(석잠풀)

꿀풀과의 여러해살이풀 석잠풀의 지상부이다.

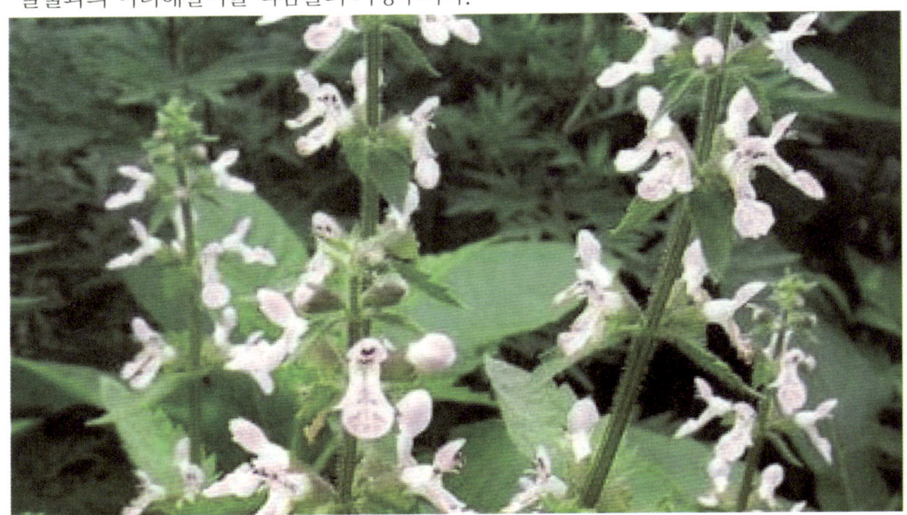

형태

줄기의 높이가 30~100cm이고 뿌리줄기가 담황색이며 옆으로 뻗으며 자란다. 줄기는 직립하고 네모지며, 모서리와 마디에는 뻣뻣한 털이 있다.

채취 및 제법: 여름가을철에 수확해서 햇볕에 말린다.

성분: stachydrine, choline, stachyose 등이다.

기미

맛이 달고 매우며, 성질이 약간 따뜻하다.

효능

풍을 제거하고 해독하는 효능, 지혈. 감기, 목구멍이 붓고 아픈 병과 피를 토하는 병, 월경주기와 무관하게 불규칙적인 질 출혈에 효능이 있다. 외용으로는 대개 화열로 인해 생긴 피부가 얇게 헌 종기에 사용한다.

용량

10~15g.

외용으로 사용할 때는 적량을 찧어서 환부에 붙인다.

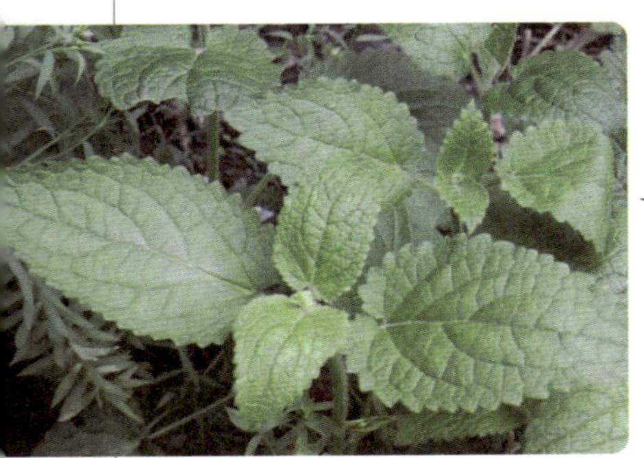

초장초(괭이밥)

괭이밥과의 여러해살이풀 괭이밥의 전초이다.

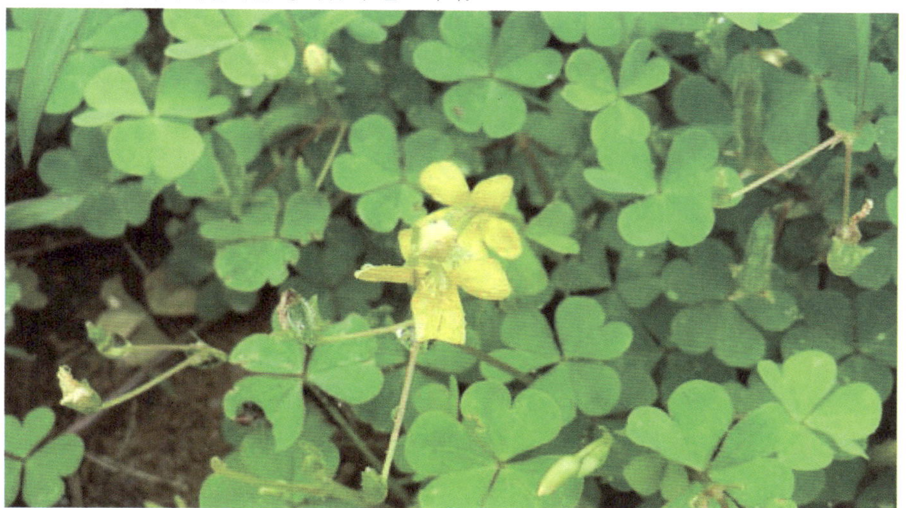

형태

줄기의 높이가 15~20㎝정도이다. 줄기는 가늘고 연약한데, 아래쪽을 비스듬히 누워 기면서 자라고 가지가 모여서 자란다. 위쪽은 약간 직립하고 보통 자색을 띠며 마디부위에 막 뿌리가 자란다.

분포: 길가나 밭, 주택과 도랑변의 습지에서 자생한다.

채취 및 제법

여름과 가을에 채취해 손질해 깨끗이 씻어 햇볕에 말린다.

성분: 초산염.

기미

맛이 시고 성질이 서늘하다.

효능

감기 때문에 열이 나는 증상, 장염, 간염, 요로감염, 결석, 신경쇠약. 외용은 외상으로 인한 온갖 병에 효능이 있다.

용량

25~200g.

외용 시에는 적량을 사용한다.

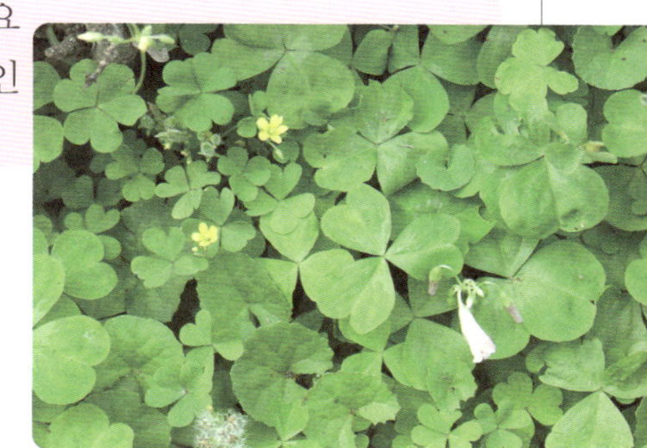

춘저(참죽나무)

멀구슬나무과의 갈잎큰키나무 참죽나무의 나무껍질과 뿌리껍질이다.

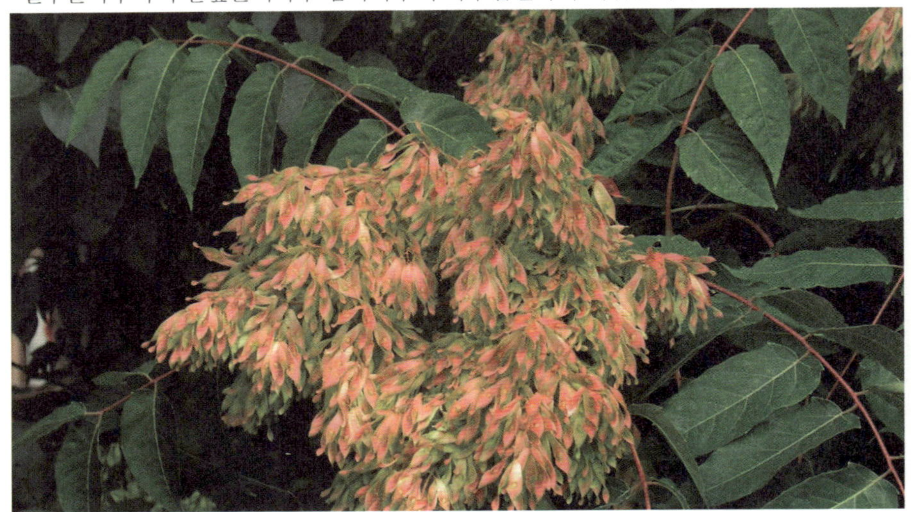

형태

나무껍질은 회갈색이고 세로로 갈라져 있다. 어린 가지에는 털이 없고 어긋나며, 작은 잎은 10~26개로 마주나고 지질이다. 계란모양의 바소꼴이고 잎 가장자리에는 성긴 톱니가 있으며, 털이 없고 뒷면이 분록색이다.

분포: 산비탈 성긴 숲에서 자생하거나 재배한다.

채취 및 제법: 사시사철 채취가 가능한데, 채취 후에는 햇볕에 말린다.

성분: 뿌리에 Toosendanin.

기미: 맛이 스고 떫으며, 성질이 서늘하다.

효능

원기가 약하여 대장을 다스리지 못하거나, 비기가 허해 생기는 오랜 설사, 낫지 않고 오랫동안 설사하는 이질, 결핵성 치질에 의해 대변과 함께 피가 항문으로 나오는 병, 기침할 때 숨은 가쁘나 가래 끓는 소리가 없는 증상, 폐결핵으로 기침이 심할 때 피를 토하는 것에 효능이 있다.

용량

6~12g.

외용 시에는 적량을 사용한다.

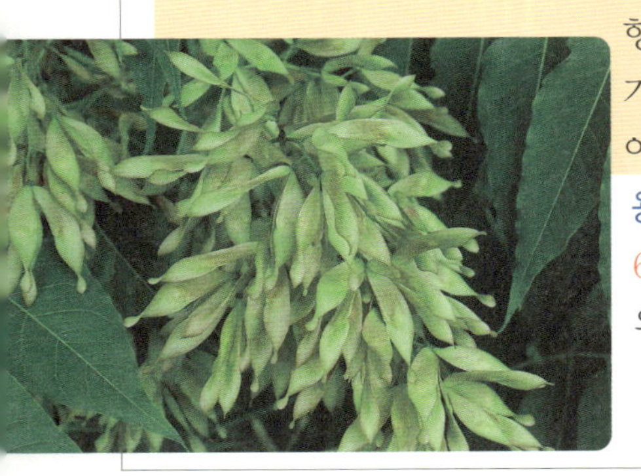

측백

측백나무과의 늘푸른큰키나무 측백나무의 종자이다.

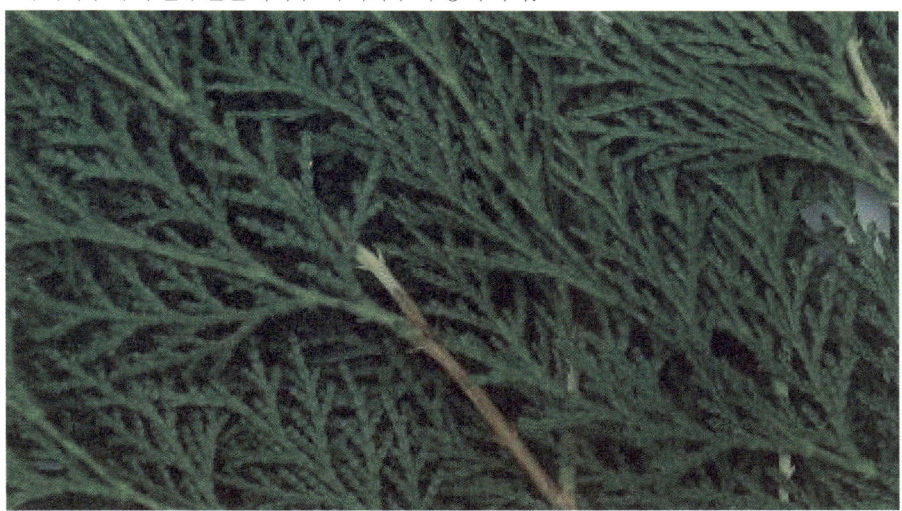

형태

나무껍질은 옅은 회갈색이고 세로로 깊게 갈라져 있다. 적갈색의 작은 가지는 편평하고 위를 향해 곧게 뻗으며, 비늘모양의 잎은 4장씩 십자 형태로 모여서 달린다.

채취 및 제법

10~11월에 구슬모양의 열매가 익어서 벌어지기 전에 채취해 햇볕에 말린다. 이것을 가루로 빻아 씨 비늘과 껍질을 채로 쳐서 제거하고 응달에서 말린다.

성분: 지방 및 Saponin.

기미: 맛이 달고 성질이 평하다.

효능

심혈부족적 쉽게 놀라는 것, 잠을 못자는 것, 꿈이 많고 몸의 기력이 허해 대변 보기가 아주 힘들거나 사나흘이 넘도록 대변을 보지 못하는 병, 머리가 빠지는 것에 효능이 있다.

용량

5~15g.

부주

이 식물의 수피와 코르크층을 제거한 뿌리껍질도 약으로 쓴다.

치자

꼭두서니과의 늘푸른떨기나무 치자나무의 열매와 뿌리이다.

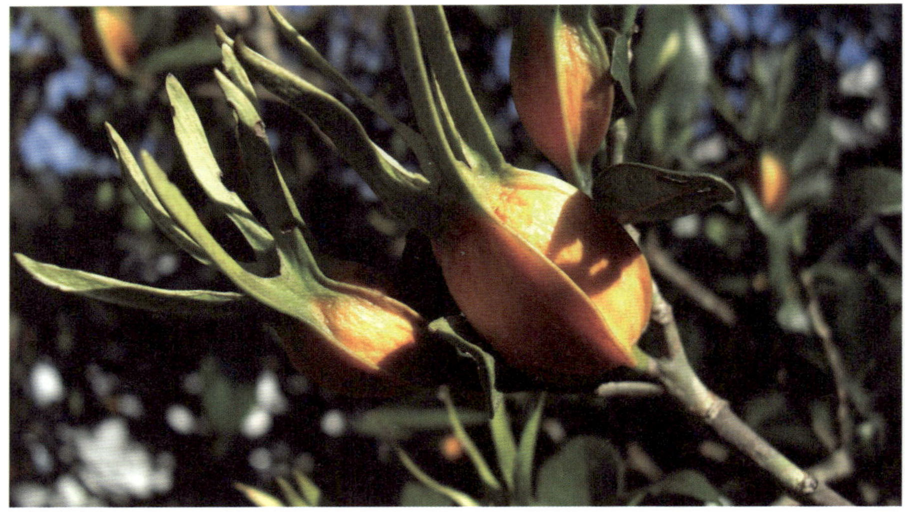

형태

높이가 2m정도로 자라고 뿌리가 옅은 노란색이다. 줄기는 가지를 많이 뻗는다. 잎은 마주달리거나 타원형 또는 바소꼴이고 혁질인데, 광택이 있고 턱잎은 막질이다.

분포: 산비탈의 온난한 저습지에서 자생한다.

채취 및 제법:

가을철에 열매를 채취해 약간 찌거나 삶아서 햇볕에 말린다.

성분: Jasminoidin, shanzhiside, gardonin.

기미

맛이 쓰고, 성질이 차갑다.

효능

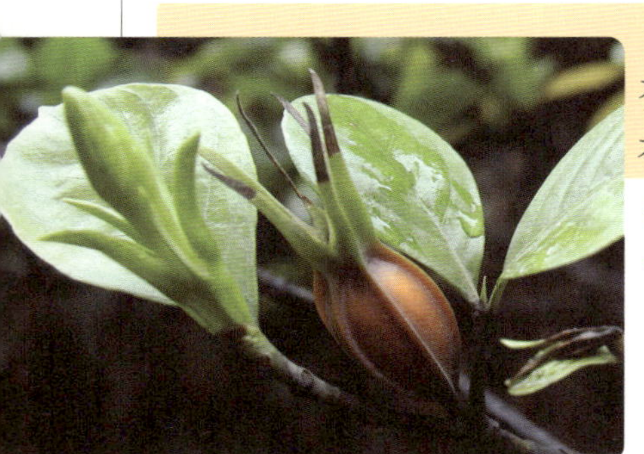

속에 열이 있어 가슴이 답답하여 잠을 못자는 것, 전염성의 온 몸과 눈, 소변이 누렇게 되는 감염에 효능이 있다.

용량

열매 3~9g. 뿌리 30~60g.

칠(옻나무)

옻나무과의 갈잎큰키나무 옻나무의 수지를 건조시킨 것이다.

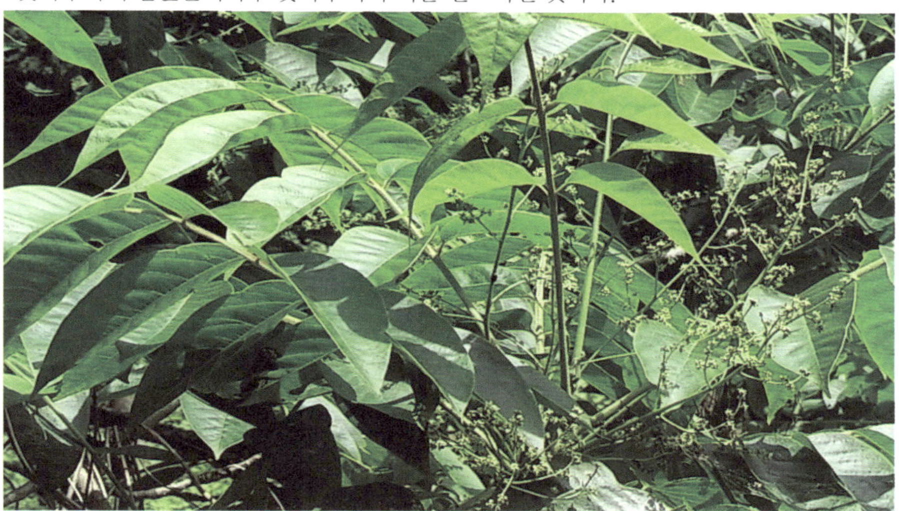

형태

키는 7~10m정도 자란다. 잎은 여러 개의 작은 잎으로 구성된 깃 모양의 겹잎으로 어긋맞게 난다. 9~11장의 잔잎은 깃털 모양의 겹잎이고 끝이 뾰족한 타원형이다.

분포: 전역에 골고루 분포되어 있다.

채취 및 제법: 4~6월에 줄기와 나무껍질에 상처를 입혀 흘러나오는 수지를 건조시켜 만든다.

성분: wax, iouinine urushoil, hydrourushiol.

기미

맛이 맵고 쓰면서 성질이 따뜻하며, 독이 약간 있다.

효능: 월경이 있어야 할 시기에 월경이 없는 것, 인체 내부에서 덩어리가 발생하는 병, 어혈에 효능이 있다.

용량

2~4.5g, 환산제로 사용한다.

부주

임산부와 신체허약자, 어혈이 없는 사람, 칠독에 민감한 사람은 먹지 말아야 한다.

변비, 정액이 저절로 나오는 증상에

침향

팥꽃나무과의 늘푸른큰키나무 침향의 원줄기이다.

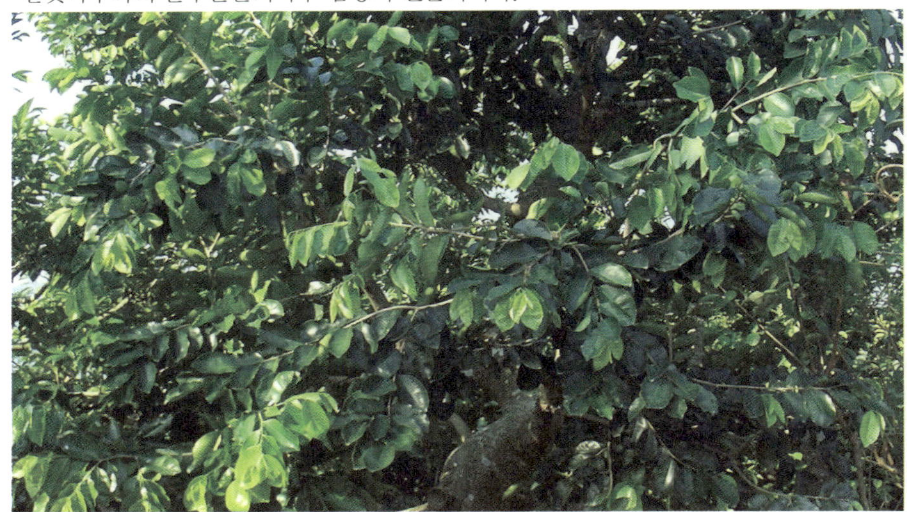

형태

높이가 20m 정도이고 지름은 2m 이상 자란다. 잎은 어긋나고 두꺼우며 긴 타원형으로 끝이 꼬리처럼 길다.

채취 및 제법

벌채한 나무를 땅 속에 묻어 수지가 없는 부분을 썩인 다음, 수지가 많은 부분만 채취하거나 나무의 상처에서 흘러나온 수지를 수집해서 만든다.

성분

정유로서 벤질아세톤, P-메토실 벤질아세톤.

기미

맛은 맵고 쓰며 성질은 따뜻하다.

효능

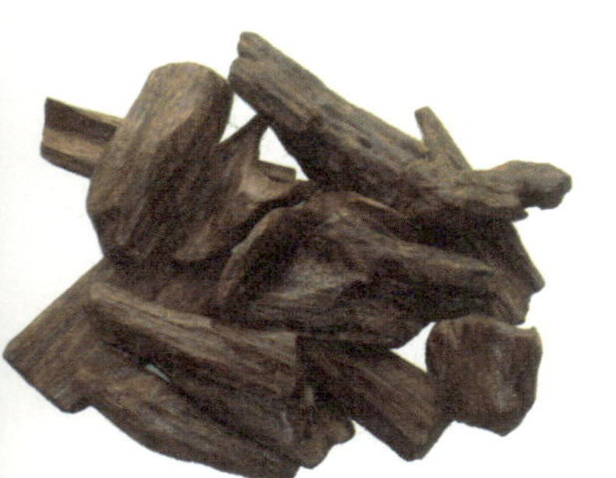

천식, 구토, 배가 아프면서 배가 더부룩하면서 부르는 것, 변비, 정액이 저절로 나오는 증상에 효능이 있다.

용량

1.5~3g.

택란(쉽사리)

꿀풀과의 여러해살이풀 쉽사리의 지상부이다.

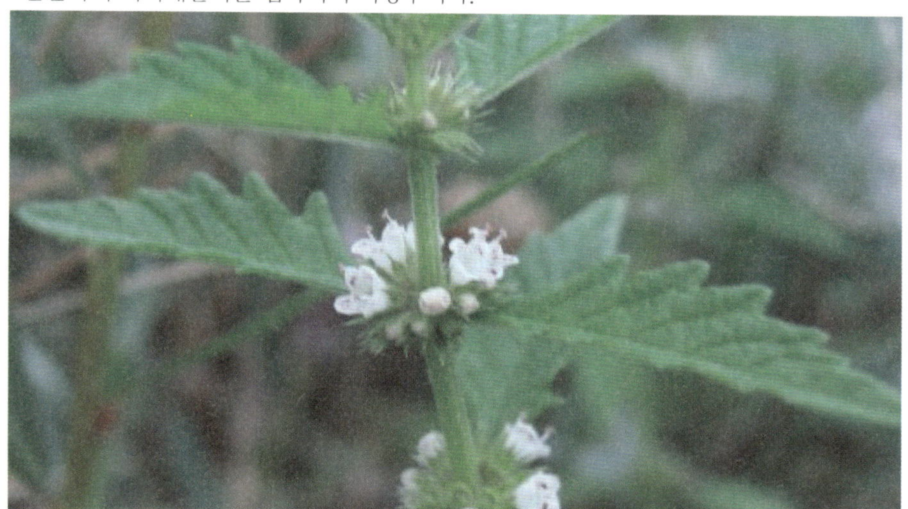

형태

키가 40~100cm까지 자라고 네모진 줄기는 직립하며, 검은색 마디에 흰색 털이 있다. 땅속줄기는 흰색이고 옆으로 기면서 자란다. 잎은 마주나고 가장자리에 날카로운 톱니가 있다.

채취 및 제법:

여름가을 사이에 왕성하게 생장할 때 채취해 햇볕에 말린다.

성분

lycopose, stachyose.

기미

맛이 쓰고, 약간 따뜻하다.

효능

혈액순환을 촉진하는 방법하고 소변을 잘 나오게 하고 간기가 정체된 것을 흩어지게 하여 막힌 것을 푸는 효능이 있다.

용량

4~10g.

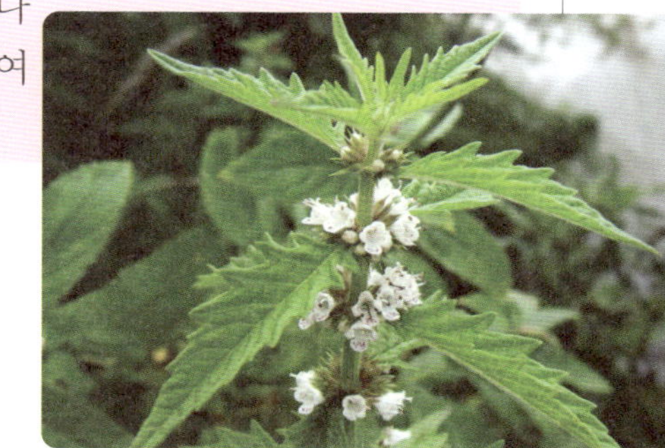

택사

택사과의 여러해살이풀 택사의 덩이줄기이다.

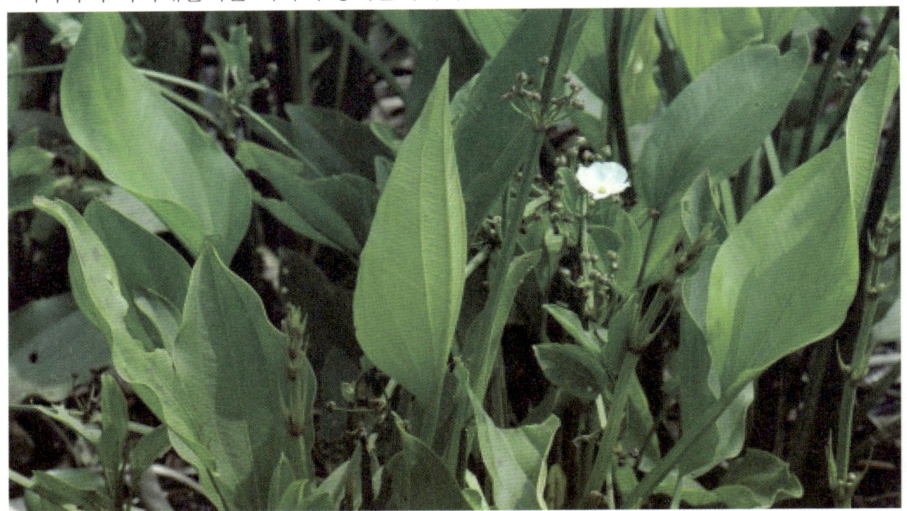

형태

줄기의 높이가 50~100㎝정도이다. 줄기는 땅속줄기로 공 모양의 덩어리이고 외피는 갈색이며, 수염뿌리가 많다.

분포

얕은 늪지, 논, 바닷가습지 등에서 자생한다.

채취 및 제법

동지이후 잎이 시들 때 덩이줄기를 채취한다. 채취 후 줄기와 잎을 제거하고 중심의 작은 잎만 남겨 햇볕에 말리거나 불로 말린다.

성분: alisol.

기미

맛이 달고 성질이 차갑다.

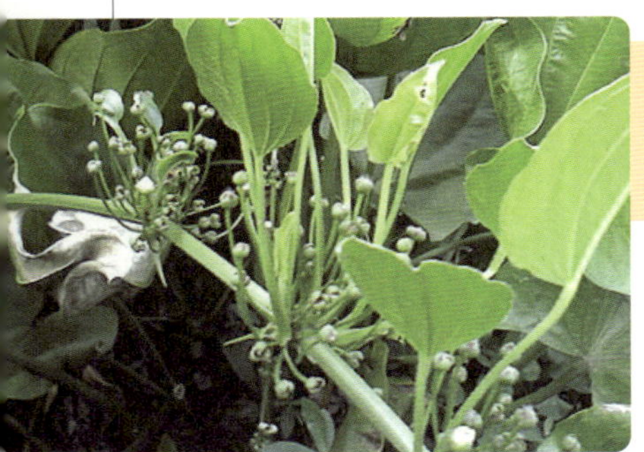

효능

신의 염증으로 인한 부종, 장염설사, 소변량이 줄거나 잘 나오지 않거나 심지어 막혀서 전혀 나오지 않는 병에 효능이 있다.

용량

3~12g.

토복령

백합과의 늘푸른떨기나무 토복령의 뿌리줄기이다.

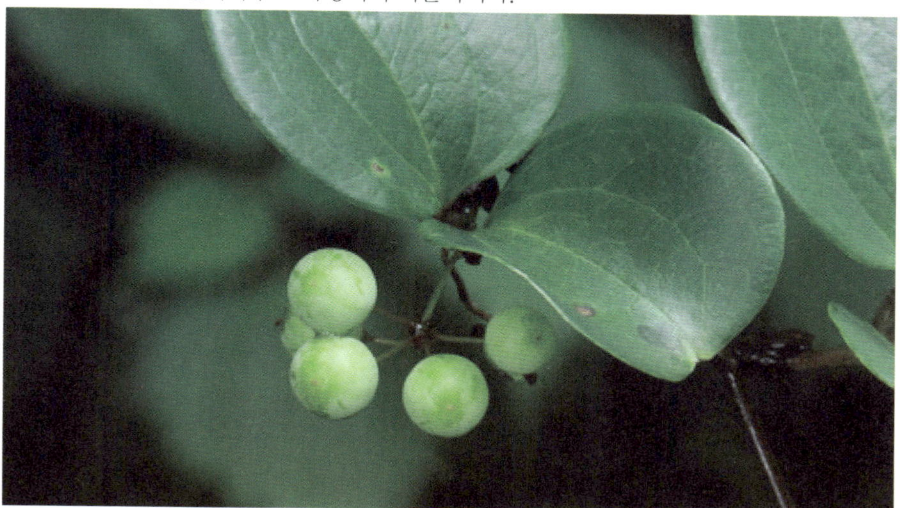

형

뿌리줄기의 단면은 옅은 홍백색이고 줄기에는 가시가 없다. 잎은 혁질로
원상 바소꼴이고 양면에 털이 없다.

분포

산비탈, 길가의 관목 숲속에서 자생한다.

채취 및 제법

사시사철 채취가 가능한데, 채취 후에는 조각을 내어 햇볕에 말려 사용한
다.

성분

사포닌, tannin 등.

기미

맛이 달고 떫으며 성질이 평하다.

효능

매독, 풍습으로 인한 관절 부위의 염증, 요로
감염, 음도에서 흰색이 섞인 점액이 계속 흘러
나오는 것에 효능이 있다.

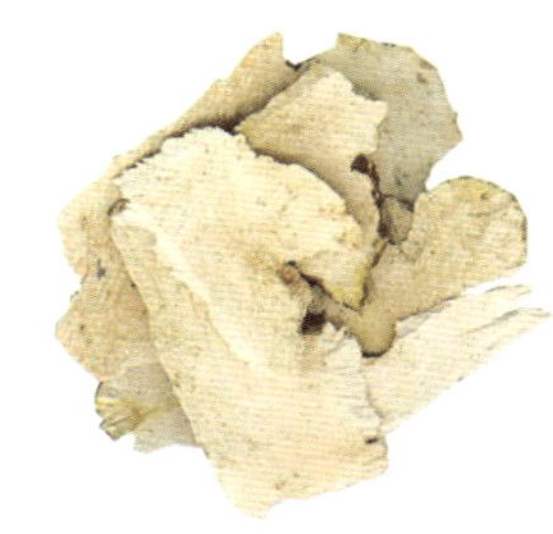

용량

9~60g.

토사자

메꽃과의 한해살이풀 갯실새삼의 잘 익은 종자이다.

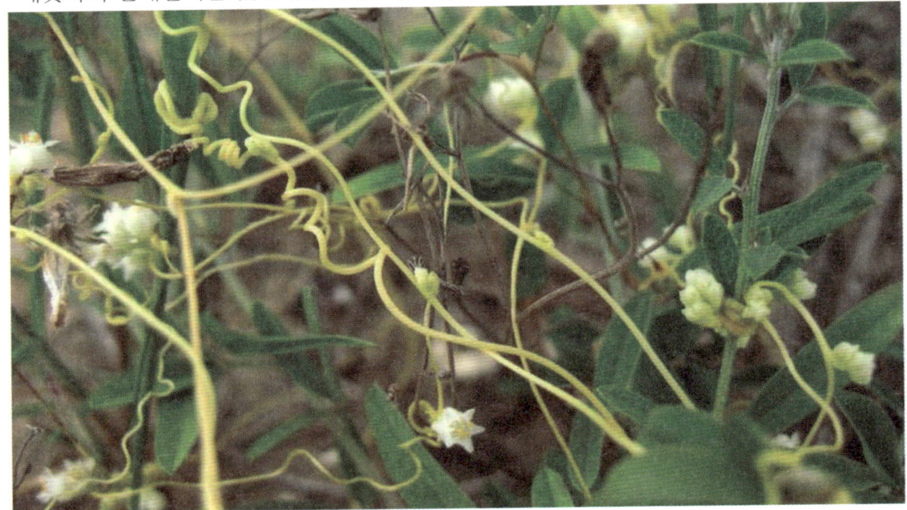

형태

줄기는 실처럼 가늘은 사상이고 황색이다. 가지가 많이 생기가 어떤 곳이든 기생뿌리가 숙주 안으로 뻗는다.

분포

밭 근처, 황무지, 관목 숲에 콩과, 국화과 등의 식물에 기생한다.

채취 및 제법: 가을철에 줄기를 채취해 말린 다음 털어서 종자를 얻는다. 종자를 햇볕에 바싹 말린다.

성분: coumarin, flavone류.

기미

맛이 달고 매우며, 성질이 평하다.

효능

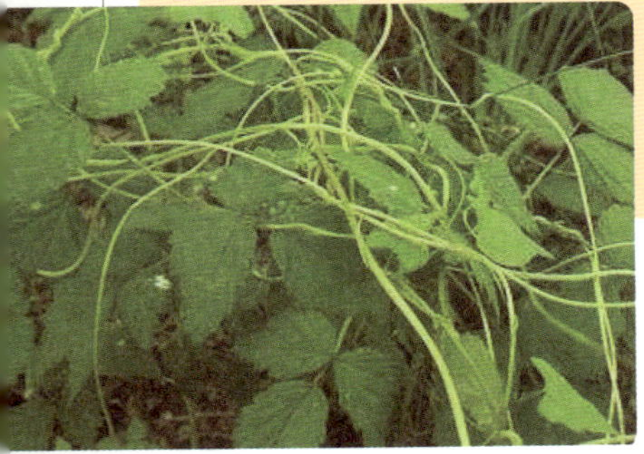

눈이 어두워져 잘 보이지 않는 병, 귀 울음이 나고 소리를 잘 듣지 못하는 것, 허리와 무릎이 시큰거리고 힘이 없어지는 증상에 효능이 있다.

용량

6~12g.

통탈목

두릅나무과의 떨기나무 통탈목의 줄기골수와 뿌리이다.

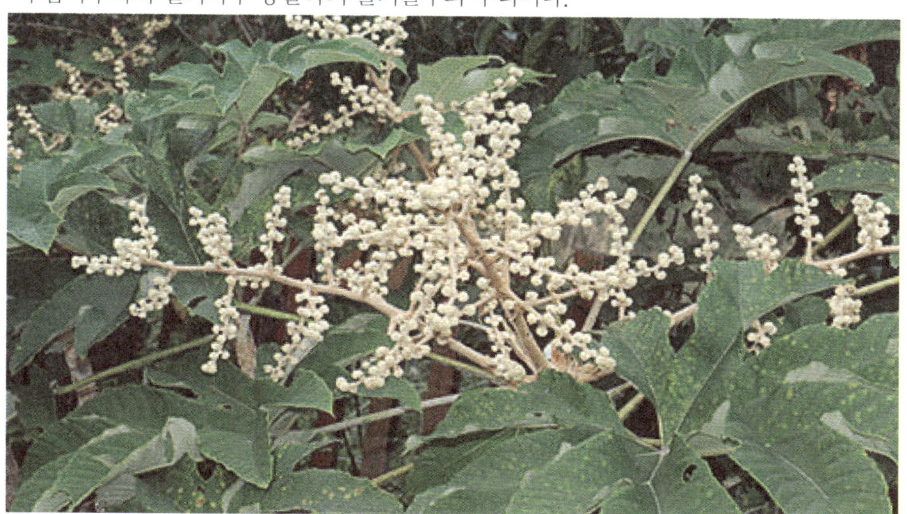

형태

높이가 1~3.5m로 줄기는 굵고 단단하며 가지를 뻗지 않는다. 목질 부분은 부드럽고 줄기중앙에는 넓고 큰 흰색 지질의 골수가 있다.

분포: 산비탈 잡목 숲속이나 도랑가의 축축한 땅에서 자생한다.

채취 및 제법

가을 중반이 지나 줄기를 채취해 절단한 다음 중심부만 뽑아서 햇볕에 말려 사용한다.

성분: inosite, 다취당.

기미

맛이 달고 담담하며, 성질이 차갑다.

효능

몸 안에 수습이 고여 얼굴과 눈, 팔다리, 가슴과 배, 심지어 온몸이 붓는 질환, 소변량이 줄거나 잘 나오지 않거나 심지어 막혀서 전혀 나오지 않는 병, 소변을 볼 통증이 있는 증상에 효능이 있다.

용량

3~6g. 뿌리는 12~15g.

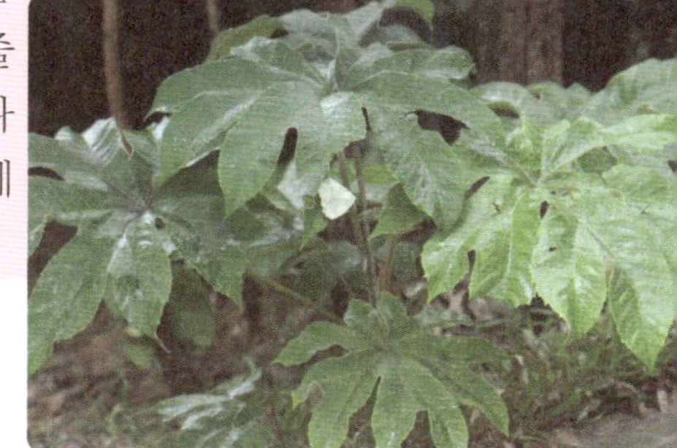

파극천

꼭두서니과 덩굴식물 파극의 뿌리인데, 수염뿌리를 제거하고 납작하게 눌려서 말린 것이다.

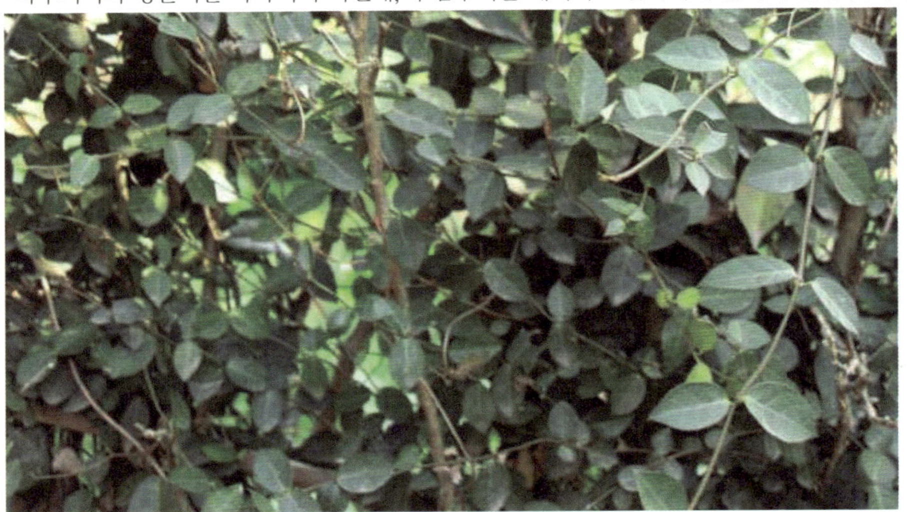

형태

덩굴성 식물로 뿌리가 육질인데, 불규칙하게 팽대해 있고 어린줄기는 털로 쌓여 있다.

채취 및 제법

가을과 겨울에 채취해 수염뿌리를 제거하고 약간 찐 다음 햇볕에 60~70% 정도로 말린다. 이것을 가볍게 두드려 납작하게 만들어 햇볕에 완전히 말린다.

성분

asperuloside, tetraacetate와 isoalizarine.

기미

맛이 말고 매우며, 약간 따뜻하다.

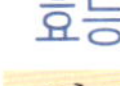

효능

허리와 무릎이 시큰거리고 힘이 없어지는 증상, 발기부전증, 성교할 때 너무 일찍 사정하거나 심지어 성교를 아직 하지 않았는데도 정액이 나오는 병에 효능이 있다.

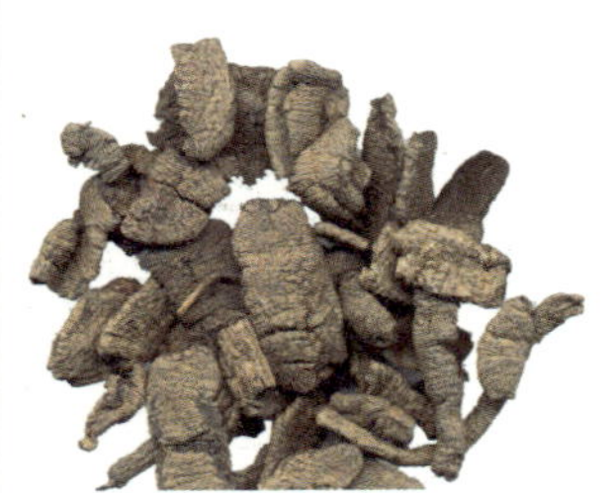

용량

3~9g.

파채(시금치)

명아주과의 한해살이풀 시금치의 뿌리와 지상부이다.

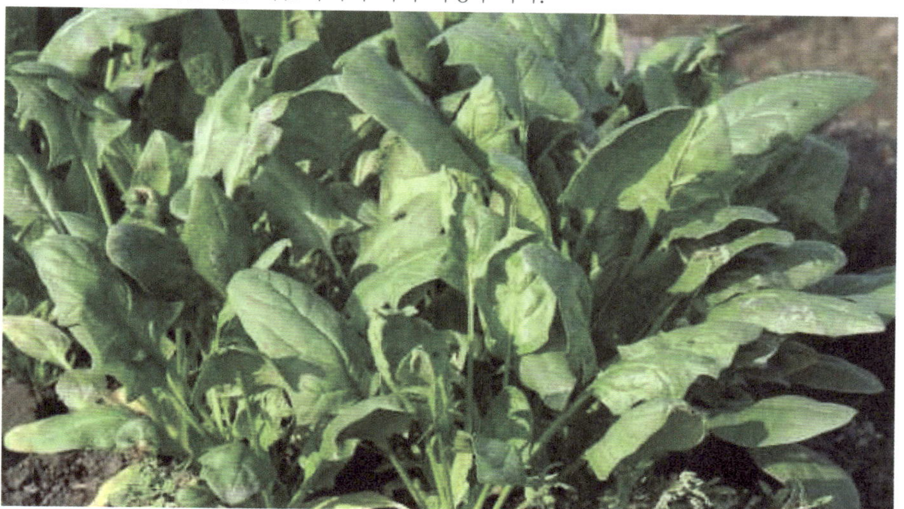

형태

높이가 약 50㎝정도 자란다. 뿌리는 육질로 연한 붉은색을 띠면서 굵고 길다. 잎은 어긋나고 하부가 깊게 갈라져 있으며 윗부분이 밋밋하다.

분포

각지에서 재배하고 있다.

성분

단백질 2g, 지방 0.2g, 탄수화물 0.2g, 조섬유 0.6g, 회분 2g, 소량의 무기질, 다량의 $\alpha-$ tocopherol, 6-hydroxymethyllumzine 등이다.

기미

맛이 달고 성질이 서늘하다.

효능

외상 당한 일이 없이 몸 겉으로 피가 나오는 것, 대변과 함께 피가 항문으로 나오는 병, 두통, 현기증, 눈이 붉어지는 병, 야맹증, 소갈로 물을 자주 마시고 싶은 것에 효능이 있다.

용량

전탕 9~15g.

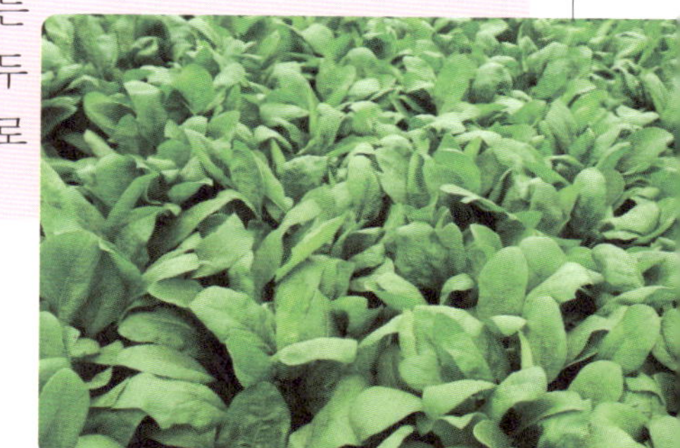

파초근

파초과의 여러해살이풀 파초의 뿌리이다.

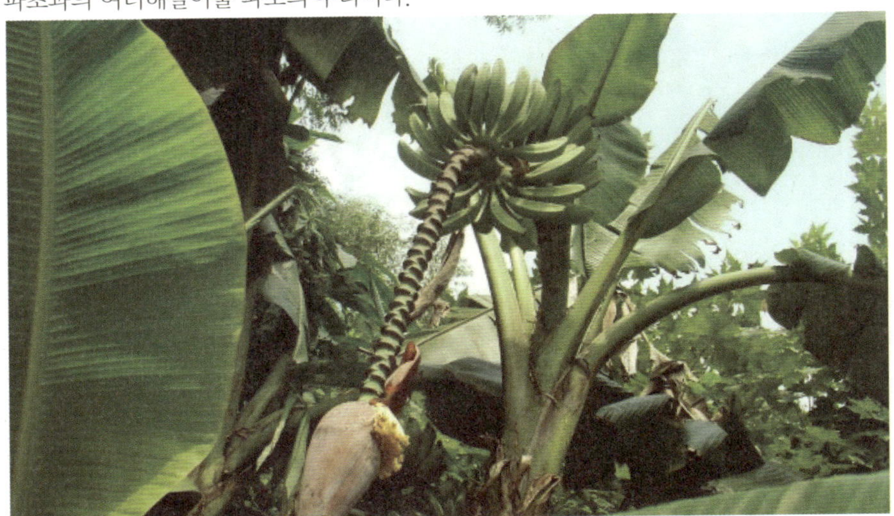

형태

줄기의 높이가 약 4m이고 잎의 길이가 2m정도이다. 엽저는 바닥이 둥글거나 비대칭이고 잎 끝은 무디며, 잎자루가 굵고 단단하다.

분포

우리나라는 중국에서 들여왔고 남부지방의 뜰에 심는다.

채취 및 제법

연중 채취가 가능한데, 채취 후 깨끗이 씻어 생으로 사용한다.

성분

염산가용액, 조단백질, cellulose.

기미

맛이 달고 성질이 차가우며, 독이 없다.

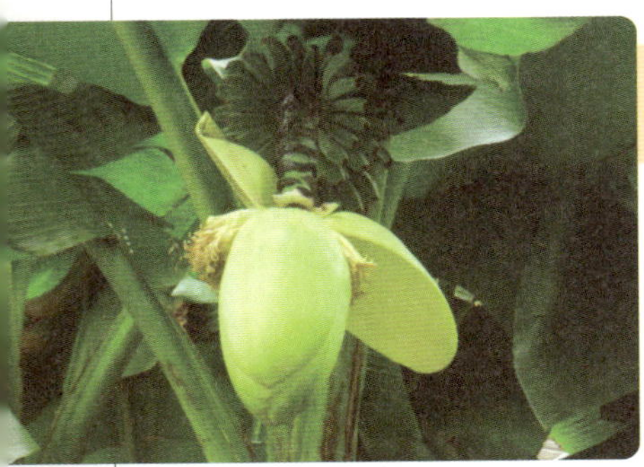

효능

열을 없애는 것, 갈증을 그치게 하고, 변이 잘 나오게 하는 효능이 있다.

용량

15~30g.

패란(등골나물)

국화과의 여러해살이풀 등골나물의 지상부이다.

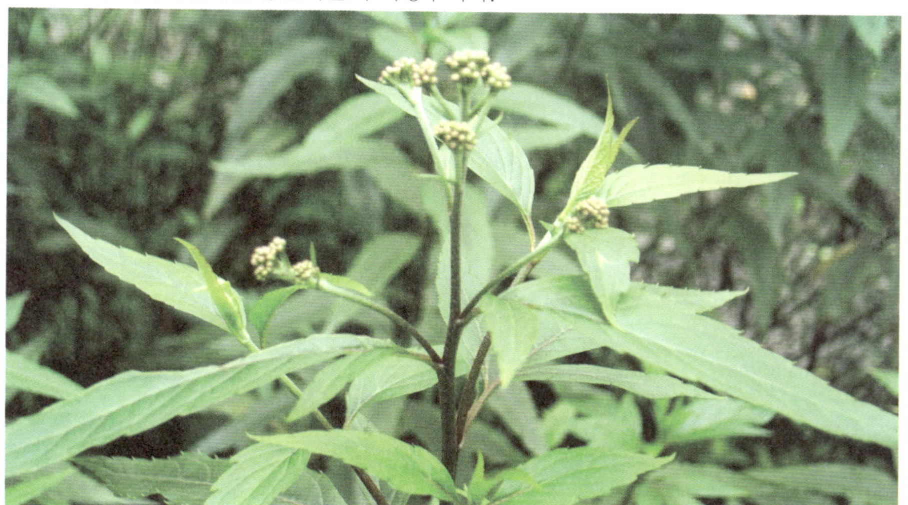

형태

키가 2m까지 자라고 줄기에는 작은 털이 있다. 잎은 마주나고 잎자루가 거의 없다. 잎 가장자리에는 뾰족한 톱니들이 고르게 돌아있다.

채취 및 제법

가을에 잎이 왕성하고 꽃봉오리가 피기 전에 지상부(줄기)를 베어 응달에서 말리거나 생으로 사용한다.

성분

잎에 taraxasteryl palmitate, taraxasteryl acetate, taraxasterol을 함유한다.

기미

맛이 맵고 성질이 평하다.

효능

더위 및 열을 내려주고 해열, 발한, 요량을 증가시켜서 요중으로 물질의 배설을 촉진하는 작용을 한다.

용량

6~12g.

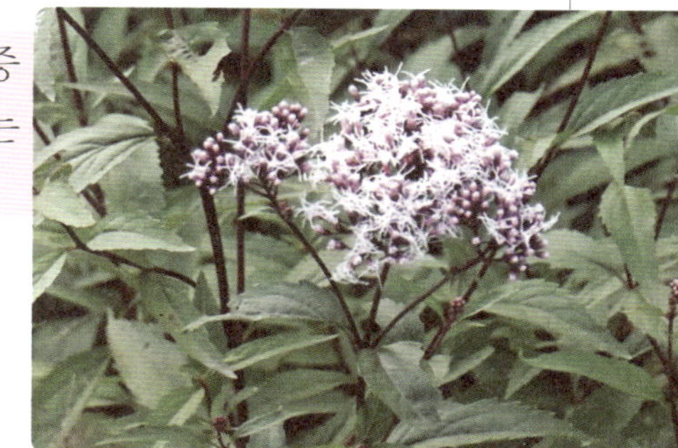

가래가 많이 나오면서 기침하는 병에

패모

백합과의 여러해살이풀 패모의 비늘줄기이다.

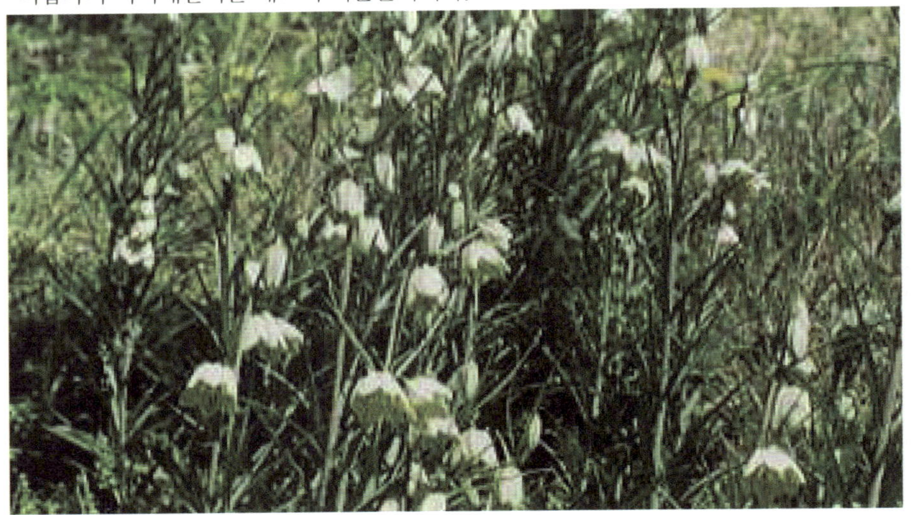

형태

비늘줄기인데, 육질이고 2개의 비늘조각이 조개처럼 겹쳐져 있다. 잎은 2~3장씩 붙어있고 바소꼴이며, 잎 끝이 말려 덩굴손처럼 된다.

분포: 습기가 많은 산기슭, 냇가주변에서 자란다.

채취 및 제법

여름에서 가을 사이에 비늘줄기를 채취해 깨끗하게 씻어 수염뿌리를 제거하고 햇볕에 말린다. 이것은 강한 불로 황색이 될 때까지 볶아 말린 다음, 쪼개어 속에 있는 쌀알 크기의 심을 제거하고 찹쌀과 섞어 쇠솥에서 다시 볶는다. 찹쌀이 노랗게 되면 찹쌀을 제거한다.

성분: Peimine 및 Peimnine, Peiminos~de.

기미: 맛이 맵고 쓰며 성질이 약간 차갑다. 독이 없다.

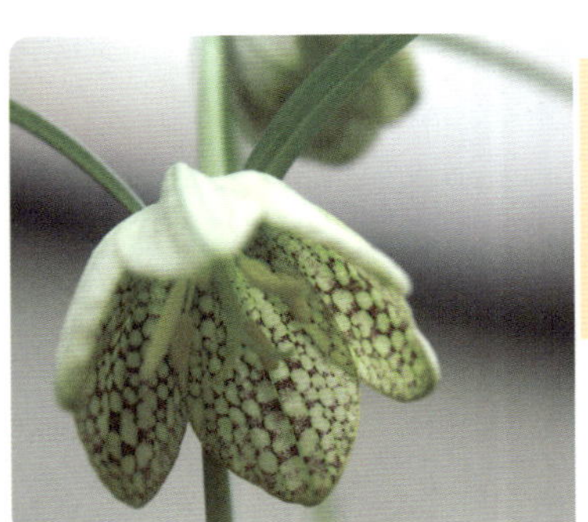

효능

마른 기침을 하고 가래는 적은 병증, 음허로 하여 생긴 기침, 권태감, 조열 등 허로 증상과 함께 가래가 많이 나오면서 기침하는 병에 효능이 있다.

용량

12~40g.

패장(마타리)

마타리과의 여러해살이풀 마타리의 뿌리이다.

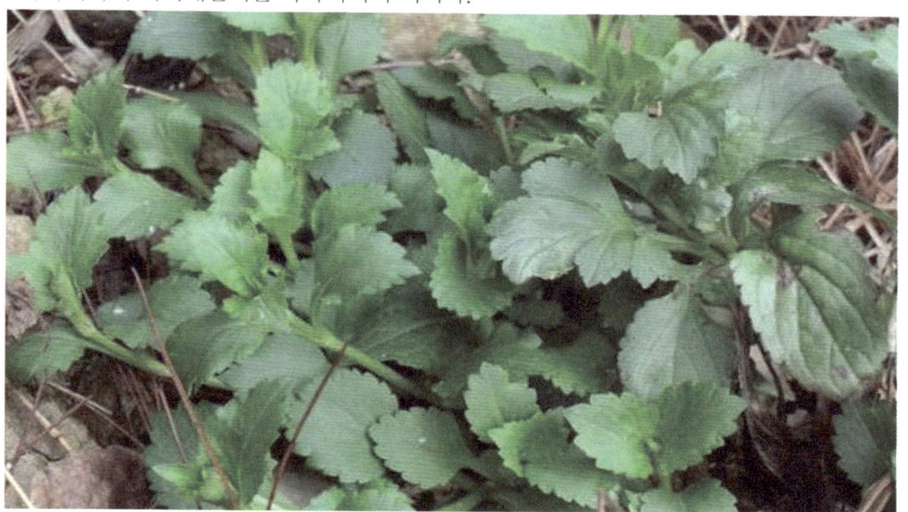

형태

줄기의 높이가 100~150cm 정도이다. 뿌리줄기는 비교적 굵고 단단한데, 가로로 누워서 자라거나 기울어져 나고 수염뿌리가 있다.

분포: 각지에 분포한다.

채취 및 제법

여름과 가을에 채취해 깨끗이 씻어 햇볕에 말린다.

성분: 뿌리와 줄기에는 7종의 triterpenoid saponin, volatile oils, tannic acid, 탄수화합물 및 매우 작은 양의 alkaloid 등이 들어 있다.

기미

맛이 쓰고 성질이 평하다.

효능

열독 병증을 열을 내리고 독을 없애는 방법으로 치료하는 것과 설사와 이질, 음도에서 붉은 색과 흰색이 섞인 점액이 계속 흘러나오는 것에 효능이 있다.

용량

15~25g.(신선한 것은 30~50g.)

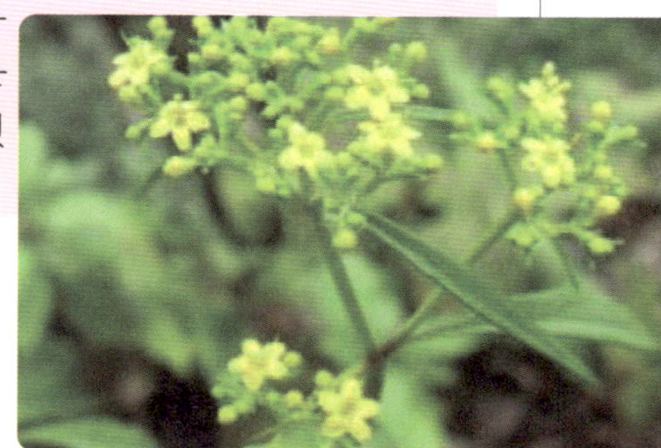

패(피)

벼과의 한해살이풀 피의 뿌리와 어린잎이다.

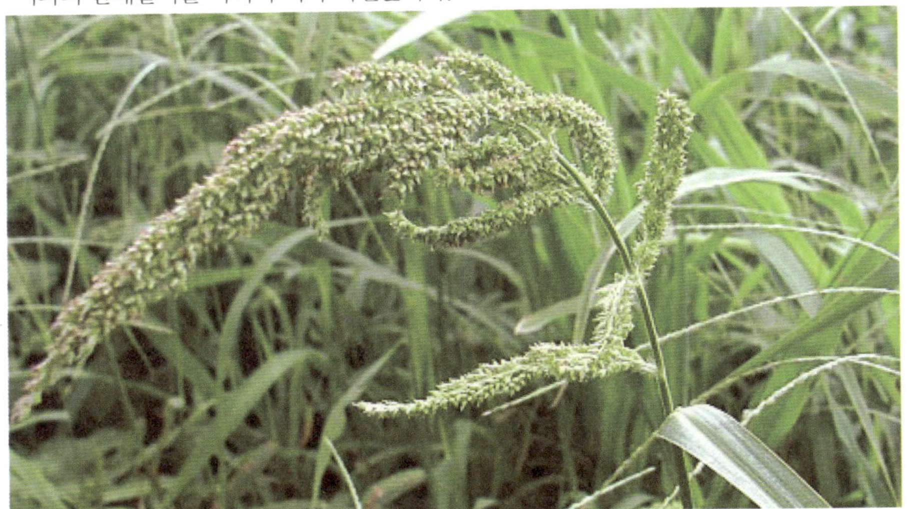

형태

줄기의 키가 50~130㎝정도로 자란다. 잎은 편평하고 선형이며, 잎 가장자리는 매끈하다. 잎혀는 이지러진 모양이다.

분포

소택지에서 자생하고 벼를 심은 논의 잡초로 자란다.

채취 및 제법

여름과 가을에 채취해 햇볕에 말리거나 신선한 채로 사용한다.

기미

맛이 맵고 달며 쓰다. 성질은 약간 차갑다.

효능

쇠붙이로 된 칼, 창, 화살 등으로 입은 상처, 출혈이 멈추지 않을 때에 효능이 있다.

용량

외용 시에는 적량을 사용한다.

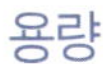

편축(마디풀)

마디풀과의 한해살이풀 마디풀 전초이다.

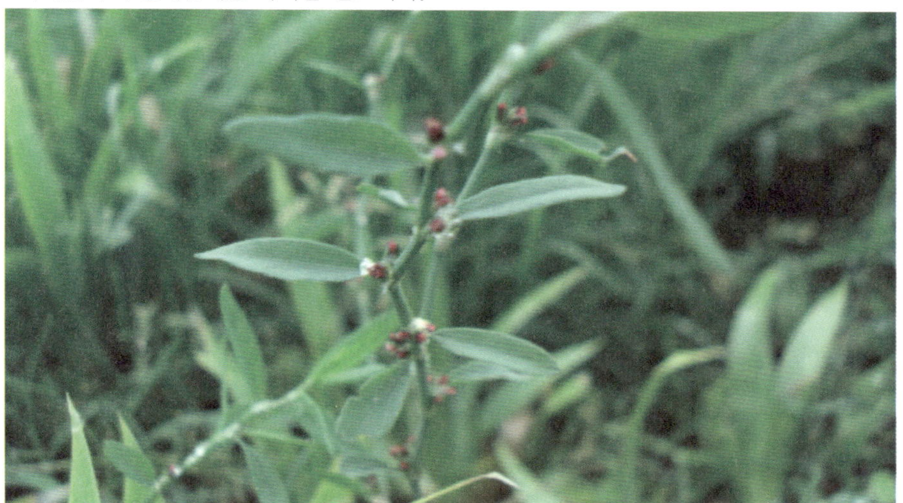

형태

식물전체에 백색가루가 있다. 줄기는 평평하게 눕거나 비스듬히 위로 자란다. 밑 부분에서 가지가 갈리며 털이 없다.

분포

산비탈이나 길가, 들판 등에서 자생한다.

채취 및 제법

여름과 가을철에 채취해 손질한 다음 햇볕에 말린다.

성분

전초에 avicularin등.

기미

맛이 쓰고 성질이 평하다.

효능

열기를 식히고 소변을 잘 나오게 하는 효능, 해독하여 기생충을 없애는 치료 방법에 효능이 있다.

용량

6~15g.

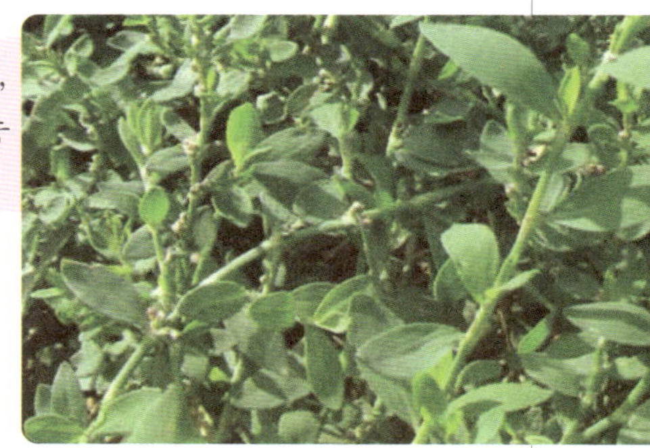

평과(사과나무)

장미과의 갈잎큰키나무 사과나무의 열매이다.

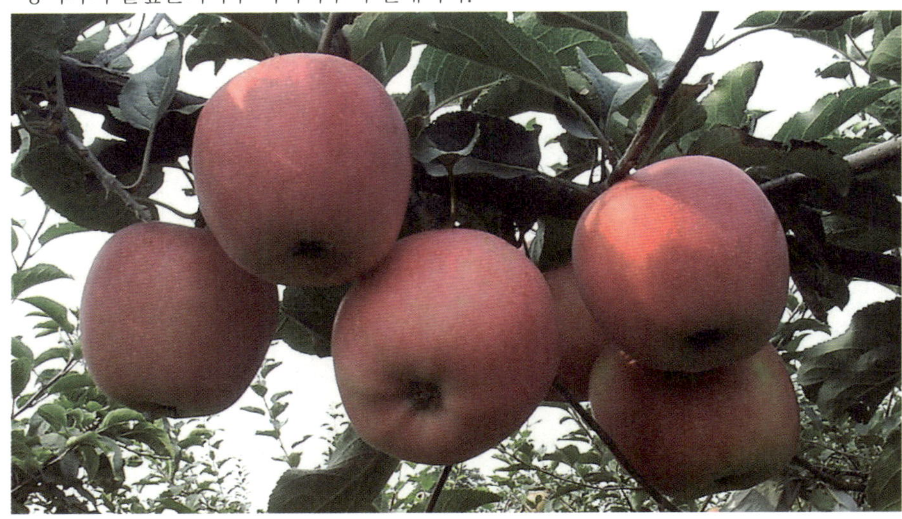

형태

높이가 약 3~10m까지 자라고 작은가지는 자줏빛을 띤다. 잎은 어긋나고 타원형 또는 난형이며, 가장자리에 톱니가 있고 맥 위에 털이 있다.

채취 및 제법

7~10월에 성숙한 열매를 채취해 생용 또는 잘라서 햇볕에 말린 다음 사용한다.

성분

섬유질, 비타민, 무기질, 페놀, 폴리페놀, 케르세틴, 플라보노이드 등이다.

기미

맛이 달고 성질이 서늘하다.

효능

진액이 적어 갈증이 나고 비허로 인한 설사, 식후 배가 더부룩하면서 불러 오르는 병에 효능이 있다.

용량

생식이나 짓찧어 먹거나, 달여서 엿처럼 만들어 복용한다.
외용 시에는 짓찧어서 즙으로 환부에 바른다.

급성유선염, 임파선염 증상에
포공영(민들레)

국화과의 여러해살이풀 민들레의 뿌리가 있는 전초이다.

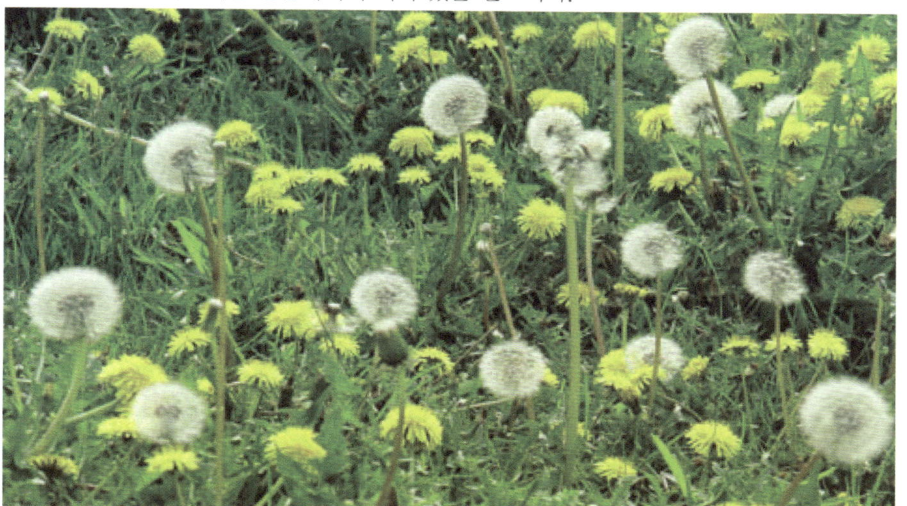

형태

높이가 10~25cm정도로 전초에 백색 즙이 있고 뿌리가 땅 밑으로 곧게 자란다. 잎은 뿌리에서 모여 나와 땅위를 편평하게 옆으로 퍼진다.

분포

밭과 들, 길옆 등에서 자생한다.

채취 및 제법

여름과 가을에 채취해 잡질을 제거하고 깨끗이 씻어 햇볕에 말린다.

성분

taraxasterol, choline, inulin, pectin.

기미

맛이 쓰고 달며, 성질이 차갑다.

효능

급성유선염, 임파선염, 헌데가 생겨 부은 곳 또는 헌데의 독, 급성결막염, 감기 때문에 열이 나는 증상에 효능이 있다.

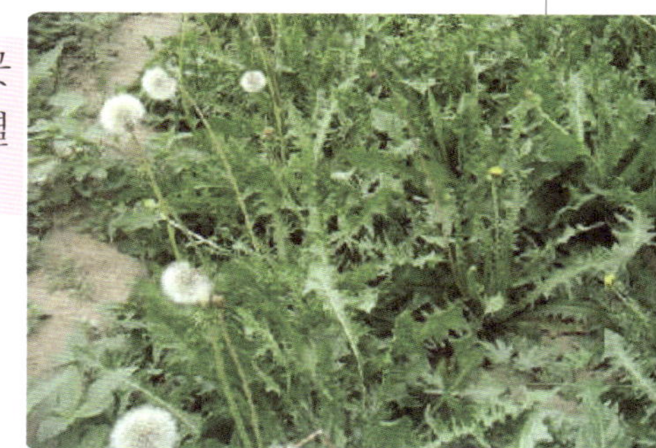

포도

포도나무과의 여러해살이 덩굴성식물 포도나무의 열매와 뿌리, 덩굴이다.

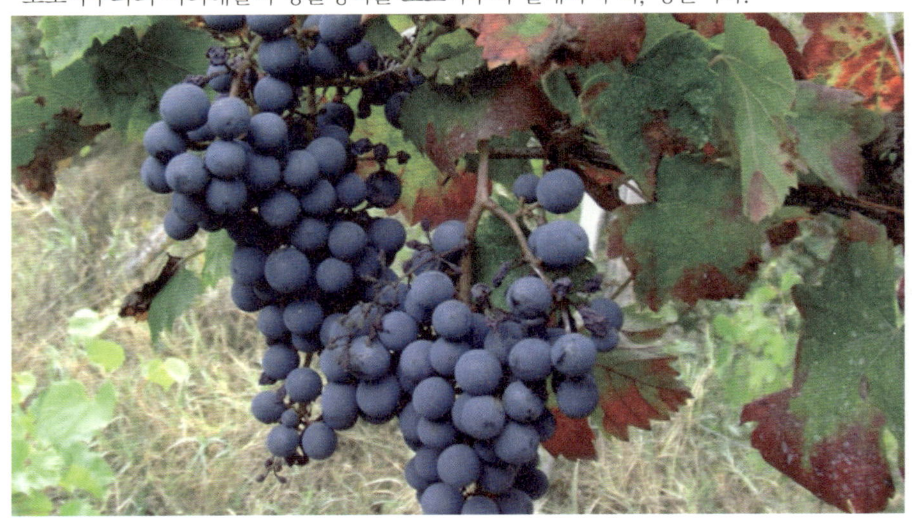

형태

수피는 조각으로 떨어져 나간다. 잎은 둥근 계란형으로 3~5갈래로 갈라져 있다. 잎 뒤에는 거미줄처럼 가는 털이 덮여있다.

분포: 각지에서 재배한다.

채취 및 제법: 열매가 익으면 채취해 응달에서 말린다. 뿌리와 덩굴은 10~11월 사이에 채취해 햇볕에 말리거나 그대로 사용한다.

성분

glucose, fructose, sucrose(소량), xylose, 주석산, oxilic acid, citric acid, malic acid, 각종 anthocianidin의 단당, 이당, 포도당 배당체, 단백질, 칼슘, 인, 철 및 각종 vitamine.

기미

열래는 맛이 달고 시며, 성질이 평하다. 뿌리와 덩굴은 맛이 달고 떫으며, 성질이 평하다.

효능

열매는 기혈허약, 폐허로 인한 기침, 쉽게 놀라고 수면 중에 식은땀이 나는 증상, 풍습에 의한 비통에 효능이 있다.

용량

뿌리와 덩굴 9~15g.

피마자

대극과의 한해살이풀 피마자의 종자와 뿌리, 잎 등이다.

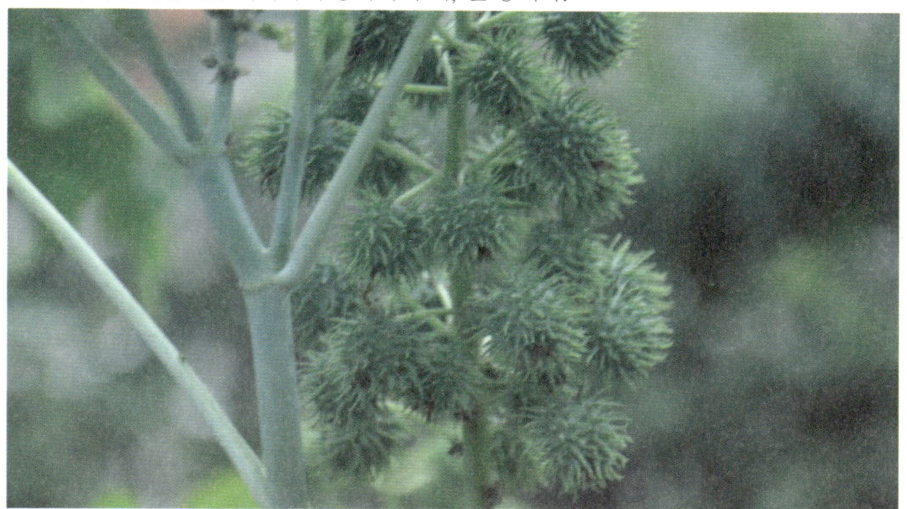

형태
줄기는 곧게 자라고 녹색 혹은 자색이며, 하얀 가루로 덮여있고 마디가 뚜렷하다.

채취 및 제법:
가을과 겨울에 종자를 채취해 여름과 가을에 종자를 깨끗이 씻어 햇볕에 말린다.

성분: 종자는 ricin, lipase, ricinine, 독단백질毒蛋白質.

기미
종자는 맛이 달고 매우며, 성질이 평하고 독이　이 쁘다. 잎은 맛이 달고 매우며, 성질이 평하고 약간 독이 있다. 뿌리는 맛이 담담하고 약간 매우며, 성질이 평하다.

효능
종자 기름은 변비. 뿌리는 간질. 잎은 풍, 습, 열 3가지 사기가 피부를 침습하여 발생하는 피부염 또는 염증으로 몹시 가려움에 효능이 있다.

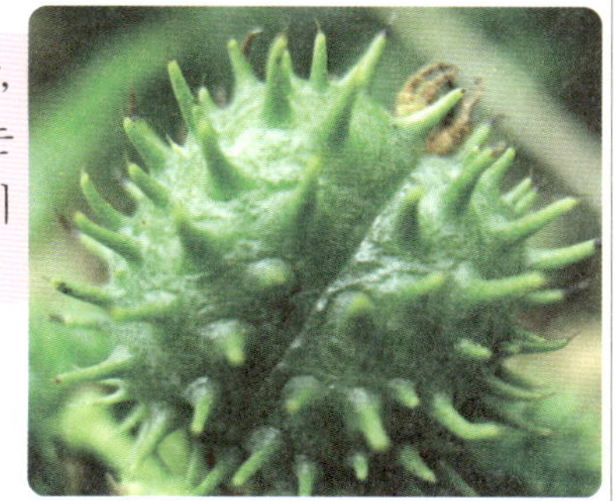

용량
종자 기름은 10~20㎖. 뿌리는 30~60g.

필발

후추과의 덩굴식물 식물인 필발의 덜 익은 열매이다.

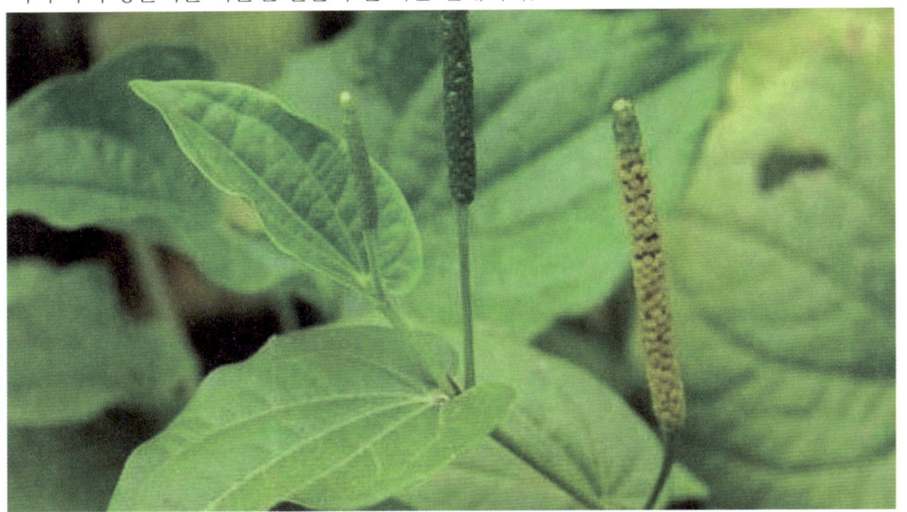

형태

줄기의 길이가 1m정도이고 연약한 가지가 많으면서 땅으로 기면서 자란다. 어린 가지와 줄기에는 부드러운 털이 덮여있다.

채취 및 제법

가을에 덜 익은 열매를 채취해 꼭지를 제거한 다음 깨끗이 씻어 햇볕에 말린다.

성분

caryophlene, piplartine, piperine.

기미

맛이 맵고 성질이 덥다.

효능

복통, 구토, 대변이 묽고 횟수가 많은 병, 두통. 외용은 비두염, 충치통에 효능이 있다.

용도

2~5g.

외용으로 사용할 때는 적량을 사용해야 한다.

하고초(꿀풀)

꿀풀과의 여러해살이풀 꿀풀, 두메꿀풀, 흰꿀풀의 지상부이다.

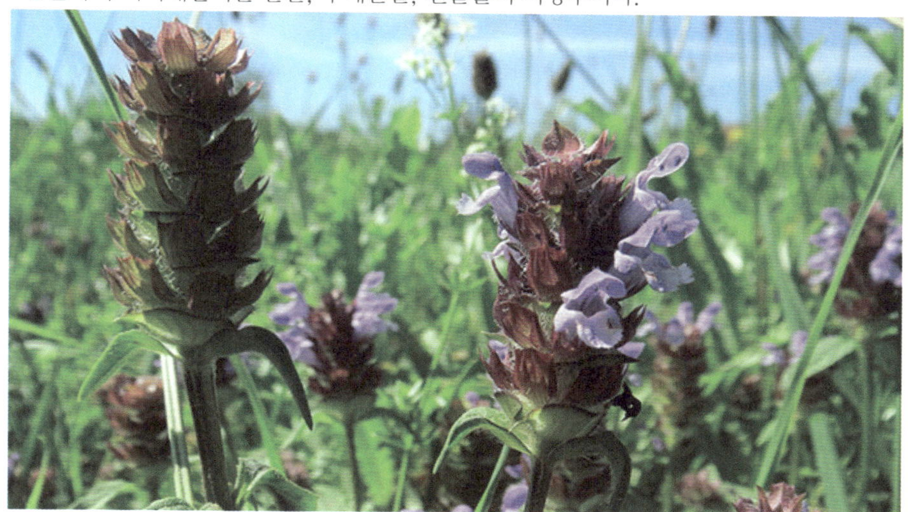

형태

줄기의 높이가 20~30㎝로 전초에 흰색 털이 있다. 직립 또는 옆으로 약간 기울어져 있으며 담홍색이다.

분포

각지에 분포한다.

채취 및 제법

6개월 된 꽃 이삭을 채취해 햇볕에 말린다.

성분

prunellin, hyperoside, rutin(각종 출혈예방과 치료용).

기미

맛이 쓰고 매우며, 성질이 차갑다.

효능

간의 화기를 풀어주고 기혈이 한 곳에 몰려서 풀리지 못하는 것을 풀어준다. 고혈압, 간열로 인한 두통, 임파결결핵, 눈의 흰자위에 핏발이 서고 부으며 아픈데 효능이 있다.

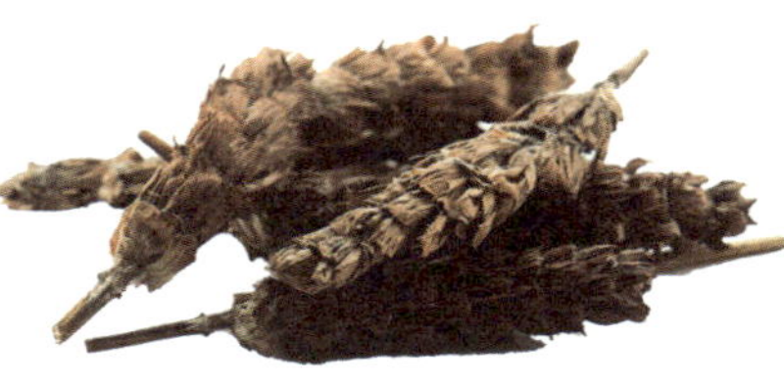

용량

9~15g.

하수오

마디풀과의 여러해살이풀 하수오의 덩이뿌리이다.

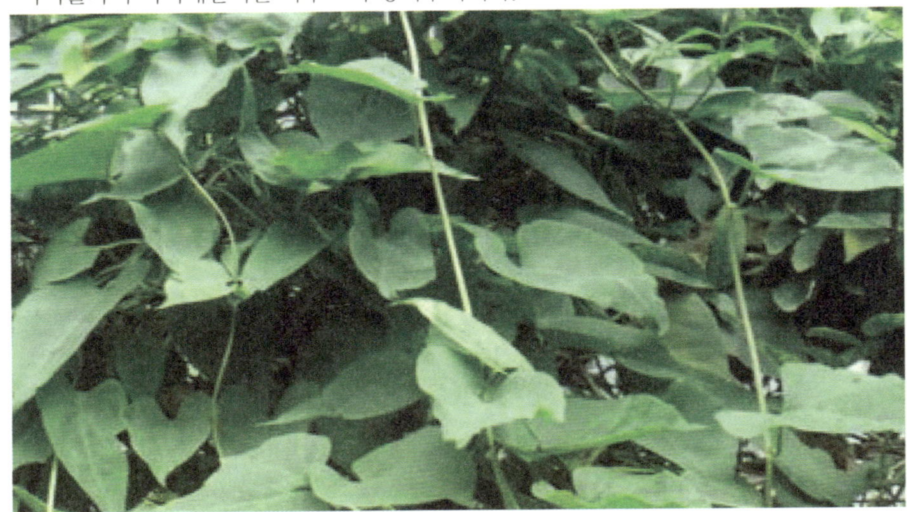

형태
잎이 어긋나고 좁은 계란형 또는 심형이다. 턱잎 끝은 막질로 줄기를 둘러싸고 있다. 꽃은 작고 많으며 밀집되어 가지가 여러 개인 원추화서에 달린다.

분포: 산비탈 돌산 나무아래나, 관목이 우거진 곳에서 자생한다.

채취 및 제법
봄과 가을에 덩이뿌리를 채취해 적당한 크기로 썰어 햇볕에 말린다.

성분: emodin 등을 함유한다.

기미
생하수오는 맛이 약간 쓰고 성질이 평하다. 제조한 하수오는 맛이 달고 떫으며, 성질이 약간 따뜻하다.

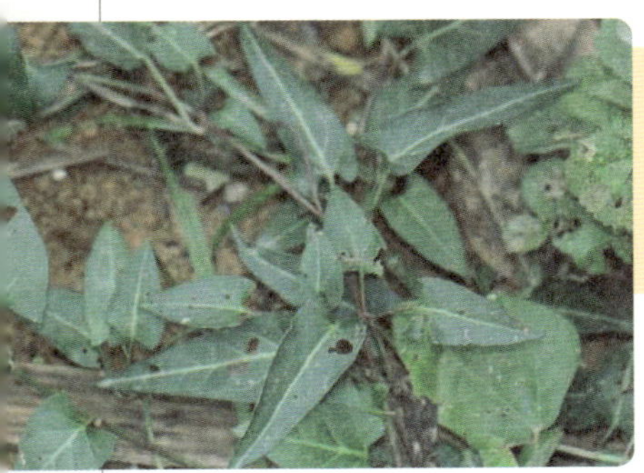

효능
생하수오는 외옹이 곪아터진 후 오랜 동안 아물지 않는 병, 변비. 간음과 신음이 모두 허한 증, 피가 부족함, 어지럽고 잠을 못자는 것에 효능이 있다.

용량
6~12g.

합등자

콩과로 목질의 덩굴성식물인 합등자의 줄기와 종자이다.

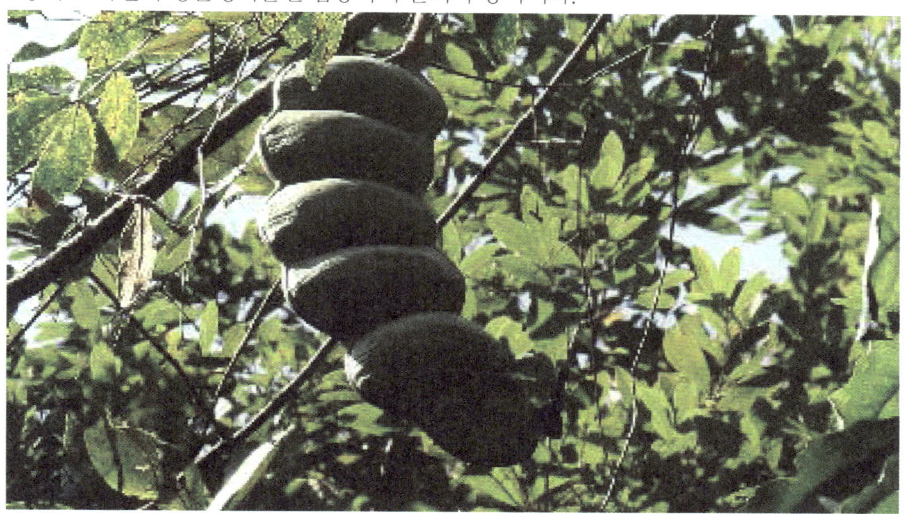

형태

편평한 줄기는 좌우로 틀어지면서 비스듬히 자란다. 잎은 2회 깃꼴 복엽인데, 깃털이 2쌍이고 작은 잎은 2~4쌍으로 타원형이다.

분포: 산비탈 숲속에서 자생한다.

채취 및 제법

줄기는 사시사철 채취가 가능하고 종자는 겨울과 봄에 채취해 깨끗이 씻어 햇볕에 말린다.

성분: 줄기에는 amino acid, flavonoid glycoside, phenols. 종자에는 entada saponin A and B.

기미

맛이 약간 쓰고 떫으며, 성질이 평하다.

효능

줄기는 풍습관절염, 손발이 나무처럼 뻣뻣하여 불편한 병. 종자는 온 몸과 눈, 소변이 누렇게 되는 병에 효능이 있다.

용량

줄기는 9~30g. 종자는 3g.

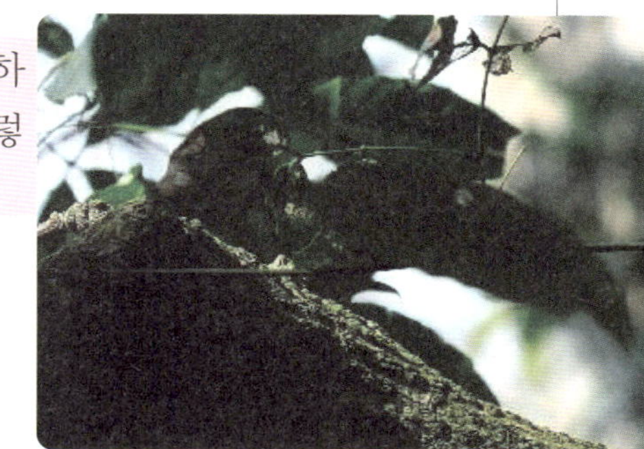

합환피(자귀나무)

콩과의 갈잎큰키나무 자귀나무의 나무껍질이다.

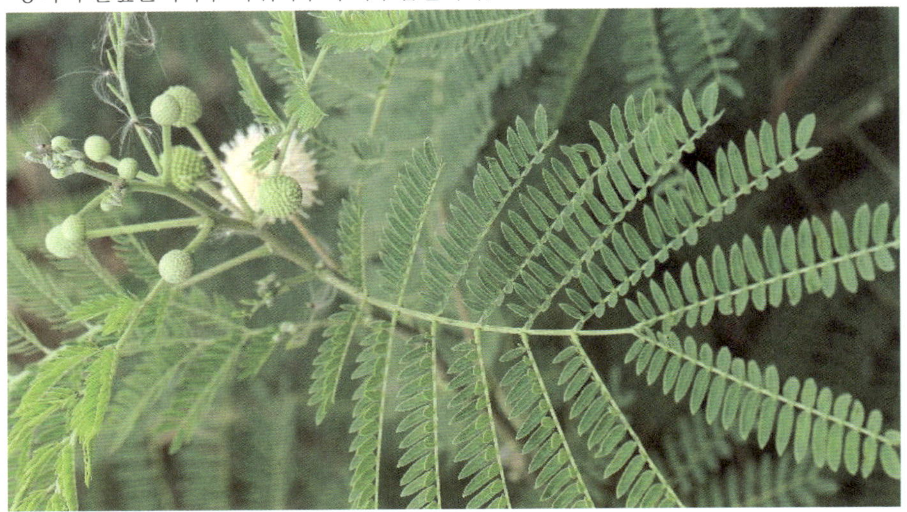

형태

키가 3~5m까지 자라고 나무줄기는 회흑색을 띠며, 작은 가지에는 털이 없고 능각만 있다. 잎은 어긋나고 깃꼴 겹잎이고 날개털은 5~15쌍이다.

분포

산비탈이나 길가에서 자생하거나 정원에서 재배한다.

채취

여름과 가을에 나무껍질을 벗겨 햇빛에 말린다.

성분

saponin, tannin.

기미

맛이 달고 성질이 평하다.

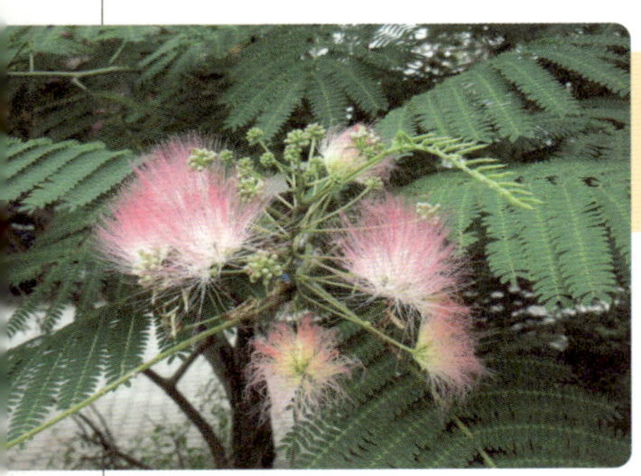

효능

심신안정, 마음이 어둡고 가슴이 답답한 상태로 잠을 못자는 것, 폐부에 생긴 옹양, 국부적으로 일어나는 종창에 효능이 있다.

용량

5~15g.

해금사(고사리)

실고사리과의 여러해살이 양치류식물 실고사리의 성숙한 포자이다.

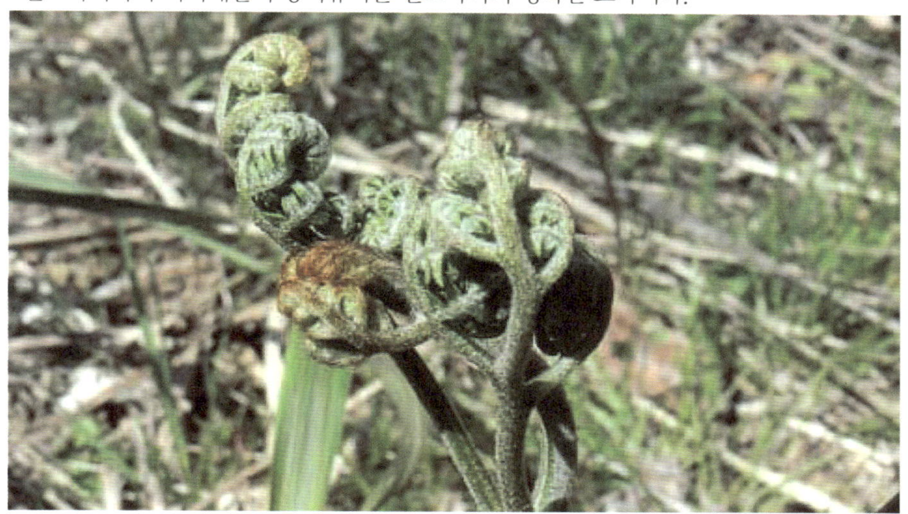

형태

높이가 1~4m이고 뿌리줄기는 가늘게 땅으로 깔린다. 줄기는 가늘고 약하면서 흰 솜털이 나 있다.

분포

산비탈의 풀숲에 자생한다.

채취 및 제법

가을철에 재취해 깨끗이 씻어 햇볕에 말린다.

성분

amino acid, glucose, phenols, flavonoid glycoside.

기미

맛이 달고 성질이 차갑다.

효능

열독 병증을 열을 내리고 독을 없애는 방법으로 치료하는 것, 하초에 습열사가 몰려서 생긴 임증을 치료에 효능이 있다.

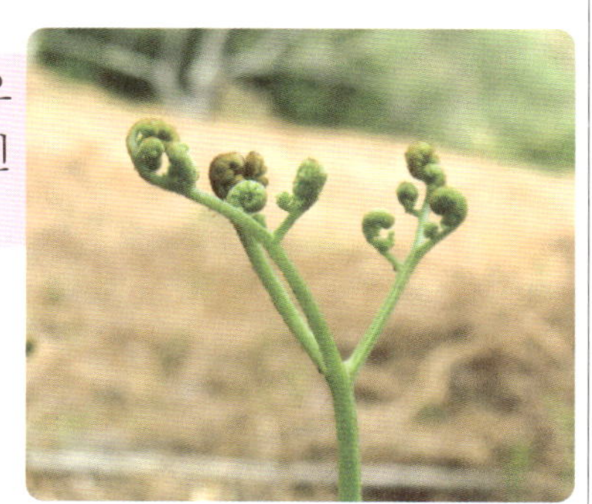

용량

20~30g.

해동피(음나무)

두릅나무과의 늘푸른큰키나무 음나무의 나무껍질이다.

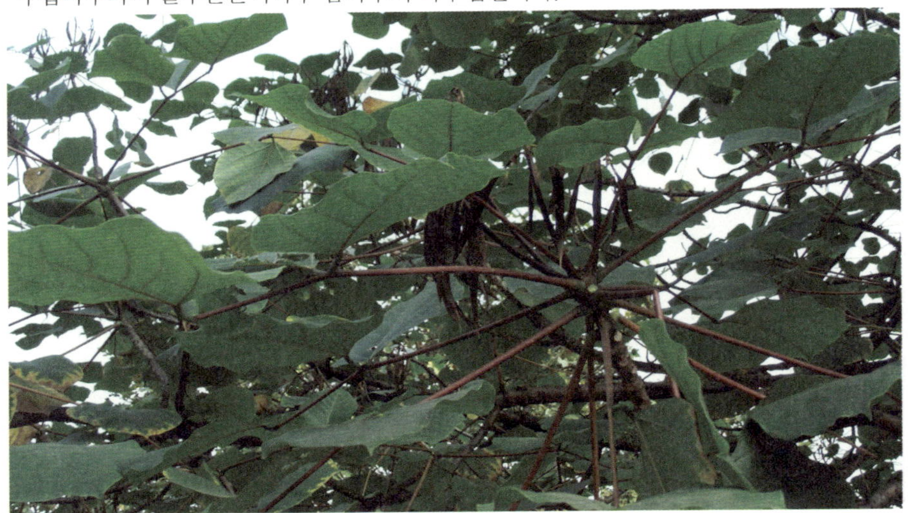

형태

높이가 10~25m정도로 나무껍질은 회백색이고 세로로 갈라진다. 가지에는 회색 솜털이 밀생하고 흑색 원기둥꼴의 가시가 있지만, 2~3년이 지나면 떨어진다.

분포

야생 또는 재배하는데, 가로수로도 활용한다.

채취 및 제법

봄에 껍질을 벗겨 햇볕에 말려 사용한다.

성분: erythraline.

기미

맛이 쓰고 매우며, 성질이 평하다.

효능

풍습으로 인해 팔이 아픈 증상, 배가 아프고 속이 켕기면서 뒤가 무직하며 곱이나 피고름이 섞인 대변을 자주 누는 병에 효능이 있다.

용량

6~12g.

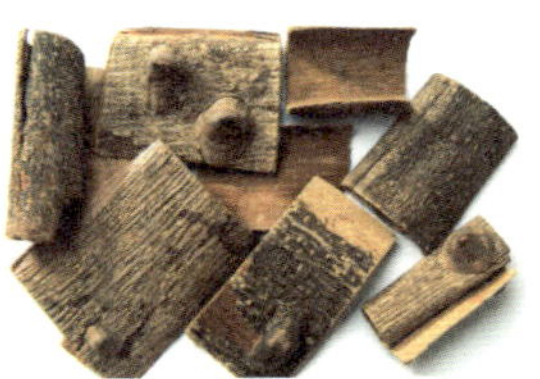

해우

천남성과의 여러해살이 관엽식물 알로카시아의 줄기뿌리이다.

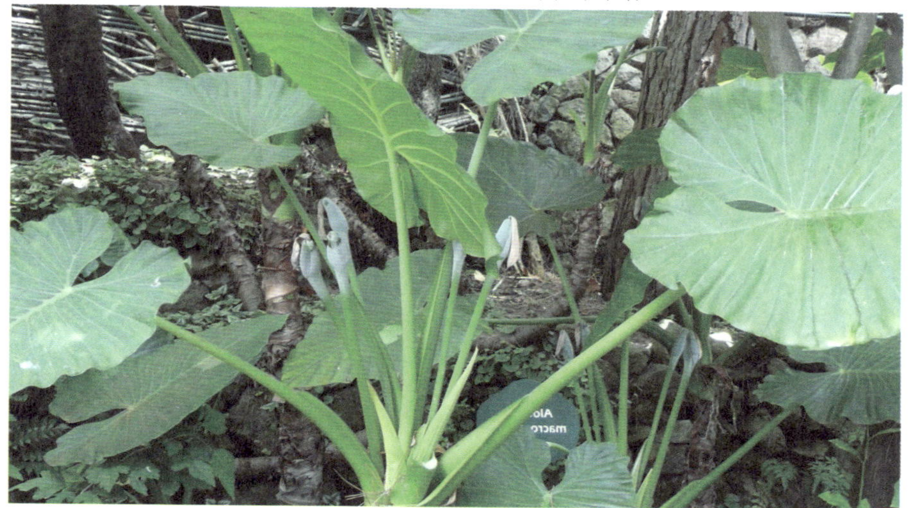

형태

높이가 1~2m정도이다. 줄기뿌리는 육질로서 굵고 단단하며 원기둥모양이다. 잎은 크고 잎자루가 굵으며, 단단하고 가장자리가 천파상이다.

분포

산골짜기 숲의 음습한 곳이나, 마을주변의 길가에서 자생한다.

채취 및 제법

사시사철 채취가 가능한데, 채취한 다음 외피를 벗기고 신선한 생으로 사용하거나, 썰어서 햇볕에 말린다.

성분: alkaloid, sterol 화합물과 alocasin.

기미

맛이 약간 맵고 떫으며 성질이 차갑다. 독이 있다.

효능

폐결핵, 장티푸스. 외용은 겉에 생기는 여러 가지 외과 질환과 피부 질환에 효능이 있다.

용량

10~20g. 오랫동안 달여서 복용한다.
외용 시에는 적량을 사용한다.

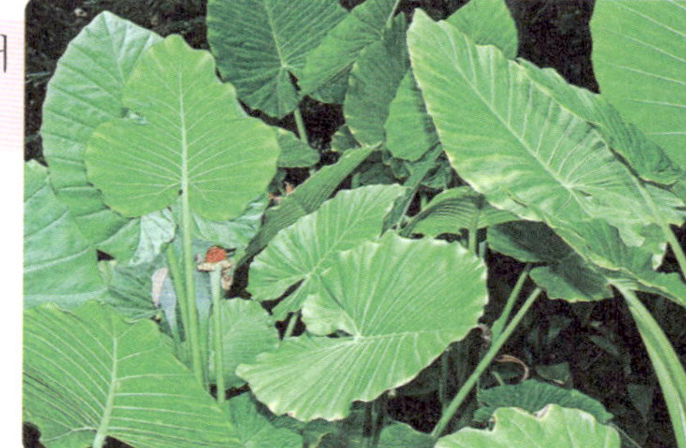

물혹의 증상에

해조

해조모자반과의 해양식물 대엽해조의 전초이다.

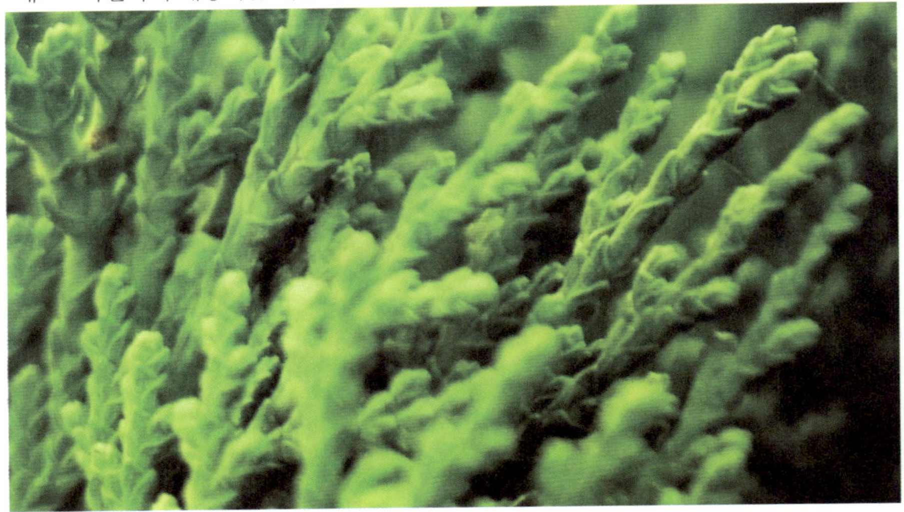

형태

바다에서 생산되는 식물의 총칭으로 해초라고도 한다. 빛깔에 따라 녹조류(파래, 청각 등), 갈조류(미역, 다시마 등), 홍조류(김, 가사리 등) 등으로 분류한다.

분포

모든 바다에서 자생한다.

채취 및 제법

8월경에 채취해 손질한 다음 햇볕에 말린다.

성분

alginic acid 20.8%, sargassan, amino acid.

기미

맛이 쓰면서 짜고 성질이 차갑다.

효능

목 뒤나 귀 뒤, 겨드랑이 사타구니 쪽에 크고 작은 멍울이 생긴 병, 물혹의 증상에 효능이 있다.

용량

전탕 10~15g.

기침, 각종 호흡곤란, 변비에
행인(살구나무)

장미과의 갈잎큰키나무 살구나무의 종자이다.

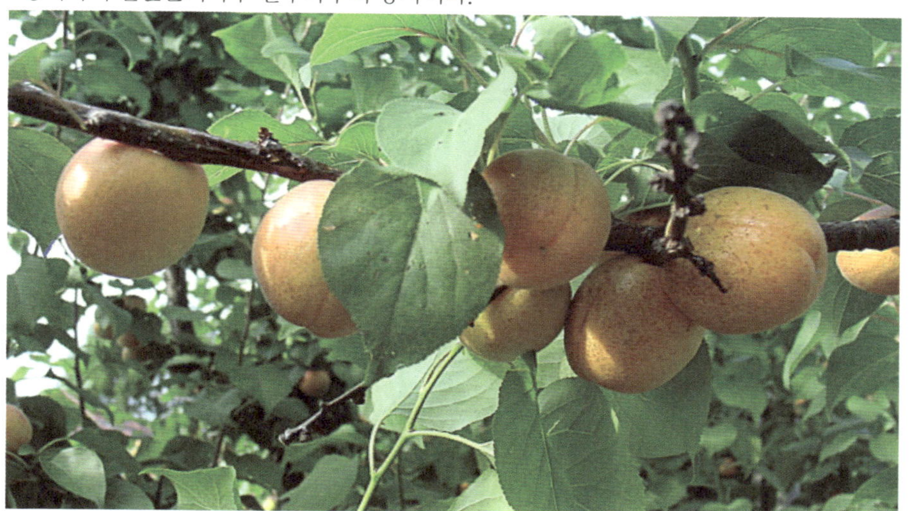

형태

겨울눈은 모여서 나고 꽃이 필 때 대부분 떨어진다. 잎은 어긋나고 긴 자루가 있으며, 광란원형 또는 원형에 가깝다. 엽저는 원형이거나 심장형에 가깝다.

분포

산지의 저지대나 마을주변에서 재배된다.

채취 및 제법

여름철에 과실이 성숙한 다음에 과육과 핵을 제거하고 종자를 햇볕에 말린다.

성분

amygdalin, emulsin 및 지방유.

기미

맛이 쓰고 성질이 따뜻하며, 독이 약간 있다.

효능

기침, 각종 호흡곤란, 변비에 효능이 있다.

용량

4.5~9g.

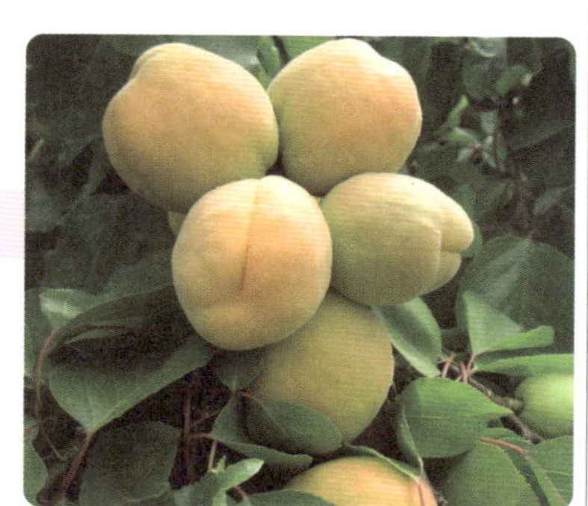

행채(노랑어리연꽃)

용담과의 여러해살이풀 노랑어리연꽃의 지상부이다.

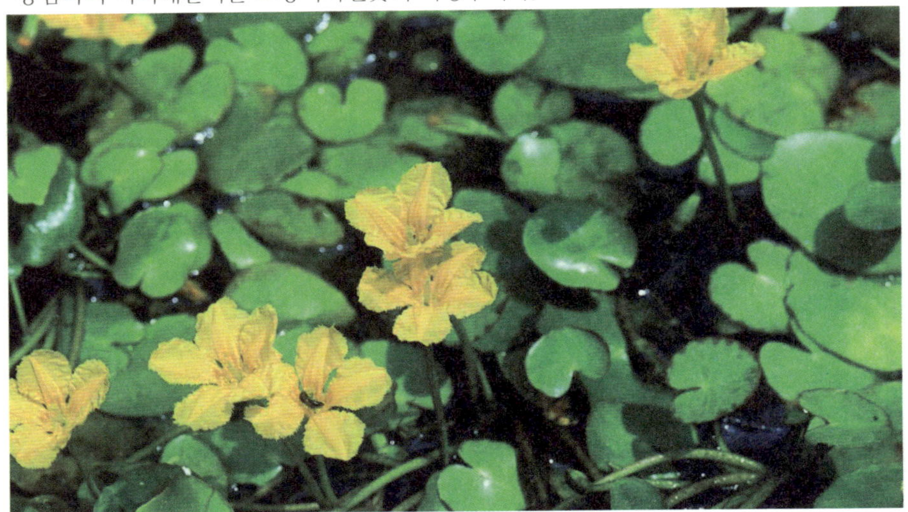

형태

줄기는 원기둥꼴로 여러 개의 가지를 뻗으며 물속에 잠겨있다. 막 뿌리를 갖추고 있거나 물속 진흙에서 땅 속 줄기로 포복하면서 자란다.

분포: 연못 및 물의 흐름이 빠르지 않은 하천에서 자생한다.

채취 및 제법: 여름에 채취해 깨끗이 씻어 햇볕에 말린다.

성분

잎은 rutin, 3-α-L-Arabinopyranosido-(1→6)-β-D-glucopyranosy-3-.quercetin.

기미

맛이 달고 성질이 차갑다.

효능

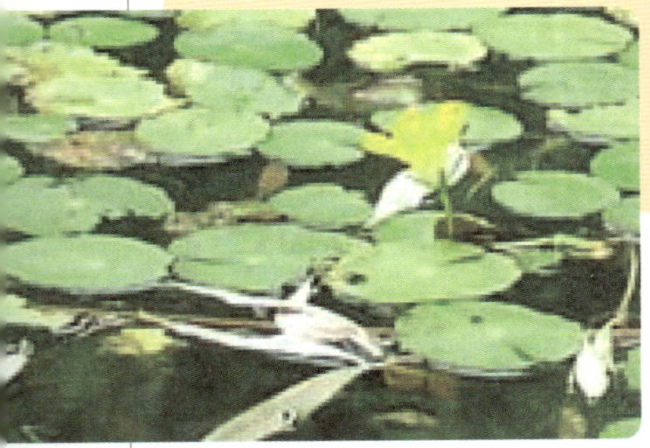

습열이 하초에 몰려서 소변을 조금씩 자주 보면서 잘 나오지 않는 등의 증상이 나타나는 임증. 외용은 국부적으로 일어나는 종창에 효능이 있다.

용량

15~25g.

향부자

사초과의 여러해살이풀 향부자의 뿌리줄기이다.

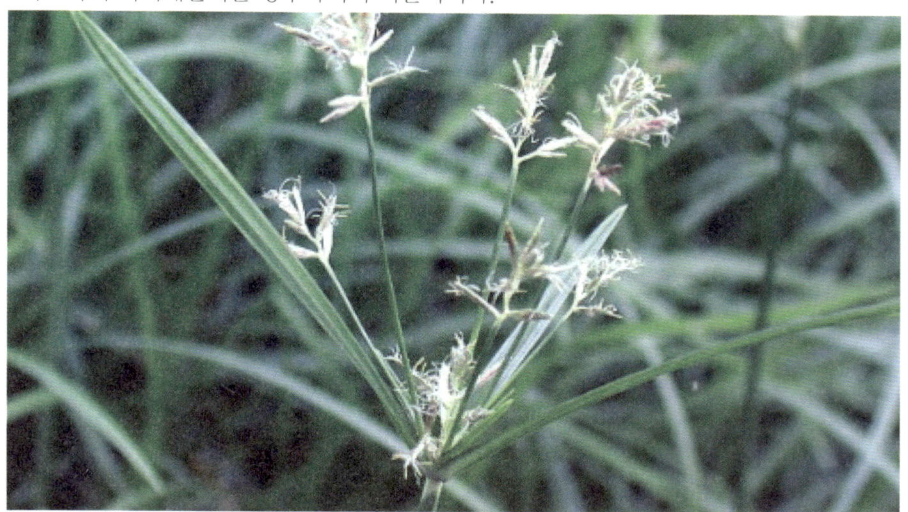

형태

날카롭게 세모진 줄기의 높이는 20~50cm이고 잎은 뿌리줄기에서 모여서 난다.

분포: 농경지나 넓은 초지에서 자란다.

채취 및 제법

봄가을에 채취해 햇볕에 말리는데, 수염뿌리가 마르면 불에 거슬려 태운 다음 또다시 햇볕에 늘어 완전 건조시킨다.

성분

알파, 베타~Cyperone, 알파, 베타~Cyperol, cyperene 등이다.

기미

맛이 맵고 약간 쓰며, 성질이 평하다.

효능

기를 통하게 하고 간기울결을 소산시키고 월경을 조화롭게 하며 통증을 그치게 하는 효능이 있다.

용량

6~12g.

외용으로 사용할 때는 적량을 사용한다.

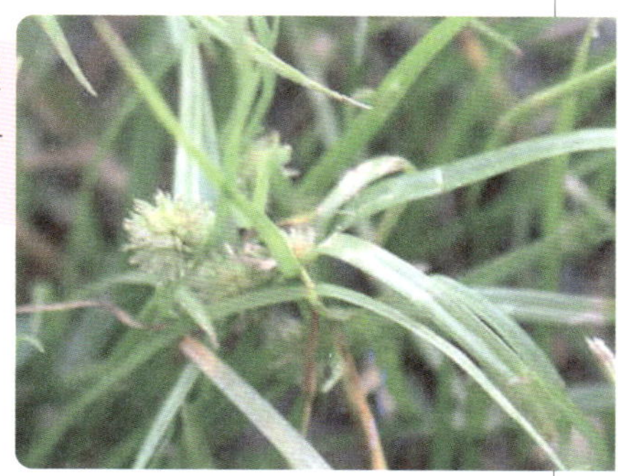

향포(애기부들)

부들과의 여러해살이풀 애기부들의 꽃가루이다.

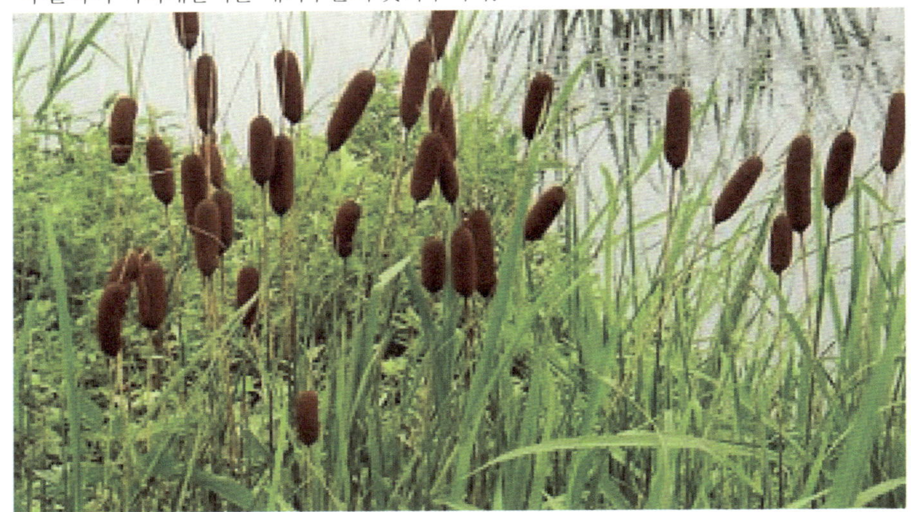

형태

높이가 1~3m정도로 뿌리줄기는 굵고 단단하며 수염뿌리가 많다. 줄기는 곧게 자라고 원기둥모양이다.

분포: 물가, 연못, 늪지 등에서 자생한다.

채취 및 제법

암꽃을 잘라 말린 다음 빻아서 체로 쳐서 잡질을 제거하고 햇볕에 말려 사용한다.

성분: isorhamnetin, pentacosane, volatile oils, fatty oil.

기미

맛이 달고 성질이 평하다.

효능

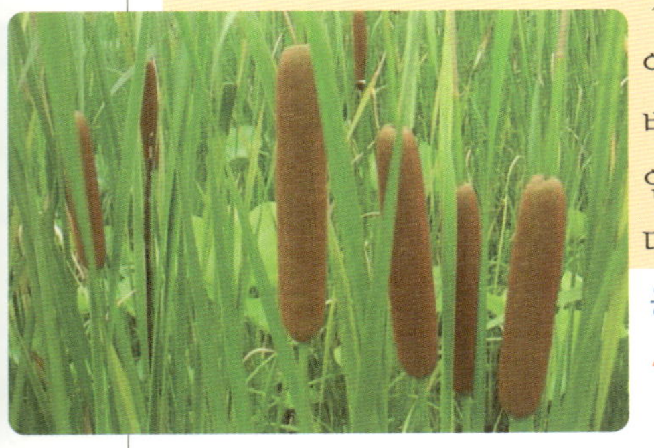

신선한 생용은 월경이 있어야 할 시기에 월경이 없는 것, 월경 중에 또는 월경 전후에 아랫배나 허리가 아픈 병, 출산 후에 남은 어혈로 인해 아픈 부위가 후끈거리는 병에 효능이 있다.

용량

4.5~9g.

향호(개사철쑥)

국화과의 두해살이풀 개사철쑥의 지상부이다.

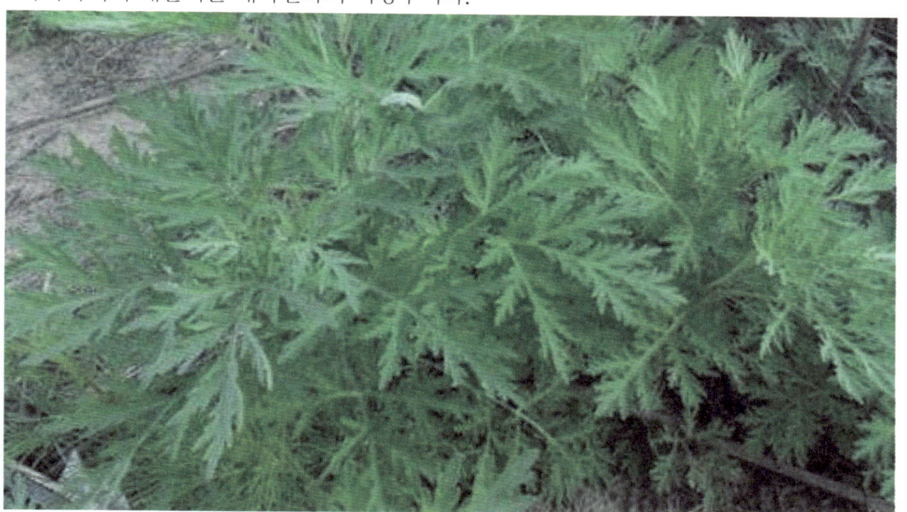

형태

줄기의 높이가 40~150㎝고 곧게 자라며, 가지가 많다. 잎은 어긋나고 2회 깃 모양으로 깊이 갈라지며, 잎 조각은 둥근 선형으로 가장자리가 밋밋하고 깃꼴겹잎이 얇게 갈라져 있다.

분포

우리나라 냇가 모래땅에서 자란다.

채취 및 제법

가을에 채취해서 햇볕에 말린 다음 적당한 크기로 자른다.

성분: abrotanine, artemisia ketong, daphnetin.

기미

맛이 쓰고 성질이 차갑다.

효능

열증을 해소하고 혈분의 열을 없애고 허열을 제거하는 효능, 더위 먹은 것을 풀어주는 효능이 있다.

용량

3~9g.

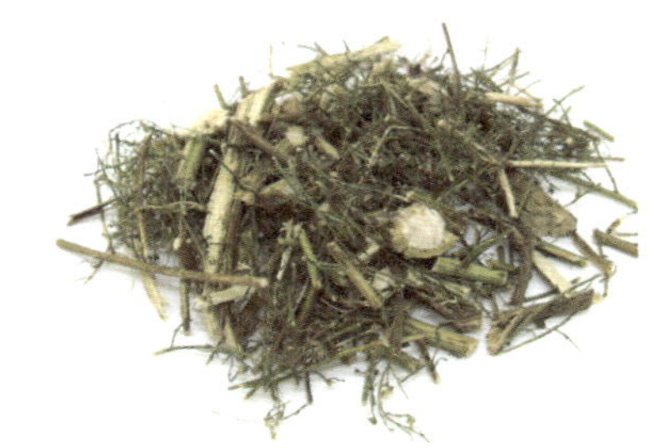

현(비름)

비름과의 한해살이풀 비름의 뿌리를 제외한 전초이다.

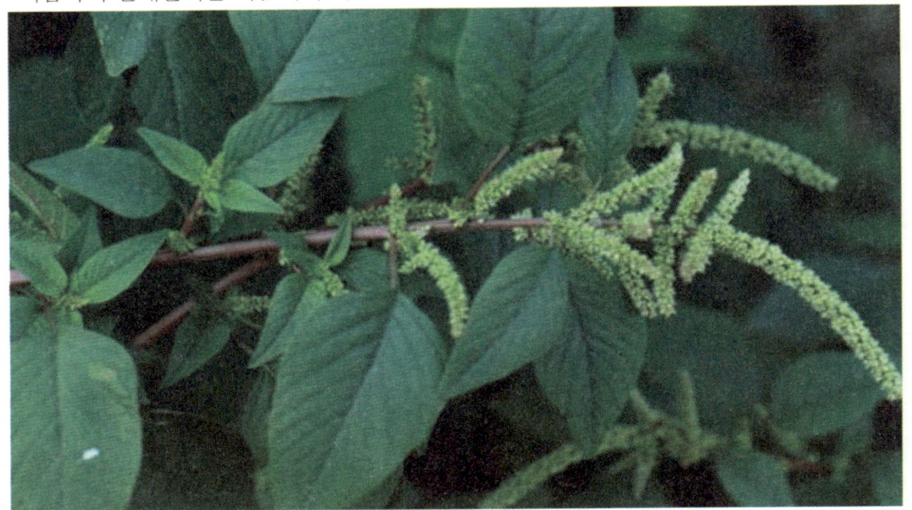

형태

높이가 1m정도 자라고 가지가 굵게 뻗는다. 잎은 녹색이고 네모진 넓은 난형 또는 세모진 넓은 난형이다.

분포

우리나라는 집근처나 빈터에서 자생한다.

채취 및 제법

여름철에 전초를 채취해 손질한 다음 햇볕에 말린다. 9~10월에 씨를 채취해 햇볕에 말린다.

성분: 비타민 C.

기미

맛이 달고 성질이 서늘하다.

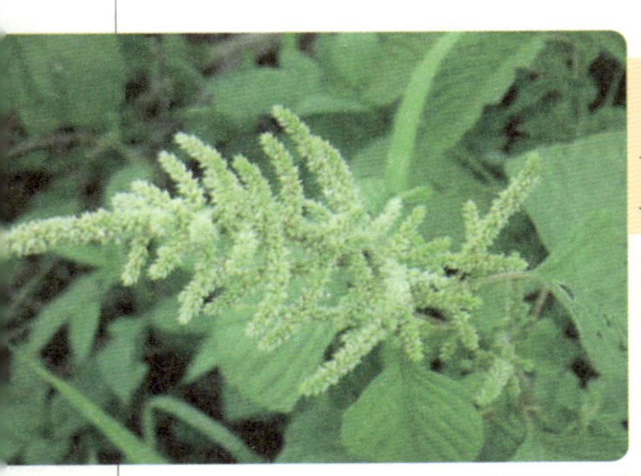

효능

잎은 보기제열, 통구규. 열매는 명목제사, 대소변을 잘 보게 하고, 거한열, 뿌리는 음하냉통에 효능이 있다.

용량

30~60g(신선한 것은 90~120g)을 전탕해서 복용한다.

현구자(산딸기)

장미과의 갈잎떨기나무 산딸기나무의 덜 익은 열매이다.

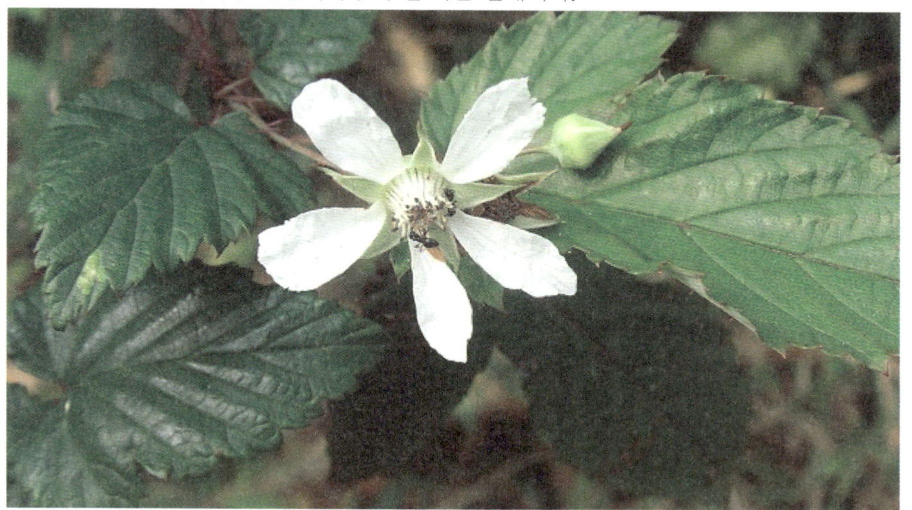

형태

줄기의 높이가 1~2m정도로 자라고 전체 가시가 많다. 잎은 서로 어긋나게 자리고 넓은 계란 모양으로 3~5갈래로 갈라지지만, 꽃이 달리는 가지의 잎은 갈라지지 않는다.

분포: 전국적으로 산이나 밭 주변 양지바른 곳에서 자생한다.

채취 및 제법: 열매가 붉게 물들기 전(덜 익은)에 채취해 깨끗이 씻서 햇볕에 말려서 사용한다.

성분: 유기산인 능금산과 구연산, 포도당, 과당, 자당 등의 당분이 들어 있다.

기미

맛이 달고 시며 성질이 따뜻하다.

효능

자양, 강정, 강장 등의 효능을 가지고 있다.

주치

신체허약, 유정, 음위, 빈뇨, 피부윤택.

용량

1회 2~4g을 물 200㎖에 넣어 달이거나 가루로 만들어 복용한다.

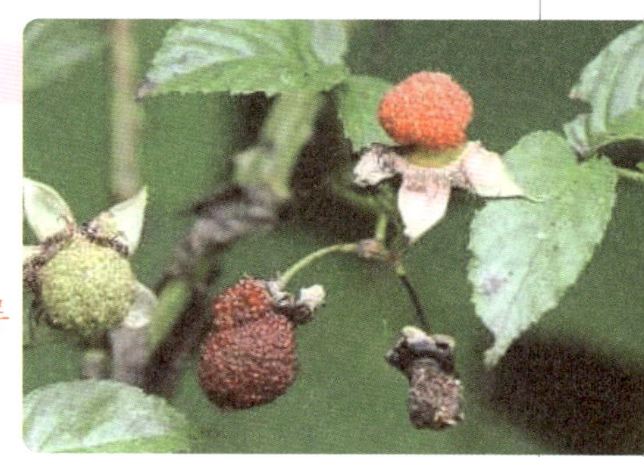

현삼

현삼과의 여러해살이풀 현삼의 뿌리이다.

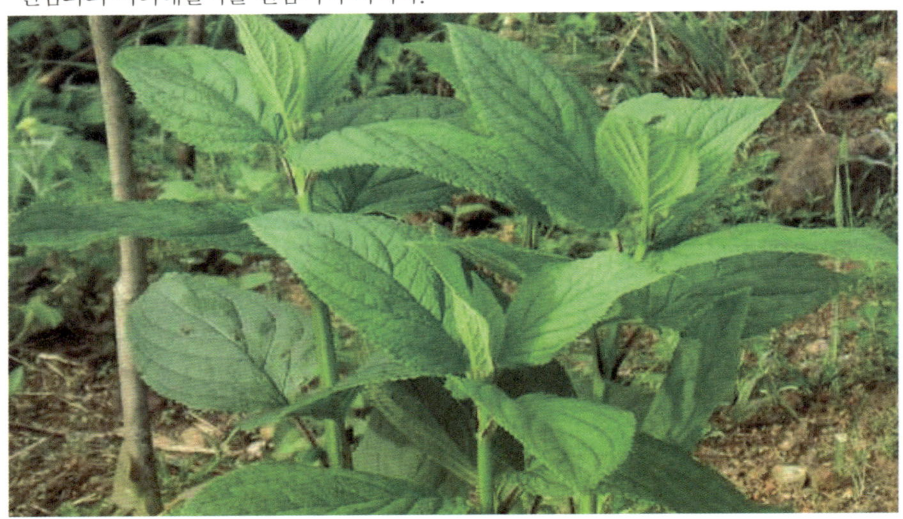

형태

줄기의 높이가 약 1.5m이고 덩이뿌리로 줄기가 곧게 서서 자란다. 타원형 잎은 길이 5~10㎝, 너비 2.5~5㎝로 마주나고 끝이 뾰족하면서 가시가 있다.

채취 및 제법

입동전후에 채취해 5~6일 동안 햇볕에 반쯤 말린 다음 2~3일 동안 포개어 쌓아두면 내부가 흑색으로 변한다. 이것을 또다시 햇볕에 말린 다음 포개어 반대로 뒤집어 햇볕에 말린다.

성분: alkaloid, amino acid.

기미

맛이 쓰고 짜며, 성질이 서늘하다.

효능

가슴에 열이 나 답답하고 기침이 남, 피부에 발긋발긋하게 부스럼이 돋는 병, 허로병 때 뼛속이 후끈후끈 달아오르는 증, 저절로 땀이 나는데 효능이 있다.

용량

10~15g.

현호색

양귀비과의 여러해살이 현호색의 덩이뿌리이다.

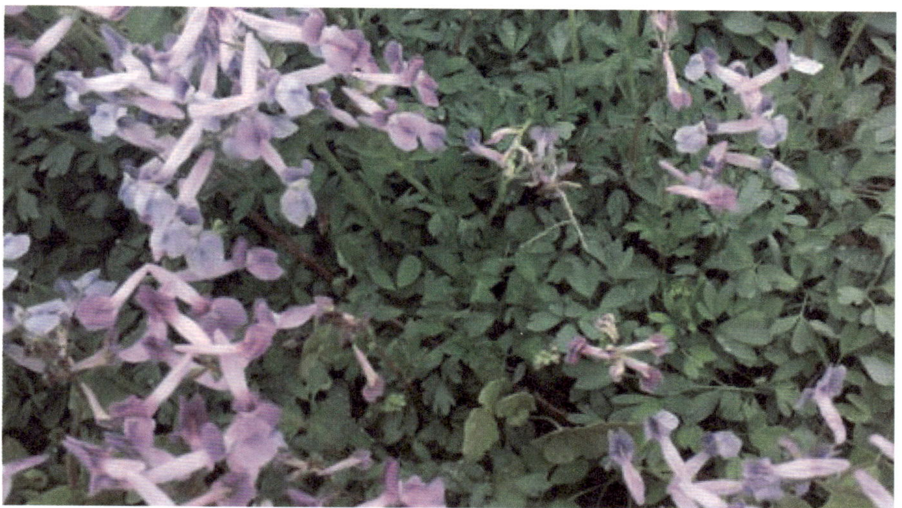

형태

키는 20㎝이며, 땅속에서 지름 1㎝정도의 덩이줄기를 형성하고 있다. 이 곳에서 줄기가 나와 곧게 서면서 자란다.

분포: 관목과 잡목 숲, 음습한 계곡 등지에서 잘 자란다.

채취 및 제법

입하 후 경근이 말랐을 때 채취한다. 껍질을 문질러 깨끗이 씻은 다음 끓는 물에 넣어 중탕한다. 이때 내부에 흰심이 없고 중심색이 황색이 될 때 건져내 햇볕에 말린다. 식초를 보조 재료로 사용해 법제한 후에 사용한다.

성분: 다종의 alkaloid.

기미

맛이 쓰고 약간 매우며, 성질이 따뜻하다.

효능

위통, 흉복통, 월경 중에 또는 월경 전후에 아랫배나 허리가 아픈 병, 출산 후에 남은 어혈로 인해 복통이 있는 것에 효능이 있다.

용량

3~9g.

협엽중루(삿갓나물)

백합과의 여러해살이풀 삿갓나물 뿌리줄기이다.

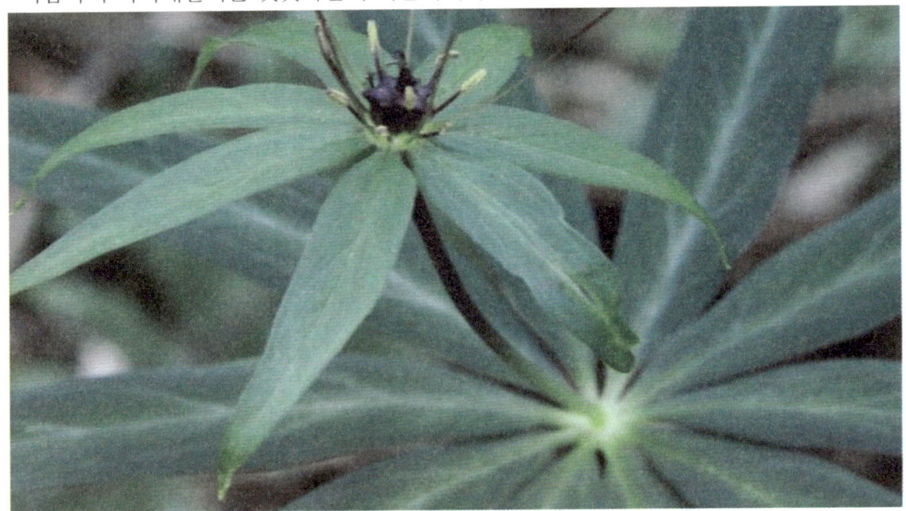

형태

뿌리줄기는 굵고 두툼하며 갈색을 띤다. 위쪽에는 여러 개의 고리마디가 빼곡히 있고 줄기는 자색이다.

분포

관목숲속에서 자생한다.

채취 및 제법

여름과 가을에 비늘줄기를 채취해 깨끗이 손질한 다음 햇볕에 말린다.

성분

steroid saponin.

기미

맛이 쓰고 성질이 차가우며, 약간 독이 있다.

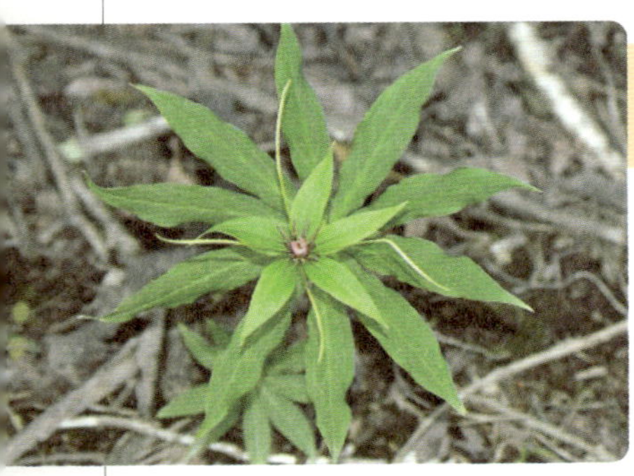

효능

유행성일본뇌염, 위통, 충수염, 임파절결핵, 편도선염, 유선염에 효능이 있다.

용량

7~15g.

형개

꿀풀과의 한해살이풀 형개의 지상부이다.

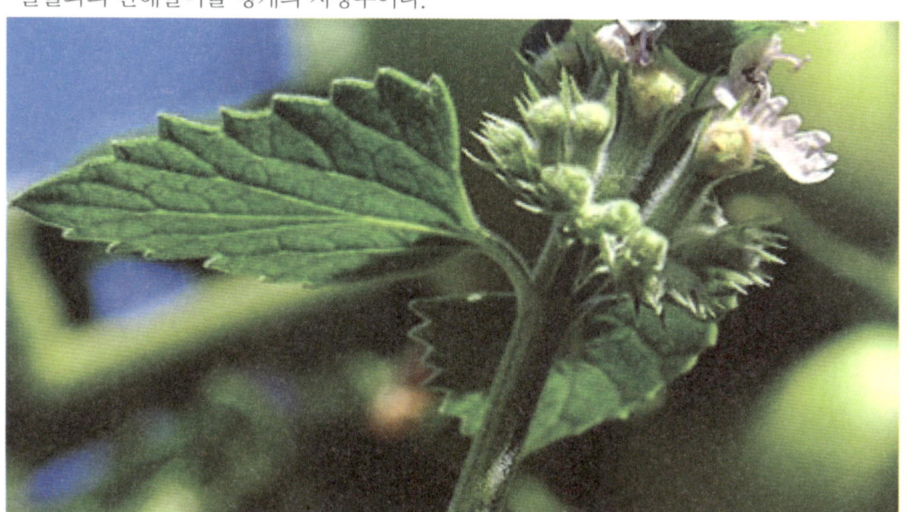

형태

줄기의 키가 60~100㎝이다. 식물전체에서 강한 향기가 나고 사각의 줄기는 곧게 자란다. 잎은 마주나는데 깃털처럼 깊게 갈라지고 잎 조각이 3~6개이며, 부드러운 털이 있다.

채취 및 제법

가을철에 줄기 끝에 더부룩하게 뭉쳐나는 홀씨 잎이 녹색일 때 채취해서 햇볕에 말린다.

성분

Volatile oils를 함유하는데, oils중 알파~menthone가 있다.

기미

맛이 맵고 성질이 따뜻하다.

효능

풍을 제거하고 땀을 내어서 표에 있는 사기를 없애주고 혈열을 제거하며 사지가 뻣뻣해지는 경을 풀어주는 효능이 있다.

용량

5~10g.

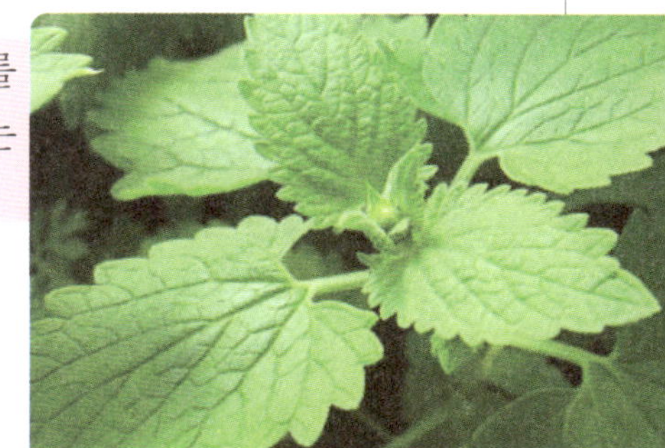

형삼릉(매자기)

사초과의 여러해살이풀 매자기의 뿌리이다.

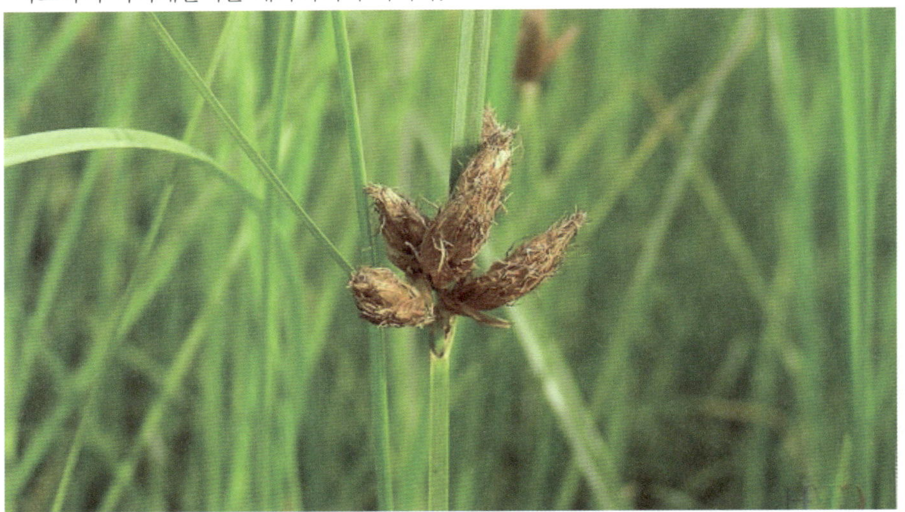

형태

뿌리줄기는 길게 가로로 뻗고 그 밑에 지름 3~4㎝의 덩어리가 달린다. 줄기는 세모기둥 모양으로 모여서 나고 높이가 80~150㎝이다.

분포: 여러곳에 분포한다.

채취 및 제법

가을에 채취해서 외피를 제거한 다음 햇볕에 말린다.

성분: 산화칼슘, 산화규소, 나트륨 등이다.

기미

맛이 쓰고 성질이 평하며, 독이 없다.

효능

어혈을 깨트려 기가 정체된 것을 풀어서 순행시켜주고 통증을 그치게 하며 가슴과 배가 답답한 것을 없애준다. 병적으로 월경을 못하는 것을 치료하여 월경을 하게 하기도 하는 효능이 있다.

용량

3~12g.

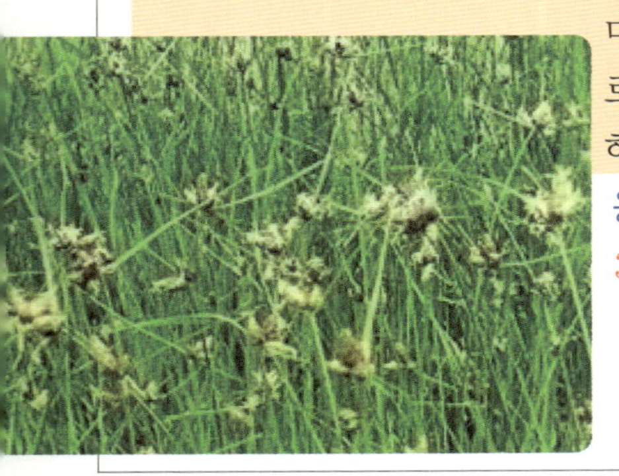

호나복(당근)

산형과의 두해살이풀 당근의 뿌리와 열매(남학슬)이다.

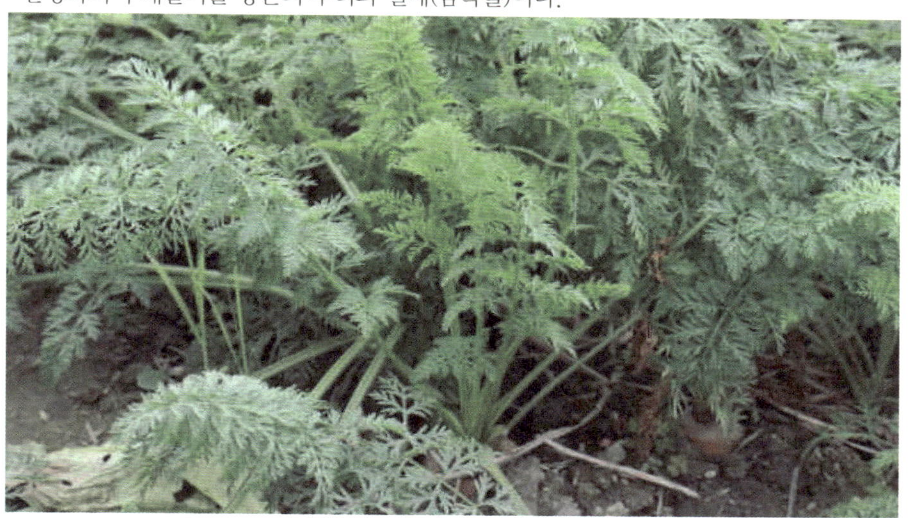

형

높이가 1m정도 자라고 줄기전체에 거칠고 단단한 털이 있다. 뿌리는 육질로 귤홍색 또는 황백색이고 잎자루에는 달려 있다. 잎은 2~3회 깃 모양으로 배열한다.

분포: 각지에서 널리 재배한다.

채취 및 제법: 가을과 겨울에 뿌리를 채취하고, 여름에 열매가 익었을 때 얻는다.

성분: 뿌리는 carotene, volatile oils. 열매는 volatile oils, asaryl aldehyde, asaryl ketone, sterol.

기미: 맛이 맵고 달며, 성질이 약간 따듯하다. 열매는 맛이 맵고 성질이 평하다.

효능

뿌리는 야맹증, 소화불량, 소아의 발진성 질병, 백일해에 효능이 있다.

용량

뿌리는 60~120g. 생으로 먹거나 달인 물을 차대용으로 마신다. 열매는 36g을 볶아서 가루로 만들어 복용한다.

호도

가래나무과의 호두나무의 성숙한 종자이다.

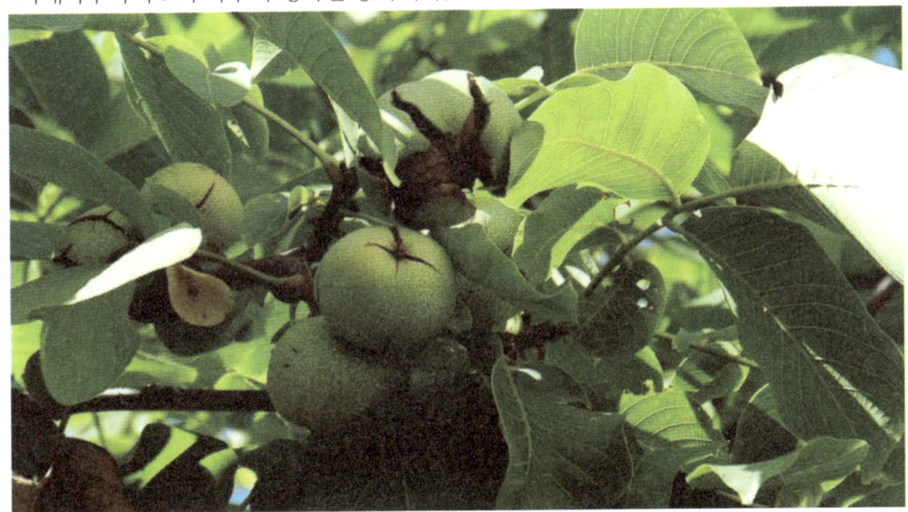

형태

높이가 20m정도이고 수피는 회백색으로 밋밋하지만, 점점 깊게 갈라진다. 잎은 어긋나고 기수우상복엽이다. 복엽의 한 잎인 소엽은 5~9개로 넓은 타원형에 밋밋하고 톱니가 없거나 뚜렷하지 않다.

분포: 햇빛을 좋아하고 추운 겨울에도 강하다.

채취 및 제법

늦가을에 성숙한 열매를 채취해 과피를 제거하고 과핵을 얻어 부순 다음에 종자를 꺼내 응달에서 말린다.

성분: 지반유의 주요성분인 linoleic acid, oleic acid 등의 glyceride이다.

기미

맛이 달고 성질이 따뜻하다.

효능

신장의 기능이 허약해져서 나타나는 요통, 대변보기가 아주 힘들거나 사나흘이 넘도록 대변을 보지 못하는 병에 효능이 있다.

용량

3~9g.

호로파

콩과의 한해살이풀 호로파의 종자이다.

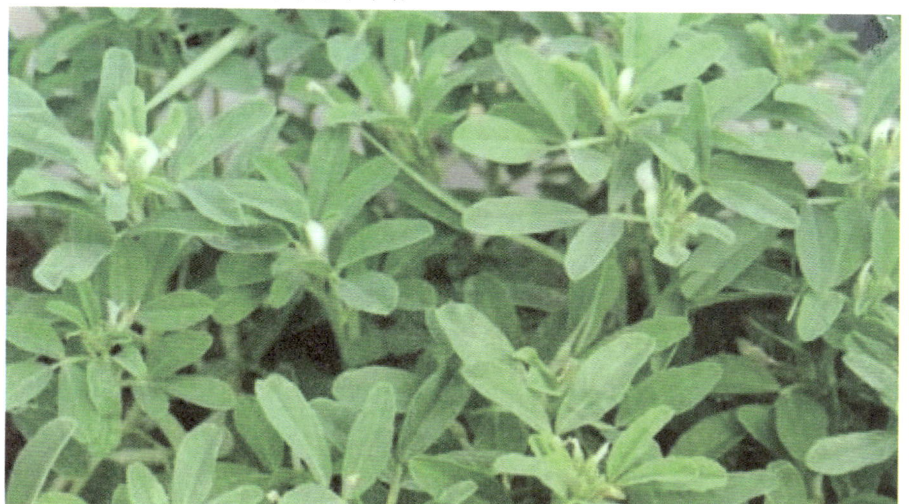

형태

줄기의 높이가 40~80㎝이고 향기가 난다. 잎은 어긋나고 삼층 깃 모양의 복엽이고 턱잎과 잎자루는 서로 합해져 있다.

분포

비옥하거나 배수가 양호한 토양에서 자란다.

채취 및 제법

가을에 씨앗을 채취해 손질한 다음 햇볕에 말린다.

성분

trigonelline.

기미

맛이 쓰고 성질이 따뜻하다.

효능

온열한 약물을 사용하여 신양을 증강시키는 효능, 한습을 제거하는 효능, 통증을 그치게 하는 효능이 있다.

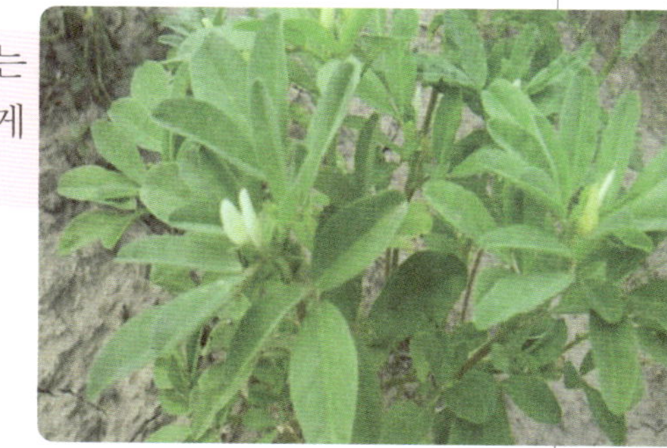

악성 종기, 코가 막히는 것에

박과의 덩굴성 한해살이풀 호로의 열매이다.

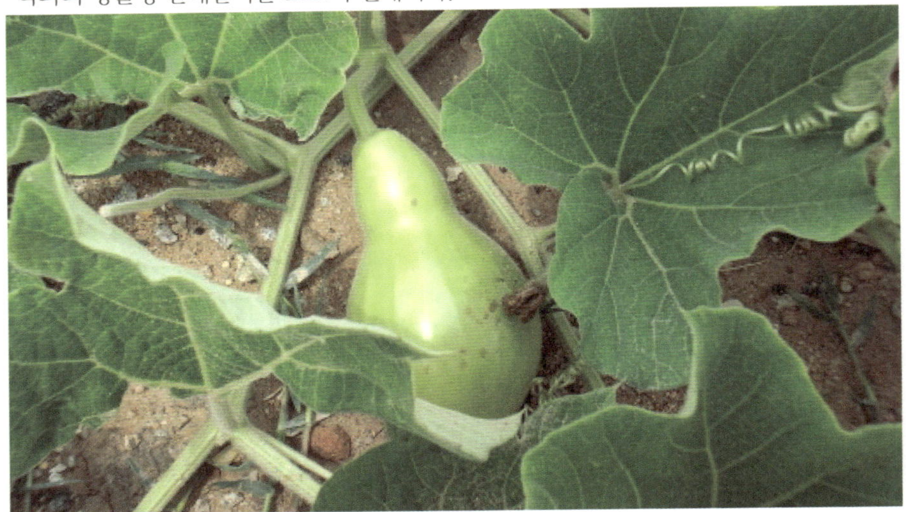

형태

줄기에는 부드러운 솜털이 있고 덩굴손은 2개로 나누어져 있다. 잎자루의 끝에는 2개의 선체가 있고 엽신은 심장모양의 난형으로 갈라지지 않거나 얕게 갈라져 있다.

채취 및 제법

가을에 늙지 않은 열매를 채취해 겉껍질을 벗기고 적당히 썰어 햇볕에 말린다.

성분: 열매 껍질에 포도당, pentosan.

기미

맛이 쓰고 성질이 차갑다.

효능

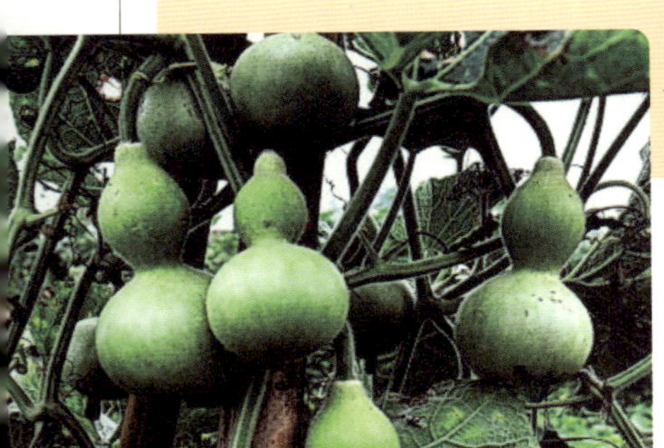

소변이 나오지 않는 병, 온 몸과 눈, 소변이 누렇게 되는 병, 악성 종기, 코가 막히는 것에 효능이 있다.

용량

6~12g.

호장

마디풀과의 여러해살이풀 호장의 뿌리줄기와 뿌리이다.

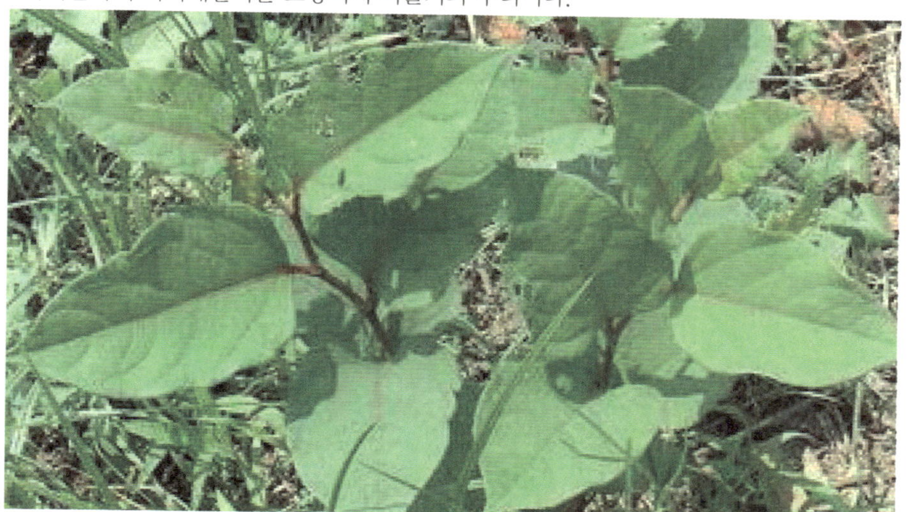

형태

줄기는 곧게 자라고 밑 부분에 자홍색의 반점이 흩어져 있다. 줄기마디 뒤에는 막질의 턱잎이 있으며, 잎은 계란모양의 타원형이다.

분포

습하고 비옥한 토양, 산비탈, 관목이 빽빽이 있는 주변에서 자란다.

채취 및 제법

봄과 가을에 채취해 적당한 크기로 잘라 햇볕에 말린다.

성분: emodin, physcion, chrysophanol등.

기미

맛이 약간 쓰고 성질이 약간 서늘하다.

효능

혈의 운행을 활발히 하여 통증을 없애주는 효능, 열기를 식히면서 소변을 잘 나오게 하여 습을 동시에 빼내는 효능, 기침을 멈추고 담을 삭이는 효능이 있다.

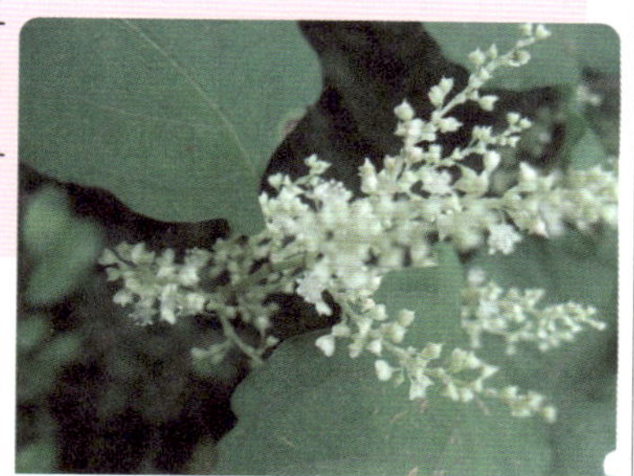

용량

9~15g.

외용시에는 적량을 사용한다.

감기, 홍역, 복부의 통증, 두통에

호유(고수)

산형과의 한해살이풀 고수의 뿌리와 전초이다. 종자를 호유자라고 부른다.

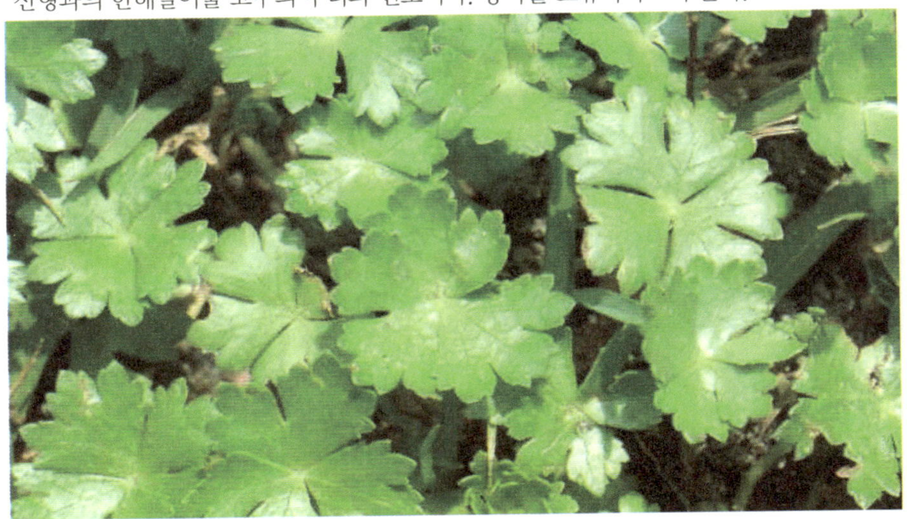

형태

가는 줄기는 속은 비었고 키는 30~60㎜정도 자란다. 잎은 2번 갈라진 분홍색인데, 흰색을 띠는 작은 꽃들이 무리지어 달린다.

분포: 우리나라에서 재배한다.

채취 및 제법

봄에 뿌리가 달린 전초를 채취해 깨끗이 씻어 햇볕에 말린다. 8~9월에 성숙한 과지를 채취해 햇볕에 말려 열매를 털어서 햇볕에 말린다.

성분: 뿌리는 decanal, nonyl, aldehyde, linalool, 비타민 C. 호유자는 정유가 함유되어 있다.

기미

호유는 맛이 맵고 성질이 따뜻하다. 호유자는 맛이 맵고 시며, 성질이 평하다.

효능

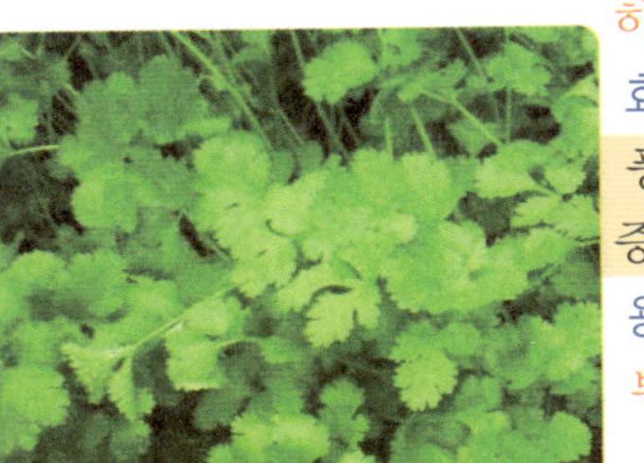

풍한사를 받아서 생긴 감기, 홍역, 복부의 통증, 두통에 효능이 있다.

용량

뿌리는 9~15g(신선한 것은 30~60g)

호이초(범의귀)

범의귀과의 여러해살이풀 범의귀의 전초이다.

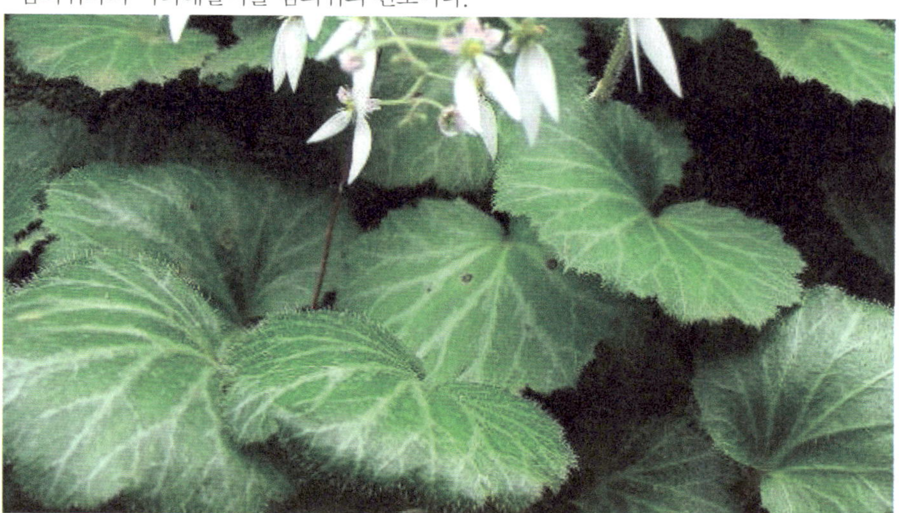

형태

줄기의 높이가 20~40cm정도이고 전체에 털이 나 있다. 자색의 가지는 땅바닥으로 기고 실모양이다. 잎은 밑동에서 모여서 나고 엽편은 원형 또는 신장형으로 육질이다.

분포

빛이 약하고 습기가 많은 숲 속, 암석 위, 개울가 등에서 자생한다.

채취 및 제법: 사시사철 채취가 가능한데, 채취 후 깨끗이 씻어 햇볕에 말리거나, 신선한 것을 그대로 사용한다.

성분: alkaloid, arbutin, potassium nitrate.

기미

맛이 맵고 정질이 서늘하며, 독이 약간 있다.

효능

풍사를 받아서 생긴 발진성 전염병, 피부가 벌겋게 되면서 화끈 달고 열이 나는 병, 중이염, 폐부에 생긴 옹양에 효능이 있다.

용량

5~15g.

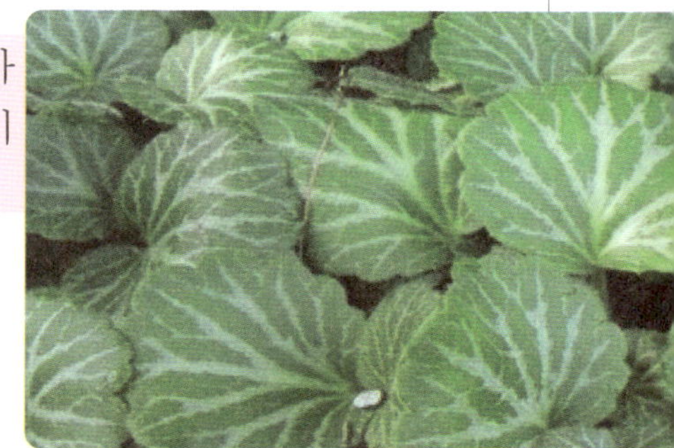

호장초

미나리아재비과의 여러해살이풀 초옥매의 뿌리이다.

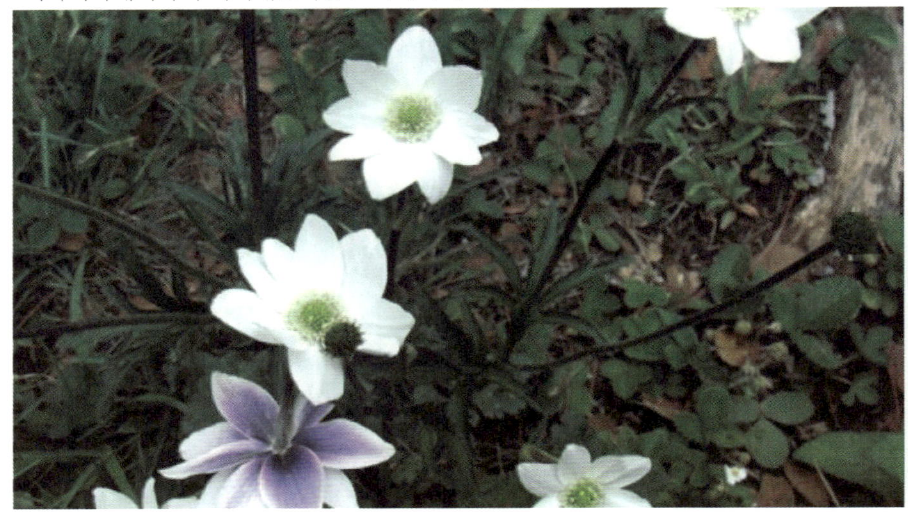

형태

뿌리잎은 3~6개이고 형태는 신장상 오각형이고 3갈래로 찢어져 있다. 찢어진 낱 조각은 마름모꼴로 3갈래로 나뉘어 있고 측면 낱 조각은 서로 다른 두개의 심열이 있다.

분포

산의 계곡, 황무지의 비탈, 길가 및 나무가 성긴 곳에 자생한다.

채취 및 제법

가을에 뿌리를 채취해 깨끗이 씻어 햇볕에 말려 사용한다.

기미

맛이 맵고 쓰며 성질이 차갑다. 독이 약간 있다.

효능

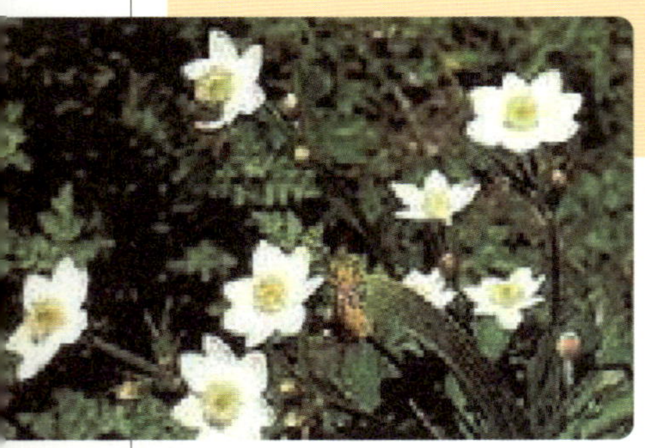

목구멍이 붓고 아픈 병증, 편도선염, 만성간염, 풍습동통, 외상으로 인한 온갖 병에 효능이 있다.

용량

3~9g.

황련(깽깽이풀)

미나리아재비과의 여러해살이풀 황련(깽깽이풀)과 일황련의 뿌리줄기이다.

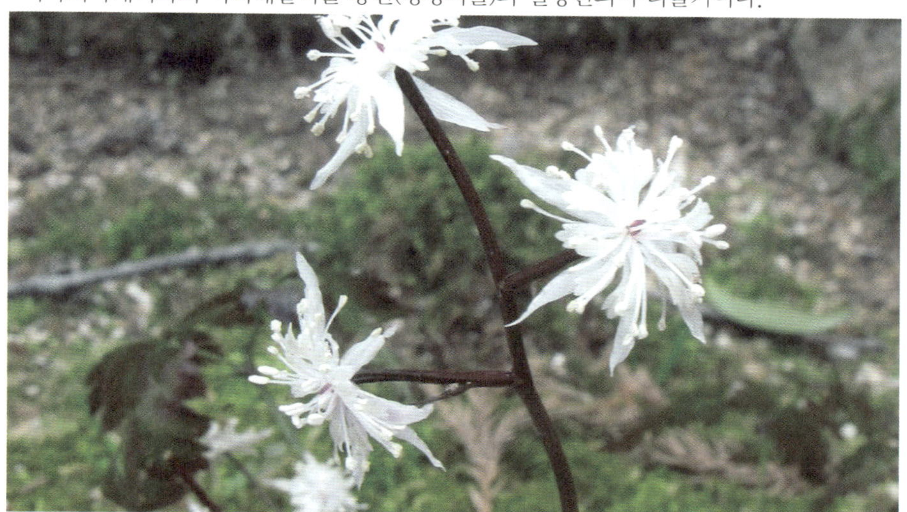

형태

15~25cm 크기의 황색 뿌리줄기에서 잎이 나는데, 여러 개의 가지로 뻗는다.

분포

야생하거나 재배한다.

채취 및 제법

초겨울에 채취해 경엽과 흙을 제거하고 불이나 햇볕에 말린 다음 서로 부딪쳐 껍질을 벗긴다.

성분: berberine, coptisine 등의 alkaloid.

기미

맛이 쓰고 성질이 차갑다.

효능

외감성 급성 열병으로 열이 심해 가슴이 답답한 증상, 피를 토하는 병, 장염, 눈의 흰자위에 핏발이 서고 부으며 아픈 데에 효능이 있다.

용량

3~9g.

외용시에는 적량을 사용한다.

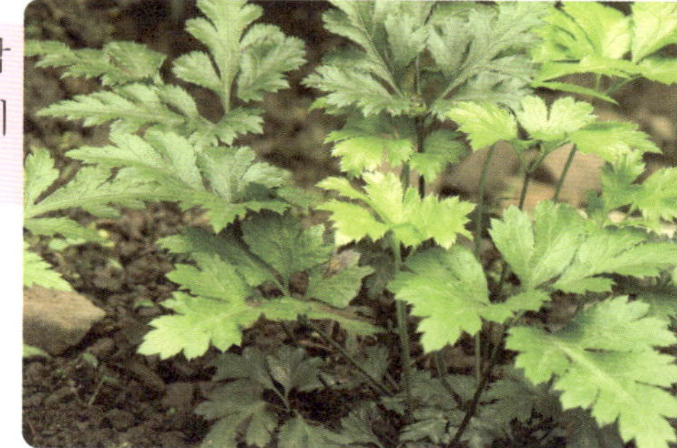

호초(후추나무)

후추과의 늘푸른떨기나무 후추나무의 열매이다.

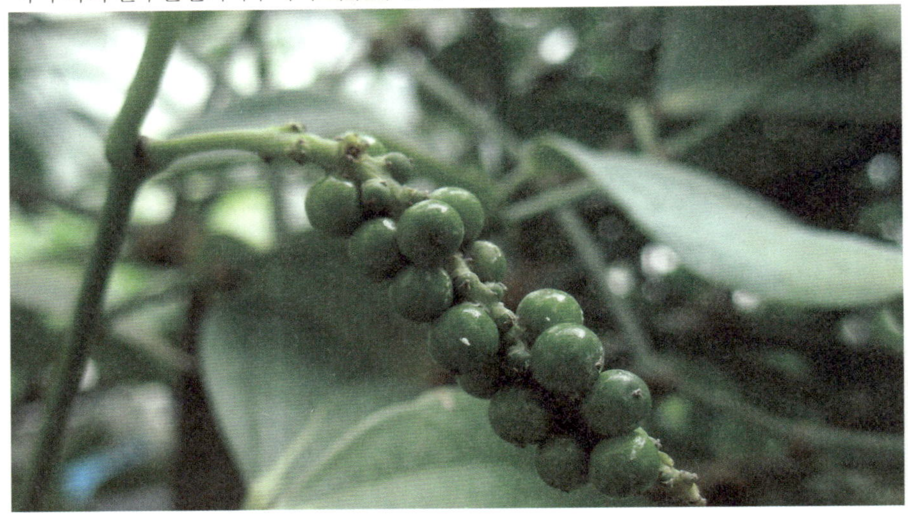

형태

줄기에 마디가 많고 마디부위가 약간 팽대하며 단단하다. 잎은 홑잎으로 어긋나고 혁질에 가까우며, 넓은 계란모양이다.

분포

열대와 아열대지방이 주산지이다.

채취 및 제법

성숙한 열매를 채취해 햇볕에 말리면 흑호초가 되고 외과피를 제거해 햇볕에 말리면 백호초가 된다.

성분: piperine, chavicine, piperanine.

기미

맛이 맵고 성질이 뜨겁다.

효능

위에는 찬 기운이 있고 장에는 열이 있는 병, 복통, 설사, 만성 기관지염, 발작적으로 목안에서 가래 끓는 소리가 나는데 효능이 있다.

용량

2~8g.

홍화(잇꽃)

국화과의 한해살이풀 잇꽃의 꽃이다. 종자를 홍화자라고 한다.

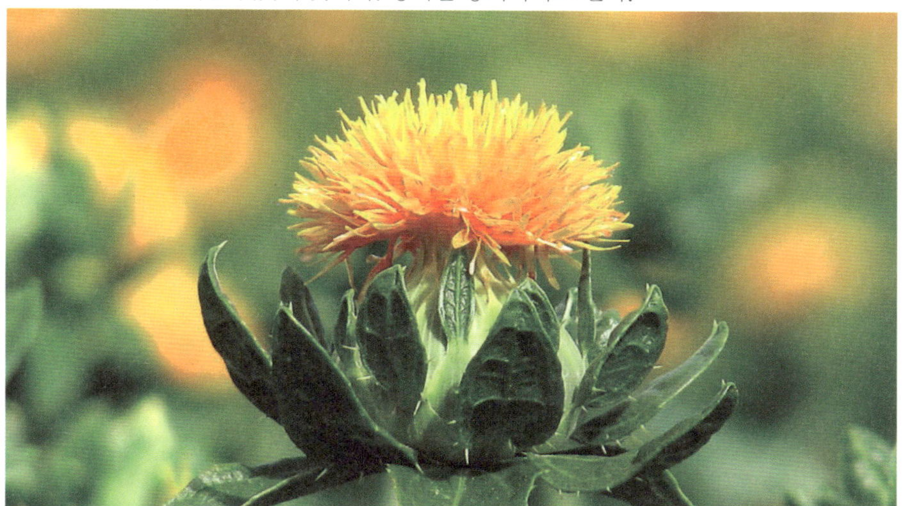

형태

줄기의 높이가 60~120cm로 곧게 서서 자란다. 잎은 어긋나고 계란 모양 또는 바소꼴이다.

채취 및 제법

6월 잇꽃 줄기의 가시가 부드러워지는 이른 아침에 꽃을 채취해 응달에서 말린다.

성분

safflor yellow, csrthamim, carthamidin.

기미

맛이 맵고 성질이 따뜻하다.

효능

병적으로 월경을 못하는 것을 치료하여 월경을 하게 하는 효능이 있다..

용량

3~9g.

임산부는 삼가야 한다.

화탄모(나도하수오)

마디풀과의 덩굴성 여러해살이풀 나도하수오의 전초이다.

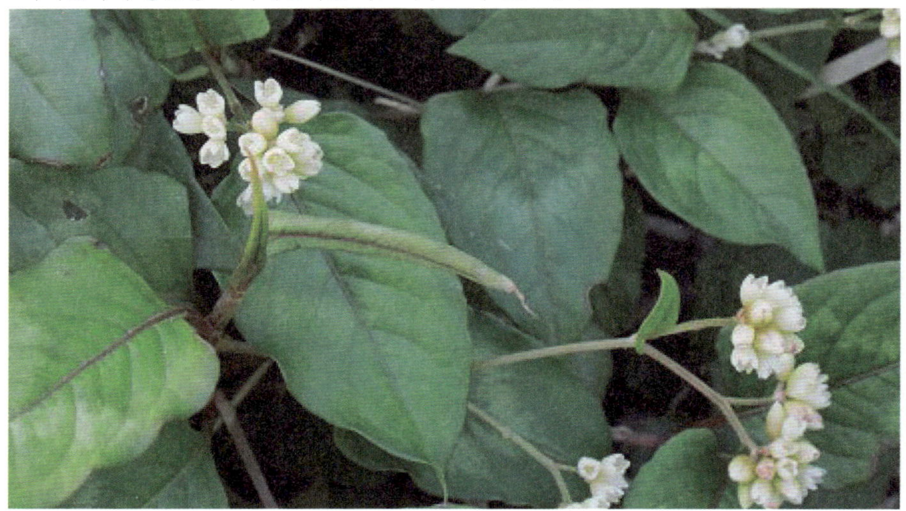

형태

줄기에 각진 홈이 있고 털이 없거나 약간 있다. 잎에는 짧은 잎자루가 있고 밑동에 각각 1개씩의 열편이 있다.

분포

양지바른 풀밭이나, 숲 또는 길가에서 자생한다.

채취 및 제법

사시사철 채취가 가능한데, 신선한 채로 사용하거나 씻어서 햇볕에 말려 사용한다.

성분: flavonoid glycoside등.

기미

맛이 약간 시고 달면서 성질이 서늘하다.

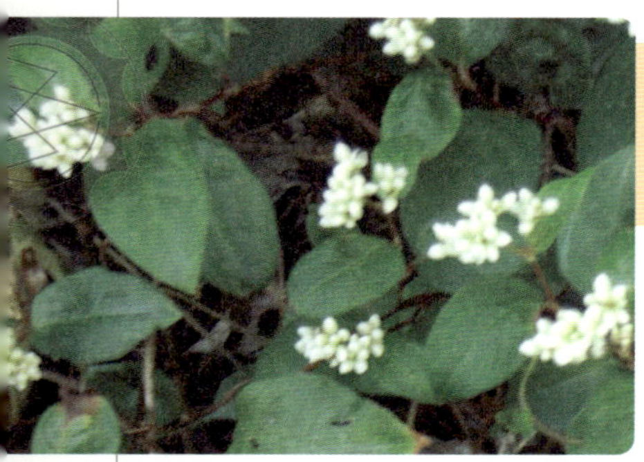

효능

열을 내려주고 습사를 제거하는 효능, 혈분에 열독이 몹시 성한 병증을 치료하는 효능이 있다.

용량

25~50g.

화(만주자작나무)

자작나무과의 갈잎큰키나무 만주자작나무의 나무껍질이다.

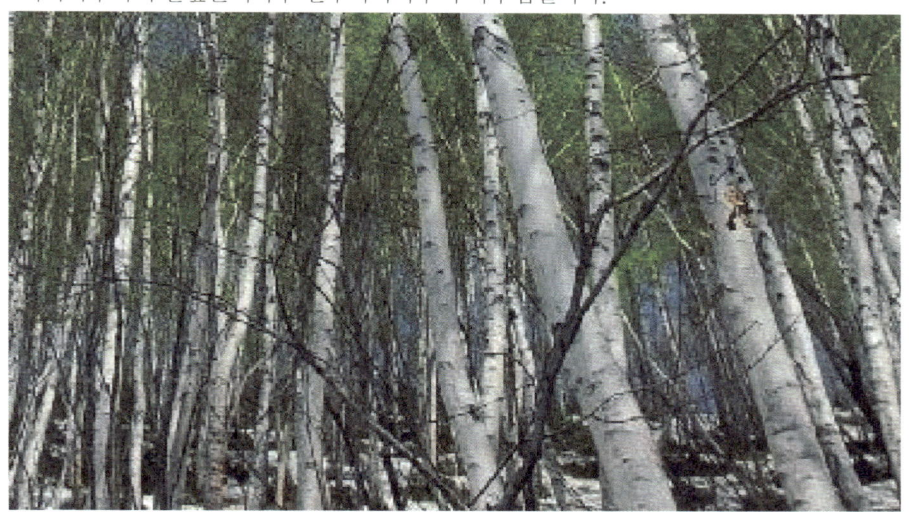

형태

높이가 20m까지 자라며, 나무껍질이 백색으로 비늘처럼 벗겨진다. 어린 가지에는 털이 있고 선점과 백색의 피목이 있다.

분포

산비탈이나 숲속에서 자생한다.

채취 및 제법

나무를 벌목한 다음 연한 수피를 깎아서 햇볕에 말린다.

성분

나무껍질에 betulin, 다양한 지방산, tannin 등이다.

기미

맛이 쓰고 성질이 차갑다.

효능

폐렴, 배가 아프고 속이 켕기면서 뒤가 무직하며 곱이나 피고름이 섞인 대변을 자주 누는 병, 신장염, 요로감염, 만성기관지염에 효능이 있다.

용량

15~30g.

황과(오이)

박과의 한해살이풀 오이의 열매이다.

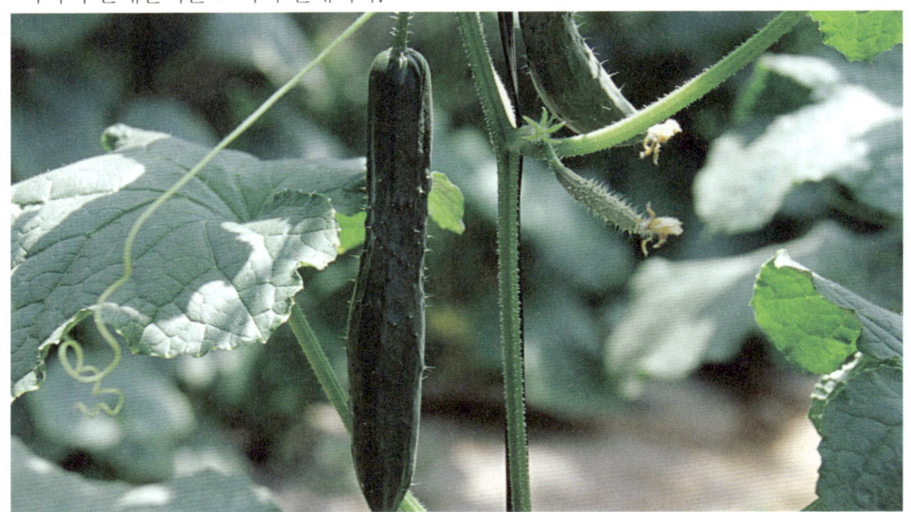

형태

전초가 거친 털로 덮여있고 줄기에는 가시 털이 덮여있으며 덩굴손이 있다. 잎은 어긋나고 끝이 뾰족한 넓은 타원형이며, 3~5갈래의 손바닥모양으로 갈라지고 양면 모두 거친 털이 돋아 있다.

채취와 제법

여름과 가을에 채취해 신선한 상태로 사용한다.

성분

glucose, rhamnose.

기미

맛이 달고 성질이 서늘하다.

효능

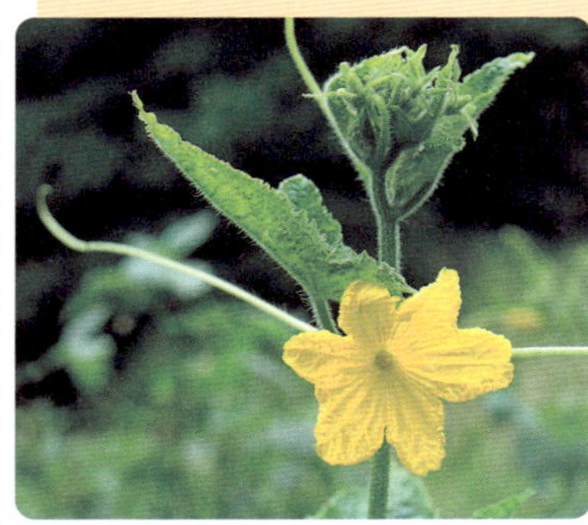

가슴에 열감이 있으면서 입 안이 마르고 갈증이 나는 병, 목구멍이 붓고 아픈 병에 효능이 있다.

용량

정해져 있지 않다.

황금(속서근풀)

순형과 여러해살이풀 황금(속서근풀)의 뿌리이다.

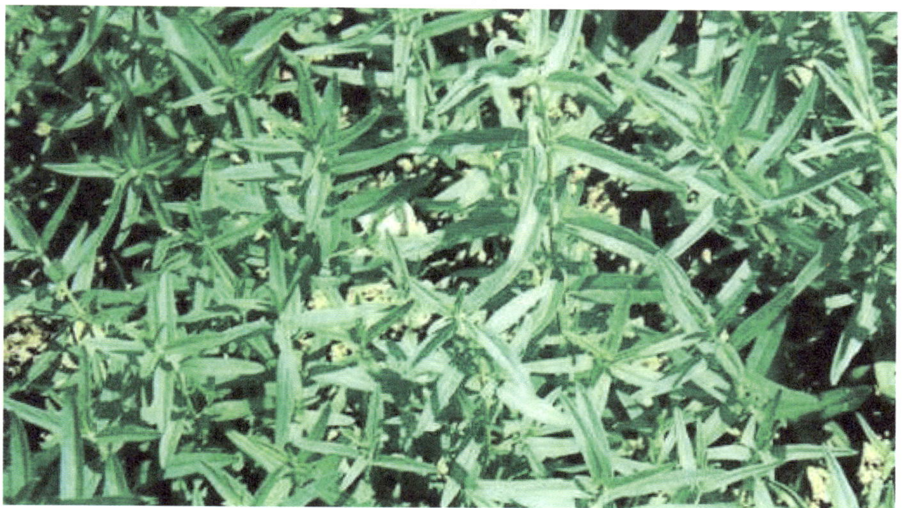

형태

줄기의 높이는 30~60㎝정도이고 전체에 털이 있다. 뿌리는 원뿔모양이고 황색을 띤다. 잎은 마주나고 7~8월에 자줏빛 꽃이 핀다.

채취 및 제법

봄과 가을에 뿌리를 채취해 햇볕에 반쯤 말린 다음 외피를 두드려 제거한다. 이것을 다시 햇볕에 말린다.

성분

baicalin, baicalein.

기미

맛이 쓰고, 성질이 차갑다.

효능

열이 나고 가슴이 답답하여 입이 마르고 갈증이 나는 병, 폐에 생긴 여러 가지 열증으로 기침이 나는 것, 열로 생긴 임증으로 설사나 소변을 조금씩 자주 보면서 잘 나오지 않는 등의 증상에 효능이 있다.

감기 때문에 열이 나는 증상에

황기

호도과의 여러해살이풀 황기의 수피와 잎이다.

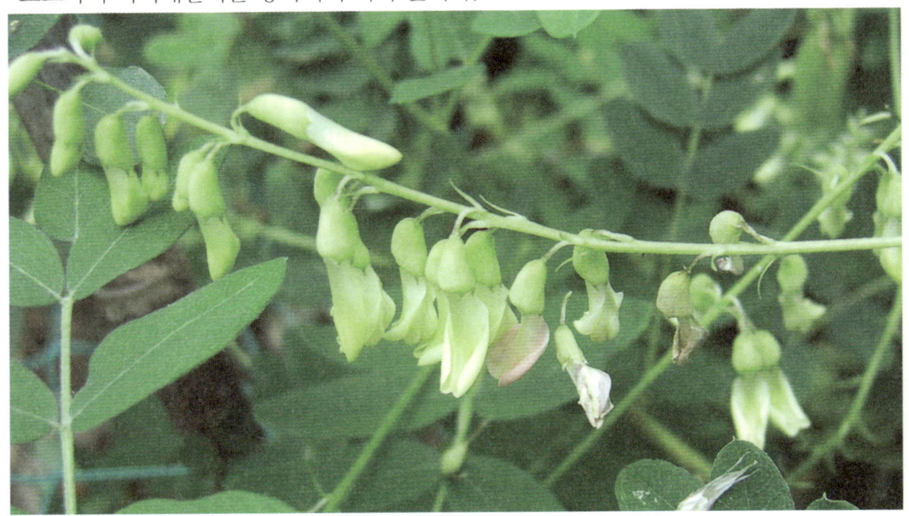

형태

어린가지는 등황색의 방패모양이다.

채취 및 제법

여름철에 채취한 다음 깨끗이 씻어 햇볕에 말린다.

기미

수피의 맛은 쓰고 매우며 성질이 평하다. 잎의 맛은 약간 쓰고 성질이 서늘하다.

효능

비위가 습사에 의해 울체 된 것, 배가 몹시 부르며 속이 그득하여 답답한 병, 습사와 열사에 의해 막히거나 설사하는 병. 감기 때문에 열이 나는 증상에 효능이 있다.

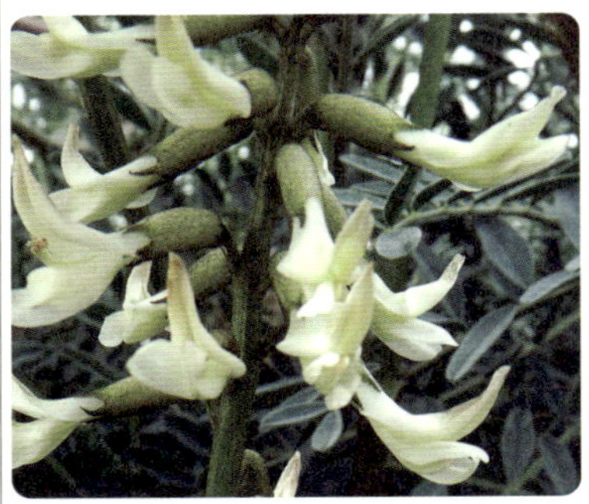

흑지마(참깨)

참깨과의 한해살이풀 참깨의 흑색 종자이다.

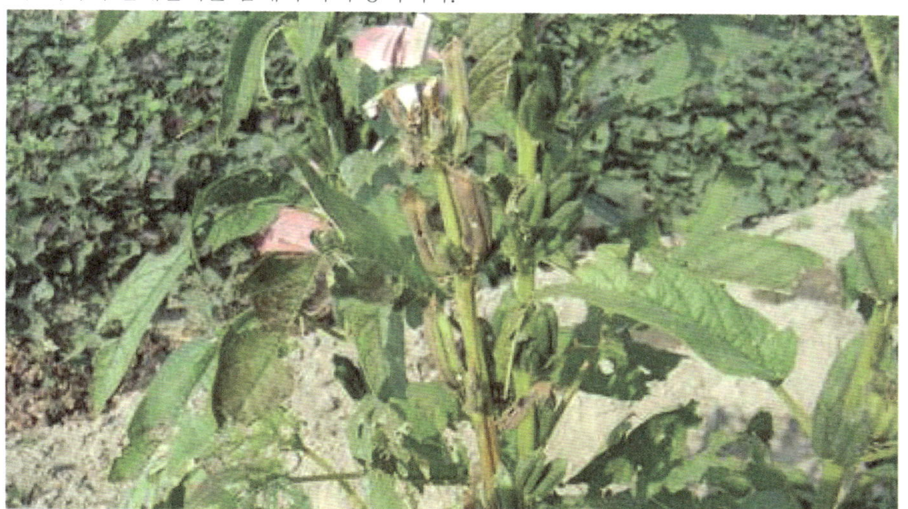

형태

전초에 짧은 털이 덮여있고 줄기의 높이가 약 1m정도이다. 줄기의 단면은 사각형이다.

분포

각지에서 재배한다.

채취 및 제법

가을과 초겨울에 채취해 잡질을 제거하고 햇볕에 말린다.

성분

oleic acid, linolenic acid, palmitic acid, stearic acid, sesamin, sesamol 등.

기미

맛이 달고 성질이 평하다.

효능

빈혈, 변비, 간신부족, 머리가 어지럽고 눈앞이 아찔한 것, 유즙결핍에 효능이 있다.

용량

3~9g.

황모단

미나리아재비과의 여러해살이풀 황모단의 뿌리껍질이다.

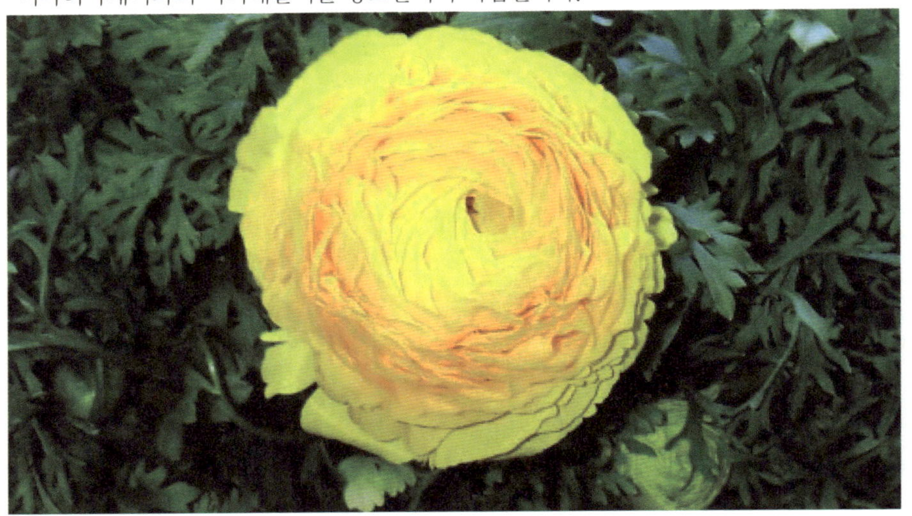

형태

줄기와 가지가 목질이고 가지 끝이 초질인 아관목으로 높이가 1.5m정도 자란다. 잎은 어긋나고 2회 우상복엽으로 관난형 또는 난형이며, 길이가 15~22cm이다.

분포

산지의 풀숲에서 자생한다.

채취 및 제법

가을철에 뿌리를 채취해 뿌리껍질을 벗겨 햇볕에 말린다.

성분: paeonol, paeonoside.

기미

맛이 맵고 성질이 차갑다.

효능

열사가 혈분으로 침범한 증상, 피부에 발긋발긋하게 부스럼이 돋는 병, 놀랐을 때에 발작하는 간질에 효능이 있다.

용량

3~10g.

황백(황벽나무)

운향과의 갈잎큰키나무 황벽나무의 나무껍질이다.

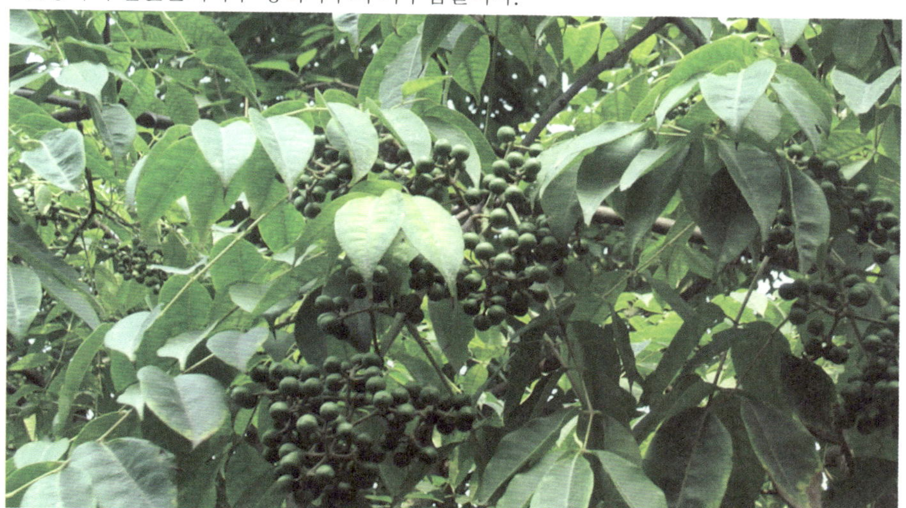

형태

높이가 8~15㎝이다. 나무껍질은 두꺼운 코르크층이 있고 회색이며, 안쪽 층은 황색이다.

분포

잡목 숲이나 산속계곡에서 자생한다.

채취 및 제법

하지 전후로 나무줄기를 채취해 껍질을 벗기고 거칠거칠한 껍질을 제거한 다음 햇볕에 말리거나 절단해서 햇볕에 말린다.

성분: berberine, palmatine.

기미

맛이 쓰고 성질이 차갑다.

효능

장염, 급성으로 온 몸과 눈, 소변이 누렇게 되는 간염, 입 안이 허는 병, 풍습성관절염, 정액이 저절로 나오는 증상에 효능이 있다.

용량

3~10g.

외용 시에는 적량을 사용한다.

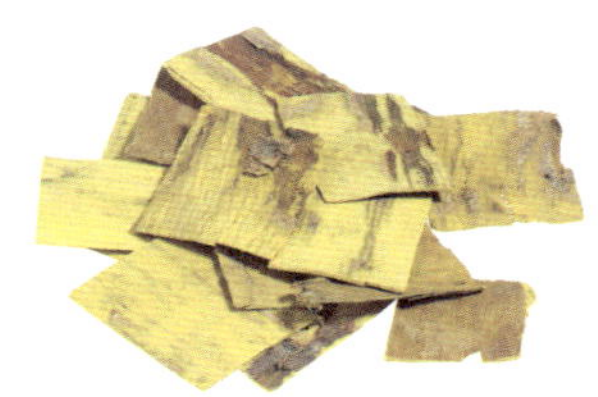

황양목

회양목과의 늘푸른떨기나무 회양목의 줄기와 가지이다.

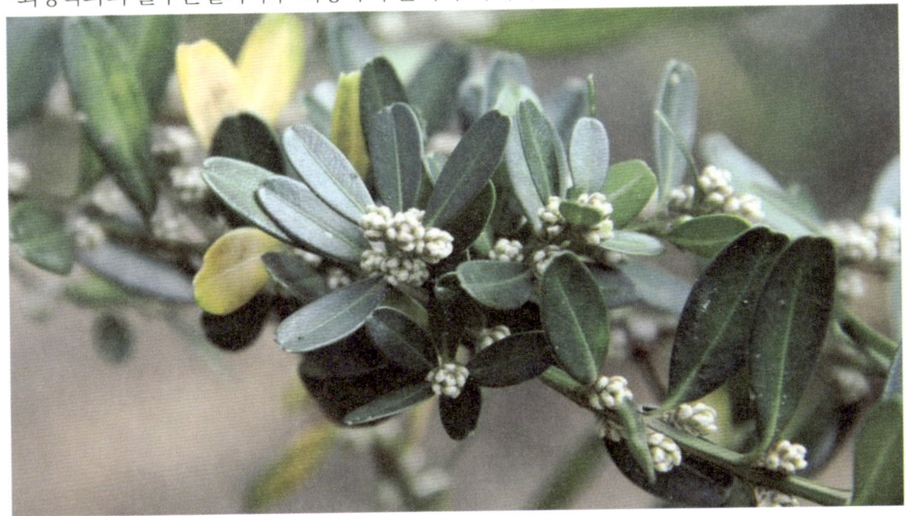

형태

높이가 7m정도 자란다. 줄기와 작은가지는 네모나고 겨울눈을 덮고 있는 비늘 바깥에는 털이 나 있다.

분

석회암지대에서 자생한다.

채취 및 제법

사시사철 채취가 가능한데, 채취 후 햇볕에 말려 사용한다.

기미

맛이 쓰고 성질이 평하다.

효능

풍습에 의한 통증, 이가 아픈 증세, 주기적으로 나타나는 경우가 많은 복부의 격통에 효능이 있다.

용량

9~12g

황정

백합과의 여러해살이풀 황정의 뿌리줄기이다.

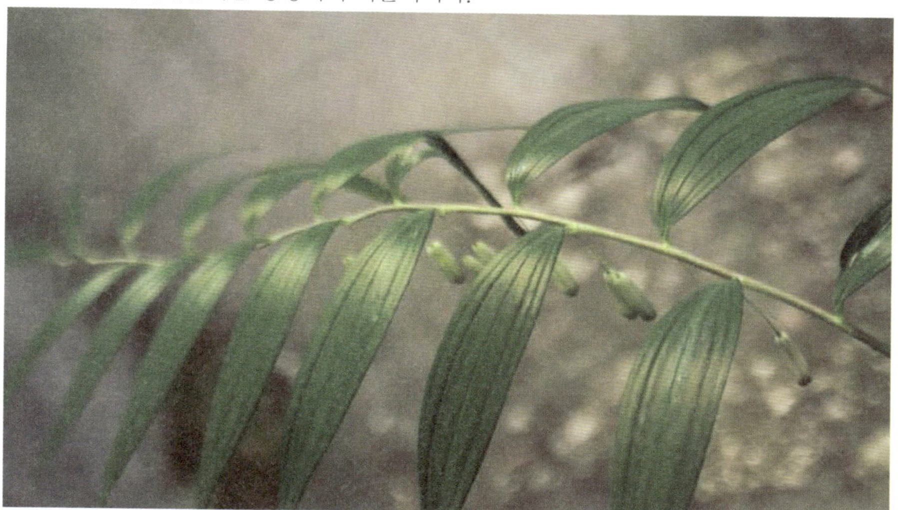

형태

뿌리줄기가 육질이고 옆으로 자라는데, 마디가 있으며 잔뿌리가 많다. 높이가 50~90㎝정이고 원줄기는 곧게 자라다가 끝이 휘어져 옆으로 기룽어진다.

분포

전국에 분포한다.

채취 및 제법

가을에 채취해 햇볕에 약간 말린 다음 부드러워질 때까지 뒤집어 비벼 단단한 심을 제거하고 햇볕에 말린다.

기미

맛이 달고 성질이 평하다.

효능

허약하여 힘이 없을 때, 가슴이 두근거리면서 불안하고 호흡이 얕고 힘이 없으며 숨이 참에 효능이 있다.

용량

9~12g.

회향

산형과의 팔각회향의 열매이다. 회양의 뿌리를 회향근, 줄기와 잎을 회향경엽이라고 부른다.

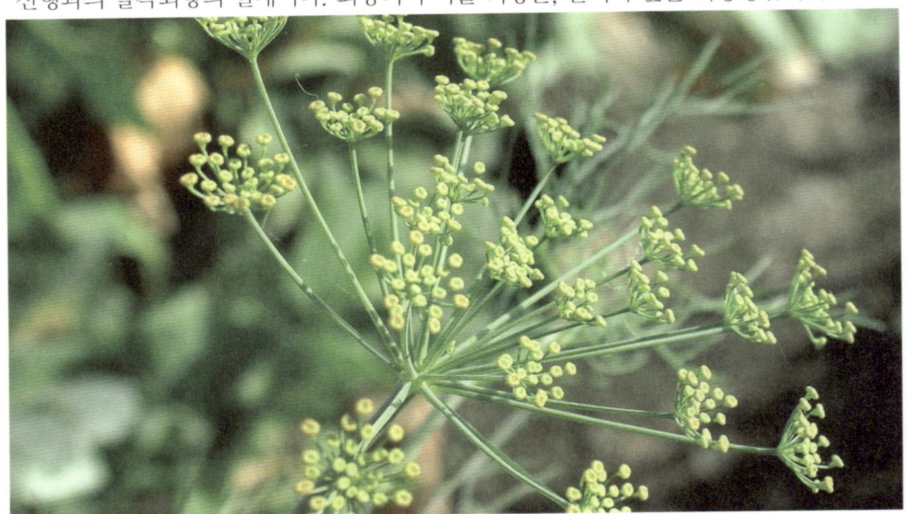

형태

높이가 1~2m정도이고 곧게 자라며, 전초에서 짙은 향기가 난다. 잎은 잎 자루가 길고 위로 올라가면서 짧아진다.

채취 및 제법

봄과 가을에 채취하여 깨끗이 손질한 다음 햇볕에 말린다.

성분: anethole, methyl-chavicol 등.

기미

회향은 맛이 맵고 성질이 따뜻하다. 회향근과 회향경엽은 맛이 달고 매우며, 성질이 따뜻하다.

효능

위에는 찬 기운이 있고 장에는 열이 있는 병, 식욕부진, 고환이나 음낭이 커지면서 아랫배가 켕기고 아픈 병에 효능이 있다.

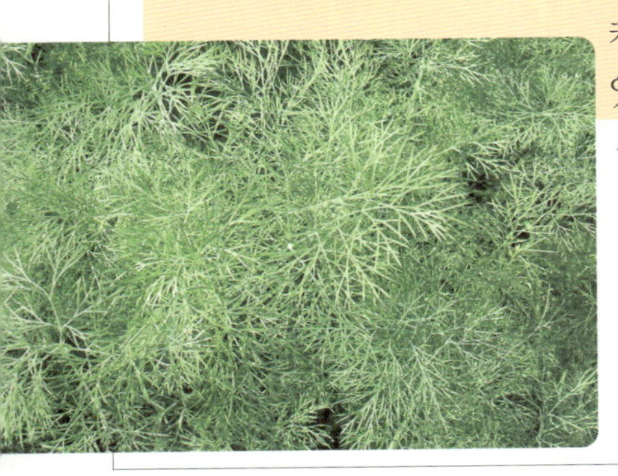

용량

3~6g.

외용 시에는 적량을 사용한다.

후박

목련과의 갈잎큰키나무 중국후박나무의 나무껍질과 뿌리껍질이다.

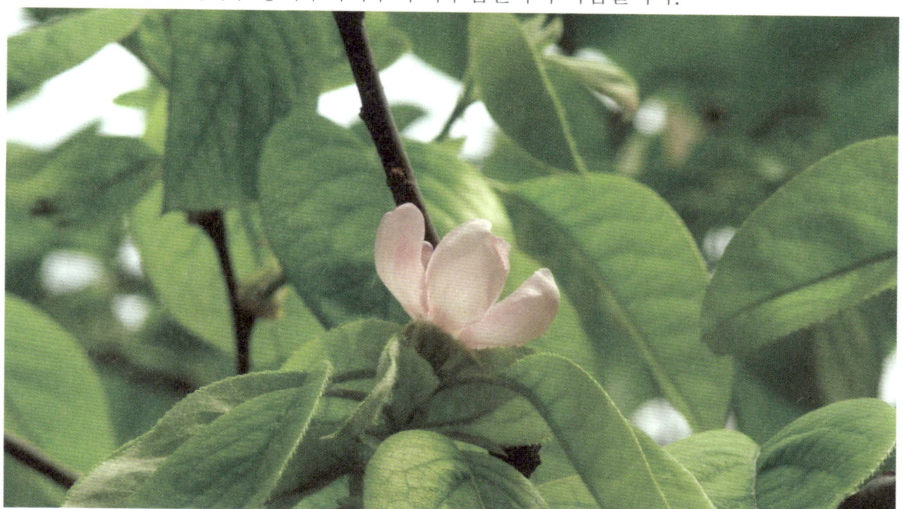

형태

높이가 15m정도 자란다. 겨울눈은 굵고 크며 원뿔모양이다. 약간 두꺼운 잎은 어긋나고 가지 끝에 모여서 나며, 가장 자리가 밋밋하다.

분포

산비탈의 비옥한 토양에서 자생한다.

채취 및 제법

입하와 하지사이에 나무껍질과 뿌리껍질을 벗겨 훈증해 통 모양으로 말아서 햇볕에 말린다.

성분: Magnolol, Tetrahydromagnolol.

기미

맛이 쓰고 매우며, 성질이 따뜻하다.

효능

흉복부가 막혀 그득하고 답답하면서 붓고 아픈 것, 음식물이 들어가면 토하는 병, 구토, 음식이 위장에 정체되고 쌓여 오랫동안 소화되지 않는 병, 담음으로 인해 숨이 차고 겸해서 기침에 효능이 있다.

용량

3~10g.

흑대두

콩과의 한해살이풀 콩의 흑색 종자이다.

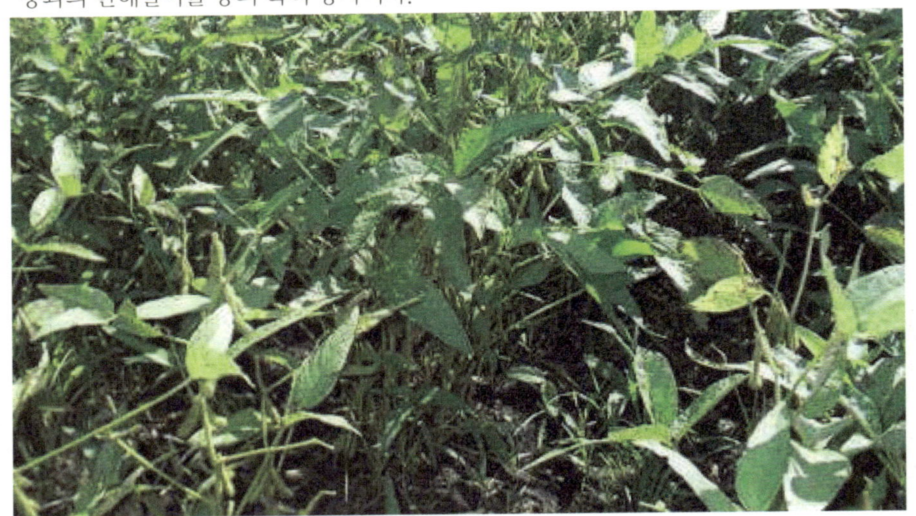

형태

줄기가 곧게 서고 갈색의 긴 보드라운 털이 있으며, 높이가 50~80cm정도 자란다. 잎은 3출 복엽이고 잎자루가 길며, 턱잎이 작다.

분포: 전국에서 재배한다.

채취 및 제법

가을에 열매가 익었을 때 전초를 베어 햇볕에 말려 털어서 종자를 얻는다. 종자를 햇볕에 말려서 사용한다.

성분: 풍부한 단백질, 지방과 탄수화합물, carotene, vitamin B~1, B~2, nicotine acid 등을 함유.

기미: 맛이 달고 성질이 평하다.

효능

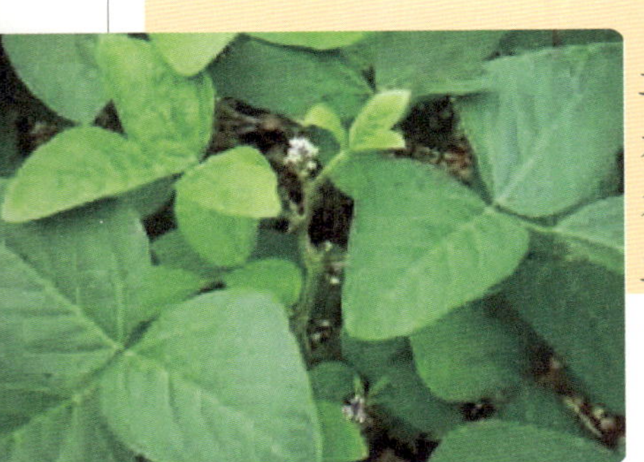

몸 안에 수습이 고여 얼굴과 눈, 팔다리, 가슴과 배, 심지어 온몸이 붓는 질환, 피부가 벌겋게 되면서 화끈 달고 열이 나며 다리가 뻣뻣해지는 병, 온 몸과 눈, 소변이 누렇게 되는 병에 효능이 있다.

용량

9~30g.